U0786267

·全国高等职业教育口腔医学／口腔医学技术专业“十三五”规划教材·

口腔颌面外科学

（供口腔医学、口腔医学技术专业使用）

主　编　杨　旭　蒋沂峰
副主编　陈文诺　张立生　任道普
编　委（以姓氏笔画为序）
马洁玉（南阳医学高等专科学校）
王子娴（山东医学高等专科学校）
任道普［四川中医药高等专科学校（绵阳口腔医院）］
刘泽念（遵义医药高等专科学校）
杨　旭（漯河医学高等专科学校）
杨文超（漯河医学高等专科学校第一附属医院）
何　伟（安徽中医药高等专科学校）
张　珊（漯河医学高等专科学校第二附属医院）
张立生（菏泽医学专科学校）
张立刚（遵义医科大学附属口腔医院）
张慧敏（菏泽医学专科学校）
陈文诺（漯河医学高等专科学校第三附属医院）
林振梅（漯河医学高等专科学校）
罗亚莉（甘肃卫生职业学院）
蒋沂峰（山东医学高等专科学校）

中国健康传媒集团
中国医药科技出版社

内 容 提 要

本教材为"全国高等职业教育口腔医学/口腔医学技术专业'十三五'规划教材"之一，系根据本套教材的编写指导思想和原则要求，结合专业培养目标和本课程的教学目标、内容与任务要求编写而成。全书分为两个部分，第一部分主要讲述了口腔颌面外科学的基础知识、基本操作及常见疾病的治疗；第二部分为实训指导，通过二十三个实训进一步巩固掌握本教材的知识。

本教材为书网融合教材，即纸质教材有机融合电子教材、教学配套资源（PPT、微课、视频、图片等）、题库系统、数字化教学服务（在线教学、在线作业、在线考试），使教学资源更加多样化、立体化。

本教材供口腔医学、口腔医学技术专业用。

图书在版编目（CIP）数据

口腔颌面外科学 / 杨旭，蒋沂峰主编. — 北京 : 中国医药科技出版社，2019.12

全国高等职业教育口腔医学 / 口腔医学技术专业"十三五"规划教材

ISBN 978-7-5214-1442-4

Ⅰ. ①口… Ⅱ. ①杨… ②蒋… Ⅲ. ①口腔颌面部疾病－口腔外科学－高等职业教育－教材 Ⅳ. ①R782

中国版本图书馆CIP数据核字(2019)第266834号

美术编辑 陈君杞

版式设计 古今方圆

出版 **中国健康传媒集团** | 中国医药科技出版社

地址 北京市海淀区文慧园北路甲 22 号

邮编 100082

电话 发行：010-62227427 邮购：010-62236938

网址 www.cmstp.com

规格 889 × 1194 mm 1/16

印张 28

字数 623 千字

版次 2019 年 12 月第 1 版

印次 2021 年 8 月第 2 次印刷

印刷 北京市密东印刷有限公司

经销 全国各地新华书店

书号 ISBN 978-7-5214-1442-4

定价 78.00 元

获取新书信息、投稿、为图书纠错，请扫码联系我们。

数字化教材编委会

主　编　杨　旭　蒋沂峰

副主编　陈文诺　张立生　任道普

编　委（以姓氏笔画为序）

马洁玉（南阳医学高等专科学校）

王子娴（山东医学高等专科学校）

任道普［四川中医药高等专科学校（绵阳口腔医院）］

刘泽念（遵义医药高等专科学校）

杨　旭（漯河医学高等专科学校）

杨文超（漯河医学高等专科学校第一附属医院）

何　伟（安徽中医药高等专科学校）

张　珊（漯河医学高等专科学校第二附属医院）

张立生（菏泽医学专科学校）

张立刚（遵义医科大学附属口腔医院）

张慧敏（菏泽医学专科学校）

陈文诺（漯河医学高等专科学校第三附属医院）

林振梅（漯河医学高等专科学校）

罗亚莉（甘肃卫生职业学院）

蒋沂峰（山东医学高等专科学校）

全国高等职业教育口腔医学/口腔医学技术专业“十三五”规划教材

出版说明

为深入贯彻《现代职业教育体系建设规划（2014—2020年）》以及《医药卫生中长期人才发展规划（2011—2020年）》文件的精神，满足高等职业教育口腔医学/口腔医学技术专业培养目标和其主要职业能力的要求，不断提升人才培养水平和教育教学质量，在教育部及国家药品监督管理局的领导和指导下，在本套教材建设指导委员会主任委员王斌教授等专家的指导和顶层设计下，中国医药科技出版社组织全国60余所高职高专院校及附属医疗机构近130余名专家、教师历时1年多精心编撰了“全国高等职业教育口腔医学/口腔医学技术专业‘十三五’规划教材”。本套教材包括高等职业教育口腔医学/口腔医学技术专业理论课程主干教材共计10门，主要供全国高等职业教育口腔医学/口腔医学技术专业教学使用。

本套教材定位清晰、特色鲜明，主要体现在以下方面。

一、紧扣培养目标，满足职业标准和岗位要求

口腔医学专业高等职业教育的培养目标是培养能够面向口腔医疗机构的助理医师或医师助手等高素质、实用型医学专门人才，即掌握口腔医学、基础医学和临床医学的基本理论知识，具备口腔临床工作的主要技术技能，能够从事口腔常见病、多发病的基本诊疗和预防工作；口腔医学技术专业高等职业教育的培养目标是培养能适应口腔修复制作行业需要的高素质、技能型专门人才，即具有与专业相适应的基础理论与专业技能，能运用现代技术和手段进行各种口腔修复体制作。本套教材的编写以高等职业教育口腔医学/口腔医学技术专业培养目标为导向，对接职业标准和岗位要求，为培养口腔医学/口腔医学技术专业高素质、技能型专门人才提供教学蓝本。

二、体现口腔医学/口腔医学技术专业特色

本套教材在专业思想、专业知识、专业工作方法和技能上体现口腔医学/口腔医学技术专业特色。基础课、专业基础课教材的内容注重与专业课教材内容对接；口腔医学专业课教材内容与口腔临床岗位对接，着重强调符合基层口腔临床岗位需求及全科医生口腔助理医师培养需求；口腔医学技术专业课教材内容与行业及企业标准、职业资格标准衔接，着重强调符合行业需要及职业能力培养需要。

三、对接口腔执业助理医师和口腔医学技术初级（士）卫生专业技术资格考试

本套教材中，涉及口腔执业助理医师和口腔医学技术初级（士）卫生专业技术资格考试的课程内容紧密对接《口腔执业助理医师资格考试大纲》《口腔医学技术初级（士）考试大纲》，并在教材中插入相关“考点提示”，有助于学生复习考试，提升考试通过率。

四、书网融合，使教与学更便捷更轻松

全套教材为书网融合教材，即纸质教材与数字教材、配套教学资源、题库系统、数字化教学服务有机融合。通过“一书一码”的强关联，为读者提供全免费增值服务。按教材封底的提示激活教材后，读者可通过PC、手机阅读电子教材和配套课程资源（PPT、微课、视频等），并可在线进行同步练习，实时反馈答案和解析。同时，读者也可以直接扫描书中二维码，阅读与教材内容关联的课程资源，从而丰富学习体验，使学习更便捷。教师可通过PC在线创建课程，与学生互动，开展在线课程内容定制、布置和批改作业、在线组织考试、讨论与答疑等教学活动，学生通过PC、手机均可实现在线作业、在线考试，提升学习效率，使教与学更轻松。此外，平台尚有数据分析、教学诊断等功能，可为教学研究与管理提供技术和数据支撑。

编写出版本套高质量教材，得到了全国知名专家的精心指导和各有关院校领导与编者的大力支持，在此一并表示衷心感谢。出版发行本套教材，希望受到广大师生欢迎，并在教学中积极使用本套教材和提出宝贵意见，以便修订完善，共同打造精品教材，为促进我国高等职业教育口腔医学/口腔医学技术专业教育教学改革和人才培养做出积极贡献。

中国医药科技出版社
2019年11月

全国高等职业教育口腔医学/口腔医学技术专业“十三五”规划教材

建设指导委员会

前 言

Foreword

《国务院关于印发国家职业教育改革实施方案的通知（国发〔2019〕4号）》指出，职业教育与普通教育是两种不同教育类型，具有同等重要地位。教材编写应遵循思想性、科学性、创新性、启发性和先进性的要求，以提高口腔医学生的岗位胜任能力。

本教材编写内容重点结合了国家口腔医学教学标准和新修订的口腔执业助理医师口腔颌面外科学考试大纲要求，在针对特定对象、特定要求、特定时限的基础上，保证教材的基本知识、基本理论和基本技能必须和够用。围绕《健康口腔行动方案（2019—2025年）》，编写充分考虑了口腔医学生在校学习、临床应用与毕业后教育的衔接，坚持学历教育与培训并重。编写模式适应21世纪口腔医学教育发展的需要，体现口腔医学高等职业教育特色。

本教材主要特点如下。

1. 加大了“口腔颌面医学影像技术及诊断”的内容比重，因《口腔执业助理医师实践技能考试大纲（2019年版）》将“口腔颌面部影像学诊断学”部分内容在“口腔颌面外科学”大纲中单独列出，这对医师能力提出了更高的要求。

2. 减少了一些不必要的重复内容、与目前临床应用脱节的内容及现阶段医学生不需要掌握的内容，精简教材，减轻学生负担。

3. 设置了“岗位胜任能力直通病例”，利于学生早期培养临床思维，获得职业认同感，提升临床诊疗能力。

4. 本教材为书网融合教材，即纸质教材有机融合电子教材、教学配套资源（PPT、微课、视频、图片等）、题库系统、数字化教学服务（在线教学、在线作业、在线考试），使教学资源更加多样化、立体化。

本教材的编写工作能顺利完成得益于全体编者及编者所在院校同仁们的大力支持与热心帮助，在此，谨向各位同仁致以深切的谢意。由于编者水平有限，本教材还存在不足之处，诚恳地期望广大读者和口腔临床医务工作者提出批评和建议，以便改正。

编　者

2019年8月

目　录

Contents

第一章

绪 论

扫码“学一学”

口腔颌面外科学是口腔外科与颌面外科相结合发展起来的交叉学科，既是口腔医学的重要组成部分，也是外科学的分支之一。

一、口腔颌面外科学概述

口腔颌面外科学（oral and maxillofacial surgery）是一门以研究口腔器官（牙、牙槽骨、唇、颊、舌、腭、咽等）、面部软组织、颌面诸骨（上颌骨、下颌骨、颧骨等）、唾液腺、颞下颌关节以及某些颈部疾病病因、发病机制、诊断与治疗、预防等为主要内容的科学。

口腔颌面外科学包括牙及牙槽外科、口腔颌面部感染、口腔颌面部损伤、唾液腺疾病、颞下颌关节疾病、颌面部神经疾病、口腔颌面部肿瘤、颌面部整复外科、正颌外科等。

口腔颌面外科学涉及临床医学多个方面，与普通外科学、整形外科学、骨外科学、内科学等有共同特点与关联，同时又与牙体牙髓病学、牙周病学、口腔修复学、口腔正畸学等学科密不可分。例如口腔颌面感染性疾病大多涉及龋病、牙周病的防治问题；某些口腔黏膜病常可能是全身疾病的局部表现或属于口腔癌的癌前病变；现代颌面外科在唇腭裂以及某些颌骨畸形手术前后行正畸治疗，常常是不可缺少的环节；而肿瘤术后遗留巨大缺损的整复，有时则需要正颌修复外科。因此，作为口腔临床医师或口腔专业的学生，在学习口腔颌面外科学的同时，一定要学好并掌握牙体牙髓病学、口腔黏膜病学、牙周病学、口腔正畸学、口腔修复学、口腔种植学等方面的基本知识。

在学习口腔颌面外科学的过程中，需要处理好以下几个关系。

（一）局部与整体的关系

必须将医学作为一个整体，明确口腔颌面外科在医学中的地位。口腔颌面外科既有外科属性，又与其他临床学科密切相关。因此，在学习口腔颌面外科学的同时，除掌握术前术后处理、外科基本操作、水与电解质平衡、麻醉等一般外科基础和普通外科学、内科学、儿科学等有关临床知识外，还应具备诸如耳鼻咽喉科学、眼科学、整形外科学、肿瘤学等一些专科知识，才能在口腔颌面外科临床工作中游刃有余。

（二）理论与实践的关系

必须将口腔医学基础理论与口腔颌面外科临床紧密结合起来。要学好口腔颌面外科必须具备扎实的口腔解剖生理学、口腔组织病理学、口腔生物学、口腔临床药物学和口腔颌面医学影像诊断学等口腔医学理论知识，才能在学习、工作和科研中做到理论联系实际。必须全面学习和掌握口腔临床专科知识，处理好分科与协作的关系，在学好口腔颌面外科学的同时，也一定要掌握牙体牙髓病学、牙周病学、口腔修复学以及口腔正畸学的基本知识。

口腔颌面外科属于临床操作科室，要求每一位颌面外科医生除了具备对口腔颌面外科疾病的诊断能力外，还须具备治疗口腔颌面外科疾病的外科操作能力。即要有扎实的理论基础，也要练好外科操作基本功，是做好口腔颌面外科临床工作的必备条件。

（三）现象与本质的关系

必须处理好临床表现与疾病本质之间的关系。从临床的各种症状与体征中探寻疾病的本质，不能被表面现象所迷惑。

口腔医学生必须掌握口腔颌面外科疾病的诊断、治疗以及预防知识，除具有高尚医德和精湛医疗水平外，还要了解患者的身心需要，力争成为符合现代医学要求、具有良好职业素质的医师。

二、口腔颌面外科学的发展简史

口腔颌面外科疾病的防治实践已有几千年的历史。公元前3世纪，我国最早的医书《内经》中就记述了口腔生理、病理及其与全身的关系；西晋（265~316年）史书中记录有唇裂修复术，被认为是世界上第一例唇裂手术的记载。唐朝孙思邈所著医书《千金方》（公元652年）中详细介绍了口腔脓肿切开引流和颞下颌关节脱位整复手法，与现代解剖生理学基本符合。宋朝医书《太平圣惠方》《圣济总录》（960~1279年）中有我国最早关于牙再植术的内容，曰“治牙非时脱落，令牢铜末散封牙上，日夜三度，三五日后牢定，一月内不得咬硬物”。

古埃及、古印度、阿拉伯等国家的医学专著中对口腔颌面外科学也有所记载。公元前4世纪，古希腊著名医学家Hippocartes的著作中记录了关于颌骨骨折、脱位的处理和拔牙手术。11世纪，阿拉伯著名外科学家Abulcasis（1050~1122年）的著作中描述和设计了整套牙科手术器械。

牙医学正式兴起和建立是在17~18世纪。法国Pierre Fauchard（1678~1761年）出版了有关牙医外科的专著，被称为现代牙科之父。美国Horac Wlles（1815~1848年）最先使用笑气麻醉进行拔牙术。“口腔外科”（oral surgery）一词是由美国James EdmundGarretson（1828~1895年）所命名。20世纪初，出现了颌面外科（maxillofacial surgery）的概念。近代，伴随着西方产业革命和工业技术的发展，口腔颌面外科得到了更快的发展。

三、我国口腔颌面外科的发展

我国医药工作者在医学实践中，积累了不少宝贵经验，对口腔颌面外科的发展做出了巨大的贡献。1949年前我国口腔颌面外科疾病被分散到牙科、普外科及耳鼻咽喉科，没有口腔颌面外科的专业设置。20世纪50年代初，我国先后在四川、北京、上海等地的医学院校成立了口腔医学系，并在临床口腔医学中正式建立了口腔颌面外科学专业，展开了口腔颌面外科的教学、科研和防治工作。

20世纪80年代以来，我国口腔颌面外科学界加强了与国外的广泛交流，并已开始走向世界。在广大医务工作者的共同努力下，我国的口腔颌面外科事业飞速发展，取得了一些可喜的成就：肿瘤防治工作逐步深入开展，口腔癌患者的平均五年生存率已达64%左右；唇腭裂手术病例数堪称“世界之最”；中医学的相关理论和实践在口腔颌面部感染、创伤、肿瘤等疾病的防治中被引用和发展；自行研制、生产的各种药物以及免疫诊断和治疗，显微外科等新技术、新疗法的临床应用，手术方法不断创新，这些都有力地促进了我国口腔颌面外科的发展。从临床诊疗水平来看，我国口腔颌面外科在许多方面已步入世界领先行列，同时与我国独特的传统医学——中医学相结合，被国际友人赞誉为“中国式的口腔颌面外科学”。

四、口腔颌面外科未来的发展方向

21世纪将是生命科学的时代，是以遗传与基因等研究为主的分子生物学时代，口腔颌面外科学要与之参与和融合。

21世纪对外科疾病的治疗模式和目标将转向多学科协作为基础的综合序列治疗，确保不仅要提高患者的治愈率或生存率，还要更好地保证患者的生活质量。

21世纪将加速从单纯生物学模式转变为“环境、社会、生物、心理、工程”医学模式的进程。口腔颌面外科医生既要有高尚的医德和精湛的技术，还要具备服务艺术，要同时学习心理卫生及身心医学等方面的知识，充分适应医学模式的转变。

21世纪，4P医学的时代将要到来，即预防性、预测性、个体化及患者的参与性。预防医学的发展使新型传染性疾病也可以得到良好的控制；人们将更加长寿；老年口腔医学的发展也成为必然。

21世纪是高科技时代，先进的治疗设备也带来了医疗技术上的革新，功能性外科、微创外科、数字外科将是口腔颌面外科学发展的主流。

21世纪的医院应该更重视和发展科学研究，教学医院将逐步向“研究型”医院发展，将科研成果应用到临床，将临床问题在实验室进一步研究，促进“医学转化”的实现。

本章小结

口腔颌面外科学是以研究口腔器官、面部软组织、颌面诸骨以及唾液腺、颞下颌关节，还包括颈部的某些疾病的病因、发病机制、诊断、治疗和预防等的学科。

口腔颌面外科学与口腔其他学科密不可分，而且与普通外科学、整形外科学、肿瘤学等相关临床学科一脉相承。要学好口腔颌面外科学，必须有丰富扎实的医学基础和临床医学知识。必须要将人作为一个整体来看，正确处理好局部与整体的关系，切忌一叶障目，在考虑口腔颌面问题时忽视它对全身诸系统的影响，以及全身诸系统对口腔颌面部的影响，要把二者的联系始终贯穿在临床思维中。

习 题

扫码“练一练”

一、选择题

【A1/A2型题】

1. 口腔颌面外科学的主要研究内容包括

A. 口腔器官、面部软组织、颌面诸骨

B. 口腔器官、面部软组织、颈部疾病

C. 口腔器官、面部软组织、颌面诸骨、颞下颌关节、唾液腺及某些颈部疾病

D. 口腔器官、面部软组织、颌面诸骨及某些颈部疾病的防治

E. 口腔器官、面部软组织、颌面诸骨、唾液腺、颞下颌关节疾病的防治

2. 在学习口腔颌面外科学时，应处理好以下几个关系，其中哪项有误

A. 作为医学的分支，须处理好局部与整体的关系，具备全身观点

B. 单纯透过现象即可诊断疾病

C. 具备扎实的医学基础和临床医学知识，并将其应用到口腔颌面外科学中

D. 加强相关理论的学习

E. 加强临床实践

3. 下列哪本书中详细介绍了口腔脓肿切开引流和颞下颌关节脱位整复手法，与现代解剖生理学基本符合

A.《千金方》　　B.《本草纲目》

C.《太平圣惠方》　　D.《圣济总录》

E.《黄帝内经》

4. 我国最早关于牙再植术的内容，曰“治牙非时脱落，令牢铜末散封牙上，日夜三度，三五日后牢定，一月内不得咬硬物”的是以下哪本书

A.《黄帝内经》　　B.《千金方》

C.《本草纲目》　　D.《太平圣惠方》

E.《神农本草经》

二、简答题

1. 简述口腔颌面外科学的概念。

2. 简述口腔颌面外科学与其他学科的关系。

第二章

口腔颌面外科基础知识与操作

扫码"学一学"

学习目标

口腔医学专业

1.掌握　口腔颌面外科门诊病历的书写格式和内容；口腔颌面外科临床检查的方法和口腔外科手术的基本操作。

2.熟悉　口腔颌面外科创伤的处理原则。

3.了解　手术消毒与灭菌的基本要求。

4.能够进行正确的诊疗。

5.具备人文关怀意识，以患者为中心。

口腔医学技术专业

1.了解　口腔颌面外科门诊病历的书写和内容；口腔外科临床检查的方法。

2.能够进行正确的诊疗。

3.具备人文关怀意识，以患者为中心。

案例讨论

【案例】

患者，男，46岁。因头面部外伤1小时就诊。临床检查：下颌部肿胀，上颌前牙区有血凝块，11，21未见牙体组织，牙龈撕裂红肿，22牙体折断平龈。X线片示：11，21牙根存在，22牙根根折。

【讨论】

1.该患者还应该做哪些检查，所选检查的依据是什么？

2.问诊的内容有哪些？

3.该病例诊断及其依据是什么？

口腔颌面外科基础知识与基本操作，是口腔颌面外科最基础和常用的内容，是一名口腔医生必须掌握的必备技能。

第一节 口腔颌面外科病史记录

病史记录（medical record），又称为病历或病案。是临床医疗诊疗活动的全程记录，它记录了患者从发病、病情演变、转归、诊断，对医师问诊、体格检查、实验室检查和其他检查获得的信息进行归纳、分析、总结，并详细记录患者在医院治疗情况的文案。该文案资料具有法律效力，是医疗纠纷、交通事故和一些民事纠纷的重要证据。病史记录的基本要求为内容真实、格式规范、词语精炼准确、书写全面。

一、门诊病史记录

口腔颌面外科患者在口腔门诊就诊较多，因此写好门诊病历十分重要。门诊病历书写要简明扼要、条理清晰、重点突出。内容包括患者的基本信息，如姓名、性别、年龄、籍贯、家庭住址、联系电话和患者的主诉、现病史、既往史、检查以及诊断和诊疗计划。

扫码“看一看”

（一）初诊病历

1. 主诉 利用简洁的语言和文字记录患者就诊时诉说的主要症状，应包括患病的部位、主要症状、发病时间。

2. 病史 包括现病史和既往与本病相关的阳性表现。现病史包括以下内容。

（1）发病时间、经过和相关因素。

（2）病情演变，治疗经过、方法和疗效。

（3）目前主要症状及相关鉴别诊断。

（4）全身出现与本次疾病相关的其他状况。

（5）与现病史相关的既往史、家族史、外地居住史特别是疫区居住史。

3. 检查 口腔颌面部专科检查为主。如有全身疾病时，应做必要的体检，如血压测量、血常规检查、血糖检查等，并记录检查结果。

口腔颌面外科检查除常规口腔颌面外科检查（详见第二节）外，还应记录必要的口腔内科检查。主要包括如下。

（1）牙列情况 包括现存牙、缺失牙及咬合的情况。

（2）牙体组织疾病 应记录龋齿及龋坏程度，有无松动，牙对探诊、叩诊和冷热刺激的反应，必要时记录牙髓活力检测的结果。

（3）牙周疾病 主要记录牙周情况，如牙松动度、牙周袋深度，是否有牙周溢脓及牙龈萎缩、口腔卫生状况等。

（4）黏膜疾病 检查患者口腔黏膜有无异常，必要时还应检查咽部黏膜。

（5）口腔内经过治疗的情况 如修复体和充填体的情况等。

4. 诊断 根据病史和临床检查结果及相应的实验室检查，进行综合分析得出诊断结果。如有多项诊断，按主次逐一记录。

5. 处理和建议 即与患者取得知情同意后，对主诉疾病的治疗或对其进一步检查、治疗的意见。

6. 医师签名 要求签署与处方权留迹相一致的全名。实习医师必须加签有上级医师签名，以示负责。

（二）复诊记录

1. 目前的症状。
2. 上次治疗后病情的变化、治疗效果或反应。
3. 记录本次检查的结果，并与上次进行比较。
4. 记录上次的化验结果，X线片或其他辅助检查等。
5. 本次的处理措施及建议。
6. 医师签名。

二、住院病史记录

根据卫生部《病历书写基本规范》的要求，住院病历（admission history，inpatientmedial record）内容包括住院病历首页、入院记录、病程记录、手术同意书、麻醉同意书、输血治疗知情同意书、特殊检查（特殊治疗）同意书、病危（重）通知书、医嘱单、辅助检查报告单、体温单、医学影像检查资料、病理资料等。

患者入院后的医疗活动过程，均应详细记录，准确地反映患者的病情变化、治疗结果，并作为处理医疗纠纷的法律依据。住院病历记录的项目众多，十分繁杂，应按照相关规定按时准确填写。要求在患者入院后24小时内完成。

住院病历的格式和内容：

（一）住院病历

姓名	性别
年龄	婚姻
民族	职业
籍贯	现住址
入院日期	记录日期
病史叙述者	可靠程度

1. 主诉　是患者感受最主要痛苦的症状、迫切要求解决的问题或是就诊目的，以及部位和持续时间。

2. 现病史　是主诉疾病的发病情况和过程。包括以下几个方面：发病开始的时间和当时的情况，以及相关发病因素；疾病的发展过程；疾病的治疗经过；目前的主要症状和需要解决的问题；有关鉴别诊断的重要阴性或阳性体征；与现病史有关的过去的病史及相关的全身情况表现。

3. 既往史　以往的健康状况，有无系统性疾病；应注意有无过敏史、传染病史、外伤史、手术史、出血史、输血和输血反应史，以及抗生素和其他药物服用史。

4. 系统回顾　主要是对其他系统的相关病史，作简明扼要的记述。

5. 个人史　包括出生和生长地区、生活和工作环境，有无烟酒及其他嗜好等。

6. 婚姻史　结婚年龄，配偶情况。

7. 月经及生育史　限于女性患者。包括初潮年龄、经期规律、绝经时间；妊娠及分娩次数，是否有早产、流产史等。

8. 家族史　以直系亲属为主。包括亲属的健康状况，有无类似家族病史。先天性肿瘤、畸形患者，应特别询问其家族史。

（二）体格检查

体温（T）　　脉搏（P）　　呼吸（R）　　血压（BP）

1. 一般情况　发育，营养（良好、中等、不良），面容和表情（急性或慢性面容，表情痛苦、忧虑、恐惧、安静），体位，步态，神志（清醒、模糊、昏睡、昏迷），查体是否合作。

2. 皮肤及黏膜　颜色（潮红、苍白、发绀、黄染、色素沉着），水肿、湿度、弹性、出血、皮疹，皮下结节或肿块，蜘蛛痣，溃疡及瘢痕，记述其部位、大小及形态。

3. 淋巴结　全身或面颈部浅表淋巴结（枕部、耳后、耳前、腮、颊、下颌下、颏下，顺胸锁乳突肌前后缘、颈前后三角至锁骨上窝）有无肿大、大小、数目、压痛、硬度、移动性、瘘管、瘢痕等。

4. 头部　口腔颌面部损伤、肿瘤或类肿瘤疾病（如骨纤维异常增殖症、浆细胞肉瘤、朗格汉斯细胞组织细胞增生症等）患者，头部检查应详尽。先天有无畸形，应注意记录囟门闭合情况以及有无其他头颅畸形。

5. 五官　眼、耳、鼻、咽喉与口腔颌面外科关系甚为密切，有时可成为专科检查内容的一部分。

（1）眼　外形有无异常、瞳孔是否等大等圆、对光反射以及眼球运动有无异常，有无复视等。对口腔颌面部炎症（并发眶周蜂窝织炎、海绵窦血栓性静脉炎时）、损伤（上颌骨高位骨折以及并发颅脑损伤时）、肿瘤（眶内或球后侵犯时）都有重要意义，应仔细检查记录。

（2）耳　除外耳畸形或缺损外，外耳道有无分泌物及其性状、听力如何等。对判断有无颅中窝损伤、颞下颌关节病以及颞下窝、翼腭窝肿瘤都有一定帮助。

（3）鼻　有无鼻塞、流涕，异常分泌物性状，鼻中隔有无穿孔、缺损等。对上颌窦炎、上颌窦肿瘤、梅毒以及颅前窝损伤的判断等有较大的参考价值。

（4）咽喉　扁桃体及增殖体的情况对腭裂患者尤为重要；涉及舌根的病变，往往需记录喉部检查结果；涉及喉返或迷走神经的病变有时还要记录声带检查情况；腮腺深部的肿块，常需记录咽后壁的情况。

（5）颈部　往往也是口腔颌面外科专科检查的内容之一，特别是上颈部尤为重要。颈部检查除视诊有无畸形外，颈部的长短、气管位置（是否居中）对口腔颌面部手术需作气管切开者特别重要。颞下颌关节紊乱病患者，疼痛可向颈部等处蔓延。肌筋膜疼痛综合征及颈椎综合征均可引起颈背部疼痛，前者可找到扳机区或扳机点，后者有时可伴面眶部疼痛。因茎突过长或茎突后区至舌骨大角区，以及咽侧区内有疼痛或压痛，颈动脉炎除表现有咽部症状外，疼痛多沿颈动脉分布，触诊颈动脉可找到明显压痛点。由于甲状腺癌（特别是乳头状腺癌）具有较高的颈部转移率，因此，对疑为转移性病变的肿瘤患者，应常规作甲状腺的触诊检查并记录。

6. 胸部　胸廓（对称、畸形、局部隆起、压痛），呼吸（频率、节律、深度），异常搏动，乳房（大小、包块），静脉曲张及胸腺发育情况等。

7. 肺

视诊　呼吸运动（两侧对比），肋间隙增宽或变窄。

触诊　胸廓扩张度，语颤，胸膜摩擦音，皮下捻发感。

叩诊　叩诊音（清音、浊音、实音、鼓音），肺下界，肺下缘移动度。

听诊　呼吸音（性质、强弱、异常呼吸音），干湿性啰音，胸膜摩擦音，语音传导。

8. 心

视诊　心前区隆起，心尖冲动或心脏搏动的位置、范围、强度。

触诊　心尖冲动的性质及位置、强度、震颤（部位、期间），摩擦感。

叩诊　心脏左右浊音界。可用第二、三、四、五肋间离正中线的距离（cm）表示，注明锁骨中线至正中线的距离。

听诊　心律，心率，心音（强度、分裂、额外心音、奔马律），杂音（部位、性质、时期、强度、传导方向），心包摩擦音。

桡动脉　脉率，节律（规则、不规则、脉搏短促），奇脉，左、右桡动脉的比较。动脉壁性状。

周围血管征　毛细血管搏动征、射枪音、水冲脉，动脉异常搏动。

9. 腹部

视诊　大小、对称、膨隆、凹陷、呼吸运动、皮疹、色素、腹纹、瘢痕、脐、疝、腹部体毛、静脉曲张与血流方向，胃肠型及蠕动波。腹围测量（有腹水或腹部包块时测）。

触诊　腹壁紧张度，压痛，反跳痛，包块（位置、大小、形态、质地、压痛、搏动、移动度），液波震动，振水音等。

肝脏　大小、质地、边缘有无压痛、搏动。

胆囊　大小、形态、压痛。

脾脏　大小、硬度、压痛、表面、边缘。

肾脏　大小、形状、硬度、压痛、移动度。

膀胱　膨胀、肾及输尿管压痛点。

叩诊　肝浊音界，肝区是否叩击痛，胃泡鼓音区，移动性浊音，肋脊角是否叩击痛，膀胱叩诊。

听诊　肠鸣音（正常、增强、减弱、消失），振水音，血管杂音。

10. 肛门、直肠　根据需要检查。

11. 外生殖器　根据需要检查。

12. 四肢　脊柱有无畸形、杵状指（趾），静脉曲张，骨折，关节（红肿、压痛、积液、活动度、受限情况、强直），水肿，肌肉萎缩，肌张力增强。

13. 神经反射　是否正常，必要时作运动、感觉及神经系统其他检查。

14. 专科检查　口腔颌面外科检查（见本章第二节）

（三）实验室检查和特殊检查

实验室检查应记录与诊断有关的实验室及器械检查结果，包括患者24小时内应完成的三大常规及其他检查结果。特殊检查根据病情需要进行其相关检查。

（四）病历小结

将病史、体格检查、实验室检查及器械检查等的主要资料摘要综合，提出诊断依据，以便其他医师或会诊医师通过摘要了解基本的病情。

初步诊断

医师签名或盖章

（五）病程记录

病程记录的次数应视病情变化而定，慢性病患者病情变化不大，可2～3日记录一次；危重患者应随时记录；长期住院的患者每月应书写阶段小结。

病程记录应有条理、有分析，避免公式化的记录。一般应包括以下内容：

（1）首次病程记录，应对病史作概括性的小结，并提出诊断和治疗的步骤。

（2）病情的演变，包括主诉和检查结果，诊断的改变，病情探讨的结果，换药和创口的变化，并发症的发生，其他科会诊及转科意见等。

（3）治疗过程及疗效，观察包括特殊治疗的疗效反应。

（4）重要的化验检查、X线摄片、病理检查以及其他相关辅助检查的结果。

（5）手术记录及术后情况。

（6）上级医师查房的分析诊断及意见；经治医师本人对病情的分析及治疗建议。

（六）手术记录

手术记录（operation record）是指手术者书写反映当时手术时情况、手术经过、术中发现及处理等情况的特殊记录。特殊情况下由第一助手书写时，应有手术者签名。手术记录应在术后24小时内完成。记录内容包括：患者姓名、性别、科别、病房、床位号、住院病历号、手术日期、术前诊断、术中诊断、手术名称、术者、助手、麻醉方法、手术经过、术中情况及处理等。患者手术在2次以上者，应注明第n次手术。

手术情况最好按手术步骤逐一描述，主要内容如下：

（1）切口部位、大小、形状等。

（2）手术主要步骤和当时术中观察到的情况等，包括术野探查情况，分离、切除或结扎何种重要组织、血管，缝合方式，有无引流及引流方式等。

（3）手术患者情况，术中用药、输血、补液种类及量。

（4）手术结束时的即时效果，此点对整复手术至为重要。如唇裂整复术，应确切记录两侧唇高是否相等、人中凹是否清晰、鼻孔是否对称、鼻翼是否塌陷等，以便日后随访对比。

（5）术后标本应做病理切片、细菌培养等。

（七）出院记录

出院记录（discharge record）指经治医师对患者本次住院期间诊疗情况的总结，应在患者出院后24小时内完成。内容主要包括入院日期、出院日期、入院情况、入院诊断、诊疗经过、出院诊断、出院情况、出院医嘱、医师签名等。

知识链接

电子病历

电子病历（electronic medical record）是将传统纸质病历完全电子化，并超越纸质病历管理模式，提供电子存储、查询、统计、数据交换等。电子病历不仅包括纸质病历所有内容，而且包括声像图文等信息，诊疗信息、数据、网络传输、统计分析等均是纸质病历无法比拟的。是现在各级医院已经普及和应用的模式，是每个临床医务工作者必须掌握和熟悉的基本技能。电子病历可实现：①自动编目、鉴定。病历信息从产生时起就在自动著录、编目、鉴定系统的控制之下，随着跟踪病历信息运行，将病历信息录入病历信息数据库即为归档操作，鉴定病历信息价值、确立保管期限等。②自动标引。计算机系统根据国际疾病分类（ICD-10），自动进行分类标引与主题标引。③将以前的纸质病历、机读病历（缩微胶卷、影片、录音、录像等），运用现代电子技术与计算机技术全部转变成电子病历，进入网络档案保存。

考点提示 门诊病史书的书写。

第二节　口腔颌面外科临床检查

正确的临床检查是诊治疾病的前提和基础，是指导临床医疗实践的客观依据。临床检查方法的掌握程度与检查结果正确与否，对疾病诊治的成败有直接关系。口腔颌面外科作为临床外科学的一个分支，有着其他临床学科的共性，但由于解剖生理特点以及疾病类型的差异，其临床检查又具有一定的专科特殊性。对于口腔颌面外科临床检查，方法正确、全面细致、客观有序应是其遵循的原则。

一、一般检查

除全身系统检查外，一般检查包括口腔检查、颌面部检查、颈部检查、颞下颌关节检查和唾液腺检查等。

（一）口腔检查

口腔检查应遵循由外及内、由前至后、由浅入深的顺序进行。必要时需进行两侧对比检查。

1. 口腔前庭检查　按顺序检查唇、颊、牙龈黏膜、唇颊沟以及唇颊系带的情况。注意有无颜色、质地改变；是否出现瘘管、溃疡、假膜、组织坏死或新生物；腮腺导管口有无红肿、溢脓。如：铅、汞重金属中毒者，牙龈的边缘可有色素沉着；慢性骨髓炎或慢性根尖周炎可见窦道或瘘管；坏死性龈炎可致龈乳头坏死消失；化脓性腮腺炎可见到腮腺导管口红肿溢脓。近年来，艾滋病感染者不断增加，医生应对艾滋病患者早期在口腔中的表征如牙龈线形红斑、坏死性牙周炎、口腔炎和白色念珠菌感染有所认识，也可进一步做血清学检查，进行确诊。做到早发现、早诊断、早治疗。

2. 牙及咬合检查　检查时应依靠探诊和叩诊以检查牙体硬组织、牙周和根尖周等情况。有无龋坏、缺损、探痛、叩痛和牙松动等。

检查咬合关系时，重点检查咬合关系是否正常；咬合关系异常在临床上常与颌骨骨折、颌骨畸形、颌骨肿瘤及颞下颌关节病变有关。

开口度的检查是口腔颌面外科专科检查中一项判断咀嚼功能的重要检查，因为张口受限必然影响咀嚼功能。检查张口受限以上下中切牙的切缘之间的距离为标准，正常人开口度3.7～5cm，约相当于患者自身示指、中指、无名指三指合拢时三指末节的宽度。

在临床上张口受限可分为以下4度。

轻度张口受限：上下中切牙切缘间距仅可置入二横指，为2～2.5cm。

中度张口受限：上下中切牙切缘间距仅可置入一横指，为1～2cm。

重度张口受限：上下中切牙切缘间距不到一横指，约1cm以内。

完全张口受限：完全不能张口，又称牙关紧闭。

3. 固有口腔和口咽检查 固有口腔是指上下颌牙列和牙槽突以内至咽门。顶部由软、硬腭和鼻腔分开，底部由舌和口底构成。主要是对腭、舌、口底和口咽的检查。

（1）腭 依次检查硬腭、软腭和悬雍垂，观察这些部位黏膜有无充血、肿胀、包块、溃疡；有无缺损、畸形等形状异常；如有肿块性病变应检查其位置、大小、质地、范围、颜色等，以辨别其性质。腭咽闭合不全的症状，应检查患者的发音、吹哨、吞咽等功能。

（2）舌 主要观察舌体、舌背、舌腹和舌根的黏膜有无异常，舌苔有无改变，舌形和舌体大小等。观察舌的运动情况，注意舌系带附着位置是否正常。舌肌内的病变主要用双指双合诊法（图2-1）进行扪诊检查。必要时可用甜、酸等味道的液体对舌的味觉功能进行检查。

（3）口底 检查时让患者舌尖上举，检查口底黏膜、颌下腺导管及其开口的情况。对口底深部的病变主要通过双手合诊（图2-2）的方法进行检查。

（4）口咽 主要是检查舌根、软腭、扁桃体、咽侧壁、咽后壁黏膜有无改变及对软腭、咽侧壁的活动度的检查。

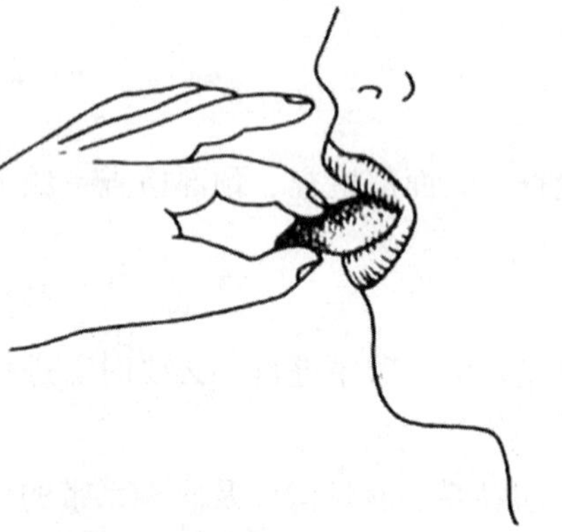

图2-1 双指双合诊

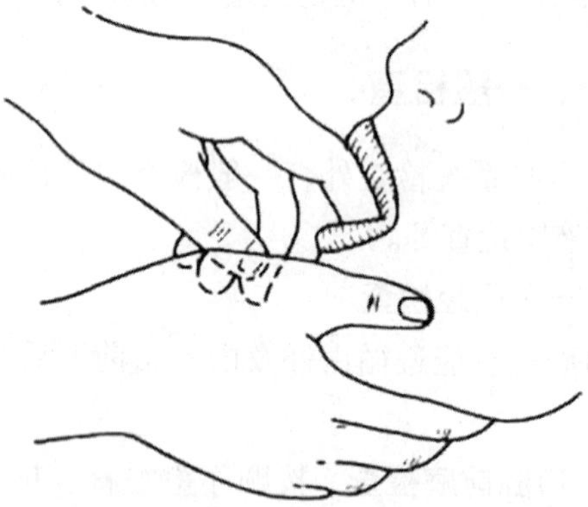

图2-2 双手合诊

对于口腔和口咽部的病变检查，可行双指合诊或双手合诊检查，以便准确了解病变范围、质地、动度以及有无压痛、触痛和浸润等。检查时应以一只手的拇指和示指，或双手置于病变部位上下或双侧进行，双合诊应按“由后向前”顺序进行。

（二）颌面部检查

1. 面部表情与意识神态检查 通过望诊观察患者面部的表情变化，面部表情变化不仅是口腔颌面外科疾病的表征，还是某些全身疾病在面部的反应。根据面部表情，了解患者的意识状态、体质和病情程度。

2. 外形和色泽检查 观察、比较颌面部的外形，左右是否对称，比例是否协调，有无突出和凹陷等。面部皮肤的色泽、质地和弹性变化对诊断某些疾病具有重要临床意义，如外伤和畸形都伴有外形改变，恶性黑色素瘤、血管瘤与脉管畸形、白斑、麻风病等都伴有局部皮肤颜色的改变。

3. 面部器官检查

（1）眼 瞳孔的变化是颅脑损伤的一个重要体征，对于颌面部损伤的患者应特别注意瞳孔形状的改变。瞳孔的变化是颅脑损伤的一个重要特征。有畸形的患者要检查眼睑的动度、睑裂的大小。怀疑有眼部肿瘤，应检查眼球的位置和运动情况，以及视力和有无复视。

（2）鼻　颌面部损伤的患者，要特别注意有无脑脊液鼻漏，这是前颅底骨折的临床体征之一。上颌窦癌早期可出现患侧鼻腔堵塞或鼻腔内有血性分泌物等；对畸形的患者注意缺损的大小和缺损的位置；必要时可进行嗅觉的检查。

（3）耳　颅中窝骨折可合并脑脊液耳漏；髁突骨折可致外耳道破裂，可有外耳道溢血。在发现患者有外耳道流血和渗液时应注意其来源。畸形患者同样要注意缺损部位和大小。对耳部邻近部位炎症和肿瘤均应检查听力和耳部情况。

4. 病变的部位和性质检查　对已发现的病变进一步明确其所在部位、形态、深度、范围、大小、移动度、触痛、波动感等，同时注意与深部组织和皮肤的关系。对骨性膨胀性病变应触诊，有无乒乓球样感、压痛、异常动度等。对颌面部瘘管应检查其渗出液性质，探查其走行和深度。

5. 听诊和语音检查　语音检查对腭裂和舌根、口底部有肿物的患者有重要意义。颞下颌关节紊乱病的患者可在其关节区听及摩擦音、破碎音等。某些血管瘤及脉管畸形局部可闻及吹风样杂音。

（三）颈部检查

颈部检查包括颈部病变和淋巴结检查。

1. 一般检查　观察颈部外形、色泽、轮廓、活动度是否正常，有无肿胀、畸形、斜颈、瘘管、溃疡等。对肿块性病变应明确是炎症还是肿瘤。对颈部正中的肿块应配合吞咽动作，观察其是否随吞咽上下移动。通过探诊了解颈部肿块或瘘管的走行方向和层次深浅。

扫码“看一看”

2. 淋巴结检查　检查时患者取坐位，检查者在其右方，嘱患者头稍低，略偏向检查侧，使皮肤、肌肉松弛便于检查。检查按一定顺序，由浅入深，滑动触诊。一般顺序为：枕部、耳后、耳前、腮、颊、下颌下、颏下；沿胸锁乳突肌前后缘、颈前后三角至锁骨上窝，仔细检查深、浅淋巴结（图2-3）。检查淋巴结时应注意淋巴结所在部位、大小、数目、活动度、有无压痛以及与皮肤或基底部有无粘连，注意健患侧对比。面颈部淋巴结的部位、淋巴来源及引流方向见表2-1、表2-2。

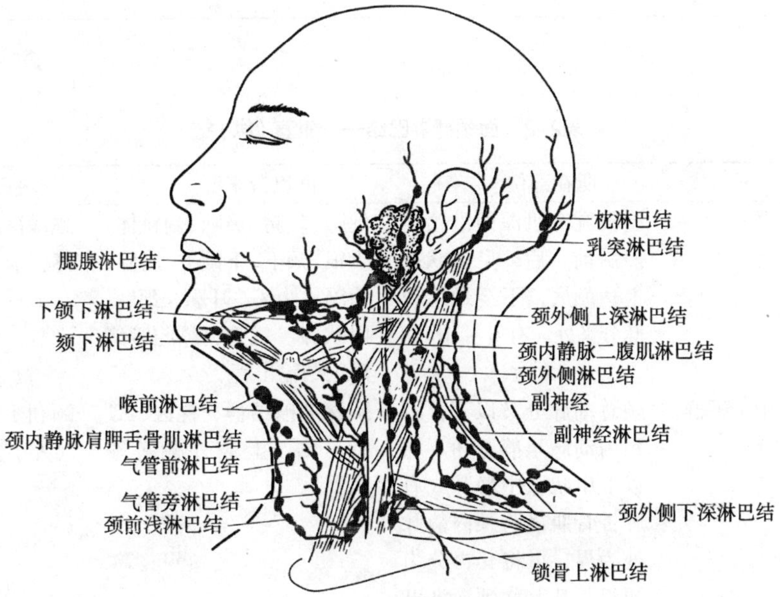

图2-3　头颈部淋巴结分布

表2-1　面颈部淋巴结——环形链

淋巴结	所在部位	淋巴液来源	淋巴液引流方向
枕淋巴结群	相当于项线水平，筋膜浅面和深面	枕区	颈深淋巴结上群
耳后淋巴结群（乳突淋巴结）	耳后乳突上方，胸锁乳突肌起始部的表面	耳廓后区、颞区、顶区	腮腺淋巴结，颈深淋巴结上群
耳前淋巴结（腮腺浅淋巴结的一部分）	耳屏前方、腮腺、咬肌筋膜浅面	颞区、耳廓外区	颈深淋巴结上群
腮腺淋巴结	腮腺实质（腮腺浅淋巴结的一部分）腮腺深面(腮腺深淋巴结）	鼻根、眼睑、腮腺颞区、腭后部、外耳道、鼓室、鼻咽、颊部、鼻后部、鼻后部等	颈深淋巴结上群
咽后淋巴结	咽后壁	咽部及附近淋巴管	颈深淋巴结群
眶下淋巴结	眶下孔	眼睑、睑结膜	下颌下淋巴结
颊及颌上淋巴结	颊肌表面、口角、咬肌前缘、面动脉附近	鼻和颊	下颌下淋巴结
面深淋巴结	下颌支内侧，颌内动脉附近	颞区、面侧深区、腭、鼻咽部	颈深淋巴结上群
下颌下淋巴结群	下颌下三角内，部分位于颈深筋膜浅层的浅面；部分位于颌下腺与下颌舌骨肌之间，有4～6个	颊、鼻侧、上唇、下唇外侧、舌尖，舌侧、上下颌牙（下颌切牙除外）、牙龈、面部和颏下淋巴结输出管	颈深淋巴结上群
颏下淋巴结群	颏下三角内、颈深筋膜浅层与下颌舌骨肌之间，有2～3个	下唇中部、颏部、口底、下颌切牙、舌尖	下颌下淋巴结，颈深淋巴结上群
颈前淋巴结群	颈中线或靠近中线的舌骨下区	颈部皮肤、颈部诸器官（喉、甲状腺、气管）	颈淋巴干或胸导管
颈浅淋巴结群	胸锁乳突肌浅面，沿颈外静脉排列	腮腺部、耳廓部和耳下区	颈深淋巴结

表2-2　面颈部淋巴结——垂直（纵）链

淋巴结	所在部位	淋巴液来源	淋巴引流方向
颈深淋巴结上群	胸锁乳突肌深面沿颈内静脉前、后，呈链状。上达颅底，下至颈总动脉分叉处。有6～16个	硬腭、软腭、鼻咽、扁桃体、舌根、颏下、下颌下、腮腺、面深、枕区、耳廓、颈后、甲状腺、气管、鼻腔等诸淋巴结输出管	颈深淋巴结下群至颈淋巴干
颈深淋巴结（中）下群	颈总动脉分叉以下，沿颈内动脉至静脉角。如以下甲状腺中静脉或肩胛舌骨肌横跨颈内静脉处为界，可将其再分为两组：其上称颈深淋巴结中群，其下仍称深颈淋巴结下群	颈深淋巴结群、枕区、颈后、胸、上肢外侧等输出管	颈淋巴干、胸导管（左）

续表

淋巴结	所在部位	淋巴液来源	淋巴引流方向
副链	系颈深淋巴结上群向外扩展的部分，沿副神经排列		
锁骨上淋巴结（横链）	系颈深淋巴结下群向锁骨上方扩展的部分，沿颈横动脉排列		

对于颈淋巴结的分组，国际上有不同的分类和命名。国内的习惯是按照平面以组、群（group）或区（area）加以区分，其分类见表2-3。

表2-3　颈淋巴结分组位置及名称

平面		区	组、群位置
Ⅰ	Ⅰ	颏下、下颌下	颏下、下颌下三角内
Ⅱ	Ⅱ	颈深上	颅底至颈动脉分叉沿颈内静脉排列
Ⅲ	Ⅲ	颈深中	颈动脉分叉至肩胛舌骨肌与颈内静脉交叉，沿颈内静脉排列
Ⅳ	Ⅳ	颈深下	肩胛舌骨肌以下沿颈内静脉排列
Ⅴ	Ⅴ	颈后三角	颈后三角区内
Ⅵ	Ⅵ	颈前（前间隙）	气管前、气管旁及甲状腺周围

（四）颞下颌关节检查

1. 面形及关节动度检查　颞下颌关节与颌骨，特别是与下颌骨关系密切，下颌骨参与了面形构成，因此颞下颌关节检查时，应观察面部左右是否对称，关节区、下颌角、下颌支和下颌体的大小和长度是否正常，两侧是否对称。另外，还应检查颏部是否居中，面下1/3两侧是否协调等。

髁突动度检查有以下两种方法。

（1）耳屏前扪诊法　以双手示指分别置于两侧耳屏前、髁突外侧，让患者做开闭口运动，感触髁突活动度；做开闭口运动和侧向运动，检查有无弹响及摩擦音。

（2）外耳道指诊法　以两手小指伸入外耳道内，指腹贴外耳道前壁进行触诊，嘱患者作开闭口运动和侧向运动，了解髁突活动度和冲击感，并注意两侧对比，以协助关节疾病的诊断。

2. 咀嚼肌检查　检查颞肌、咬肌等咀嚼肌群的收缩力，触压其是否有疼痛，观察两侧是否对称、协调。

3. 下颌运动检查　通过患者的开闭口运动、前伸运动和侧方运动，检查关节功能是否正常，有无疼痛、弹响或杂音；观察弹响发生的时间、性质、次数和响度；两侧关节动度是否一致，有无偏斜；开口度和开口型是否正常，以及在开闭口运动时是否出现关节绞锁等异常现象。

扫码“看一看”

4. 咬合关系检查 咬合异常是颞下颌关节病病因之一，因此对咬合关系的检查切不可忽视。咬合关系检查时，首先应检查咬合关系是否正常、有无紊乱；覆𬌗、覆盖情况及𬌗曲线、补偿曲线是否正常；牙磨耗是否均匀一致，程度如何。此外还应检查有无龋病、牙周病、牙列缺失和牙倾斜等，为颞下颌关节疾病的诊断和治疗提供客观依据。

（五）唾液腺检查

1. 一般检查 唾液腺又称唾液腺。检查的重点是三对大唾液腺，对某些疾病而言，小唾液腺的检查也不应忽视。唾液腺检查应采用两侧对比的方法，对两侧都有病变的患者，应与正常解剖形态、大小相比较。此外，还应注意导管口和分泌物的情况；必要时可按摩、推压腺体，增加分泌，以便更好地观察分泌情况。检查中应特别注意分泌物的颜色、流量和性质，如有需要可进行实验室检查。

扫码“看一看”

腮腺和下颌下腺的扪诊应包括腺体和导管。腮腺扪诊一般以示、中、无名指三指平触为宜，切忌用手指提拉触摸，因此时易将腺叶误认为腮腺肿块。下颌下腺和舌下腺的扪诊常采用双手双合诊法检查。唾液腺导管的扪诊除注意有无结石外，还应注意导管的粗细和质地。对有狭窄的唾液腺导管的检查可采用探诊。探针应钝而细，且应在排除有结石存在可能后方可进行，以免将结石推向深部。在行唾液腺造影、冲洗、注药等检查和治疗时，动作应轻柔、准确，避免刺伤导管、乳头或将药物注射到导管外的软组织中。

2. 分泌功能检查 唾液腺分泌功能检查对唾液腺疾病的诊断有较大帮助。通过分泌功能检查，可以明确疾病是阻塞性病变还是萎缩性分泌抑制，是局部病变的结果还是系统疾病的表征。分泌功能的检测，主要包括两个方面。

（1）定性检查 给患者酸性物质刺激（临床上常以2%枸橼酸、维生素C等置于舌背或舌缘），使腺体分泌反射性增加；根据腺体本身变化和分泌情况，判断腺体的分泌功能和导管的通畅程度。如酸性物质刺激后导管口有大量唾液流出，说明分泌功能正常，导管也无阻塞；如导管口唾液流出量少或无唾液流出，同时腺体迅速肿大，患者述腺体胀痛，说明分泌功能存在，但有导管阻塞；如既无唾液流出，也无腺体变化和胀痛症状，说明分泌功能可能已经丧失。

（2）定量检查 正常人每天唾液总量为1000～1500ml，其中90%为腮腺和下颌下腺所分泌，舌下腺仅占3%～5%，小唾液腺分泌量更少，故唾液腺分泌功能的定量检查，是根据相同刺激条件下，腮腺和下颌下腺唾液分泌量多少来协助某些唾液腺疾病的诊断。

唾液腺的定量检查包括唾液流量定量检查和唾液成分定量检查。唾液流量除生理性变化外（睡眠时分泌甚少，早晨较少，午后增加），在某些病变时，流量也有相应改变。如急性口炎和重金属中毒等可使唾液分泌增加，而慢性唾液腺炎、唾液腺结石、淋巴上皮病等则可使唾液分泌明显减少。除常规检查外，唾液腺分泌情况也可采用放射性核素显像进行测定。

唾液中含有的电解质、蛋白质、尿酸、尿素、酶和免疫球蛋白等，有一定的正常值；在病理条件下，各种成分会发生相应的变化，因而有助于一些疾病的诊断。如唾液腺炎时钠离子升高、钾离子下降；唾液腺肥大时则钾离子升高、钠离子下降；而唾液腺炎、淋巴上皮病及口腔癌患者唾液中均可见SIgA升高。

二、辅助检查

（一）化验检查

化验检查是全面认识疾病的重要辅助手段，对疾病的诊断、治疗和对全身情况的检测均有参考价值。检查内容主要包括临床检验、生化检验、免疫学检验、血液学检验、微生物检验和肿瘤标志物检验等。就口腔颌面外科而言，微生物检验涉及常规需氧菌和厌氧菌检验，与免疫有关的疾病应行免疫学检验，与肿瘤有关的疾病应行肿瘤标志物检验，手术前准备则常需进行生化和血液学检验。

（二）穿刺检查

对触诊有波动感或非实质性含液体肿块，可作穿刺检查。通过注射针穿刺抽吸肿块内容物，了解内容物的颜色、透明度及黏稠度等性质，进一步协助诊断。穿刺检查的优点是简便、易行、直观，有时可以达到直接确诊的目的。如血管瘤或脉管畸形穿刺液中可见血性物质，舌下腺囊肿穿刺液中可见蛋清样黏液，牙源性角化囊性瘤穿刺液中可含皮脂样物质或镜下可见胆固醇结晶，脓肿可以抽出脓液等。必要时应将穿刺液送病理或涂片检查，以进一步明确其性质，协助诊断。

穿刺应在严格消毒的条件下进行，应选用适宜的针头。临床上脓肿穿刺多选用8号或9号粗针、血管性病变常选用7号针、对唾液腺肿瘤和某些深部肿瘤常用6号针头行穿刺细胞学检查，或称细针吸取活检（fine needle aspiration biopsy）。而粗针吸取活检，除非特殊需要不采取，以免造成瘤细胞种植。此外，穿刺检查还应掌握正确的操作方法，要注意进针的深度和方向，以免损伤重要的组织结构。临床上如怀疑是颈动脉体瘤或动脉瘤，则禁忌穿刺；怀疑是结核性病变时，进针时要注意避免因穿刺形成经久不愈的窦道。

（三）活组织检查

活组织检查是从病变部位取一小块组织制成切片，通过适当染色后，在显微镜下观察细胞的形态和结构，以确定病变的性质、肿瘤类型及分化程度的检查方法。这是目前比较准确可靠，也是结论性的诊断方法。但也并非绝对，必须结合临床和其他检查综合分析，才能更正确地做出诊断。活组织检查必须正确掌握，因为不正确的活组织检查不但增加患者的痛苦，而且还可以促进肿瘤转移，影响治疗效果。从原则上讲，应争取诊断和治疗一期完成；必须先行活检明确诊断者，活检时间和治疗时间应尽可能接近。常用的活体组织检查方法介绍如下：

1. 切取或钳取活组织检查　适用于表浅或有溃疡的肿瘤。可以不麻醉或在局部阻滞麻醉下进行，浸润麻醉不宜采用。切取的部位最好在肿瘤边缘与正常组织交界处切取0.5～1cm一块楔状组织，立即放入10%甲醛溶液中固定，以备病理检查。局部压迫止血，不必严密缝合（图2-4）。黏膜病变标本取材不应小于0.2cm×0.5cm。对舌根及口咽部肿瘤的钳取组织活检，因一般只能钳取到表面组织，其诊断结论有时不甚可靠，必须结合临床。切取活检时，应尽量减少机械损伤，亦不宜使用染料类消毒剂，以免肿瘤细胞变形或着色而影响诊断。因电刀可引起细胞内蛋白变性，切取标本时也不应采用。还应注意切取组织宜深，不要在坏死部位切取，以免取到坏死组织，得出错误结论。对于有多处、多种损害的病变，可在不同病变部位多处取材。

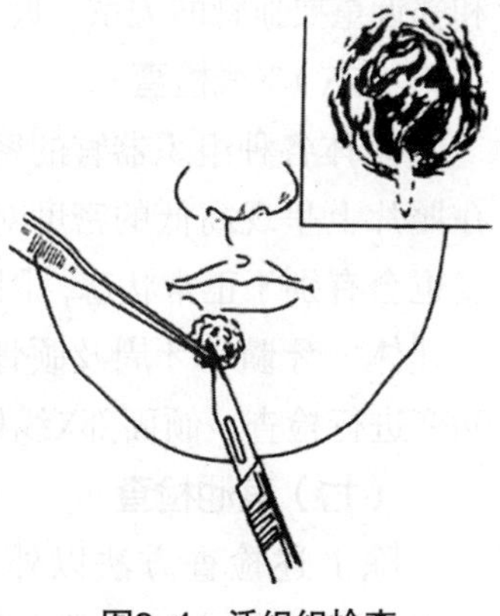

图2-4　活组织检查

需要指出的是，血管性肿瘤或脉管畸形、恶性黑色素瘤一般不做活组织检查，以免造成大出血或肿瘤快速转移。

2. 吸取活体组织检查 深部肿瘤或表面完整、较大的肿瘤及颈部大的淋巴结可进行吸取组织检查。优点是操作简便，患者痛苦小。缺点是因吸取组织少，诊断比较困难，也可引起内出血和癌细胞转移。

吸取方法：消毒麻醉皮肤或黏膜，将皮肤或黏膜切开0.2cm的切口，用穿刺针接上50ml针筒，自切口处刺入肿瘤。进针途径应避开重要的组织结构，进入肿瘤后要使针内保持负压。吸取肿瘤组织，放在滤纸上，再进行固定送检。如吸取物为液体，应过滤后进行细胞学检查。

3. 切除活体组织检查 适用于皮肤黏膜完整，位于深部的可切除的小型肿瘤或淋巴结。其优点是不打开肿瘤，不会造成肿瘤的种植或转移；整块瘤体送检，诊断信息量更多，诊断的准确率更高。切除活组织检查时，边界应包括病变周围一定的正常组织。

4. 冷冻活组织检查 对已决定手术治疗的病变，应争取冷冻活组织检查与手术一期完成。冷冻活组织检查是一种能迅速确诊的病理检查方法，对临床上不易确诊又怀疑有恶变的肿瘤，常可以协助快速明确肿瘤的性质，从而决定切除的范围，如判断唾液腺多形性腺瘤有无恶变时，常采用此法。但冷冻活检也有缺点，由于切片较厚不易完全固定。目前，冷冻活检的确诊率已经达到95%以上。冷冻切片不同于石蜡切片对组织标本的要求，冷冻活检需要新鲜标本，送检前不应进行固定。

（四）涂片检查

取脓液或溃疡、创面分泌物进行涂片检查，可观察、确定分泌物的性质和感染菌种，必要时可作细菌培养和抗生素敏感试验，以指导临床用药。

（五）超声检查

超声在人体内传播的时候，由于各种组织器官的密度和特性不同，正常组织和病变组织的声阻抗也有一定的差异，从而产生不同的回波波形、曲线和图像，据此以确定病变的大小、深浅和性质。其优点是无痛、无创、软组织分辨力强、成像迅速、可观察运动的脏器。超声在口腔颌面部主要用于唾液腺、下颌下腺和颈部肿块的检查，以明确是否有占位性病变，病变性状是囊性还是实性等。各型超声检查中，B型超声准确性较高，且能分辨深部肿瘤和邻近重要血管的关系。近年来，彩色超声检查在皮瓣转移血供定位上有较广泛的应用。

（六）X线检查

人体各种组织器官的密度、厚度不同，经X线照射时，对X线的吸收和透过量不一致，在照片上呈现高低的密度对比，形成不同的黑白影像。同一组织器官发生病理变化时，密度也会有别于正常状态，因而可以明确病变的部位、大小和性质。口腔颌面部X线检查可用于牙体、牙髓、牙周及颌骨病变的诊断。与造影剂联合应用，还可对颌面部软组织器官的病变进行检查。颌面部X线检查主要包括平片检查、体层摄影检查、造影检查等。

（七）其他检查

除上述检查方法以外，一些高科技技术逐步应用于医学领域，为疾病的诊断和治疗提供了重要依据。现在较先进的检查方法有关节镜检查、电子计算机X线体层摄影（computerized tomography，CT）、磁共振成像检查（magneticresonance image，MRI）、数字减影血管造影（digital subtraction angiography，DSA）、放射性核素检查、核素发射计算机体层摄影（emission computed tomography，ECT）检查等。

经过上述各项检查仍不能明确疾病性质，不能确切诊断时，可行手术探查。手术探查的目的是采用手术方法，了解病变性质、范围及其与周围组织的关系。必要时，亦可在手术台上切取小块病变组织做病理检查，以求确诊，并根据诊断，确定进一步治疗方案。

知识拓展

Cone beam（锥形束）CT

Cone beam（锥形束）CT是当今口腔头颅影像设备中最有发展前途和最实用性的设备。CBCT的应用给口腔颌面颈部疾病的诊断和治疗带来了革命性的变化。

Cone beam CT，顾名思义是锥形束投照计算机重组断层影像设备，其原理是X线发生器以较低的射线量（通常球管电流在10mA左右）围绕投照体做环形DR（数字式投照）。然后将围绕投照体多次（180～360次，依产品不同而异）数字投照后"交集"中所获得的数据在计算机中"重组"后进而获得三维图像。CBCT获取数据的投照原理和传统扇形扫描是完全不同的，但后期计算机重组的算法原理有类似之处。CBCT与常规CT的本质区别在于前者获得的是三维信息，而后者获得的是二维信息。口腔CT提高了扫描速度，扫描覆盖面广，无间隙采集容积数据，便于各种方式、各个角度的影像重建，且可以任意地、回顾性重建。口腔CT三维重建技术有多平面重组法（MPR）、最大密度投影法（MIP）、表面阴影显示法（SSD）及容积再现法（VR）等，根据不同部位、病变和临床要求，选择不同的重建方法。口腔CT在牙科CT成像软件（dental CT program，DCT）的帮助下，可重建获得颌-口腔全景图像和各方位断层图像，图像清晰直观，已被成功用于种植牙术前测量、口腔炎症、肿瘤和口腔上颌窦瘘等多种疾病的诊断。

考点提示 口腔检查、颌面部检查、颈部检查、颞下颌关节检查、唾液腺检查。

第三节 口腔颌面外科消毒与灭菌

口腔颌面部区域内有口腔、眼、耳、鼻、鼻窦、咽等腔隙存在，术后发生感染的机会较多。一旦感染，不仅增加患者的痛苦和延长治疗时间，不利于创面的愈合，还可能导致功能障碍、面部畸形等不良后果。因此，口腔颌面外科医师必须严格遵循无菌原则，因地制宜地充分利用和创造各种有利条件，进行彻底的消毒与灭菌，有效防止感染；若行无菌的整复手术，则消毒、灭菌的要求更高。

一、手术室和手术器械的消毒与灭菌

口腔颌面外科手术室和手术器材的消毒与灭菌要求及原则与一般手术室基本相同，所使用的药品和方法也基本一致。门诊手术室应与治疗室或拔牙室分开，在连续手术时应遵循先无菌、次污染、后感染的原则，以免发生交叉感染。

（一）室内空气消毒

手术室应定期进行空气消毒，一般每天应进行1次，常用的方法是紫外线照射电子灭菌或化学药物加热蒸汽消毒，如过氧乙酸（0.75～1g/m^3）、甲醛溶液（甲醛溶液10ml/m^3加高锰酸钾5g/m³）等。

1. 循环风紫外线空气消毒 由高强度紫外线和过滤系统组成，可有效地滤除空气中的尘埃，并可将进入消毒器中的微生物杀死。开机30分钟后即可达到消毒要求。适用于手术室及其他各类室内消毒。

2. 静电吸附式空气消毒 采用静电吸附式原理，加过滤系统，不仅可过滤和吸附空气中带菌的尘埃，也可吸附微生物。开机30分钟即可达到消毒要求。适用于手术室以及其他室内消毒。

3. 紫外线消毒 选用产生较高浓度的紫外线灯，辐射强度不低于70μm/cm²。开灯照射时间1小时以上，室内不得有人。适用于门诊手术室、换药室、处置室、诊疗室的消毒。

4. 过氧乙酸消毒 将0.5%~1.0%过氧乙酸水溶液在室内加热蒸发2小时可达到消毒目的。适用于门诊手术室、换药室、处置室等的消毒。

5. 臭氧消毒 使用臭氧发生器，要求室内浓度20mg/m³，RH≥70%条件下，消毒时间30分钟即可。室内不得留人，关机30分钟后才可进入。适用于门诊手术室、换药室、处置室等的消毒。

（二）手术器械、敷料的消毒方法

1. 高压蒸汽灭菌法 可杀灭包括芽胞在内的所有微生物，是灭菌效果最好、应用最广的灭菌方法。方法是将待灭菌的物品放在一个密闭加压的灭菌锅内，加热时蒸汽不外溢，高压锅内温度随着蒸气压的增加而升高。在103. 4kPa（1. 05kg/cm²）蒸汽压下，温度达到121.3℃，维持15~20分钟。压力灭菌器分下排气式及预真空压力灭菌器两种。一般器械、布类、纱布、棉花类及橡胶类等均可使用。

2. 煮沸消毒法 此方法简单、应用方便，适用于耐热、耐湿物品，但可使刀刃的锋利性受损。一般需15~20分钟。对于肝炎患者污染的器械与物品，应煮沸30分钟。加入2%碳酸氢钠时，沸点即达105℃，可缩短消毒时间，效果更佳（金属器械煮沸5分钟即可达到灭菌要求），并可防锈。

3. 干热灭菌法 利用电热或红外线烤箱高热烘烤进行灭菌。适用于玻璃、陶瓷等器具以及不宜用高压蒸汽灭菌的吸收性明胶海绵、凡士林、油脂、液状石蜡和各种粉剂等物品。不耐高热的物品，如棉织品、合成纤维、塑料及橡胶制品等不能使用此法灭菌。干热灭菌的温度和维持时间应根据消毒物品导热快慢、包装大小和安放情况而定，一般情况160℃应持续120分钟，170℃应持续90分钟，180℃应持续60分钟。

4. 化学灭菌法 利用化学药品杀灭传播媒介上的病原微生物以达到预防感染、控制传染病的传播和流行的方法。应选择具有杀菌谱广、毒性低、无刺激性、性能稳定、无腐蚀性、作用速度快等优点的化学消毒剂。各种化学消毒剂可按其杀灭微生物作用水平分为高、中、低3种类型，可根据不同消毒目的进行选用。

（1）75%乙醇 在醇类中最常用，是良好的皮肤消毒剂。医疗器械浸泡消毒时，仅用于一般不进入无菌组织的器械灭菌，浸泡时间为30分钟。

（2）2%碱性戊二醛 为一优良广谱消毒剂，能杀灭各种细菌繁殖体、芽胞、真菌与病毒。适用于多种医疗器械的消毒。用其浸泡器械，在2分钟内可杀灭细胞繁殖体，10分钟内可杀灭真菌、结核分枝杆菌，15~30分钟可杀灭乙型肝炎病毒，杀灭细菌芽胞则需4~12小时。

（3）碘伏（PVP） 是碘与表面活性剂的不定型结合物。可配成水或乙醇溶液使用。

可杀灭各种细菌繁殖体与芽胞，以及真菌和病毒。乙醇溶液较水溶液杀菌作用更强。器械浸泡消毒可用1～2mg/ml的有效碘溶液浸泡1～2小时。

（4）含氯消毒剂　消毒剂溶于水中可产生次氯酸者称为含氯消毒剂。目前常用的有漂白粉、次氯酸钠、二氯异氰尿酸钠、氯胺丁等。含氯消毒剂杀菌谱广，对细菌繁殖体、病毒、真菌孢子及细菌芽胞均有杀灭作用。

常用的消毒药物还有苯扎溴铵、过氧乙酸等，杀菌范围均比较广。

（三）特殊器械的消毒

手机机头均可用高压蒸汽或甲醛蒸气消毒灭菌。不宜消毒部分，可套以消毒布套隔离。甲醛蒸气消毒的方法是：将器械放入内盛40%的甲醛密闭消毒器中，40分钟后即可达到消毒目的。

二、手术者的消毒

手术者消毒包括清洁准备（更换洗手衣、裤、鞋、帽及口罩）、洗手、穿手术衣及戴橡皮手套等步骤，其原则和方法与外科完全相同。在口腔颌面外科门诊进行牙拔除术及口腔内其他小手术时，可不尽按上述要求，一般只需作好洗、手戴手套准备即可，这是因为，口腔内手术一般系污染条件下施行，组织血运丰富、愈合及抗感染力均较强。

拔牙及口腔内小手术的洗手，要求修剪指甲，除去甲垢，用洗手液行七步洗手法；擦干，涂抹新型皮肤消毒剂（主要成分葡萄糖酸氯己定、乙醇）后，戴手套后即可进行手术。

三、手术区的消毒与灭菌

（一）术前准备

除急症手术外，患者术前应理发、沐浴、剃净手术区及附近的毛发；眼或鼻附近手术，须剪短睫毛或鼻毛。与口腔相通的手术，特别是需植骨、植皮者，应先做牙周洁治，充填龋齿，拔除残根等，并用1%～3%过氧化氢液、1：5000 高锰酸钾液或0.1%氯己定液含漱或冲洗。取皮区或取骨区，除洗净皮肤污垢外，须刮净切口周围至少15cm区内的毛发。取皮区用乙醇消毒包扎；取骨区应在术前2天开始准备，每天1次，用乙醇消毒包扎，并在手术日晨再消毒1次。

（二）消毒药物

1. 碘酊　杀菌力强，但刺激性较大，故在不同部位使用不同浓度：口腔内为1%，颌面、颈部为2%，头皮部为3%。消毒皮肤时，应待其干燥后用70%酒精脱碘。碘过敏者忌用。

2. 氯己定溶液　为广谱消毒剂，刺激性小，故使用广泛。皮肤消毒浓度为0.5%，口腔内及创口消毒浓度为0.1%。

3. 碘伏　与碘酒、酒精相比，碘伏具有消毒彻底、刺激性小、着色浅的优点，使用后，不需用酒精脱碘。0.5%碘伏水溶液用于皮肤和手的消毒，也可用于口腔黏膜消毒。注意消毒伤口时，勿与红汞合用，否则会产生有毒的碘化汞，对皮肤有强烈的刺激。

4. 75%酒精　最常应用，可应用于皮肤消毒，常与碘酊先后使用，起脱碘作用。

（三）消毒方法及范围

1. 消毒方法　应从术区中心开始，逐步向四周环绕涂布，但感染创口相反。涂药时不可留有空白，并避免药液流入呼吸道和眼内。与口腔相通的手术及多个术区的手术应分别消毒。除涉及额、头皮部手术外，消毒前应先常规戴帽，遮盖头发。

2. 消毒范围 头颈部手术消毒范围应至术区外10cm，四肢、躯干则需扩大至20cm，以保证有足够的安全范围为原则。幼儿及全麻患者，在口内、口周、鼻孔附近消毒时，敷料蘸药不可过多，以防药液经咽腔流入呼吸道。在使用有刺激性药液进行眼周消毒时，应先嘱患者轻轻闭眼，再用消毒小敷料遮盖眼裂，以防药液流入眼内。凡口腔内手术或手术穿通口腔者，应先消毒口内再消毒面、颈部。

常见手术消毒范围如表2-4所示。

表2-4 口腔颌面部常见手术消毒范围

手术区域	消毒范围
口腔内手术	全部口腔，面部包括（上）眶上缘、（下）颈上线、（两侧）耳前线
面部手术	（上）发际线、（下）颈上线、（两侧）耳前线
腮腺区手术	（上）患侧发际内8cm、（下）锁骨上线、（前）中线、（后）耳后8cm 因麻醉或手术需显露口腔者，则应消毒口内及全面部
下颌下区手术	（上）眶下平线、（下）锁骨上线、（前）过中线、（后）耳后5cm
颏下区手术	（上）上唇全部、（下）颈下线、（两侧）耳前线
颈部手术	（上）颧骨至鼻翼、上唇线、（下）胸部乳头线、（前）过中线5cm，如双侧或在中线处手术，对侧颈部也应全部消毒，（后）颈后三角区、同侧项部及乳突发际上5cm
胸部取皮、取皮瓣、取肋骨等	（上）颈上线、（下）平脐、（外）腋后线，包括全部关节及腋下、（内）过对侧锁骨中线
腹部取皮、制备皮管等	（上）两乳头线，（下）耻骨联合，（外）腋后线，（内）过中线5cm
股部取皮、取筋膜等	（上）髋上8cm、（下）膝下5cm、（外）后上嵴、（内）过中线5cm
上臂部手术（包括取皮、制备皮管等）	（上）全肩部、腋下、前胸侧至乳头线、（下）肘关节下5cm、（内外）上臂全部

（四）无菌巾铺置法

口腔颌面部外形不规则，且有腔、道、孔、裂存在，头皮部又有头发，故手术铺巾有一定的特殊性。除门诊口腔内小手术外，一般应在消毒前戴帽遮发；消毒后以无菌巾包头，以防污染。常用的铺巾法有以下几种。

1. 无菌巾包头法 请护士协助抬头，将2块无菌巾重叠铺于头颈下手术台上。待头部放下后，再用双手分别将上层无菌巾根据手术要求，自两侧耳前或耳后区向中央包绕，将头和面上部包于无菌巾内（除眼或额部手术外，眼应包入巾中），用巾钳固定（图2-5）。

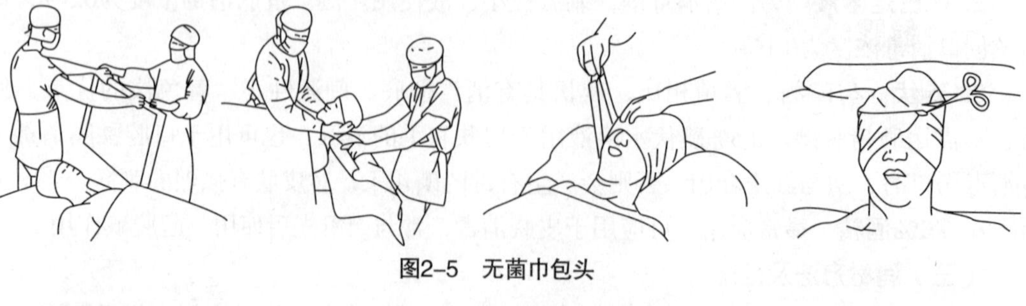

图2-5 无菌巾包头

2. 手术野铺巾法

（1）孔巾铺置法 将孔巾的孔部对准术区而将头面部遮盖，以布巾钳固定（图

2-6）。此法适用于门诊小手术。

（2）三角形手术野铺巾法　用3块无菌巾分别铺置，呈三角形遮盖术区周围皮肤，以布巾钳固定（图2-7）。此法适用于口腔、鼻、唇及颊部手术。

（3）四边形手术野铺巾法　以4块无菌巾分别铺置，呈四边形遮盖术区周围皮肤，以布巾钳固定（图2-8）。此法适用于腮腺区、下颌下区、颈部及涉及多部位的大型手术。

使用三角形或四边形手术野铺巾法均应按手术的需要，调整其大小及形状，并保证消毒区大于术野暴露区。在术野周围铺巾后，再用消毒的中单和大单遮盖全身（术区周围最少3～4层，外周至少2层）。若术中切开探查或作冷冻切片后，有可能扩大手术范围，消毒、铺巾时应有所考虑和准备，避免临时再扩大消毒区和重新铺巾。手术区铺巾完毕后，再用一中单将手术区与麻醉区隔开。

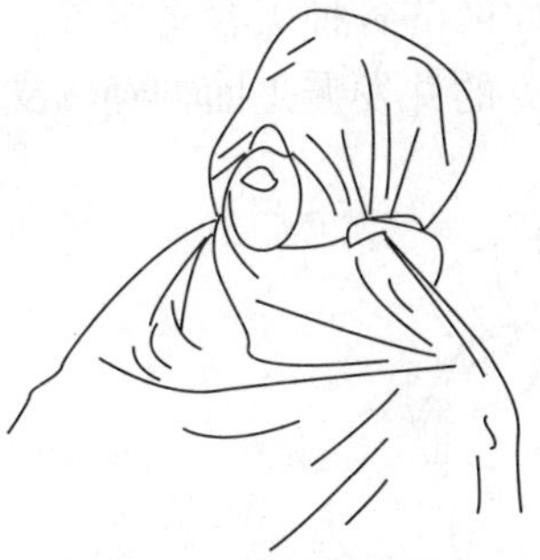

图2-6　孔巾铺制法

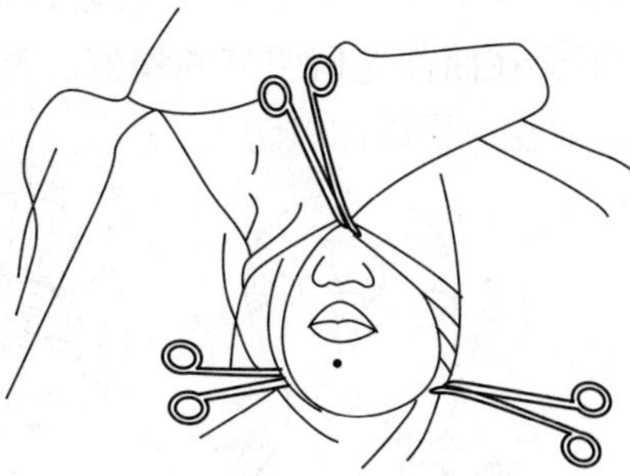

图2-7　三角形手术野铺巾法

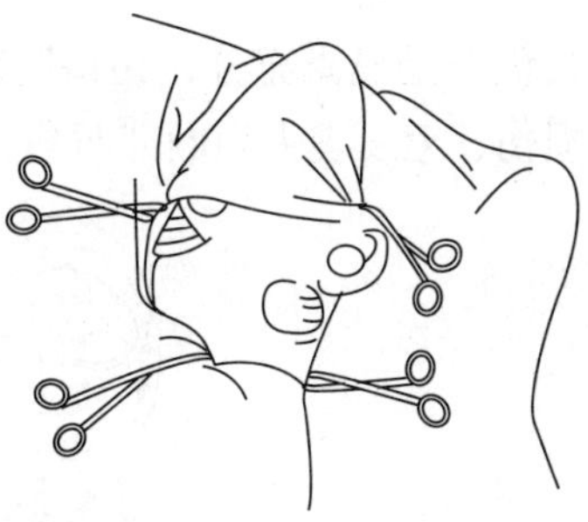

图2-8　四边形手术野铺巾法

考点提示　手术室与手术器械消毒和灭菌、手术者消毒、手术区消毒。

第四节　口腔颌面外科手术基本操作

口腔颌面部手术常用器械与其他外科手术器械基本相同，使用方法也基本一致。口腔颌面部手术的基本操作包括显露、止血、解剖分离、打结、缝合和引流6个方面。在外科手术中，必须遵循无菌、无瘤和微创等基本原则，尽可能避免手术后感染、肿瘤播散或不必要的组织损伤，以利患者术后康复，提高手术治疗效果。鉴于口腔颌面部的解剖生理特点，在操作时又有其特殊的要求。

一、显露

手术野的充分显露是保证手术顺利进行的先决条件，在良好显露情况下，可使手术野内解剖关系清楚，不但操作容易、方便，也更安全。口腔颌面部手术野的显露好坏与手术切口设计、患者体位以及照明有直接关系。为了更好地显露手术野，常配合使用牵引拉钩和开口器等。

（一）切口设计

为保证手术效果，减少术中出血和术后瘢痕畸形，口腔颌面部手术的切口选择，必须全面、综合考虑以下因素：

1. **解剖** 要考虑手术区的神经、血管、腮腺导管等重要组织结构的位置和行径，切口应尽可能与之平行，以免意外损伤。例如，常用的下颌下切口，约在下颌骨下缘内1.5～2.0cm处，如此可避免损伤面神经下颌缘支（该支在下颌骨下缘内0.3～1.4cm处斜行向上）。

2. **部位** 原则上切口应选择在病变区之上或邻近，以取得较好、较直接的显露。但由于颌面部功能和美观的特殊要求，切口须选择在比较隐蔽的部位如下颌下、耳前、颌后区等处（图2-9），以及天然皱褶处如鼻唇沟等。较小病变或一定要在面部进行切口时，切口的方向要尽量与皮纹方向一致（因皮肤张力方向与皮纹方向一致），以获得最小、最轻的瘢痕。活检手术的切口应力求与再次手术的切口部位一致。近年来，头皮冠状切口的应用日渐增多，其主要适用于颅面部多发性骨折的复位固定，肿瘤切除与缺损修复，颅面畸形的手术矫正，前颅底、侧颅底手术，颞下颌关节手术以及涉及颅面区的各种美容手术等。其优点是显露充分，切口隐蔽，不会在面部遗留明显的瘢痕。常见的并发症是面神经额支损伤、毛发丧失和颞部凹陷，应采取相应措施加以防治。

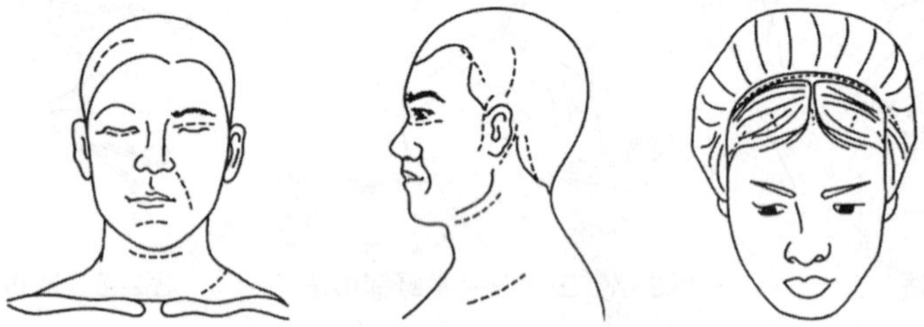

图2-9　口腔颌面部常用手术切口部位

3. **长短** 切口的长短原则上以能充分显露为宜。设计时视具体情况而定，避免过长或过短。切口过长，损伤组织多，术后瘢痕大，还可导致直线瘢痕收缩；切口过短，则显露不清，易造成意外损伤，且过分牵拉组织反而加重损伤，对创口愈合不利。此外，在行手术切口设计时，还应考虑切口的形状和延长切口的可能性，以留有余地并获得最佳效果。

选择好切口后，对过长的皮肤切口，可以用亚甲蓝画线标记，以便切割更为准确。长切口者尚需在其两侧加以标记，以便缝合时对位。切开时，皮肤用手绷紧或固定，手术刀与组织面垂直（起刀时垂直将刀尖刺入，移动时转至45°角切开皮肤，切完时又使刀呈垂直位），准确、整齐、深度一致地一次切开（图2-10）。要注意层次并逐层切开（少数整复手术例外）。切忌在皮肤上来回拉锯式切割和斜切，以致造成创缘不齐。不整齐的创缘，不仅增加了缝合时正确对位的困难，还可致两侧组织高低不平，愈合后瘢痕也十分明显。

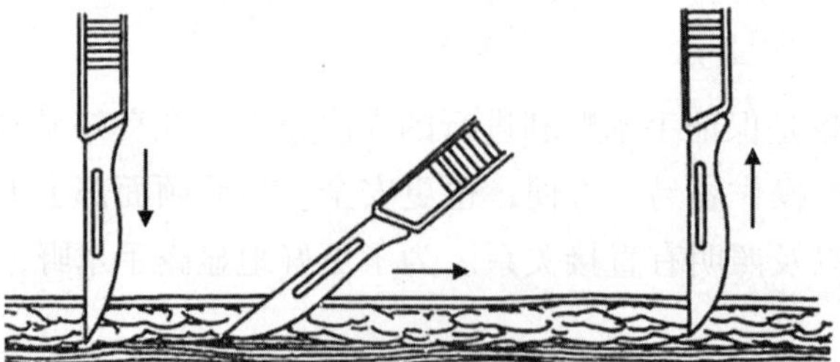

图2-10　皮肤切开的正确方法

除少数整复手术外，各层组织如皮肤、筋膜、肌肉均应逐层切开。

肿瘤手术多采用电刀，也可用光刀。使用电刀或光刀切开时，皮肤层仍宜先用钢刀切开，以减少愈合后形成明显瘢痕。深层组织以及黏膜可直接用电刀或光刀切割，使用电刀时，刀尖移动速度宜稍慢，否则达不到止血效果。

面部整复手术一般使用钢刀而不使用电刀或光刀切割组织。用持针器夹持刀片完成安装或更换时，注意夹持不可放松，用力不可过猛。

（二）体位

体位对某些手术区的显露十分重要。例如，行气管切开及颈外动脉结扎术时，如肩部抬高、头后仰或侧向不够，显露气管和动脉将十分困难。在这些情况下，体位比切口甚至更为重要。因此，口腔颌面外科手术凡涉及颈部时，应常规垫高肩部。

（三）照明

良好的照明可增加术野的清晰度，利于准确操作和避免意外损伤，这在有重要组织结构和口、咽部位手术时尤为重要。例如，断根拔除时，牙槽窝的照明以及腭裂、咽成形术时的照明都非常重要。近年来，由于冷光源的发展，可利用特制的小灯头冷光源直接进入深部手术区照明，大大提高了显露的清晰度。

使用牵引拉钩、开口器等器械时，要注意动作轻柔，切忌使用暴力，以免损伤正常组织。使用开口器时，还要特别注意避免对颌牙的损伤。

二、止血

止血（hemostasis）是手术过程中的一个重要环节，对减少术中失血、保持术野清晰、防止重要组织损伤、保证手术安全以及术后创口愈合等均具有重要意义。彻底止血可减少出血量，尽可能做到不输血或少输血；也可预防术后出血、血肿甚至创口感染等并发症。

手术中常用的止血方法包括压迫止血，钳夹、结扎止血，药物止血，电凝止血，低温止血和降压止血等。

（一）压迫止血

使用外力压迫局部，可使微小血管管腔闭塞，从而达到止血效果。对于较大面积的静脉渗血或瘢痕组织及某些肿瘤（ 如血管瘤、神经纤维瘤等）切除时的广泛渗血，可用温热盐水纱布压迫止血。对局限性出血又查不到明显出血点的疏松组织出血区，可用荷包式缝合或多圈式缝扎压迫止血。骨髓腔或骨孔内的出血，则用骨蜡填充止血。腔窦内出血及颈静脉破裂出血而又不能缝扎时，可用碘仿纱条填塞压迫止血，以后再逐渐分期抽除。对急性动脉出血（ 手术中或外伤后），可选用手指立即压迫出血点（图2-11），或压迫供应此区知名动脉的近心端，继而再用钳夹或其他方法止血。

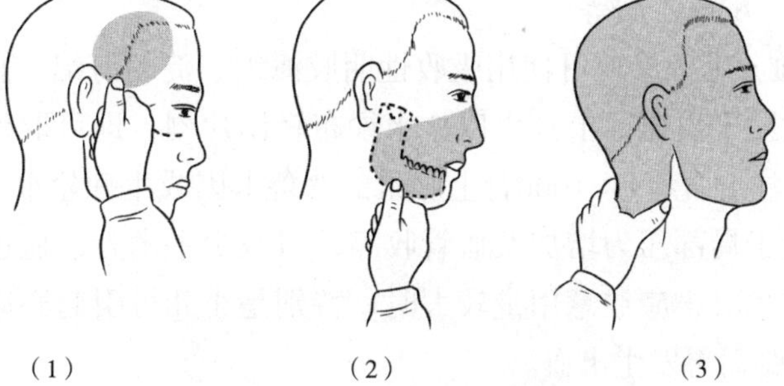
（1）　　（2）　　（3）

图2-11 头颈部压迫止血

（1）颞浅动脉压迫止血范围；（2）面动脉压迫止血范围；（3）颈总动脉压迫止血范围

（二）钳夹、结扎止血

钳夹止血是使用最多、最普遍的方法，即用蚊式血管钳对看得见的出血点进行迅速和准确的钳夹。钳夹的组织要少，以免过多损伤正常组织。表浅的微小血管，单纯钳夹即可达到止血目的；而较大的出血点，则需在钳夹后用丝线结扎，称为结扎止血，也可使用电凝。浅部组织的结扎不宜过多，过多的结扎线头作为异物长期留在组织中，可造成感染或引起组织排斥反应，影响创口愈合。故在结扎后剪线时，应尽量留短，避免遗留过长线头，这对整形手术和创面植皮尤为重要。

对某些钳夹组织较多、钳夹组织的游离端过短以及钳夹的组织内有明显的血管者，为避免结扎线滑脱出血，可采用缝扎止血。对于大块的肌束，例如胸锁乳突肌，应采取先钳夹，再剪断，最后缝扎的方法，以减少肌肉中的小血管出血，防止结扎线滑脱。常用的缝扎方法为贯穿缝合法，各种缝扎方法见图2-12。

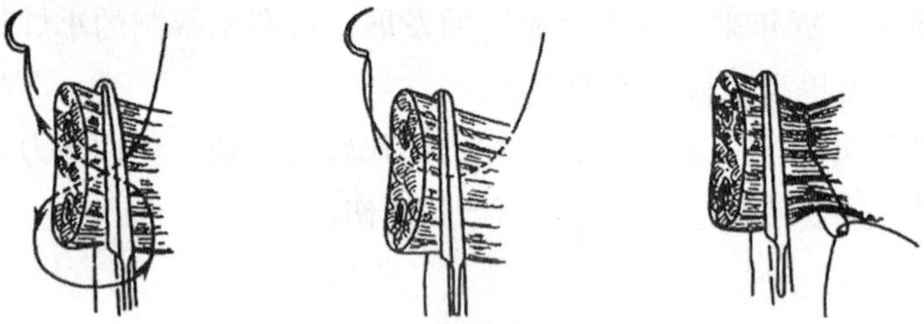

图2-12　缝扎方法

知识拓展

区域缝扎止血方法

对于血液循环十分丰富而又不宜使用一般血管钳钳夹、结扎止血的组织，例如舌、头皮等部位，可采用区域缝扎止血法预防和处理出血。在切口周围或在切除肿物血供的近心端进行圈式或栅栏式缝扎，即可达到明显减少出血的目的。

（三）药物止血

使用药物止血，可分为全身和局部用药两类。

1. 全身用药止血　主要用于凝血机制障碍的患者或在大量输血时作为辅助性用药，常用的药物有氨甲苯酸、酚磺乙胺等。

2. 局部用药止血　术中渗血可使用吸收性明胶海绵、淀粉海绵、止血粉等药物。使用时，先将上述药物敷贴于出血面上，再以盐水纱布轻压片刻，即可取得止血效果。为减少术中出血，还可局部注射含有1：1000肾上腺素的普鲁卡因或生理盐水，也可用肾上腺素纱条直接压迫止血。由于局部压力增加及血管收缩，对减少手术野出血也有一定好处，用于头皮手术及腭裂整复术时，应注意用量较大时，特别是小儿可引起心率增快；药物作用过后，有可能因血管扩张而再发生出血。

（四）电凝止血

电凝止血（hemostasis by electrocoagulation）是指用高频电流凝结小血管而止血，实际上是电热作用使血流凝结，这种方法可使小块组织炭化。常用于浅表部位较广泛的小出血点，有时亦可用于深部止血。其优点是缩短手术时间，减少口内线结。但患者有凝血功能障碍时止血效果较差，有伤口污染者，用电凝止血易发生感染，故不宜采用，在大面积瘢痕切除时，如能熟练掌握这一方法，往往可取得较好的效果。电凝止血时，血管钳准确夹住出血点或血管口处，也可用单极或双极电凝镊直接夹住出血点，然后通电止血。注意使用前需检查电灼器有无故障，检查室内有无开放的乙醚或其他易燃的化学物质，使用时应用吸引器吸去电灼部位的血液，或用纱布将手术野拭干；电灼器或导电的血管钳、镊子不可接触其他组织并随时刮除导电物前端的血痂。

（五）低温止血

借助局部低温冷冻技术或全身低温降压麻醉，也可减少手术出血。对于不需要精细解剖的手术，可用液氮行局部冷冻后再行切除；对于需要精细解剖或面积较大的手术，则以选择低温麻醉为宜。低温麻醉（体温降至32℃左右）可有效减少周围组织的血容量，对机体，特别对中枢神经系统也有保护作用和增加机体对休克的耐受性。

（六）降压止血

术中使收缩压降至10kPa左右，即可有效减少术中出血量。但时间一般以 30分钟左右为宜；对有心血管疾病的患者禁用。

上述各种止血方法，应视手术类型、出血情况、患者全身及局都情况酌情选用，也可联合应用，但不论使用何种方法止血，均应在手术结束冲洗后，反复仔细检查止血是否彻底，结扎是否牢靠。口腔颌面部手术后可借患者强烈咳嗽（全麻时麻醉师协助刺激气管）的方法，协助鉴定止血是否完全、有无结扎线松脱等情况。再次处理明显的出血点后，确认止血充分后逐层关闭创口，以免术后继发出血。

三、组织分离

分离（dissection）是显露组织的解剖部位、保护正常和重要组织、切除病变组织从而完成手术的重要手段。解剖分离应在正常组织层次中进行，即做到手术层次清楚，逐层分离。因此，首先应熟悉局部解剖，具有明确的解剖概念，这是保证手术效果的基础。其次是主刀与助手要相互配合，作好组织牵引，显露组织之间的潜在间隙，从而沿间隙解剖分离，起到事半功倍的作用，使手术顺利进行；否则层次不清、出血多、损伤大，且易损伤重要组织结构。在局部有炎症、多次手术而瘢痕较多的情况下，组织粘连而界限不清，此时按层次解剖往往有一定难度。虽可在远离炎症或瘢痕组织的正常区域开始解剖，但有时还是无法避免较多的组织损伤，且出血也多。解剖分离的方法主要有两种，即锐性分离和钝性分离。

1. 锐性分离（sharp dissection）　用于精细的层次解剖或分离粘连坚实的瘢痕组织，使用的器械为手术刀和手术剪。此法对组织损伤小，动作要求细巧、准确，一般应在直视下进行。

2. 钝性分离（bluntdissection）　用于正常肌肉和疏松结缔组织的分离以及有包膜的良性肿瘤的摘除，主要以血管钳进行，也可使用刀柄、手指、纱布等，也可在非直视下进行。对于层次不清又含有重要血管、神经的区域，用钝性分离法比较安全，但对组织损伤较大，操作时更应细致，避免过度用力，以减少组织撕裂伤。

上述两种分离方法，在术中常交替使用。但无论使用哪种方法，均应防止粗暴和意外损伤，注意手术的快慢节奏，解剖分离过程中要经常用盐水纱布覆盖和保护创面，避免在空气中长时间暴露。整复手术时对组织面更要倍加爱护，避免不必要的牵拉、夹持和压迫软组织。

四、打结

打结（knot），是最重要的手术基本操作之一，主要用于结扎血管和缝合。打结的速度和质量决定着手术时间长短和效果的好坏。速度过慢常延误手术时间，方法不准确、质量不高则易滑脱，甚至造成术后出血，给患者带来不必要的痛苦，为此，必须苦练打结基本功。

根据结的形态，临床上可分为单结、方结、三重结或多重结、外科结、假结和滑结等。口腔颌面外科手术中的打结与其他外科手术打结一样，要求打方结、外科结，防止打滑结，以避免术后脱结而致出血。

打结的方法有单手打结、双手打结和持针器打结3种，口腔颌面外科手术以单手打结和持针器打结（图2–13）最为常用，前者在结扎和一般缝合时使用，后者则多用于口腔内及深部缝合，在缝线过短和缝扎时也常应用。口腔内打结应打三重结，以防松脱。

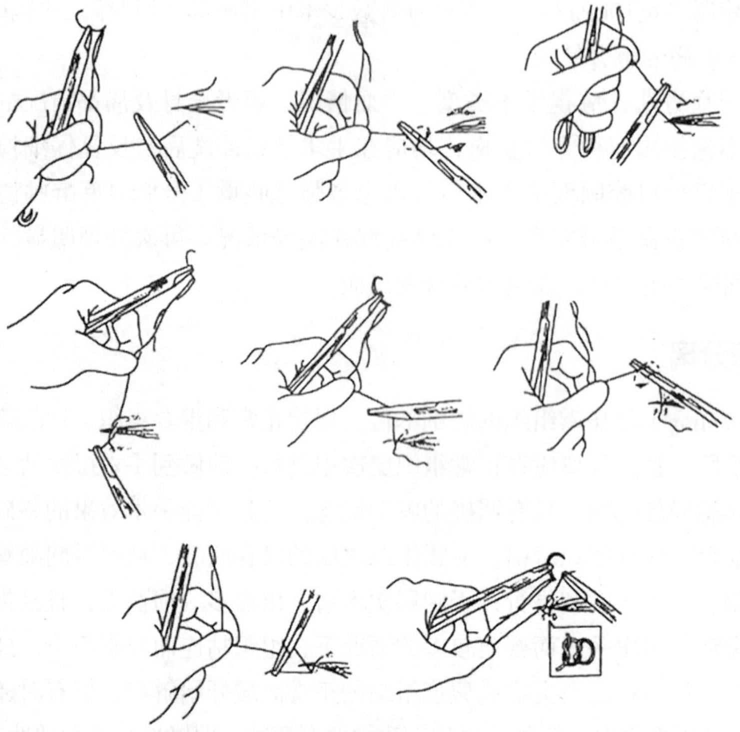

图2–13 持针器打结

结扎止血点或是缝合、打结完毕后，术者应两手将线合拢，轻轻提起，然后由助手将线剪断。组织内结扎线头所留长度一般为1mm左右；但对较大的血管及大块肌肉束等需用粗线结扎，为防止滑脱可增加3～4mm。缝合线若为肠线，因易滑脱，其余留线头长度也应为3～4mm。皮肤、黏膜的缝合，为拆线时牵引方便，应至少余留5mm。

五、缝合

缝合（suture）的目的是使手术解剖分离开的组织或切除病变后的剩余组织重新对位，

促进创口一期愈合。在愈合能力正常的情况下，愈合是否完善、愈合后的瘢痕大小，常取决于缝合的方法和操作技术是否正确，这在整形手术中尤为重要。除某些口内手术后的裸露骨面以及感染创口等特殊情况外，所有创口，特别是软组织创口，均应行初期缝合。

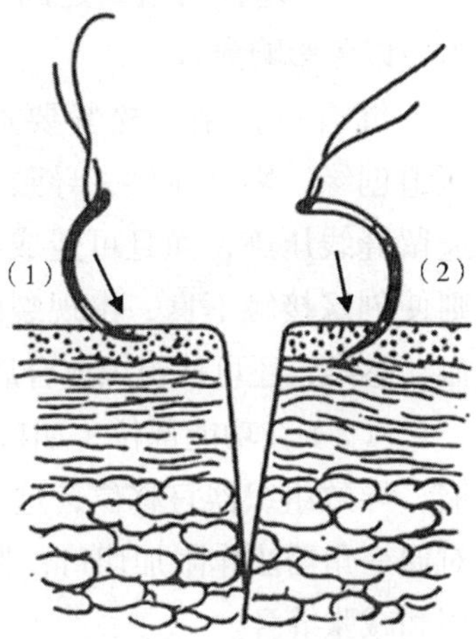

图2-14　皮肤缝合进针法

（1）正确；（2）错误

（一）缝合的原则和基本要求

1. 原则　在彻底止血的基础上，自深而浅逐层进行严密而正确对位缝合，以期达到一期愈合的目的。

2. 基本要求

（1）切口两侧组织要接触良好，正确对位，各层次要分别缝合。

（2）两侧组织应该等量、对称，避免留有无效腔，否则将出现积血或积液，不但延迟愈合过程，而且易导致感染。

（3）应在无张力或最小张力下进行缝合，以免创口裂开和愈合后瘢痕过粗。根据手术性质、部位和术中情况确定合适的针距和边距，整形手术的要求更高。

（4）缝合顺序应是先游离侧，后固定侧，相反则易撕裂组织。这一点在缝合口内黏膜瓣及游离皮片或皮瓣时均应遵循。

（5）缝合面颈部皮肤时，一般要防止创缘内卷及过度外翻，以免导致感染和愈合后瘢痕明显。为此缝合应包括皮肤全层，皮肤缘较薄时，还应带入部分皮下组织（为避免线头反应，皮下一般可不缝合，或仅作几个定点缝合）；进针时，针尖与皮肤垂直（图2-14），并使皮肤切口两侧进针间距等于或略小于皮下间距，才可达到满意效果。切口两侧进出针间距大于皮下间距，易造成皮肤创缘内卷；相反，进出针间距小于皮下间距则皮肤创缘呈现过度外翻（图2-15）。

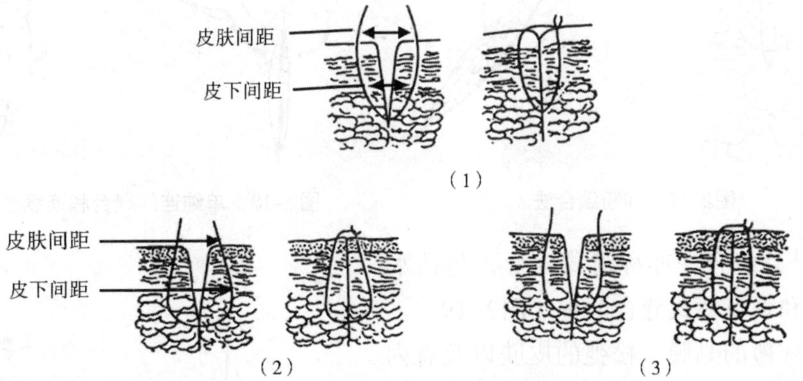

图2-15　皮肤间距与皮下间距对皮肤缝合后的影响

（1）创缘内翻：皮肤间距大于皮下间距；（2）创缘外翻：皮肤间距小于皮下间距；（3）正确对位：皮肤间距等于皮下间距

（6）皮肤缝合进针点离创缘的距离（边距）和缝合间隔密度（针距）应以保持创缘接触贴合而无裂隙为原则，具体要求因手术性质和部位而有所不同。一般整复手术以缝合边距2～3mm、针距3～5mm为宜；颈部手术缝合边距3mm、针距5mm为宜，而组织极易撕裂的舌组织缝合时，边距和针距均应增至5mm以上。

（7）缝合的组织之间不能夹有其他组织，以免影响愈合。

缝合后打结的松紧要适度，过紧不但压迫创缘，影响血供，导致边缘坏死和术后遗留缝线压迹，而且可造成组织撕裂；过松则使创缘接触不良，出现裂隙，以致发生渗血、感染，还可使组织愈合后瘢痕增粗。

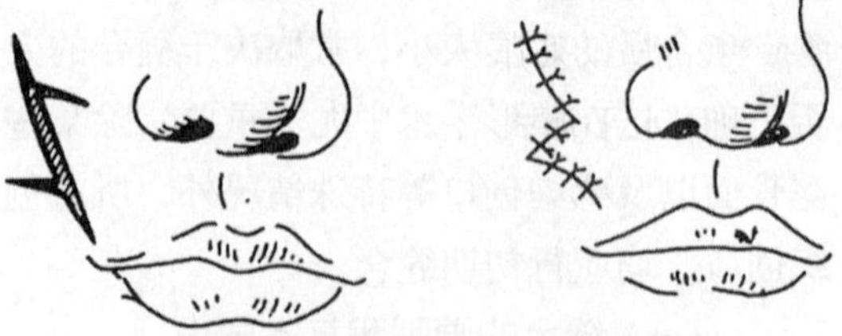

图2-16　直线切口+附加切口后曲线缝合

（8）在功能部位（如口角、下睑等）要避免过长的直线缝合，以免愈合后瘢痕直线收缩，导致组织器官移位，这一点在设计切口时应有所考虑。如缝合时发现切口过长，应按对偶三角瓣法作附加切口，换位呈Z形曲线缝合（图2-16）。张力过大的创口，应作潜行分离和减张缝合。

（9）选用合适的缝线，口腔颌面外科常用1-0、3-0和1#线，应根据不同情况选用。

（二）缝合的基本方法

1. 创口原位缝合法　用于无组织缺损，整齐、无张力的创口复位缝合。

（1）单纯缝合　将切开的组织边缘对位缝合，分为间断缝合和连续缝合两种。在口腔颌面外科手术中，肌肉、筋膜、皮肤等以间断缝合为主。一般采用结在上的正缝法；在缝合皮下时，为减少线头对组织愈合的影响，也可采用结扣在下的反缝法（图2-17）。双圈式缝合，类似一般外科的“8”字缝合法，常用于软腭及舌部缝合时，比一般的间断缝合更为牢靠，且具外翻作用。间断缝合的优点是创缘对合整齐，且在万一出现一针断线或松脱时不致影响全局；缺点是缝合速度较慢。连续缝合分为单纯连续缝合和连续锁边缝合（图2-18），连续缝合的优点是速度较快，缺点是可能发生断线引起的缝线松脱，且创口对位较差。

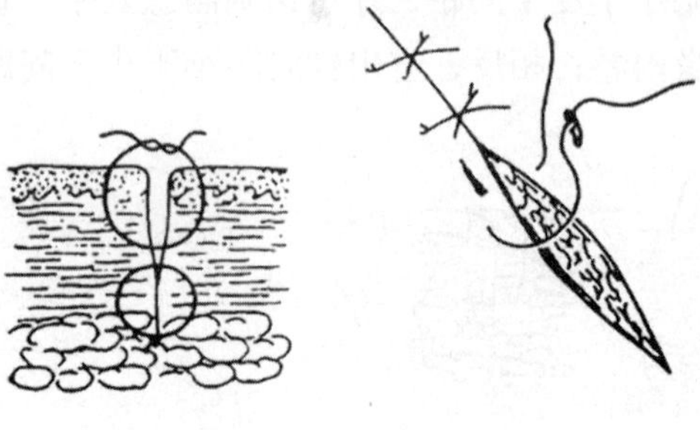

图2-17　间断缝合法

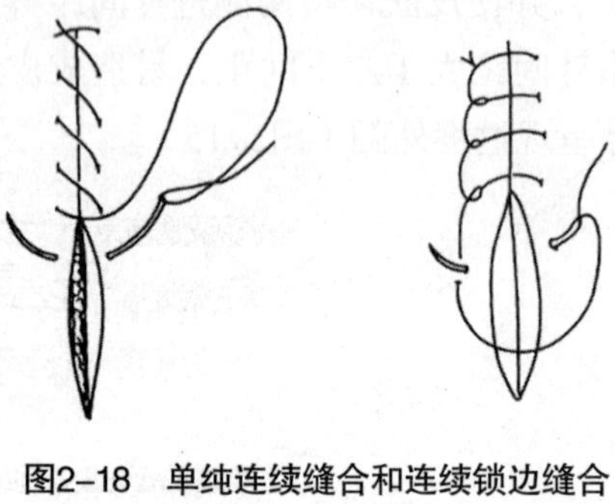

图2-18　单纯连续缝合和连续锁边缝合

（2）外翻缝合　亦称褥式缝合，包括水平褥式缝合和垂直褥式缝合两种（图2-19）。适用于创缘较薄的黏膜、松弛的皮肤以及有内卷现象的创缘缝合。其特点是有更多的创缘组织面外翻接触，以保证创口愈合。口内黏膜缝合时应用很多；整复手术为了某部位的形成要求也常应用，例如唇裂修复时唇红的缝合，用此方法有助于形成更为明显突起的唇珠。

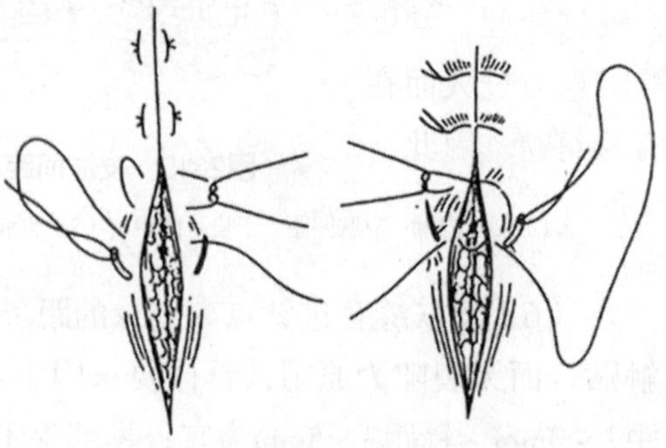

图2-19　外翻（褥式）缝合法

根据创缘血供方向选择水平褥式和垂直褥式外翻缝合，最好使缝线方向与血供方向一致。如应用不当，可使创缘缺血，甚至引起边缘坏死。例如，一般皮肤切口的血供多与创缘垂直，故以采用垂直褥式外翻缝合为宜；腭裂手术时，硬腭部腭瓣的血供与创缘平行，故以采用水平褥式外翻缝合更为合理。

外翻缝合应注意：切口两侧的皮肤进针距离要相等，边距不宜过宽（一般不超过3～4mm）；针距间隔宜较大，而在二针外翻缝合之间辅以间断缝合（图2-20）。

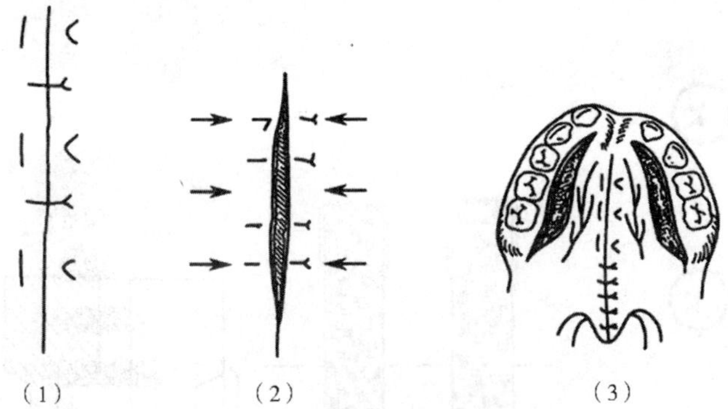

图2-20　外翻式缝合的应用

（1）水平褥式外翻缝合；（2）（3）与血供方向一致

（3）皮内缝合　系指真皮层内的缝合，亦分间断及连续缝合两种（图2-21）。其优点是缝线不穿过皮肤，愈合后遗留的瘢痕最小。但正确对位时要求较高，个别对缝线易感者，有发生皮肤破溃、排出线结的可能。连续皮内缝合的缝线有时虽可抽除，但可发生断线，缝合技巧要求同样很高。如对位不准，或发生线头破溃排出，造成的瘢痕可能更大。因此，除在整齐、无张力、短切口的整复手术外，一般较少应用。

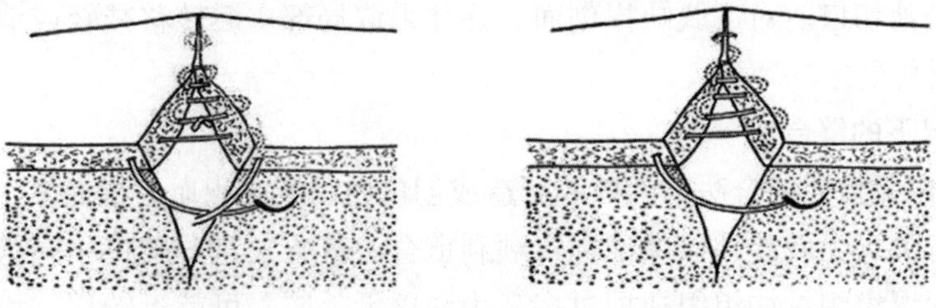

图2-21　皮内缝合

（1）皮内间断缝合；（2）皮内连续缝合

2. 张力创口缝合法　张力主要发生在有组织缺损时。如不经过处理，常因张力大而导致缝合困难；如勉强缝合，又常因张力过大而在后期发生创口裂开，造成继发感染愈合不良等问题。因此，对有张力的创口，不能强行拉拢缝合，应尽量进行适当的减张缝合，其方法有潜行分离、辅助减张和附加切口减张。

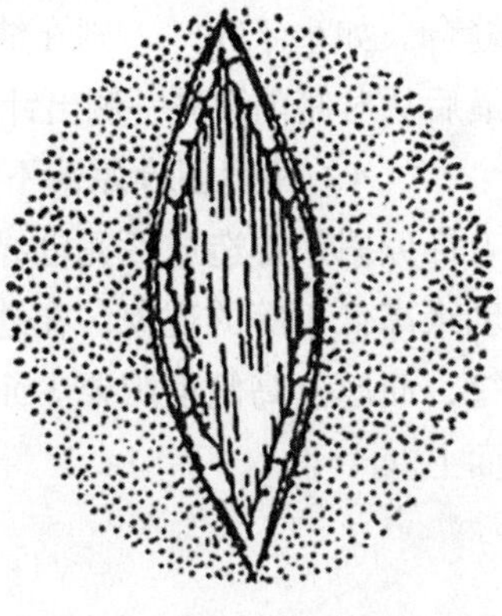

图2-22　创缘两侧潜行分离减张

（1）潜行分离　适用于张力较小的创口。在切口两侧皮下组织层用锐刀、锐剪作潜行分离，使皮肤与深层组织分开，利用皮肤的弹性延伸，使创缘相对靠拢，从而在无张力或少张力的情况下缝合。潜行分离范围的大小一般与创口张力大小呈正比（图2–22）。

（2）辅助减张法　有组织缺损的创口经潜行分离措施缝合后仍有一定张力时，可采用辅助减张法。例如，在切口两侧辅加几针减张缝合。这种方法愈合后瘢痕较粗，故一般只限于非面部供皮创面的直接关闭。面部辅助减张法可用纽扣减张法（图2–23），火棉胶、松香乙醚无菌纱布或蝶形胶布与缝线作垂直交叉粘贴固定（图2–24）。唇裂手术后的唇弓固定亦属辅助减张法。

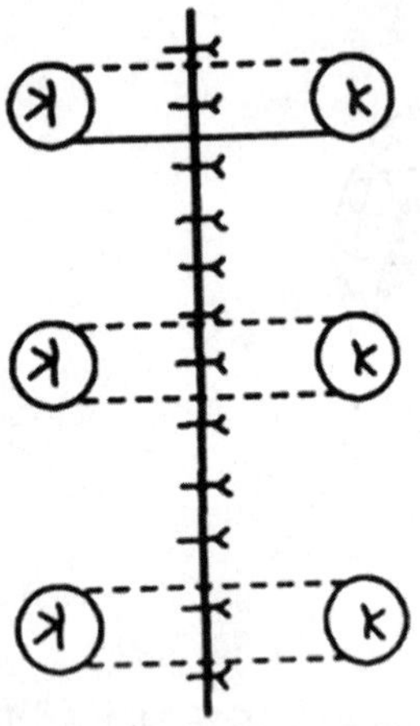

图2–23　纽扣减张缝合法

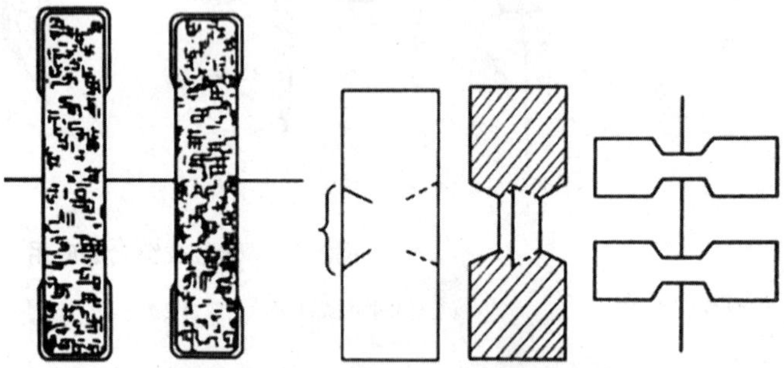

图2–24　火胶棉及蝶形胶布减张法

（3）附加切口减张法　当组织缺损过多时，即使行广泛潜行分离或用辅助减张法仍不能达到无张力或少张力的情况下缝合。这时可应用附加切口，进一步增加潜行分离面积，分散和松弛创缘张力，故附加切口有时也可称为松弛切口，典型的例子就是腭裂或腭穿孔手术时应用的松弛切口。对皮肤缺损创面，往往采取局部皮瓣转移减轻或消除张力，关闭创面保证创口顺利愈合。

3. 特定情况下的缝合法

（1）组织内无效腔缝合法　无效腔可造成创口内积液或积血，继而发生感染，故在缝合时应特别注意消灭无效腔，以保证创口顺利愈合。其方法是分层将相同组织对位缝合，必要时可带缝深层组织。如组织缺损过多，为消灭无效腔，可就近转移一块组织（皮下组织、肌肉组织等）填充缝合。

（2）三角形皮瓣尖端缝合法　整复手术中三角形皮瓣的尖端缝合最为重要，处理不当则影响血运，造成尖端组织坏死。其正确的缝合方法是：三角尖端在90° 以上者，可直接缝合。如小于90° ，则在缝合尖端时，先从对侧创缘皮肤进针，再穿过尖端的皮下组织，最后从对侧创缘另一侧出针打结，即可使尖端嵌入对侧创缘中（图2 –25）。

（4）两侧创缘厚薄不均或高低不等的缝合法　创缘两侧组织切除不等及切开组织时刀锋偏斜，即造成两侧创缘组织厚薄不均。逐层缝合时，深层组织对位不准，则呈现两侧创缘高低不等的现象。在缝合皮肤时，必须加以矫正。其方法是：薄、低侧组织要多而深缝，而厚、高侧组织要少而浅缝（图2–26）。如此缝合后，创缘两侧即可调整到同一水平面上。

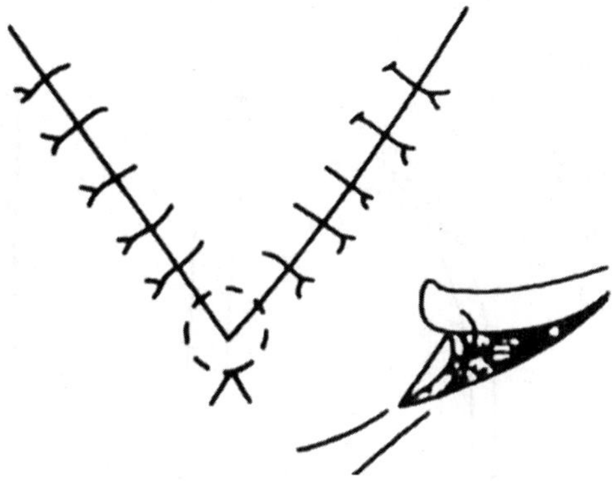

图2–25　三角皮瓣尖端缝合法

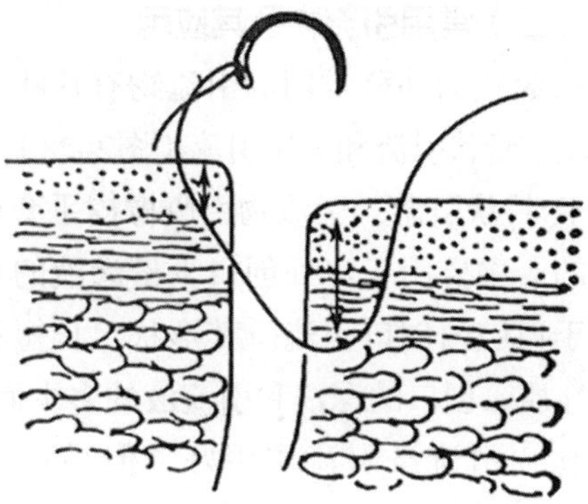

图2–26　创缘不齐的缝合方法

（5）两侧创缘长度不等的缝合法　两侧创缘长度不等多因缝合皮下组织或皮肤时对位不准，致使在缝至末端时出现小的皮肤折叠突起，临床上俗称“猫耳”或“狗耳”。可采用附加切口、游离后转移、重新对位缝合的方法加以解决；也可在创缘末端向长的一侧作一斜形切口，然后剪除一块三角形皮肤，使创缘对齐（图2–27）。

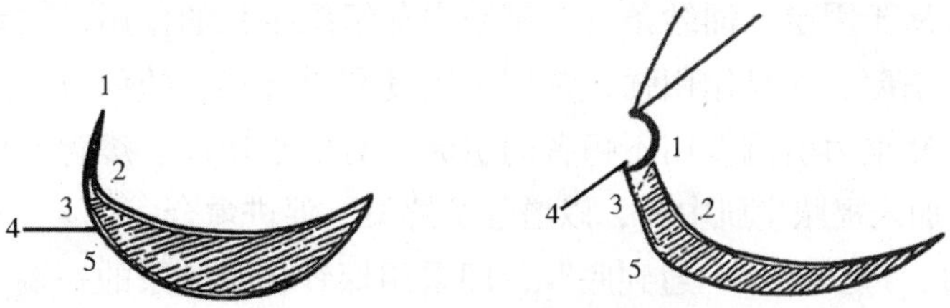

图2–27　创缘不等的缝合方法

将较长的外创缘部分剪开（4–3）将3上提至1，然后按1、3、2、5对位缝合

六、外科引流

引流是指将渗出液、坏死组织或其他异常增多的液体，通过引流管或引流条导出体外的技术。能防止感染的发生和扩散，保证创口的愈合。

引流应遵循以下5项基本原则，即通畅、彻底、对组织损伤或干扰最小、顺应解剖和生理要求、确定病原菌。

（一）引流的适应证

1. 感染或污染创口　感染创口如脓肿切开等必须放置引流物，以使腔内脓液得以不断排出；切口有严重感染或手术本身属于污染创口，为防止感染，也应考虑放置引流；无菌创口，特别是单纯整复手术，一般不放置引流。

2. 渗液多的创口　对范围广泛的大手术及部位深在的中等手术，考虑其术后仍有部分渗血、渗液，应放置引流。

3. 留有无效腔的创口　凡术中因组织缺损较大、未能完全消灭无效腔的口内、口外创口，必须放置引流。其引流物应放置于无效腔底部，才能保证彻底引流。

4. 止血不全的创口　对术中止血不彻底和凝血功能低下的患者，为防止血肿形成，也应放置引流。

（二）常用引流物及其应用

口腔颌面外科常用的引流物有片状引流、纱条引流、管状引流和负压引流（图2–28）。

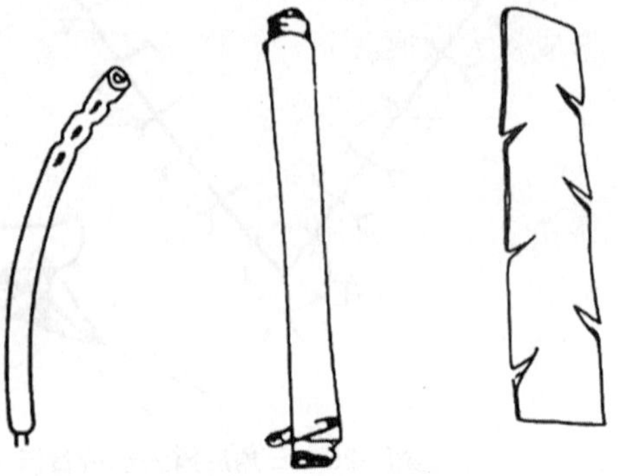

图2–28　各种引流物

1. 片状引游　引流物由废橡皮手套剪成条状制成的。主要用于口外创口少量渗液的引流，偶尔用于口腔内创口引流。其形状、长短和宽窄视手术性质、创口的深浅和引流液的多少而定。

橡皮引流条引流作用好，但易自创口滑出或潜入腔内，前者多发生在口内创口，后者多发生在口外创口。故应用时可将两侧边缘剪成锯齿状，置入时注意锯齿向外，以避免自腔内滑出；避免潜入腔内的方法是留置腔外的一段须有足够长度。

2. 纱条引流　多用特制的油纱条和碘仿纱条作为引流物。碘仿纱条及油纱条引流作用不如橡皮条滑畅但易于固定。油纱条具有刺激肉芽组织生长的作用，主要用于脓腔引流；碘仿纱条的防腐、杀菌、除臭作用强，常用于重度和混合感染的创口引流，也用于口内创口或创口朝上而自然重力引流作用不畅者的引流。对于小切口、瘘管及窦道多采用药线引流，一般在药线上加入提脓生肌中药，以增强抗感染、促进愈合。

放置引流物时，应强调“一通到底”，即采用探针将引流条的一端一直送到脓腔底，而不是间断推进，致使引流物堵塞于创口的开口处，反而妨碍引流；当然对大的开放性创口，则主要采用填塞方法。

放置引流物时，如不了解脓腔、窦道方向时，应先用探针探明方向后再放置引流物，以免盲目进行，增加患者痛苦。

3. 管状引流　由普通细橡皮管或导尿管剪成引流物，因系管状，故具有引流作用强和便于冲洗及可注药的特点，多用于颌面颈部较大创口和脓腔的引流。临床上亦常应用半管引流，引流物系剖开的橡皮管，既保持引流作用强的特点，又减少对创口的刺激。

4. 负压引流　利用细塑料管或橡皮管在创口旁引出，接于吸引器、吸引球上，使创口产生负压，从而达到负压吸引的引流目的。此引流法优点较多，具有较强的引流作用，而且不需加压包扎伤口，患者感觉舒适；因创口内是负压，组织间贴合紧密，利于创口愈合，也不易继发感染。主要用于颌面、颈部较大手术的术后引流，例如颈淋巴结清扫术、下颌骨切除术、腮腺摘除术等。

上述前3种引流方法，创口是开放的，故亦称开放引流；后一种创口是封闭的，故亦称闭式引流。

（二）外科引流注意事项

1. 引流时间　引流物的放置时间因手术不同而异。引流物为异物，在达到引流目的后应尽早拔除。污染创口或为防止积血、积液而放置的引流物，多在24～48小时后去除；脓肿或无效腔的引流物应放置脓液及渗出液完全消除为止；负压引流一般在24小时内引流量少于20～30ml时去除。

2. 引流部位　开放引流的引流物内端应放置在创口内深处，其外端则应依体位放在创口最低处，以利重力引流。负压引流管应避免放在重要血管、神经的附近，其创口应封闭，才能收到负压效应。引流口的大小要适当，太小则引流不畅，太大则将使其引流部位形成粗大瘢痕。

3. 引流物的固定 引流物应妥善固定，以免被推入创口深处或向外脱出。预防上述现象最常用、最牢靠的方法是利用引流口附近的缝线加以固定（图2-29），也可在引流物外端穿以别针，以防被推入创口内。

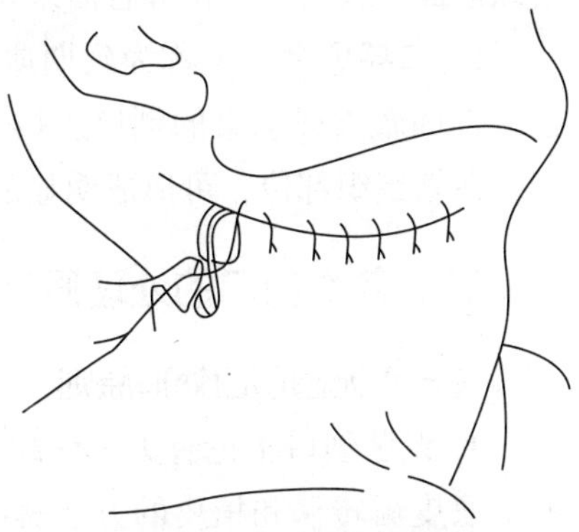

图2-29 引流物的固定

4. 负压引流的装接 患者术后回病房，即应将引流管连接于吸引器、吸引球上，并认真检查是否产生负压及引流效果，注意管头位置不可接错，以免将引流物或空气压入创口，引起感染或皮下气肿；同时应观察和记录引流液的色、质、量，发现问题及时处理。

第五节 创口处理

创口处理是外科治疗中一项经常而且重要的工作。要掌握创口愈合的规律和护理知识、换药的原则及基本操作，以促进创口愈合，使患者术后顺利康复。

一、创口分类

临床上根据创口是否受到感染或污染而分为无菌创口、污染创口和感染创口3种。

1. 无菌创口 指未经细菌侵入的创口，多见于外科无菌切口，早期灼伤和某些化学性损伤已经及时处理者，也可以是无菌创口。口腔颌面外科的无菌创口主要是面、颈部手术创口。

2. 污染创口 指有细菌侵入，但未引起化脓性感染的创口。如与口腔、鼻腔相通或口腔内手术的创口，是在非无菌条件下进行的，属于污染创口。由各种损伤引起的创口，如受伤时间短，细菌未侵入深层组织引起化脓性炎症，也多属污染创口。

3. 感染创口 凡细菌已经侵入、繁殖并引起急性炎症，坏死、化脓的创口，与在此情况下进行手术的创口，均为感染创口，如脓肿切开引流、颌骨骨髓炎病灶清除术等均为感染创口。

二、创口愈合

（一）创口愈合的过程

虽然创口的类型不同、缝合的时间及处理方法不尽相同，但创口愈合一般经历局部炎症反应、细胞增生、结缔组织形成、伤口收缩和伤口改建等过程。创口愈合后，愈合部位形成瘢痕，瘢痕乃由结缔组织和上皮组成。结缔组织内的纤维细胞和毛细血管逐渐减少，并被致密的胶原纤维束所替代，上皮仅有一薄的基底膜和上皮细胞，而无真皮结构及皮肤附件。

感染、局部低氧、营养不良、糖尿病、尿毒症以及某些药物（如皮质类固醇）等，均可影响创口愈合，甚至引起瘢痕增生。

（二）创口愈合方式

创口愈合的方式分为两种，即一期愈合和二期愈合。

1. 一期愈合 指在7～10天内临床创口全部愈合者。此类创口多见于外科切口或因损伤组织创面不大，经严密缝合后未发生感染者。

2. 二期愈合 又称为延期愈合，一般愈合的时间比较长。多见于创口不能严密对位缝合，创面较大或感染的创口。拔牙创口愈合一般为二期愈合，这种创口愈合后结缔组织较多，在软组织部位，可形成明显的瘢痕甚至瘢痕增生。

三、各类创口的处理原则

（一）无菌创口处理原则

1. 无菌创口不论有无组织缺损，均应争取作组织整齐与严密的缝合；有组织缺损者，可采取皮瓣转移和植皮的方法解决。对术后有可能发生感染，疑有污染或术后渗血较多的创口，应放置24～48小时的引流物，如无效腔过大或渗出物较多，应延长引流时间至72小时以上（有时需要更换一次引流物）。

2. 无菌创口除为拔除引流物及怀疑已有感染者外，一般不轻易打开敷料观察，以避免污染。对确需打开者，应严格遵循无菌原则。

3. 面部严密缝合的创口可早期暴露，并及时以3%过氧化氢、4%硼酸及95%酒精混合液清除渗出物，切忌渗出物凝聚、结痂、成块，造成感染或影响创口愈合。

4. 面部的无菌创口一般可早期拆线，张力过大或有手术特殊要求者除外。由于面部血液循环丰富，生长力强，可在术后5天开始拆线；颈部缝线可在术后7天左右拆除；光刀手术的创口，拆线时间应推迟至术后14天。

（二）污染创口的处理

1. 污染创口也应力争作初期缝合，如为损伤引起应行清创术后作初期缝合。可能发生感染者，缝合后应放置引流物。引流物放置时间与无菌创口相同。不能缝合者，如腭裂手术后的松弛切口，应覆盖包以碘仿纱条的油纱布，抽出的时间视各类手术要求及创口愈合情况而定。

2. 经缝合后的污染创口，除为拔除引流物或怀疑创口有感染时，一般不宜随意打开观察。

3. 污染创口位于面部经缝合者，也可早期暴露处理。

4. 污染创口的拆线时间，位于口外者与无菌切口相同；位于口内者，应在7～10天拆线（腭裂成形术后的创口缝线应延长至10天以上拆除）。对于不合作的小儿患者，口内缝线可不必拆除，任其自行脱落。

5. 污染创口应给予预防感染措施，如使用抗生素等。若怀疑可能出现破伤风杆菌感染时，应注射破伤风抗毒血清（TAT）。口腔内应给以各种漱口剂含漱。

（三）感染创口的处理

1. 感染创口一般不应立即作初期缝合，应在感染被控制或进行手术清除病灶后考虑缝合。缝合时不宜过紧，组织不应太少，并常规放置引流物，引流口要大。引流物的去除应视有无脓性渗出而定，一般应在无脓液排出48小时后去除；反之应继续引流。脓肿切开后不应缝合，而需放置引流物。

2. 感染创口应覆盖敷料，并定时观察和换药，脓性分泌物多者可每天换药2次。

3. 对肉芽组织创面及有大量脓性分泌物的创口，应予以湿敷。药物可根据致病菌与创口性质来选择：一般细菌感染可用0.1%呋喃西林、0.1%依沙吖啶，厌氧菌感染可用3%过氧化氢溶液；铜绿假单胞菌感染可用1%醋酸、2%苯氧乙醇、0.1%～0.5%多粘菌素以及0.2%～0.5%庆大霉素溶液。大面积肉芽创面感染已控制，但有残留肉芽水肿时，可用高渗盐水湿敷。经处理后的肉芽创面，应争取早期植皮（自体或异体），使之早期愈合。

4. 有脓腔存在的创口，应保持引流通畅，并以各种消毒及抗生素溶液冲洗脓腔（药物选择原则与局部湿敷使用药物相同）。如遇炎性肉芽组织过度增生，堵塞瘘管，应刮除、剪除或烧灼。

5. 感染创口经处理后缝合者（例如颌骨骨髓炎术后），由于组织炎性浸润变性，容易发生创口裂开，故不宜过早拆线，一般应在1周后。

6. 感染创口在愈合过程中可根据具体情况，全身或局部应用抗生素，并加强营养支持和维生素摄入，促使创口早期愈合。

四、换药的基本原则与技术及注意事项

（一）换药的基本原则

1. 换药的意义与目的　因为不是每一次换药都要在创口周围或创口内应用药物，有时仅仅调换敷料，此时，换药也可称为敷料更换。换药的主要目的是保证和促进创口的正常愈合。因此，换药只能在达到上述目的时方可进行。以下情况应换药：①无菌或污染创口为了拔除引流物或怀疑有感染时；②敷料滑脱不能保护创口时；③创口有大量脓性分泌物或渗出物时；④创口有渗血或疑有血肿形成时；⑤创口包扎过紧，影响呼吸或疼痛时；⑥观察创口愈合情况以及皮瓣营养情况时；⑦创口不清洁，有碍正常愈合时；⑧其他情况应根据不同手术要求而定。

2. 换药的时间与地点　换药时间以清早查房前为宜。这样可以便于观察前一天创口的变化，从而得到及时处理。换药地点以特设的换药室最为理想，可以保证无菌操作的顺利进行，减少感染机会。不能起床活动的患者，可在床旁换药，但应在病室清洁工作以前或清洁工作完成半小时后进行，避免空气污染。

3. 换药前的准备　进入换药室及换药前后操作医生应戴帽子、口罩。换药用品一般包括消毒药碗、镊子（有齿与无齿各1把）、探针、剪刀、酒精棉球、盐水棉球、纱布、油纱布、橡皮膏、绷带以及其他特殊需用药物等。每次换药前后均应用肥皂洗手擦干后再涂抹消毒剂。如为铜绿假单胞菌感染的创口，应戴手套，穿隔离衣。

（二）换药技术

换药应严格遵守无菌操作原则，即使是感染创口也应如此，否则将造成创口感染、加重感染和混合感染。

1. 换药的一般操作程序

（1）用手先除去外层敷料，再用镊子除去内层敷料。移除内层敷料时，应顺切口方向揭开，以免撕裂创口。如内层敷料与创口粘连过紧，切勿强拉，可用生理盐水、依沙吖啶或过氧化氢溶液浸湿后再行移去。

（2）用酒精棉球自创口内缘向外擦拭，已接触外界皮肤后就不要再向内擦拭。

（3）对于有创面的创口，创面只能用生理盐水棉球或其他消毒液涂拭清洁，不能用酒精棉球涂拭。

（4）应清除创口内外的异物，如线头、坏死组织等。

（5）脓性分泌物过多时，应用消毒溶液或抗生素溶液冲洗。欲作细菌培养，在打开创面时即应自创面或脓腔采取标本，或直接将引流物送培养。

（6）换药完毕后，应盖以敷料（暴露创口例外）。一般至少覆盖3～4层以上纱布，然后用橡皮胶布或绷带固定。

2. 几种特殊情况况的换药处理

（1）无效腔的处理　软组织无效腔的处理原则是加压，以缩小无效腔体积，促进创口的生长愈合。较小的软组织无效腔，可在相应部位的表面置以折叠的纱布卷或干棉球，外用纱布、橡皮膏粘贴固定。

（2）肉芽创面的处理　不健康或有脓性分泌物的大面积肉芽创面应行湿敷。健康的肉芽创面，大者应争取二期植皮，小者可覆盖油纱布促进愈合。过高的肉芽组织妨碍上皮生长覆盖时，需用剪刀、手术刀或刮匙除去，小的可用硝酸银烧灼处理。

（3）坏死组织的处理　组织坏死常易并发感染，故首先应预防感染的发生。坏死组织分界尚不明确时，应予湿敷，等待分离；如坏死组织分界已明确，应早期将其剪除。一般表皮坏死可任其自行干燥脱落，痂下愈合。强力除去表皮坏死痂皮对创面的生长反而不利。

（4）线头感染的处理　个别缝合处出现感染时，应及时拆除该缝线；如多数缝合处发生缝线感染而不能拆除缝线时，可用消毒针头挑破脓头，然后涂以2%碘酊。组织内的线头感染引起经久不愈的窦道者，用刮匙搔刮窦道常可刮出感染的线头，以后创口可自行愈合。

（三）换药的注意事项

1. 换药动作应轻巧、细致，切忌粗暴。应用棉球清洁暴露创面时，是“蘸”，而不是“揩”。对暴露创面，不可用带刺激性的药物涂搽。操作要迅速，勿使创面暴露时间过长。

2. 持镊子应在上1/3处，并勿使镊子碰及非换药区。应学会双手持镊子，一把镊子接触创区，另一把镊子接触药碗、敷料。已经用过的棉球等物，不可再置入消毒药碗内，应严格分开。如为铜绿假单胞菌感染的创口，其换药用过的敷料更应注意不可乱放，要集中焚烧。

3. 换药次序应先换无菌创口，后换污染创口，再换感染创口。每换完一人，都必须重新洗手，以防交叉感染。

五、常用绷带包扎技术

绷带是手术后及换药过程中经常应用而不可缺少的一种敷料，包扎借以固定内层敷料，压迫无效腔以及保护创缘，并有制动颌骨的作用。绷带包扎对保证颌面、颈部手术创口的顺利愈合和损伤救治的质量具有重要意义，正确使用绷带包扎技术可起到下列作用：

1. 保护术区和创口，防止污染或继发感染，避免再度受损。

2. 保温、止血、减轻水肿、减轻疼痛。

3. 防止或减轻骨折移位。

4. 固定敷料，防止敷料脱落或移位。

绷带多由纱布或棉布制成，也可加用丝类制成弹性绷带，加石膏粉制成石膏绷带，临床上应根据需要选用。颌面部常用宽8～10cm、长5m左右的绷带。

（一）绷带包扎的基本原则

1. 包扎绷带应力求严密、稳定、美观、清洁。

2. 压力均匀，并应富有弹性。

3. 松紧适度，利于引流。

4. 注意消灭无效腔，防止出血。

5. 经常检查，发现绷带松动、脱落时，应及时予以加固或更换。如有脓血外溢或渗出，应酌情加厚或更换。

（二）注意事项

颌面、颈部创口的包扎，应根据创口所在部位的解剖特点，结合创口的性质和手术要求，综合考虑以下几点。

1. 无菌创口在包扎时，应注意无菌操作，覆盖的无菌纱布，应有一定的厚度和范围。感染创口也要防止其再污染，保持引流通畅。

2. 绷带在包绕下颌下区和颈部时，应注意保持呼吸道通畅，防止压迫喉头和气管。

3. 所施压力应均匀适度，防止组织因过度受压而坏死。

4. 腮腺区创口的包扎，应施以一定压力，并应富于弹性，以免发生涎瘘。

5. 对于切开引流的创口，第一次包扎应加以适当压力，以利止血，以后换药包扎时，应注意引流通畅，而不宜过紧。

6. 整形手术后的创口包扎，压力不宜过重，以免影响组织的血运。

7.游离植皮术后包扎时，覆盖创面的纱布应力求平整，外加疏松纱布和棉垫，再以绷带作适当的加压包扎。

8. 骨折复位后的创口包扎，应注意防止错位。

（三）绷带的选择

绷带的种类较多，常用的有卷带、四头带和三角巾。此外，还有弹性绷带和石膏绷带。绷带的包扎方法有多种，可根据创口的部位、特点等选择适宜的绷带和包扎法。颌面部最常使用卷带，有时也可用三角巾或毛巾等代替。某些颌骨中、小型手术后，为止血和减轻水肿，常用四头带包扎或加压。四头带也用于鼻、颏部创口的包扎固定。石膏绷带的用途广泛，在颌面部常用于制作石膏帽，以利颌骨骨折的牵引、复位和固定。上、下颌骨骨折的固定，有时还加用弹性吊颌帽。

（四）基本包扎技术

绷带的应用最为广泛和简便，可适用于各种部位创口的包扎。包扎的方法则因不同的部位和要求而多样。

1. 环形包扎　将绷带单纯作环形围绕需要包扎的部分，每圈绷带都互相重叠。

2. 螺旋形包扎　先作一圈环形包扎，使之固定，然后将绷带依进行方向继续环绕。每一圈绷带的方向应与前一圈平行，而且都盖住前一圈绷带的1/2或1/3宽度。

3. 反折包扎　有时为了使绷带与包扎部位的皮肤密切贴合，在作环形或螺旋形包扎时，每圈均可进行反折，故称为反折包扎。

（五）常用绷带类型及应用技术

1. 四头带　亦称四尾带，其制作方法简便，常用一段绷带，将其两端从中线剪开一定长度，形成每端有二头的四头带。带的长度一般为70cm左右，剪开的长度视需要而定。其用途如下。

（1）包扎鼻部创口　将四头带中份置于鼻部（覆盖敷料，并于鼻孔处剪洞以利呼吸），后方二头自左右分别至枕下打结，另二头自左右反折向上至头顶打结。

（2）包扎下颌、颏部创口　将四头带中份置于并兜住颏部（可垫以棉垫），上方二头分左右绕至枕下打结，下方二头分别向上经下颌部与前者交叉，由耳前上至头顶打结。最后将顶、枕部打结后的头再互相拴结（图2-30）。如此可较稳定地达到下颌骨制动、限制开口的目的。多用于临时性固定颌骨。

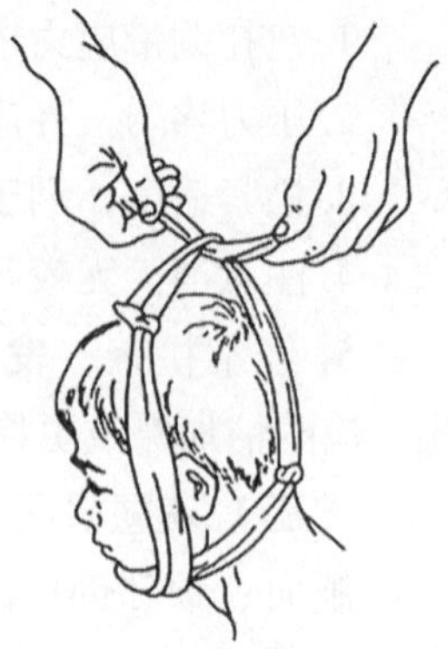

图2-30　四头带包扎法

（3）压迫术后创口　于四头带中份包入纱布数块，使之卷成圆柱状，使用时将其置于创口外区，带头仍在枕下和头顶打结。如此可起到减轻疼痛、止血、防止或减轻水肿的目的。

2. 交叉十字绷带　亦称环绕法，被广泛用于颌面部（例如耳前区、耳后区、腮腺区、下颌下区、颏下区）和上颈部术后和损伤的包扎固定。用绷带先由额部至枕部环绕2周，继而反折自一侧耳前腮腺区向下，再经下颌下、颏部至对侧耳后向上，再经顶部向下至同侧耳后，绕下颌下、颏部至对侧耳前；如此反复缠绕，最后再如前作额枕部环绕，以防止绷带滑脱，止端以胶布固定（图2-31）。缠绕时应注意不要压迫耳根及影响呼吸。

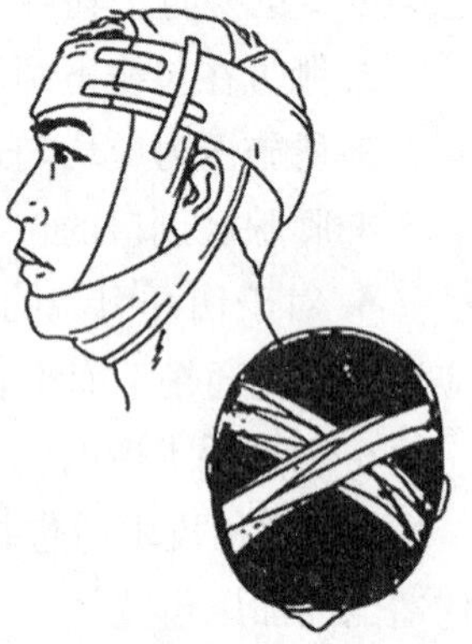

图2-31　交叉十字绷带包扎法

3. 面部绷带　亦称单眼交叉绷带。于健侧鼻根部先放置一块上下斜行的短绷带或纱布条，并在患侧耳周垫以棉垫或纱布，以免包扎时压迫耳廓。绷带自额部开始，先环绕额枕2圈，继而斜经头后绕至患侧耳下并斜行向上，经同侧颊部、眶下至鼻背、健侧眶上，如此环绕数圈，每圈覆盖前一层绷带的1/3～1/2，直至包扎妥善为止；最后再绕头周1圈，以胶布固定，将留置的短绷带或纱布条打结收紧，以暴露健侧眼（图2-32）。面部绷带常用于上颌骨、面、颊部手术后的创口包扎。

4. 头部绷带　即回反绷带。缠绕此绷带时常需2人一同进行（如为换药无助手时，可请患者协助）。先在额枕部作环行缠绕2圈，然后自头中线一侧之额前开始反折向枕部；至枕部后再反折向前至另一侧额部。按此顺序反复向两侧额枕来回进行。每来回一次后反折的绷带，必须盖住前一次反折绷带的1/2～1/3宽度；每次反折处在额部和枕部应由术者本人及助手（或患者）用手压住，以免松脱。也可采用两卷绷带，一卷用作额枕来回反折，另一卷作额枕环绕，每来回额枕绷带反折之前，用环绕之绷带将前者压住后再行反折。此法比手压法更为牢固。当整个头部反折包绕完毕时，绷带可于任何一侧再回复到额枕环行包扎，此时正好将额枕部各反折头一并包扎压迫固定。最后以橡皮膏固定绷带末端（图2-33）。这种绷带包扎好后的形态酷似西瓜之花纹，故亦有西瓜绷带之称。头部绷带主要用于头皮部手术，如皮瓣转移、游离植皮以及颅颌根治术后等。

5. 颈部绷带　颈部绷带基本上是螺旋形包扎法（图2-34）。这种绷带过紧，极易压迫呼吸道。因此，全麻术后患者应用时要特别注意松紧适度。利用宽橡皮膏从颈后向颈前、胸部作交叉粘贴固定敷料，对颈中、下部手术很适用，但压力稍轻。

6. 石膏绷带　主要形式为石膏帽，常用于上颌骨折的牵引复位、上臂皮管转移固定等。

无论何种绷带，使用时均应注意：手术后使用者双手最好消毒，以防止创口渗出液浸湿绷带而将细菌带入污染创口；包扎应该平整、贴合、用力得当，太松达不到预期目的，太紧则影响呼吸、局部血液循环，甚至引起疼痛或造成局部坏死。

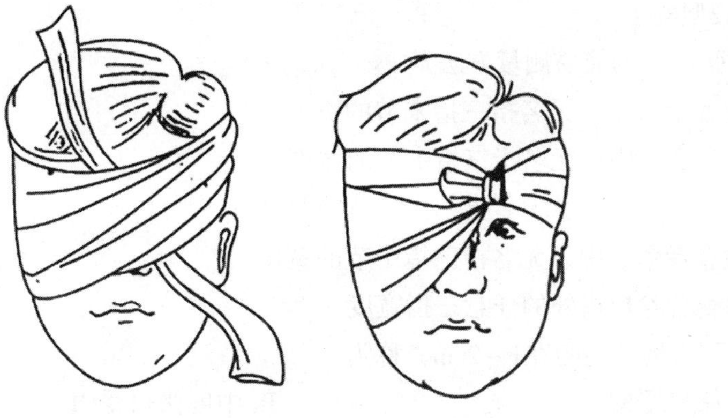

图2-32　面部绷带包扎法

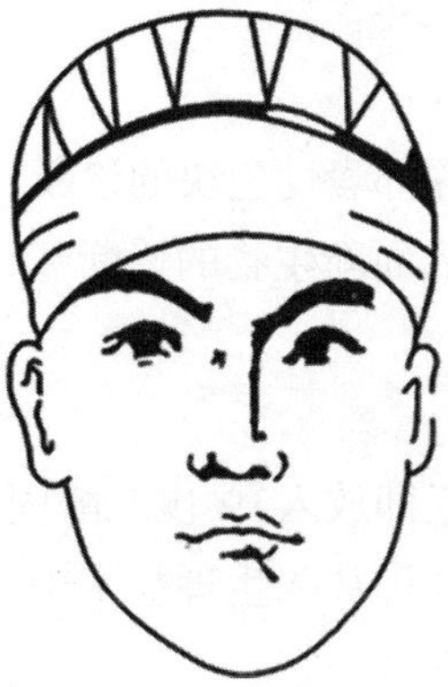

图2-33　头部绷带包扎法

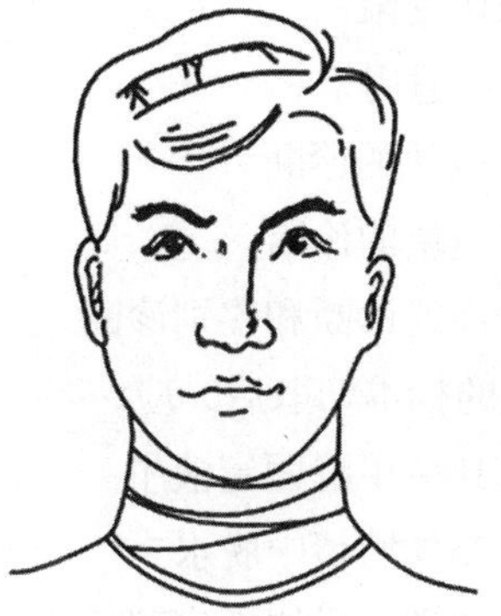

图2-34　颈部绷带包扎法

考点提示　创口分类、愈合及处理原则、换药基本原则、注意事项及换药技术、绷带包扎的目的、口腔颌面部常用绷带类型及应用。

本章小结

口腔颌面外科基础知识与基本操作，是口腔医学生必须熟练掌握的基本功。其中，口腔颌面外科病史记录中，要求掌握门诊病史记录的项目和撰写的基本要求，熟悉住院病史记录的项目和基本要求以及住院病史记录书写时的注意事项、体格检查、专科检查、实验室检查、病程记录等。第二节中重点讲述与口腔颌面外科相关的临床检查，包括一般检查，口腔专科检查的内容和方法。讲述了颈部淋巴结、颞下颌关节和唾液腺的检查方法和注意事项。讲述与口腔颌面外科相关的消毒与灭菌，手术室和手术器械的消毒和灭菌，手术区的消毒方法及范围。本章还对口腔颌面外科手术基本操作以及创口的处理进行了阐述。通过对本章的学习让口腔医学生能够熟练掌握口腔颌面外科的门诊及住院病历的书写、基本的口腔颌面外科消毒、手术基本操作、创口的处理等，为临床工作打下坚实的基础。

扫码"练一练"

习　题

一、选择题

【A1/A2型题】

1. 正常张口度的简易测量方法是
A. 检查者示、中、无名指三指末节的宽度
B. 检查者示、中、无名指三指中节的宽度
C. 被检查者示、中、无名指三指末节的宽度
D. 被检查者示、中、无名指三指中节的宽度
E. 被检查者除拇指外的任意三指宽度

2. 上、下中切牙间距在1～2cm，称为
A. 轻度张口受限　　B. 中度张口受限
C. 中重度张口受限　　D. 重度张口受限
E. 完全性张口受限

3. 穿刺检查最适用于
A. 深部实体包块的诊断　　B. 深部囊性包块的诊断
C. 表面实体包块的诊断　　D. 表面新生物的诊断
E. 浆液期炎症的诊断和鉴别诊断

4. 冷冻活检的标本切取后，应
A. 立即放入10%甲醛固定液中　　B. 立即放入3%戊二醛固定液中
C. 立即放入75%酒精中脱水　　D. 立即放入生理盐水中
E. 不作任何处理，尽快送病理科

5. 对颞下区深部包块的早期诊断，最佳的手段是
A. 切取活检　　B. 穿刺活检
C. CT　　D. B超
E. 放射性核素检查

【X型题】

6. 口腔检查应遵循
A. 由前至后　　B. 由外及内
C. 由浅入深　　D. 健、患两侧对比
E. 上、下部位对比

7. 口腔前庭检查应警惕艾滋病的早期口腔表现，常见体征有
A. 牙龈线性红斑　　B. 口炎
C. 白色念珠菌感染　　D. 黏膜、牙龈新生物
E. 坏死性牙周炎

8. 双指双合诊适用于哪些部位的检查
A. 舌肌内病变　　B. 口底深在病变
C. 唇、颊部病变　　D. 颌下区
E. 颈侧包块

9. 颞下颌关节髁突动度检查，常采用

A. 关节区听诊法　　　　B. 外耳道指诊法

C. 耳屏前扪诊法　　　　D. 双手双合诊

E. 双指双合诊

10. 常用的活体组织检查方法有

A. 切取活检　　　　B. 吸取活检

C. 切除活检　　　　D. 钳取活检

E. 冷冻活检

二、简答题

1. 在对颌面部病变扪诊检查时，应从哪三个方面进行检查和记录？

2. 对颌面颈部深部包块的扪诊检查时，应从哪些方面检查和描述包块的性质？

3. 在进行颞下颌关节的下颌运动功能检查时，应重点检查哪四个方面？

4. 简述粗针吸取活检的操作要点。

5. 简述切取活检的适应证及注意事项。

三、案例分析

患者，男，53岁。户外工作自高空坠落，伤及头面部及四肢，下颌皮肤挫裂伤，双侧鼻腔及外耳道出血，张口困难，当时有恶心、呕吐、昏迷、谵妄。后行下颌骨骨折坚固内固定术，患者张口一直未能好转。现主诉为“头面部外伤张口受限半年”。

试述应对该患者采取的检查手段有哪些?

第三章

口腔颌面外科麻醉与镇痛

学习目标

口腔医学专业

1. 掌握 口腔局部麻醉的基本理论，常用口腔局麻药的特点、浓度、剂量及注意事项；各种常见口腔局部麻醉方法的操作步骤、适用范围；局麻并发症的原因、临床表现及防治方法。

2. 熟悉 全身麻醉的概念及分类，口腔颌面外科全身麻醉的特点及常用的全麻方法及麻醉后处理。

3. 了解 镇痛的几种方法及几种常用的静脉全麻药。

4.具备选择合适的方法实施口腔局部麻醉的能力。

5.具有无痛舒适治疗的理念以及关爱患者的意识。

口腔医学技术专业

1. 掌握 表面麻醉、浸润麻醉和常用的阻滞麻醉的方法。

2. 熟悉 局麻并发症的原因、临床表现及防治方法。

3. 了解 全身麻醉的分类，口腔颌面外科全身麻醉的特点；镇痛的常用方法。

4. 具备正确实施口腔局部浸润麻醉及常用阻滞麻醉的能力。

5. 具有无痛舒适治疗的理念以及关爱患者的意识。

案例讨论

【案例】

患者，女，20岁。因行左侧下颌第三磨牙拔除，进行左下牙槽神经阻滞麻醉，注射麻药后患者出现头晕、心慌、胸闷、面色及口唇苍白、出冷汗、四肢厥冷无力、脉搏快弱、呼吸短促，继而神志模糊。

【讨论】

1. 该病例的诊断及诊断依据是什么？
2. 该病例的治疗原则是什么？

麻醉是指用药物或非药物的方法，使患者整个或部分机体暂时失去知觉，从而达到无痛的目的，多用于手术或某些疼痛的治疗。麻醉学（anesthesiology）就是研究消除患者疼痛，保证患者安全，为手术创造良好条件的一门科学。镇痛（control of pain）就是运用麻醉的基础理论和技术治疗患者的某些疼痛。随着医学、外科学及麻醉学的发展，现代麻醉学不仅包括麻醉、镇痛，还包括麻醉前后的准备与治疗，麻醉中重要生理功能的监测，发生麻醉意外时及时有效的抢救措施。同时，还承担危重患者复苏、监护、救治等工作。

口腔颌面外科的临床工作经常需要麻醉，根据采用的麻醉方法、选择的麻醉药物和麻醉部位的不同，可以分为局部麻醉和全身麻醉。医生可以根据患者的体质、年龄、疾病性质、手术部位、手术时间等进行选择。口腔局部麻醉常用于牙和牙槽外科手术、颌面部小手术和疼痛的治疗，全身麻醉常用于颌面部中、大型手术及儿童的手术。良好的麻醉效果有利于手术及治疗工作的顺利进行。因此，口腔专业医师必须掌握局部麻醉的基本理论和操作技术，还要熟悉全身麻醉的基本知识。

口腔颌面部常因手术、疾病等原因引起不同程度的疼痛，必须采取一些有效措施解除疼痛。因此，镇痛也是口腔颌面外科工作的重要内容之一。

第一节 局部麻醉

扫码“学一学”

局部麻醉简称局麻，是应用局麻药物或其他方法暂时阻断机体一定区域内神经的感觉传导功能，从而使该区域疼痛消失的方法。局部麻醉的目的是局部无痛，患者除痛觉消失外，其他感觉（如触压觉、温度觉等）仍然存在，并保持清醒的意识。局麻适用于口腔颌面部小手术、口腔种植外科、牙体牙髓牙周病的治疗、义齿修复的牙体预备等。

实施口腔颌面外科局部麻醉时，医师应熟悉口腔颌面部的解剖，熟知各种局麻药物的特点、浓度、使用剂量及安全范围，掌握各种局麻方法，这样才能达到既安全又无痛的目的。局麻不需特殊设备，术者可独立操作，患者术前无须特殊准备，术后无须特别护理，具有能保持患者清醒，对生理功能干扰小、简便易行等优点。局麻药中加入适量血管收缩剂（如肾上腺素），可以减少术区出血，使术野清晰，便于手术操作。但对于范围大和部位深的手术，局麻往往难以达到充分镇痛，对于不合作的患者及有炎症的部位也不适用。所以，局麻的临床应用也受到一定的限制。

一、局麻药

理想的局麻药物不仅要求起效快，能满足不同手术所需的麻醉时间、效果，而且在有效的浓度内对局部组织或全身的毒性都很低。既可用于阻滞麻醉、浸润麻醉，又适用于表面麻醉，麻醉效果完全可逆。

局麻药物的种类很多，按其化学结构可分为酯类和酰胺类。目前常用局麻药物有酰胺类的利多卡因、阿替卡因、甲哌卡因（卡波卡因）、罗哌卡因、丙胺卡因。以前常用的酰胺类局麻药盐酸布比卡因，由于其心脏毒性，应用已较少。酯类局麻药常用的是普鲁卡因和丁卡因，目前临床上已很少使用。

（一）常用局麻药物

1. 利多卡因 又名赛洛卡因。是目前口腔科临床应用较多的局麻药，起效快、作用强、维持时间较长、组织穿透性和扩散性较强，故亦可用于表面麻醉，但临床上主要用扫码"看一看"

1%～2%的利多卡因行阻滞麻醉。利多卡因还有迅速而安全的抗室性心律失常作用，因而常作为心律失常患者的首选局麻药。

2. 阿替卡因 商品名：必兰。近年来在临床上广泛使用，其制剂为4%阿替卡因肾上腺素注射液，该药的组织穿透性和扩散性较强，特别适用于涉及骨组织的手术，给药后2～3分钟出现麻醉效果。维持时间较长，含1：100000肾上腺素的阿替卡因牙髓的麻醉时间为60～70分钟，软组织麻醉时间可达3小时以上。适用于成人及4岁以上儿童。

3. 甲哌卡因 商品名：斯康杜尼。近年来在临床上广泛使用，其制剂按是否含有肾上腺素分为盐酸甲哌卡因注射液和盐酸甲哌卡因肾上腺素注射液两种，根据患者身体状况选用。该药的组织穿透性和扩散性较强，给药后2～3分钟出现麻醉效果。含有1：100000肾上腺素的甲哌卡因麻醉时间约为90分钟。适用于成人及4岁以上儿童。

4. 布比卡因 又名麻卡因。其麻醉持续时间为利多卡因的2～3倍，麻醉强度为利多卡因的3～4倍，特别适合费时较长的手术，术后镇痛时间也较长。

5. 普鲁卡因 又名奴佛卡因。麻醉效果较好，毒副作用小。曾经是临床应用较广的一种局麻药。局麻时效短，一般仅能维持45～60分钟。其扩散力、穿透力都较差，不易被黏膜吸收，故不适用于表面麻醉。极少数患者对普鲁卡因和其他酯类局麻药可能产生变态反应。

6. 丁卡因 又名潘托卡因。易溶于水，穿透力强，临床上主要用于表面麻醉。作用迅速，1～3分钟即可生效，可维持20～40分钟。由于毒性大，一般不用于浸润麻醉和阻滞麻醉。

上述常用的各种局麻药列表说明如表3-1所示。

表3-1 常用局部麻醉药对比

药名	普鲁卡因	利多卡因	甲哌卡因	阿替卡因
类型	酯类	酰胺类	酰胺类	酰胺类
显效时间（分钟）	6～10	2～3	2～3	2
持续时间（分钟）	45～60	90～120	90	120～150
浸润性	弱	强	强	最强
表面麻醉浓度（%）	–	2～4	–	–
浸润麻醉浓度（%）	0.5～1	0.25～0.5	2～3	4
阻滞麻醉浓度（%）	2	2	2～3	4
一次最大剂量（mg）	6.6/kg	4.4～6.6/kg	7/kg	5～7/kg

（二）局麻药的过敏试验

局麻药变态反应主要集中在酯类局麻药如普鲁卡因，而酰胺类局麻药的变态反应极罕见。使用普鲁卡因前，为了防止发生变态反应，对过敏体质的患者，建议作过敏试验。临床上普鲁卡因过敏试验阳性或有过敏史者，应改用利多卡因，但也应作过敏试验。同类型的局麻药，由于结构相似可能出现交叉性变态反应，因此对普鲁卡因过敏者，应避免使用丁卡因。

1. 普鲁卡因皮内试验　1%普鲁卡因0.1ml稀释至1ml，皮内注射0.1ml。20分钟后观看反应，局部红肿，红晕直径超过1cm者为阳性。

2. 利多卡因皮内试验　2%利多卡因0.1ml稀释至1ml，皮内注射0.1ml。20分钟后观看反应，局部红肿，红晕直径超过1cm者为阳性。

在进行局麻药物过敏试验之前，应备好肾上腺素、氧气等急救药物及用品，以防意外。

（三）血管收缩剂的使用

在局麻药中加用血管收缩剂的目的是使局部血管收缩，减慢药物的吸收速度，延长局部麻醉的维持时间，降低毒性反应，增强镇痛的效果，减少手术部位出血，使手术野清晰。使用方法一般常以1：（50000～200000）的浓度将肾上腺素加入局麻药液中。局麻药中是否加入血管收缩剂应考虑几个因素：手术时间、术中出血情况及患者的机体状况等，对于患心血管疾病或甲状腺功能亢进的患者要慎用血管收缩药。局麻药液中含微量肾上腺素不会引起血压的明显变化，由于可取得良好的镇痛效果，反而是消除患者恐惧和不安的重要措施。但剂量过大或误入血管时可引起心悸、头痛、紧张、恐惧、血压升高、心律失常，甚至出现心房纤颤、脑出血。因此使用时要严格限制麻药中的肾上腺素浓度和控制好一次注射量，注射时注意回抽，避免将麻药注入血管，导致不良反应。

考点提示　局麻药中加入肾上腺素的浓度。

二、局麻方法

口腔颌面外科临床常用的局麻方法，主要有表面麻醉、浸润麻醉和阻滞（传导）麻醉；目前冷冻麻醉已较少应用；针刺麻醉只作为一种辅助麻醉方法，因麻醉效果差不单独使用。

（一）表面麻醉

表面麻醉是将麻醉剂涂布或喷射于手术区表面，药物吸收后麻醉末梢神经，使浅层组织痛觉消失。

1. 适应证　适用于表浅的黏膜下脓肿切开引流，极为松动的乳牙或恒牙拔除，以及行气管内插管前的黏膜表面麻醉。目前应用较多的是0.25%～0.5%盐酸丁卡因和2%利多卡因，也有丁卡因凝胶和奥布卡因凝胶。

2. 方法　把表麻药涂布或喷射到手术区的表面，1分钟后出现麻醉效果即可进行手术。

3. 注意事项　由于丁卡因毒性大，目前临床已应用较少，用于表面麻醉时注意剂量不要超过1ml。浸蘸丁卡因的棉片应先挤去多余的药液，再敷于黏膜表面，以防吸收过多药物产生毒性反应。现在临床上常用2%利多卡因作表面麻醉，但作用不及丁卡因。由于阿替卡因的组织穿透性和扩散性较强，近来也有用作表面麻醉。

（二）浸润麻醉

浸润麻醉（infiltration anesthesia）是将局麻药液注入手术区局部组织内，麻醉其神经末梢，使之失去传导痛觉的能力而产生麻醉效果。浸润麻醉时，药液用量大，故其浓度应相对较低。目前，临床常用的局麻药液是0.25%～0.5%的利多卡因和4%阿替卡因。

扫码"看一看"

1. 软组织浸润麻醉

（1）适应证　脓肿切开引流、外伤清创缝合以及口腔颌面部小型肿物的切除。

（2）方法　在注射点局部先注射少量局麻药，再从此沿手术切口线，由浅至深，分层注射（图3-1）到手术区域的组织中，边进针边注射，使局麻药在手术区组织内分布均匀，局麻药扩散、渗透至神经末梢，产生良好的麻醉效果；同时因局麻药物注入组织内所产生的张力，可使手术区毛细血管的渗血显著减少，术野清晰，便于手术。

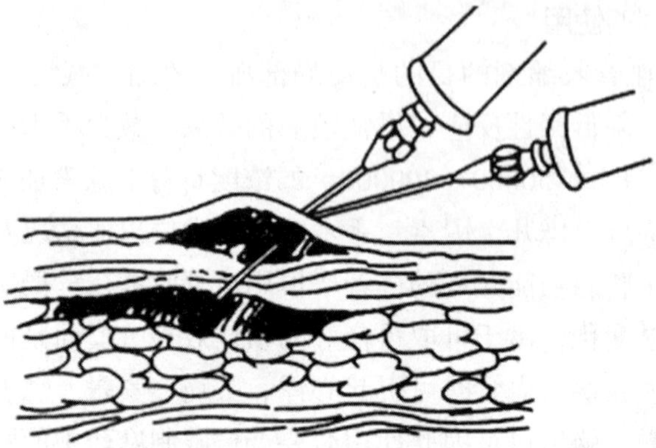

图3-1　软组织浸润麻醉分层注射

（3）注意事项　①需改变进针方向时，应先将针退至黏膜下或皮下再改变方向，以避免针头因软组织阻力弯曲或折断；②操作要轻柔，尽可能减少进针次数，减轻患者的注射疼痛；③每次注射麻药前应回抽，避免将局麻药注入血管内；④范围较大的手术要掌握好麻醉药量，避免药物中毒；⑤注射针不能穿过感染灶或肿瘤，以免炎症的扩散和肿瘤细胞的种植。

2. 骨膜上浸润法　是将麻醉药注射到牙根尖部位的骨膜浅面（图3-2），通过药物的渗透起到麻醉效果。由于这些部位的牙槽骨较薄，且疏松多孔，所以局麻药液容易渗透入众多小孔，进入颌骨，麻醉牙神经丛。

（1）适应证　主要用于上颌牙、下颌前牙和乳牙的拔除及牙槽骨手术。

（2）方法　首先根据注射部位的要求调整患者的椅位和灯光。牵开唇颊部，充分显露需麻醉的部位，牵引注射处的黏膜，使之绷紧，以利于穿刺、减少疼痛。唇颊侧一般在拟麻醉牙的前庭沟进针，针与黏膜约呈45°。当注射针头刺达根尖水平的骨膜上，松弛黏膜，酌量注射麻醉药液0.5～2ml，一般2～4分钟内麻醉显效。上颌腭侧刺入点是距牙龈缘0.5～1cm处，相当于所拔牙腭侧的根尖处，注入麻药0.5ml。下颌舌侧刺入点是在舌侧近根尖处或颌舌沟黏膜皱襞处。

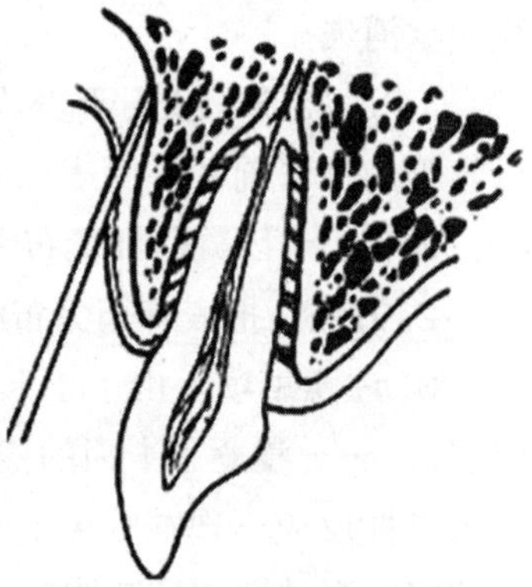

图3-2　骨膜上浸润麻醉

（3）注意事项　为了避免骨膜下浸润所致的骨膜分离（图3-3）、疼痛和手术后的局部肿胀反应，当注射针头抵触骨面后，应退针2mm左右，再注入麻药于骨膜上。

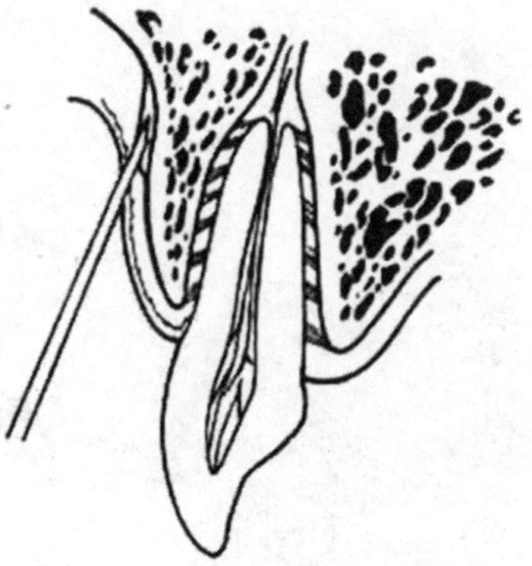

图3-3 骨膜下浸润麻醉

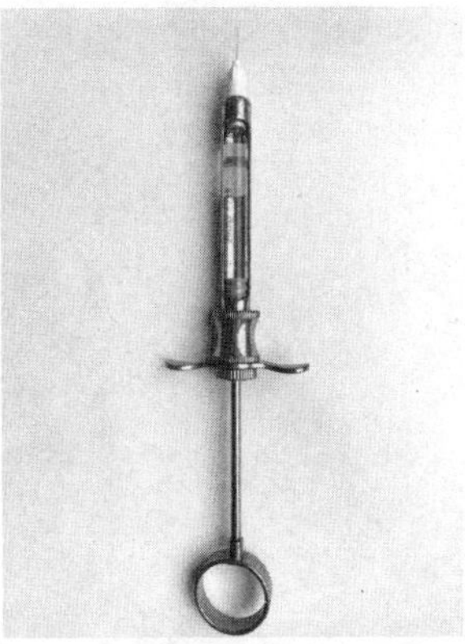

图3-4 金属注射器及短、细针头

3. 牙周膜注射法 又称牙周韧带内注射法。是用金属注射器及短而细的注射针头（图3-4），或者是计算机控制局部麻醉仪配管的牙周膜注射针头，自牙的近中和远中侧刺入牙周膜（图3-5），深约0.5cm，分别注入局麻药0.2ml，可麻醉牙及牙周组织。

这种麻醉方法的缺点是注射时较痛，但因注射所致的损伤很小，所以适用于血友病和其他有出血倾向的患者。对单纯用黏膜下浸润或阻滞麻醉镇痛不全时，辅以牙周膜注射，常可取得较好的镇痛效果。

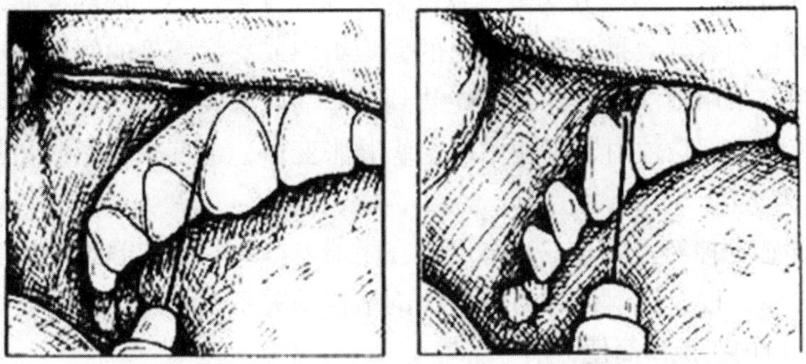

（1） （2）

图3-5 上颌尖牙牙周膜浸润注射法

（1）远中侧注射；（2）近中侧注射

4. 计算机控制局部麻醉 是通过一种电动且带有预设程序的局麻药输注设备来完成的麻醉，主要特点是可以精确控制注射药物的速率。其手持部件重量很轻，采用握笔式，相对于传统注射器增加了手感和可控性。局麻药的输注由计算机控制，在致密组织注射时，如腭黏膜、附着龈或牙周膜，能够保证特定的注药速率和可控压力，从而减少患者疼痛感和组织反应。STA单颗牙麻醉系统（第二代计算机控制局部麻醉注射装置）现已在临床上广泛应用（图3-6）。

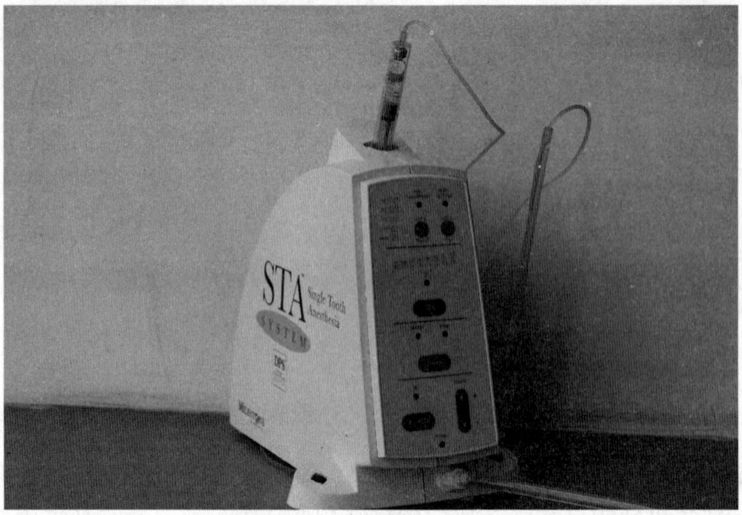

图3-6　STA单颗牙麻醉系统

（三）阻滞麻醉

阻滞麻醉是将局麻药液注射到神经干或其主要分支附近，以阻断神经末梢传入的刺激，使被阻滞的神经分布区域产生麻醉效果。

支配颌骨和牙的三叉神经分支多经致密骨深部或骨管之中，局部浸润麻醉的渗透作用差，难以达到理想的麻醉效果；在有广泛的瘢痕组织或炎症感染的颌面部进行手术时，浸润麻醉亦不适用。采用阻滞麻醉，不但能收到很好的麻醉效果，还可减少麻药的用量和注射次数，可远离病变部位注射，不使术区组织肿胀变形，也有减少疼痛和避免感染扩散等优点。

口腔颌面部感觉神经主要是三叉神经，在阻滞麻醉时，必须熟悉局部解剖，掌握三叉神经的行径和分布，以及注射标志与有关解剖结构的关系。阻滞麻醉分为口外注射法和口内注射法。由于口内法操作简便，所以临床上应用最为普遍。注射时，应严格遵守无菌原则，以防并发感染。因神经干周围有伴行的血管，注射针头到达神经干附近时针尖有可能刺入血管内，所以注射麻药之前，必须回抽无血；若见回血，应将注射针头后退少许，改变方向后再行刺入，直到回抽无血时，才可注射麻醉药液。以防局麻药物误入血管内，产生严重后果。

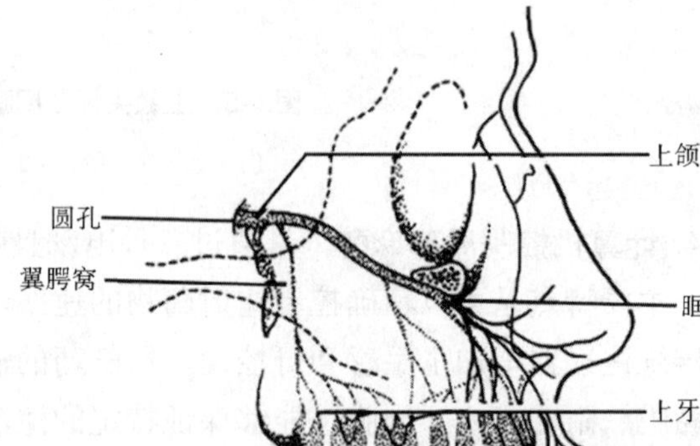

图3-7　上颌神经及其分支

1. 上颌神经阻滞麻醉　上颌神经出圆孔在翼腭窝内分支前行（图3-7），将局麻药注入此区的上颌神经阻滞麻醉亦称圆孔注射法或翼腭窝注射法。这是一种深部注射麻醉，操作难度较大，除非必需，临床上一般少用。

（1）适应证　①手术范围涉及上颌窦，高位埋伏阻生的上颌第三磨牙拔除术，上颌骨部分切除术，上颌骨骨折复位或上颌骨畸形矫治手术等。②局部炎症而不宜进行眶下神经及上牙槽后神经阻滞或浸润麻醉时。③诊断的需要，特别是鉴别三叉神经第二支疼痛时。

（2）方法 常用方法有口内翼腭管注射法及口外注射法两种。

1）翼腭管注射法 注射表面标志为腭大孔。腭大孔位于上颌第三磨牙腭侧龈缘至腭中线弓形凹面连线的中点，如从𬌗平面观，则腭大孔的位置应在上颌第三磨牙腭侧龈缘至腭中线连线的中外1/3交界处（图3-8），被覆其上的黏膜可见一小凹陷，即为进针的标志。如上颌第三磨牙尚未萌出，则应在上颌第二磨牙之腭侧相对应处。注射时选用长细而坚韧的针头，自对侧斜刺入腭大孔投影的表面标志黏膜凹陷处。注入少量麻药，待显效后将注射器移至同侧，再仔细探刺进入翼腭管；并与上颌牙𬌗面呈45°，向上向后缓慢进针约3cm（图3-9），回抽无血时注入适量麻药（如利多卡因2～3ml）。临床上有时很难将注射针推进到应有的深度，此时可选择渗透性强的局麻药如阿替卡因，借渗透作用使麻药渗出翼腭管而麻醉上颌神经。若进针少许即感受阻，则应重新调整方向及角度，切勿强力推进，以防断针。在注射之前，应向患者解释清楚：进行局麻操作时，要保持头位稳定，不能突然摆动头部，否则容易断针。

考点提示 腭大孔的位置。

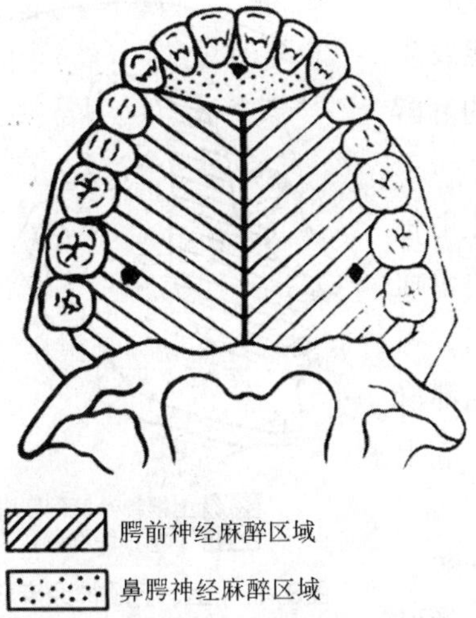

图3-8 腭大孔及腭前孔的位置

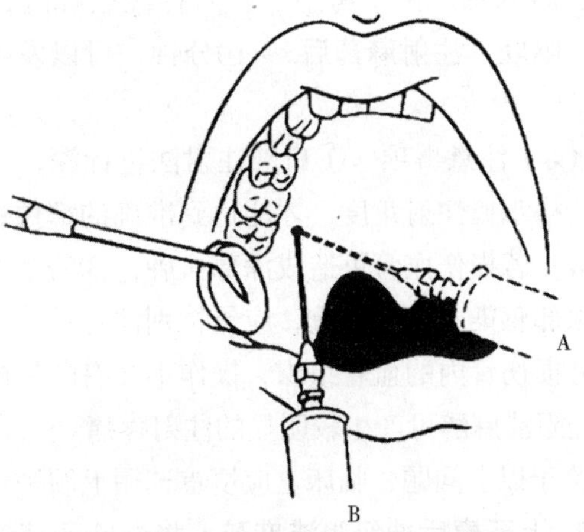

图3-9 上颌神经及腭前神经麻醉翼腭管注射法

A. 注射针自对侧往上、后、外方刺入腭大孔稍前方的腭黏膜；

B. 转移注射器至同侧并沿翼腭管深入

2）口外注射法 是避开下颌骨喙突，在其后方的颧弓下方进针直达翼腭窝以麻醉上颌神经的方法。选用7.5cm长的25号针头，置一消毒橡皮片于距针尖5cm处，作为进针的限制深度。方法是首先标出颧弓与下颌支下颌切迹之间的中点作为进针点。注入少量麻药于皮下，形成皮丘，再自皮肤垂直进针约4cm，直抵翼外板。此时，调整橡皮片的位置使之距皮肤约1cm，即欲进针至翼腭窝的深度，一般总深度不超过5cm。然后退针到皮下，针尖重新向上10°、向前15°进针，直到橡皮片标志处即到达翼腭窝（图3-10）。由于翼腭窝有翼丛，血管丰富，注射麻药前必须回抽无血，才能注药。

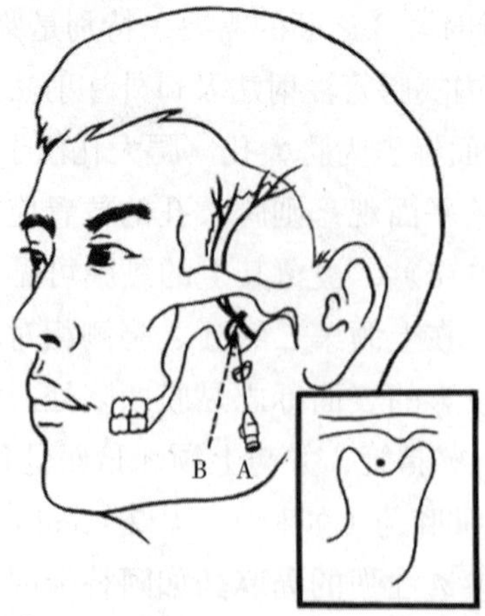

图3-10 上颌神经圆孔阻滞麻醉口外注射法

A.垂直进针直抵翼外板；B.向上10° 、向前15° 进针，达翼腭窝（右下小图示进针点）

（3）麻醉区域及效果 可麻醉整个上颌神经支分布区，包括同侧上颌骨及同侧鼻、下睑、上唇和软、硬腭（图3-11）。但在接近中线区域，因有对侧同名神经交叉分布，不能获得完全的麻醉效果。

同侧上唇、腭部和下睑有麻木、肿胀感；同侧鼻腔有干燥、阻塞感。由于腭中、腭后神经被麻醉，还可能发生恶心、呕吐。注射麻药后5 ~ 10分钟，可以发生完全的麻醉效果。

（4）注意事项 ①口外注射法进针深，应找准注射标志、严格掌握注射角度，才能达到准确的部位；②翼腭窝血管丰富，若损伤血管可造成深部血肿；③若消毒不严格，可引起深部感染，后果严重，应予特别注意；④翼腭管阻滞麻醉容易损伤管内的血管组织，操作不当有断针的危险；⑤上颌神经阻滞麻醉可产生较明显的注射疼痛。

鉴于以上问题，临床上应慎重选用上颌神经阻滞麻醉。

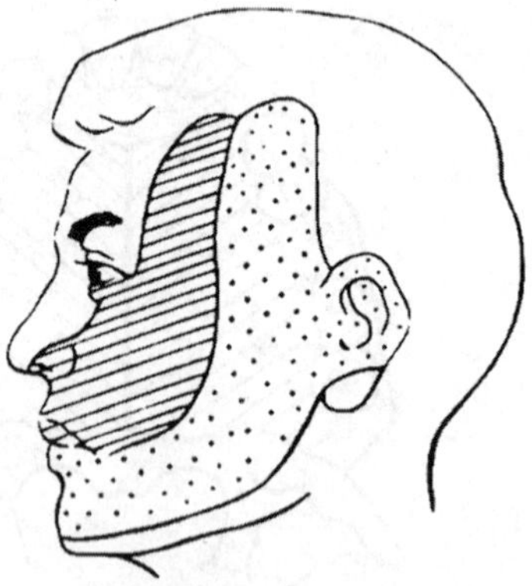

图3-11 上、下颌神经麻醉区域

2. 上牙槽后神经阻滞麻醉 将局麻药液注射于上颌结节后上方，以麻醉上牙槽后神经，因此又称上颌结节注射法。

扫码“看一看”

（1）适应证 适用于上颌磨牙的拔除以及相应的颊侧牙龈、黏膜和上颌结节部的手术。

（2）方法 可采用口内或口外进针注射，口内注射法常用。

1）口内注射法 患者采取坐位，头后仰，半张口，上颌牙𬌗平面与地平面成45° ，术者用口镜将唇颊向后上方牵开，显露进针点。一般以上颌第二磨牙远中颊侧前庭沟作为进针点；上颌第二磨牙尚未萌出的儿童，则以上颌第一磨牙的远中颊侧的前庭沟作为进针点；如上颌磨牙已缺失，则以颧牙槽嵴部的前庭沟为进针点。注射针与上颌第二磨牙的长轴成40° 刺入，并向上、后、内方向推进，进针时针尖沿着上颌结节弧形表面滑动，深1.5 ~ 2cm（图3-12）。回抽无血，即可注入局麻药液1.5 ~ 2ml。

考点提示 上牙槽后神经阻滞麻醉口内注射法的进针点及注射方法。

2）口外注射法　用手指在口外颊部扪及颧牙槽嵴，指示颧骨下缘与上颌骨颧突形成的交角，选用4～5cm长的注射针，刺入皮肤注射少量麻药，针尖直达骨面，然后向上、后、内方向推进约2cm，即可注射麻药1.5～2ml（图3–12）。此法临床上少用。

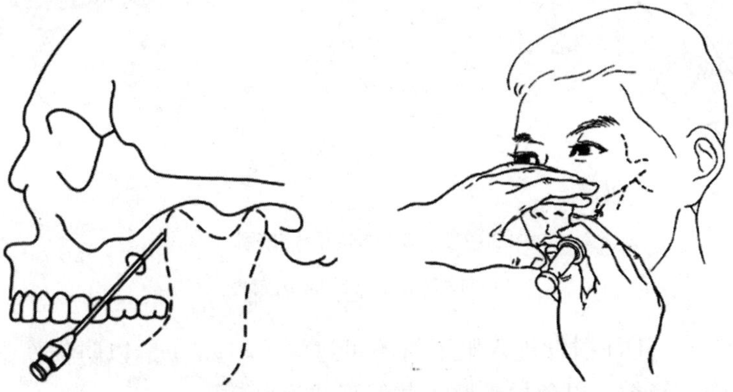

(1)　(2)

图3–12　上牙槽后神经阻滞麻醉

(1) 口内注射法；(2) 口外注射法

（3）麻醉区域及效果　麻醉区域为除上颌第一磨牙近中颊根外的同侧磨牙、牙槽突及其相应的颊侧牙龈及其他软组织。一般2～3分钟后显示麻醉效果，用探针刺龈组织无痛觉。

（4）注意事项　①针尖刺入不宜过深，以免刺破上颌结节后方的翼静脉丛引起血肿；②上颌第一磨牙的近中颊根为上牙槽中神经支配，因此，在拔除上颌第一磨牙时，尚需在该牙近中颊根的口腔前庭沟补充浸润麻醉。

3. 眶下神经阻滞麻醉　眶下神经经眶下管由眶下孔穿出至眶下，故又称眶下孔或眶下管注射法。将局麻药液注入眶下孔或眶下管，以麻醉眶下神经及其分支。局麻药注入眶下管可以麻醉上牙槽前、中神经。

（1）适应证　适用于同侧上颌切牙至前磨牙的拔除，牙槽突修整及上颌骨囊肿刮治、唇裂整复等手术。

（2）方法　可分为口外注射法和口内注射法。

1）口外注射法　眶下孔位于眶下缘中点下方0.5～1cm处。注射时用左手示指扪及眶下缘，右手持注射器，注射针自同侧鼻翼旁约1cm处刺入皮肤，注入少量麻药，再使注射针与皮肤呈45°，并向上、后、外方向进针1.5cm，可直接进入眶下孔，若注射针抵达骨面不能直接进入眶下孔，此时可先注射少量麻药，使局部无痛，然后移动针尖寻找眶下孔，直到感觉阻力消失，表明已进入孔内（图3–13），回抽无血随即注射麻药1～1.5ml，或继续进针0.5cm再回抽注射麻药。

2）口内注射法　患者头稍后仰，牵引上唇向前上，注射针与上颌中线成45°，从上颌侧切牙根尖相应部位的口腔前庭沟顶刺入，向上、后、外进针，即可到达眶下孔，但不易进入眶下管，回抽无血注射麻药1～1.5ml（图3–13）。

（3）麻醉区域及效果　局麻药注入眶下管可以麻醉同侧上牙槽前、中神经，较注入眶下孔麻醉效果更好，麻醉区域更广，可以麻醉同侧下睑、鼻、眶下区、上唇、上颌前牙、前磨牙，以及这些牙的唇侧或颊侧的牙槽骨、骨膜、牙龈和黏膜等组织。

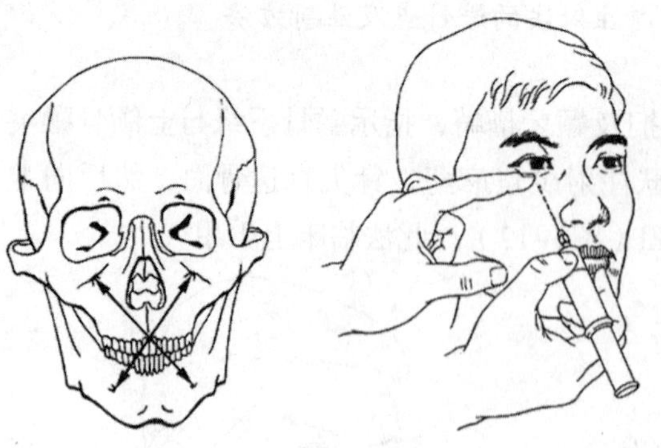

(1)

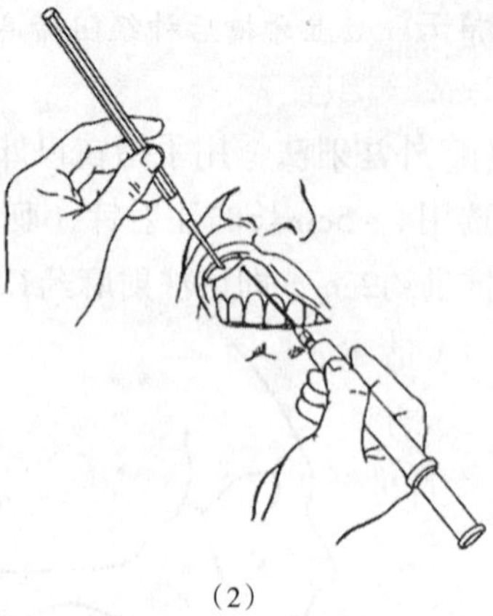

(2)

图3-13　眶下神经阻滞麻醉

(1) 口外注射法；(2) 口内注射法

（4）注意事项　①注射针进入眶下管不可过深（<1cm），以防损伤眼球；②针尖探寻眶下孔时，动作要轻柔，以免损伤眶下静脉形成血肿。

4. 腭前神经阻滞麻醉　将麻药注射入腭大孔或其附近以麻醉腭前神经，故又称腭大孔注射法。

（1）适应证　适用于上颌前磨牙、磨牙拔除术的腭侧麻醉，腭隆突切除及腭裂整复术等，但同时尚需配以其他阻滞麻醉或浸润麻醉。

（2）方法　患者头后仰，大张口，上颌牙骀平面与地平面成60°。注射器置于对侧口角相当于对侧下颌尖牙与第一前磨牙之间，注射针在腭大孔的表面标志稍前处刺入腭黏膜，往后、上、外方推进至腭大孔（图3-9），进针0.3～0.5cm，回抽无血，注入麻药0.3～0.5ml（腭大孔解剖见上颌神经阻滞麻醉翼腭管注射法）。

（3）麻醉区域及效果　可麻醉同侧磨牙、前磨牙腭侧的黏骨膜、牙龈及牙槽骨等组织，2～3分钟后麻醉显效，针刺同侧前磨牙或磨牙的腭侧牙龈无痛。

（4）注意事项　行腭大孔注射时，注射麻药量不可过多，注射点不可偏后，以免同时麻醉腭中、腭后神经，引起软腭、悬雍垂麻痹不适而致恶心或呕吐。

5. 鼻腭神经阻滞麻醉　将局麻药注入切牙孔，以麻醉鼻腭神经，因切牙孔亦称腭前孔，故又称为腭前孔注射法。切牙孔的解剖位置在左右尖牙连线与腭中线的交点上（图3-8），表面被覆一梭形的黏膜隆起，称为切牙乳头（腭乳头），切牙乳头是鼻腭神经麻醉的表面标志，前牙缺失者，以唇系带为准，越过牙槽嵴往后0.5cm即为切牙乳头。

（1）适应证　上颌前牙拔除（需配以其他麻醉）、腭前部的手术。

（2）方法　患者头向后仰，大张口，注射器置于一侧尖牙处，使针尖斜面向着骨面，注射针自切牙乳头侧缘斜刺入黏膜，然后将针摆向中线，使之与中切牙的长轴平行，向后上方推进约0.5cm，即可进入切牙孔（图3-14），回抽无血，注入麻药0.3～0.5ml。

（3）麻醉区域及效果　两侧尖牙腭侧连线前方的牙龈、腭侧黏骨膜和牙槽骨。

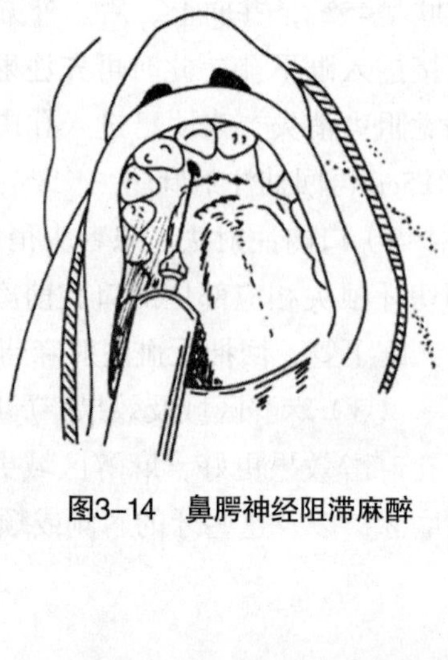

图3-14　鼻腭神经阻滞麻醉

（4）注意事项　①切牙乳头神经丰富，进针时应避免直接从切牙乳头刺入以减轻疼痛；②该处组织致密，注射麻药时需用较大压力；③腭前神经与鼻腭神经在尖牙腭侧相吻合，因此，尖牙腭侧远中的组织不能获得完全的麻醉效果，必要时应辅以局部浸润麻醉或腭前神经阻滞麻醉。

6. 下颌神经阻滞麻醉　将麻药注入卵圆孔附近以麻醉下颌神经，故又称卵圆孔注射法。

（1）适应证　适用于面部疼痛的诊断、鉴别诊断，如非典型性面痛、三叉神经痛等。

（2）方法　用21号长注射针套上消毒橡皮片，以颧弓下缘与乙状切迹中点为刺入点，与皮肤垂直进针，直抵翼外板。将橡皮片固定于距皮肤1cm处，以标记深度。然后退针至皮下，重新使注射针向后、上、内偏斜15°，刺入至标记的深度，针尖即达颞下窝上壁后内份卵圆孔附近（图3-15），回抽无血，注入麻药3～4ml。

（3）麻醉区域及效果　可麻醉同侧下颌牙、舌前2/3、口底、下颌骨及颌周组织，升颌肌群和颞部皮肤及颊部皮肤黏膜（图3-11，图3-16）。5～10分钟后，同侧下唇、口角、舌尖出现麻木、肿胀和烧灼感，表示麻醉显效。

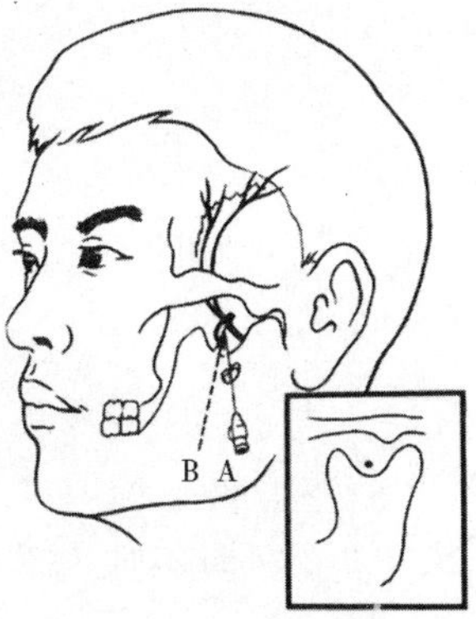

图3-15　下颌神经卵圆孔阻滞麻醉法

A. 进针方向直达翼板；B. 向后上方偏斜15°达卵圆孔

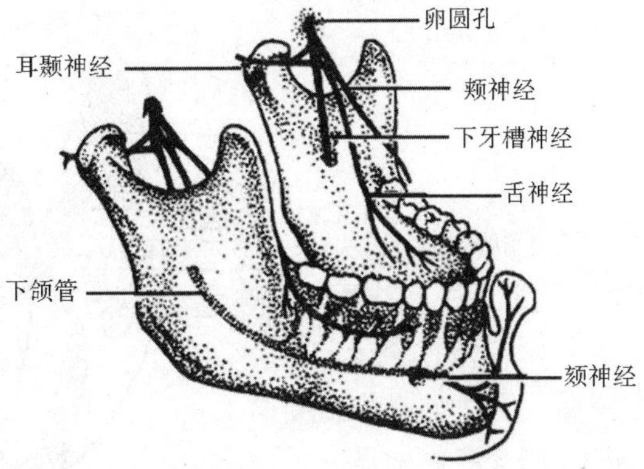

图3-16　下颌神经分支

7. 下牙槽神经阻滞麻醉　是将局麻药注射到翼下颌间隙内，故亦称翼下颌注射法。针尖一般应达到下颌小舌平面以上的下颌神经沟附近，麻药扩散后可麻醉下牙槽神经。

（1）适应证　适用于同侧下颌牙的拔除及下颌骨、下唇的手术。

（2）方法　下牙槽神经阻滞麻醉有口内、口外两种注射方法，临床常用口内注射法，口外注射法极少使用。

扫码“看一看”

口内注射法　患者大张口，下颌牙𬌗平面与地面平行。将注射器放在对侧口角，即第一、第二前磨牙之间，与中线成45°。注射针高于下颌牙𬌗面1cm并与之平行。进针点为磨牙后方的翼下颌皱襞中点外侧3～4mm处，也即颊脂垫尖的位置，该处为下牙槽神经阻滞麻醉口内注射的重要标志。若遇颊脂垫尖不明显或磨牙缺失的患者，可在患者大张口时，上下颌牙槽嵴相距的中点线与翼下颌皱襞外侧3～4mm的交点，作为注射标志（图3-17）。按上述的注射标志进针2～2.5cm，触及下颌升支内侧骨壁即可达下颌神经沟（图3-17），回抽无血，注入麻药1～1.5ml。

考点提示　下牙槽神经阻滞麻醉口内注射法的注射标志及注射方法。

（3）麻醉区域及效果　麻醉同侧下颌骨、下颌牙、牙周膜、前磨牙至中切牙唇（颊）侧牙龈、黏骨膜及下唇。2～3分钟后，患者即感觉同侧下唇、口角麻木、肿胀，探刺无痛；若超过10分钟仍不出现麻醉征象，可能是注射部位不准确，应重新注射。

（4）注意事项　注射区消毒要严格，注射针头不能碰触舌、牙等以免污染针头引起翼下颌间隙感染；注射麻药前如回抽有血，应稍退针，改变方向重新刺入，直至回抽无血后方可注射麻药。

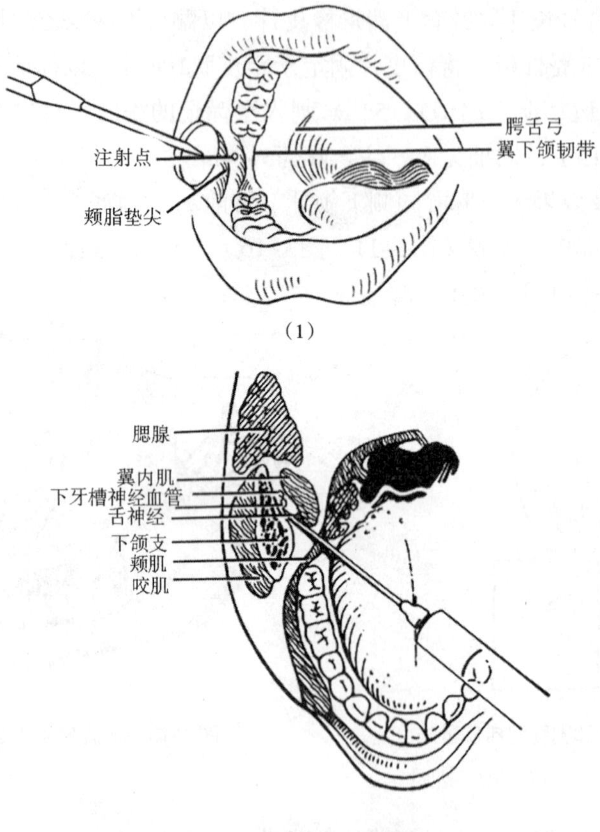

图3–17　下牙槽神经阻滞麻醉

(1) 口内注射标志；(2) 口内注射进针位置及毗邻关系

8. 舌神经阻滞麻醉　舌神经自下颌神经分出后与下牙槽神经向前下方伴行；经过翼内肌与翼外肌之间，在相当于下颌神经沟的平面，舌神经位于下牙槽神经的前内方约1cm处，位置比较恒定、表浅。

（1）适应证　适用于舌前2/3和口底软组织的手术及下颌牙的拔除。

（2）方法　在行下牙槽神经阻滞麻醉口内法注射时，针尖抵达下颌升支内侧骨壁后，将注射针退出1cm，注射麻药0.5～1ml；或在退针时，边退边注射麻药，直到针尖退至黏膜下为止，即可麻醉舌神经。

（3）麻醉区域及效果　可麻醉同侧下颌舌侧牙龈、黏骨膜、口底黏膜及舌前2/3部分。舌有麻木、肿胀感，尤以舌尖为甚，刺探舌尖或舌侧牙龈无痛。

9. 颊（长）神经阻滞麻醉　颊神经自下颌神经分出后行向前外，自翼外肌两头之间穿出，在喙突内侧缘沿下颌支前缘行向前下，在颞肌和咬肌前缘的覆盖下，穿过颊脂垫，分布于下颌磨牙、第二前磨牙颊侧牙龈、骨膜和黏膜组织（图3–18）。

（1）方法　由于行下牙槽神经麻醉的进针点在翼下颌皱襞中点外侧3～4mm处，此进针点周围正是颊神经分布的区域，并接近颊神经干。故可在下牙槽神经阻滞麻醉过程中，针尖退至肌层、黏膜下时注射麻醉药0.5～1ml，即能麻醉颊神经；还可以在拟拔除磨牙的远中根口腔前庭沟处行局部浸润麻醉。

（2）麻醉区域及效果　可麻醉同侧下颌磨牙的颊侧牙龈、黏骨膜、颊部黏膜、肌肉和皮肤。刺探该区域无痛。

10. 咬肌神经阻滞麻醉　三叉神经第三支的运动神经分支，分别分布于咬肌、颞肌、翼外肌和翼内肌，因而又称咀嚼肌神经。

（1）适应证　①暂时解除或减轻某些炎症（如冠周炎、牙源性感染等）引起的重度张口受限或牙关紧闭，增大张口度，以利病灶牙的早期拔除，缩短病程；②治疗颞下颌关节紊乱病。

（2）方法　用21号长注射针，以颧弓下缘与乙状切迹中点为刺入点，与皮肤垂直进针，进针深度2.5～3.5cm，回抽无血，注射麻药2ml（图3-19）。如行封闭治疗，宜注射0.25%～0.5%利多卡因。

（3）麻醉效果　一般注射后5～10分钟，同侧面部有灼热、麻木感，张口度有不同程度改善，下颌活动度加大。

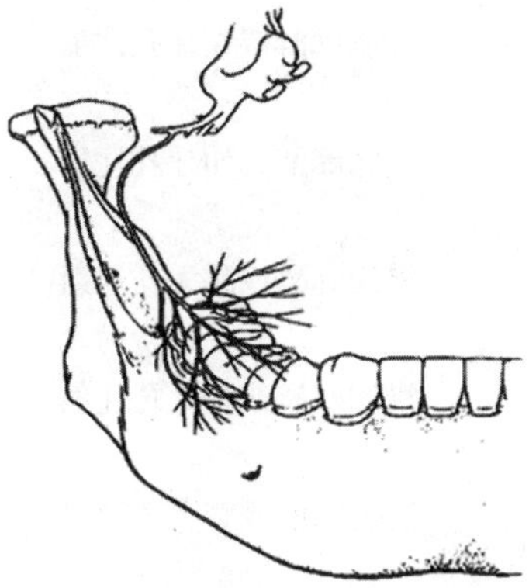

图3-18　颊神经在下颌升支前外侧分布的位置

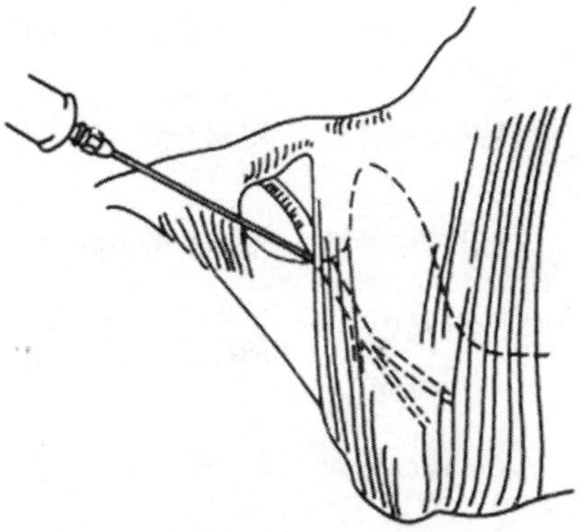

图3-19　咬肌神经阻滞麻醉注射法

11. 颏神经、切牙神经阻滞麻醉　亦称颏孔注射法。颏神经、切牙神经是下牙槽神经的终末支，出颏孔后颏神经分布到下颌前牙、第一前磨牙唇、颊侧牙龈以及下唇黏膜、皮肤和颏部皮肤。切牙神经分支到下颌前牙、第一前磨牙的牙髓、牙槽突和牙周膜。颏孔位于下颌第一、二前磨牙根尖的下方，下颌骨下缘上方约1cm处（图3-20）。

（1）适应证　配合其他麻醉方法拔除下颌前磨牙及切牙。

（2）方法　包括口内法和口外法。

1）口内法　向外拉开口角，在下颌第二前磨牙根尖相应的口腔前庭沟进针，向前、下、内方寻找颏孔并刺入孔内，回抽无血，注入麻药0.5～1ml。

2）口外法　从下颌第二前磨牙根尖部稍后处皮肤进针，先注入少量麻药，然后推进到骨面，再用针尖向前、下、内方寻找颏孔，感到阻力消失时，即表示进入颏孔，回抽无血，注入麻药0.5～1ml。

（3）麻醉区域及效果　麻醉同侧下唇黏膜、皮肤和颏部皮肤，下颌前牙、第一前磨牙的牙髓、牙周膜、唇颊侧牙龈、牙槽黏骨膜及此段下颌骨。注射麻药1～3分钟后，患者感觉局部麻木、肿胀，刺探局部牙龈无痛。

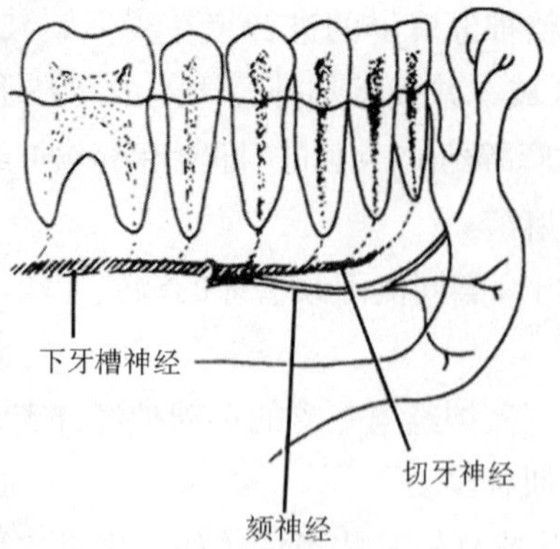

图3-20　颏神经和切牙神经的分布

口腔各个牙拔除的麻醉选择见表3-2。

表3-2　各个牙拔除的局部麻醉选择

牙位 麻醉 神经	唇（颊）侧		舌（腭）侧	
	麻醉神经	麻醉方法	麻醉神经	麻醉方法
21│12	上牙槽前神经	浸润麻醉或眶下孔注射	鼻腭神经	浸润麻醉或切牙孔注射
3│3	上牙槽前神经	浸润麻醉或眶下孔注射	鼻腭神经、腭前神经	浸润麻醉、切牙孔注射
54│45	上牙槽中神经	浸润麻醉或眶下孔注射	腭前神经	浸润麻醉或腭大孔注射
6│6	上牙槽中、后神经	浸润麻醉和上颌结节注射	腭前神经	浸润麻醉或腭大孔注射
87│78	上牙槽后神经	浸润麻醉或上颌结节注射	腭前神经	浸润麻醉或腭大孔注射
21│12	下牙槽神经	浸润麻醉或下牙槽神经阻滞麻醉	舌神经	浸润麻醉或舌神经阻滞麻醉
43│34	下牙槽神经	下牙槽神经阻滞麻醉	舌神经	舌神经阻滞麻醉
8765│5678	下牙槽神经、颏神经	下牙槽神经、颊神经阻滞麻醉	舌神经	舌神经阻滞麻醉

考点提示　各牙拔除的麻醉选择。

（四）冷冻麻醉

冷冻麻醉　是将药物喷涂到组织的表面，使局部组织表面温度骤然降低，以致局部感觉特别是痛觉消失，从而达到暂时性麻醉的效果。临床上常用的药物是氯乙烷。此法目前临床上已很少使用。

1. 适应证　由于麻醉表浅，仅适用于黏膜下和皮下浅表脓肿的切开引流，以及松动乳牙的拔除。

2. 方法　用氯乙烷向手术区表面喷射，当表面颜色变白时可手术。

3. 麻醉效果　麻醉表浅，属于表面麻醉的范畴，持续时间3～5分钟。

4. 注意事项　氯乙烷对组织的刺激性强，特别是黏膜。因此，使用氯乙烷时，麻醉区域周围的皮肤、黏膜应涂布凡士林或覆盖纱布加以保护。

三、局麻并发症及防治

（一）晕厥

晕厥是由于一时性中枢缺血所致的突发性、暂时性意识丧失。通常是由于患者精神紧张、恐惧、饥饿、疲劳、体质虚弱、疼痛以及体位不良等因素所引起。

1. 临床表现　初始症状患者出现头晕、胸闷、心慌、面色及口唇苍白、冷汗、恶心、四肢厥冷无力、脉搏快而弱、呼吸短促。加重则可出现心率减慢，血压急剧下降，短暂意识丧失。

扫码"看一看"

2. 防治原则　完善术前检查及准备，在麻醉前要做好心理护理，消除患者的紧张情绪，避免在空腹时、身体状况差时进行手术。一旦发生晕厥，应立即停止注射，迅速放平座椅，使患者处于头低位；解开衣领，保持呼吸道通畅；安慰患者、消除其恐惧心理；鼻孔处以芳香氨乙醇或氨水刺激呼吸；针刺人中穴；吸氧和静脉注射高渗葡萄糖。

考点提示　局麻晕厥的临床表现和防治原则。

（二）变态反应

变态反应是指由细胞和（或）体液介导的、对不同浓度的抗原所产生的反应。突出地表现在注射酯类局麻药后，但并不多见。

1. 临床表现　变态反应分为延迟反应和即刻反应：延迟反应常表现为血管神经性水肿，偶见荨麻疹、药疹、哮喘和过敏性紫癜；即刻反应是注入极少量麻药后，立即发生极严重的类似中毒的症状，突然出现惊厥、昏迷、呼吸心脏骤停而死亡。

扫码"看一看"

变态反应在同类局麻药中有交叉现象，例如对普鲁卡因过敏者，丁卡因也不能用。

2. 防治原则　术前详细询问患者有无酯类局麻药如普鲁卡因过敏史，对酯类局麻药过敏及过敏体质的患者，均改用酰胺类药物，如利多卡因、甲哌卡因、阿替卡因，并预先作皮内过敏试验。

对轻症变态反应患者，可肌肉或静脉注射抗过敏药物，如钙剂、异丙嗪、糖皮质激素，氧气吸入。严重变态反应者应立即注射肾上腺素，给氧；出现抽搐或惊厥时，应迅速静脉注射地西泮10～20mg，或分次静注2.5%硫喷妥钠，每次3～5ml，直到惊厥停止；如呼吸心跳停止，则按心肺复苏方法迅速抢救。

（三）中毒

中毒是指单位时间内进入血液中的局麻药量超过了分解速度，致使血药浓度过高，超过机体的耐受程度而出现的中毒症状或过量反应。临床上发生局麻药中毒，主要是因为单位时间内注射药量过大或局麻药快速注入血管以及患者的机体耐受力差而造成。

扫码"看一看"

1. 临床表现　中毒反应的表现可分为兴奋型与抑制型：兴奋型表现为烦躁不安、多语、颤抖、恶心、呕吐、气急、多汗、血压上升，严重者出现全身抽搐、缺氧、发绀；抑制型上述症状不明显，迅速出现脉搏细弱、血压下降、神志不清，随即呼吸、心跳停止。

2. 防治原则 用药前应了解所用麻醉药的毒性及单次最大用药量。口腔颌面部的血管丰富，吸收药物较快，一般应使用含适量肾上腺素的局麻药物，使血管收缩，减缓局麻药吸收。必须回抽无血后再缓慢注射麻药，避免麻药误入血管内。老年、小儿、体质衰弱及有心脏病、肾病、糖尿病、严重贫血、维生素缺乏等病的患者对麻醉药的耐受力均低，应适当控制用药量。一旦发生中毒反应，应立即停止注射麻醉药。中毒症状轻者，可让患者平卧休息，解开衣领，保持呼吸畅通，待麻药在体内分解后症状可自行缓解。重者可给予吸氧、补液、抗惊厥、应用激素及升压药等抢救措施。

上述晕厥、变态反应、中毒反应，临床上有时应与肾上腺素反应、癔症等相鉴别，并应警惕心、脑血管意外发生的可能。①肾上腺素反应：常见症状是头晕、头痛、心悸、口唇苍白、血压升高、脉搏快而有力，清醒，无意识障碍。②癔症：可以出现晕厥、过敏样症状，但其发作时血压正常，无阳性体征，易受暗示，有反复发作史，临床上在排除其他反应之前，切勿轻率做出癔症的诊断。③心血管意外：是指在局麻时发生心绞痛、心肌梗死，甚至心跳停止。④脑血管意外：是指脑出血、脑血管栓塞或脑血管痉挛。心、脑血管意外有效的抢救措施是舌下含化硝酸甘油酯，吸入亚硝酸异戊酯，静脉注射氨茶碱，迅速给氧，以及心肺复苏等。

（四）注射区疼痛和水肿

1. 原因及表现 常见原因是麻醉药液变质或混入杂质或未配成等渗溶液；注射针头钝而弯曲，或有倒钩，损伤组织或神经，导致注射区疼痛和水肿。

2. 防治原则 注射前认真检查麻醉剂和注射器械，注射过程中注意消毒隔离，并避免同一部位反复穿刺。如已发生疼痛、水肿、炎症时，可局部热敷理疗、封闭，给予消炎、镇痛药物。

（五）血肿

血肿为注射过程中针尖刺破血管所致。

1. 临床表现 较常见于上牙槽后神经、眶下神经阻滞麻醉时，特别在针尖刺伤静脉丛后，局部组织因内出血而迅速肿胀，在黏膜下或皮下出现紫红色瘀斑或肿块。数日后，血肿处颜色逐渐变浅呈黄绿色，并缓慢吸收消失。

2. 防治原则 注射针尖不能有倒钩。注射时动作轻柔，切忌反复穿刺，正确掌握进针深度与方向，以免增加刺破血管的风险。若发现局部出现血肿，应立即压迫止血并给予冷敷，48小时之后，则改用热敷或理疗，以促使血肿吸收消散。可酌情给予抗生素及止血药物。

（六）感染

1. 原因 注射针或麻药被污染，局部组织消毒不严格，或注射针穿过感染病灶，均可将感染带入深层组织，引起颞下间隙、翼下颌间隙等各个间隙的感染。

2. 临床表现 主要表现为注射后1～5天注射区红肿、疼痛，重者出现张口受限、吞咽困难，偶有体温升高等全身症状。

3. 防治原则 严格消毒注射区，注射器必须保证无菌，避免注射针触及口腔内其他未消毒的部位，不要穿过或直接在炎症区注射。已发生感染者应按感染的治疗原则处理。

（七）暂时性面瘫

1. 临床表现 下牙槽神经阻滞麻醉口内法注射时，由于注射针偏向内后未触及骨面超过下颌升支后缘，或偏上超过乙状切迹，而致麻药注入腮腺内麻醉面神经而发生暂时性面痪；也偶见于咬肌神经阻滞麻醉注射过浅。

2. 防治原则　待麻醉药作用消失后，神经功能可恢复，故不需特殊处理，但需向患者做好解释安抚工作。

（八）神经损伤

神经损伤注射针刺入神经，或注入混有酒精、防腐剂的溶液，有时在神经干附近快速注入含较高浓度肾上腺素的麻药，都能造成神经损伤。

1. 临床表现　损伤神经分布区域出现感觉异常、神经痛或麻木。多发生于下牙槽神经和舌神经。

2. 防治原则　临床上，多数神经损伤是暂时性、可逆性的，轻者数日后可恢复，不需治疗；严重者则恢复较慢，甚至完全不能恢复。由于难以准确判断神经损伤的程度，因此，凡出现术后麻木症状未自行恢复者，应早期给予积极处理，促进神经功能的完全恢复。可以采用针刺、理疗，给予激素（损伤早期）、扩张血管药物（后期）、维生素B_1或维生素B_{12}等。

（九）暂时性牙关紧闭

1. 临床表现　下牙槽神经阻滞麻醉口内法注射时，由于注射不准确，麻醉药注入翼内肌或咬肌内，使肌肉失去收缩与舒张的功能，并停滞于收缩状态，出现牙关紧闭或张口受限，比较罕见。

2. 防治原则　除感染所致牙关紧闭外，一般都是暂时性的，大多在2～3小时内自行恢复。

（十）暂时性复视或失明

1. 临床表现　下牙槽神经阻滞麻醉口内法注射时，由于注射针误入下牙槽动脉且未回抽，推注的局麻药逆行，经脑膜中动脉、眼动脉或其主要分支入眶，引起眼肌、视神经麻痹而出现暂时性复视或失明。

2. 防治原则　局麻药作用消失后，眼球运动和视力可恢复。推注局麻药前坚持回抽是预防该并发症的有效方法。

（十一）注射针折断

1. 原因　注射针的质量差，如锈蚀、缺乏弹性等，折断常位于针头与针体连接处。当行上牙槽后神经、下牙槽神经阻滞麻醉时，常因进针较深，注射针刺入组织之后骤然移动致针折断；或者操作不当，使针过度弯曲而折断；或注射针刺入韧带、骨孔、骨管时用力不当，或患者躁动等均可使针折断。

2. 防治原则　注射前检查注射针的质量，确保没有问题。注射时按照注射的深度选用适当长度的注射针，不能使注射针全部刺入，至少应有1cm长度保留在组织之外。改变注射方向时不可过度弯曲注射针，在有阻力时不应强力推进。

一旦发生断针，应立即嘱患者保持张口状态，不要做下颌运动，若有部分针体显露在组织外，可用有齿钳挟取之；若针尖完全进入组织内，可将另一针在同一部位刺入作为标志，行X线定位摄片，明确断针部位后再行手术取出。切勿盲目探查，以免使断针向深部移位，更加难以取出。

扫码“学一学”

第二节 全身麻醉

全身麻醉（general anesthesia）简称全麻，是指利用麻醉药物使人体产生可逆性全身痛觉和意识消失，同时伴有反射抑制和一定程度肌肉松弛的状态。随着患者对就医体验要求的增高，以及舒适无痛口腔治疗逐步开展，全麻在口腔颌面外科的应用越来越广泛。由于全麻的特殊性，为了更好地在全麻下施行口腔颌面外科手术，口腔医师特别是口腔颌面外科医师应掌握一定的全身麻醉理论知识和实践技能。

一、口腔颌面外科全麻的特点

（一）手术与麻醉相互干扰

口腔颌面外科手术在口腔颌面部施行，而麻醉操作、观察和管理也在口、鼻等部位，与手术处于同一区域，因此，手术与麻醉可能互相干扰。为了利于手术，通常各种麻醉装置要远离头面部摆放，不利于对患者的麻醉管理；若患者身体出现异常，紧急情况下，手术应服从或有利于麻醉急救处理；往往麻醉急救措施与手术止血等同时进行，二者相互干扰，又缺一不可。这就要求手术者掌握麻醉有关基础知识和技能，并在手术中主动观察病情，与麻醉医师共同协作，完成麻醉和手术。

（二）插管和维持呼吸道通畅面临困难

有些口腔颌面部疾病常给麻醉诱导和气管内插管造成一定的困难，如口腔颌面部炎性肿胀、口咽及颈部肿瘤、颌骨骨折、关节强直、短颈及小下颌畸形等因素导致张口受限甚至完全不能开口者。由于手术、麻醉、损伤等原因导致血液、分泌物、异物、胃反流物有误入气道的危险，造成呼吸道梗阻、吸入性肺炎，应注意加强管理。手术后因局部组织肿胀，或手术切除颌骨造成颌周肌失去正常附着而塌陷，或头颈部的包扎固定，或舌后坠、张口困难，这些均易造成呼吸道的不通畅，需在麻醉完全清醒后拔除气管内插管，必要时留置口咽或鼻咽通气道，或作预防性气管切开。

（三）手术失血量多

口腔颌面部血运丰富，常造成手术过程中失血量多，如血管畸形、部分肿瘤切除术及正颌手术等，且往往止血困难。因此，术前应考虑是否需要输血，麻醉中要注意加强循环监测和管理，精确估计失血量并及时补充血容量。必要时采取控制性降压麻醉，以减少失血。

（四）小儿、老年患者比例高

口腔颌面外科手术的患者中，小儿、老年患者占较高的比例，围手术期各种并发症多。小儿患者先天性畸形居多，且容易有其他病症并存，如唇腭裂合并呼吸道慢性感染、营养不良、先天性心脏病等。因此必须做好麻醉前检查和术前准备，熟悉小儿的解剖生理特点，选择适宜的麻醉时机，避免发生麻醉意外。

老年患者因年龄增长，全身各器官的生理功能发生退行性变化，且常并发高血压、冠心病、脑血管病及糖尿病等其他疾病，所有这些因素均可降低老年患者对麻醉手术的耐受力。且老年患者多因恶性肿瘤而需施行根治和修复手术，手术范围大、时间长，麻醉中和手术后的呼吸循环系统并发症比较常见，术前应认真检查，精心准备，对基础疾病进行必要的治疗，待病情控制后再手术。

（五）麻醉恢复期呼吸道并发症多

口底、下颌骨以及颈部手术的严重损伤、肿瘤切除游离皮瓣移植术后，局部往往过度肿胀，分泌物滞留，影响正常呼吸。超过半侧的下颌骨缺损、骨折及正颌术后颌间固定过早、气管套管脱落或者移位、麻醉后体位和头位摆放不当、清醒不够等，也常阻碍患者保持呼吸道通畅，且易被忽视，要引起重视。因此，在麻醉后要常规进行生命体征的监测，常规吸氧，及时吸痰，尽早使患者彻底清醒。

考点提示 口腔颌面外科全麻的特点。

二、口腔颌面外科全麻的方法

（一）口腔颌面外科全麻前准备

1. 全麻的选择 口腔颌面外科手术全麻选择主要依据手术大小、手术时间长短、手术治疗需要、患者身体状况、医疗机构自身条件等进行参考选择。

2. 全麻前准备

（1）麻醉前访视 详细了解患者的现病史、个人史、既往史、过敏史和全身生理功能状况，查阅患者术前检查结果，掌握患者术前准备情况，估计患者对手术麻醉的耐受能力，并确定麻醉前给药。

（2）麻醉前评估 要检查患者有无张口困难、小颌畸形，是否肥胖、短颈，是否存在部分呼吸道梗阻，估计有无气管内插管困难。

（3）麻醉前禁饮食 成人术前12小时禁食，婴幼儿术前4～6小时禁食，防止术中或术后反流、呕吐，避免误吸、肺部感染或窒息等意外。

（4）麻醉前心理护理 除了身体方面的准备外，心理问题也不容忽视。对于患者术前不同程度的心理问题，如紧张，恐惧、焦虑等，均应在麻醉前做好耐心细致的解释工作，尽可能取得患者和家属的合作。

实践证明充分的麻醉前评估和准备，能提高麻醉安全性，减少并发症，加速患者的康复。

3. 全麻前给药 麻醉前给药目的是解除患者的焦虑、紧张、恐惧情绪，减少呼吸道分泌，以及降低术中各种不良神经反应。常用的药物有阿托品和苯巴比妥、安定、异丙嗪等，多在麻醉诱导前0.5小时经肌内注射给予。严重小颌畸形、肿物或外伤所致的呼吸道梗阻的患者，麻醉前给药可在手术室进行，以防止加重呼吸道梗阻和缺氧，发生严重意外。

（二）口腔颌面外科常用的全麻方法

根据给药途径不同，口腔颌面外科手术的全麻方法可分为：吸入麻醉、静脉麻醉、基础麻醉和复合麻醉。特殊麻醉包括控制性降压和低温麻醉。不同麻醉药或麻醉术各有其优缺点、适应证和禁忌证，应酌情决定取舍或相互配合应用。麻醉中常用的操作有气管内插管、拔管术和生命体征监测等。

1. 吸入麻醉 是将气体或挥发性液体麻醉剂经呼吸道吸入肺内，通过肺-脑血液循环，抑制中枢神经，而产生全身麻醉的方法。吸入麻醉是麻醉史上应用最早的麻醉方法，如今吸入麻醉已经发展成为实施全身麻醉的主要方法之一，一般用于全麻维持。吸入麻醉药在体内代谢、分解少，大部分以原型从肺排出体外，因此吸入麻醉具有较高的可控性、安全性及有效性。

知识拓展

常用吸入麻醉药

氟烷（halothane） 为无色透明、带苹果香味的挥发性强效麻醉药。对呼吸道无刺激性，不燃烧，不爆炸，麻醉诱导和苏醒快。

恩氟烷（安氟醚，enflurane） 化学性能稳定，麻醉效能强，被临床广泛应用。麻醉诱导快，苏醒快而且平稳，对呼吸道、胃肠道无刺激性。

异氟烷（异氟醚，isoflurane） 性能稳定，麻醉效能强。对呼吸道有刺激，不增高颅内压，20世纪80年代后被临床广泛应用。

七氟烷（七氟醚，sevoflurane） 起效与苏醒快，可用于麻醉诱导，适用于支气管哮喘和冠心病患者，特别适合于小儿全麻诱导。

氧化亚氮（笑气，nitrous oxide） 为麻醉作用较弱但镇静效果较好的气体麻醉剂。1845年由Wells首先用于拔牙，至今仍被临床广泛使用。对呼吸道无刺激性，常用于麻醉诱导与维持。

根据给药方法不同，吸入麻醉分为：开放式、半紧闭半开放式、紧闭式吸入麻醉，目前常用的是紧闭式吸入麻醉。

（1）开放式吸入麻醉 开放式吸入麻醉麻醉效果差、药量消耗大、污染空气，现已基本不用。

（2）半紧闭半开放式吸入麻醉 该吸入麻醉的麻醉机无二氧化碳吸收器，有与大气相通的活瓣装置，呼出和吸入的气体部分受麻醉机的控制。麻醉期间应保留自主呼吸。

（3）紧闭式吸入麻醉 紧闭式吸入麻醉环路中有二氧化碳吸收装置，能保证患者吸气与呼气和大气完全隔绝，呼吸气完全受麻醉装置的控制，优点是患者被动呼吸麻醉机回路内的氧气和麻醉药，可辅助或控制呼吸，便于呼吸管理。

2. 静脉麻醉 是指将麻醉药物经静脉输入人体，通过血液循环作用于中枢神经系统而产生全身麻醉的方法。临床上单独使用某一种静脉麻醉药时常有镇痛或镇静不全，容易超量，以及产生不良反应等缺点，因此实际上多用两种以上的静脉麻醉药物进行联合用药。常用的药物有硫喷妥钠、氯胺酮、异丙酚（丙泊酚）、琥珀胆碱（司可林）、维库溴铵（万可松）、咪达唑仑和依托咪酯等。静脉麻醉的优点有诱导迅速、对呼吸道无刺激、患者舒适、苏醒较快、不污染环境等。

3. 基础麻醉 是在实施其他麻醉前预先使患者意识消失的麻醉方法。主要用于不合作小儿的麻醉处理，使之能进一步接受局部麻醉或全身麻醉。基础麻醉常用的药物为硫喷妥钠和氯胺酮，实施的方式主要为肌内注射。该方法目前已少用。

4. 复合麻醉 是指几种麻醉方法或药物的联合使用。口腔颌面外科手术常用的复合麻醉有：静–吸复合麻醉、全凭静脉复合麻醉等。

（1）静-吸复合麻醉　以静脉麻醉药和吸入麻醉药复合应用。或以静脉麻醉为主，麻醉深度不够时辅助吸入麻醉；或者以吸入麻醉为主，加用小剂量静脉麻醉。静-吸复合麻醉的优点是可避免某一种麻醉药用量过大所致的不良反应，且麻醉效果较佳。常用于手术时间较长的口腔癌联合根治术、上下颌骨切除术、正颌手术和微血管吻合手术等。

（2）全凭静脉复合麻醉　又称全部静脉复合麻醉。是指多种麻醉药物完全经静脉途径给药达到麻醉的方法。在选择麻醉药物配伍时应考虑具备以下几种作用：镇痛、催眠、松弛肌肉及抑制异常神经反射等。此麻醉方法诱导迅速、麻醉过程平稳、不增加呼吸道分泌物、无污染、苏醒较快、术后肺部并发症少。缺点是麻醉不易达到需要的深度，有时需加大辅助用药或肌松剂用量。

5. 控制性降压麻醉　是指麻醉期间主动将患者血压作有限度降低的一种方法。主要用于口腔颌面部有大量失血的手术如血管瘤切除术、正颌手术、颅颌面恶性肿瘤切除术等，以及精细的显微外科手术、避免麻醉期间血压急剧增高的手术。主要目的在于减少术中失血，避免输血或大量输液。但对于超高龄或伴有严重心脑血管疾病、肝肾功能不全、严重低血容量的患者，应禁忌使用。

6. 低温麻醉　是在全麻的基础上，用物理降温法将体温下降到一定程度的麻醉方法。其临床意义在于降低机体的代谢率，使重要器官尤其是脑的耗氧量减少，从而显著延长机体耐受缺血缺氧的时间，以利复杂手术的进行，提高手术成功率。适用于口腔颌面部特大手术例如颅颌面恶性肿瘤联合切除术、双侧颈淋巴清扫术、双侧颈内静脉结扎等手术。低温实施中降温的程度应视手术或治疗的具体情况而定，一般多采用浅至中低温，即30～34℃。

考点提示　口腔颌面外科常用的全麻方法。

三、口腔颌面外科全麻后的处理

手术结束后一段时间内，虽然全身麻醉用药已停止，但患者仍处于麻醉药物的残余作用下，或刚从麻醉状态下逐渐复苏，容易发生各种并发症，特别是呼吸系统并发症。因此必须严密观察患者，及时发现和处理出现的问题，确保患者安全。

（一）严格掌握拔管指征

要待吞咽、咳嗽反射恢复，清醒程度和肌张力恢复满意才能拔除气管导管，避免拔管过早。手术后颌面部解剖位置改变的患者多需留置口咽或鼻咽通气道。对口底、咽旁软组织明显肿胀、苏醒延迟、肌张力及反射恢复差的可适当延长拔管时间。

（二）保持呼吸道通畅

虽然全麻患者术后咳嗽反射逐渐恢复，但其神志尚未清醒，机体的正常保护功能反应迟钝，故应密切注意拔管后有无呼吸道梗阻、呕吐物误吸、通气不足等情况。及时清除口腔内异物、唾液、血凝块及脱落物，防止误吸。小儿拔管期间容易发生喉、支气管痉挛，要采取应对措施。术中喉头损伤，或因咽后壁、舌根等部位手术引起组织移位、肿胀，可导致呼吸困难，因此拔管后吸氧、尽早喉咽部雾化蒸汽吸入，有利于预防喉水肿。复苏期床旁应备有气管切开器械、加压给氧装置、钢丝剪、吸引器等，以便必要时气管切开，估计拔管后难以维持气道通畅者，则需预先作气管切开术。

（三）监测生命体征

口腔颌面部手术出血较多，应根据血压、脉搏、尿量、中心静脉压来指导血容量的补充。对较大手术的全麻后患者和重症患者，术后应送入麻醉恢复室或重症监护治疗室（ICU）进行呼吸功能、脉搏、血氧饱和度、心电图、血压等方面的监测，为患者救治和平安度过术后危险期创造良好条件。

（四）注意药物的不良反应

某些麻醉剂和辅助麻醉剂对中枢及外周神经可产生抑制作用，如芬太尼、哌替啶和肌松剂可致术后的呼吸抑制；氯胺酮、酚噻嗪类药物可引起小儿全麻后的躁动不安、肌僵和抽搐等。所以术后应严密观察，酌情处理，必要时可应用拮抗剂。

第三节 镇 痛

扫码“学一学”

疼痛是一种与损伤相关的不愉快的、人人都有过的感觉和体验，是许多疾病的常见症状和体征。口腔颌面部的炎症、创伤、神经疾病、晚期恶性肿瘤以及手术后疼痛，常需采用一定的措施来减轻或消除疼痛。

一、疼痛的分类

疼痛是机体受到内、外伤害性刺激所产生的一种临床症状。疼痛分为生理性痛（急性痛）和病理性痛（慢性痛）两种。

生理性痛（急性痛）根据位置深浅分为浅表痛和深部痛。浅表痛定位明确，由强刺激作用于皮肤引起的；深部痛定位模糊，源于肌肉、肌腱、骨膜和关节。生理性痛是一种保护性信号，提醒人们避免进一步的损伤，具有明显的生物学意义。

病理性痛（慢性痛）分为炎症性痛和神经病理性痛。炎症性痛是由外周组织损伤导致的疼痛；神经病理性痛是由神经损伤所造成的疼痛。均表现为痛觉过敏、触诱发痛和自发痛。慢性痛常常损害患者的生理功能和行为。

二、疼痛的治疗

镇痛治疗的新理念是规范的疼痛处理，主要原则是：有效消除疼痛，最大限度减少不良反应，把疼痛治疗带来的心理负担降到最低，全面提高患者的生活质量。治疗疼痛前，首先应确定疼痛的原因、性质及部位，尽可能直接治疗原发病，对临床上原发病原因不明或不能彻底治疗者，只能采用减轻或消除疼痛的措施。常用的镇痛措施有以下几种。

（一）药物镇痛

常用镇痛药物包括非甾体类抗炎药、对乙酰氨基酚、麻醉性镇痛药和阿片类镇痛药，辅助性药物有抗抑郁药、镇静催眠药、糖皮质激素等。在用药前必须熟悉药物的作用、药理毒理、用法用量、不良反应，根据疼痛强度、疼痛类型、身体状况、合并症等合理选择药物，以达到镇痛疗效高，副作用小，患者易于接受的目的。首选途径为无创给药。

1. 非麻醉性镇痛药 指解热镇痛抗炎药，包括阿司匹林、布洛芬、吲哚美辛、萘普生、对乙酰氨基酚等。镇痛作用机制主要在外周，是通过抑制炎症部位的前列腺素合成而实现的。可缓解轻度至中度疼痛，也可用于术后镇痛，对骨转移肿瘤相关疼痛疗效明显，长期应用无耐受性和成瘾性。常用剂量：阿司匹林一次0.3～0.6g，一天3次，口服；布洛芬一次0.2～0.4g，一天3次，口服。这类药物的主要不良反应是胃肠道反应，对消化道溃疡或食管炎患者不宜应用。由于抑制血小板聚集，患出血性疾病的患者应慎用，择期手术的患者至少应于术前1周停止用药。

2. 麻醉性镇痛药 指阿片碱类及其合成代用品。这类药物适用于中度及重度疼痛。如严重创伤、手术后疼痛和癌性疼痛。长期使用具有耐受、依赖等副作用，甚至发生成瘾和呼吸抑制等严重并发症。因此，在临床使用中必须在专科医师的严格指导下进行镇痛治疗，特别是慢性疼痛患者。

（1）吗啡 是麻醉性镇痛药的典型代表，镇痛作用非常强。单次给药（5～10mg，皮下注射）可维持4～5小时；临床上常用作用时间较长的盐酸吗啡缓（控）释片，一次20mg，一天2次，以治疗慢性顽固性剧痛，如晚期癌症患者。不良反应包括便秘、恶心、呕吐等，严重并发症为成瘾和呼吸抑制。

（2）芬太尼 是手术后最常用的麻醉性镇痛药之一，一般静脉给药，起效快，镇痛效果可靠。缺点是药物的蓄积性，并可导致致命的呼吸抑制。

（3）哌替啶 又名唛啶、度冷丁，是临床上应用最广泛的强效阿片类药。与吗啡相比，镇痛效果较弱和作用时间较短（2～4小时），主要用于创伤和手术后镇痛，常用剂量为一次50～100mg，肌注。

（4）其他的麻醉性镇痛药 有二氢吗啡酮、美沙酮和丁丙诺啡等。

癌痛的治疗属长期治疗计划，应用镇痛药治疗癌痛，应采用世界卫生组织（WHO）推荐的三阶梯镇痛疗法。针对轻、中度周围性癌痛患者，首选第一阶梯的非类固醇抗炎药，主要药物是阿司匹林；如果第一阶梯药物不能满意镇痛，则采用第二阶梯的可待因或其他弱阿片类镇痛药，主要药物是可待因；若疼痛仍不能缓解或继续加重，再选用第三阶梯的强阿片类镇痛药，主要药物是吗啡。每阶梯可配合辅助性药物治疗。

3. 辅助性药物

（1）抗抑郁药 除了抗抑郁效应外还有镇痛作用，可用于治疗各种慢性疼痛综合征。三环类抗抑郁药可用于治疗慢性疼痛，没有耐药性或成瘾性。应用较多的是阿米替林和多塞平。一次25mg，一天3次，口服。不良反应包括口干、尿潴留、直立性低血压、心动过速等。

（2）镇静催眠、抗焦虑药 疼痛患者大都伴有抑郁、焦虑、失眠等症状，所以在疼痛治疗中，要适时增加抗抑郁、抗焦虑、镇静催眠药物的治疗，有利于慢性疼痛患者的睡眠和休息，改善其精神症状，以达到镇痛目的。司可巴比妥，一次0.1～0.2g，口服；苯巴比妥，一次0. 03～0.06g，口服；地西泮，一次2.5～5mg，口服。

（3）糖皮质激素类药物 主要有泼尼松、泼尼松龙、地塞米松、倍他米松、曲安松龙等。这类药物有助于消除肿瘤周围的炎症，缓解对神经的压迫。可口服泼尼松龙，一次10mg，一天3次。

（4）B族维生素类药物 维生素是维持机体正常代谢的一类必需物质，维生素B_1、维生素B_{12}对维持神经功能相当重要。临床上可将维生素B_1 100mg或维生素B_{12} 500μg加入局麻药中混匀后，行神经阻滞治疗神经痛。亦可采用维生素B_1 100mg，维生素B_{12} 500～1000μg，隔日1次，肌注。

（5）中草药 许多中药具有抗炎、镇痛作用，可酌情选用。

除了前述药物外，卡马西平、苯妥英钠等抗癫痫药也是治疗三叉神经痛的常用药物。

（二）神经阻滞疗法

用局部麻醉药物或神经破坏性药物阻断神经传导功能，使疼痛的传导途径阻断，从而达到镇痛的方法称神经阻滞疗法。对诊断性或可逆性的阻断神经功能时使用短效麻醉剂；对治疗性或不可逆性的阻断神经功能时使用长效麻醉剂或神经破坏性药物。如可采用局部麻醉药单独阻滞三叉神经上颌支或下颌支，作为诊断性措施明确三叉神经痛定位；采用神经破坏药物无水酒精或8%～12%的酚甘油进行神经破坏疗法；可较长时间甚或永久性（不可逆性）阻断神经传导功能，可用于治疗癌痛和三叉神经痛等顽固性疼痛。

（三）放疗或化疗

放疗可减轻或缓解因肿瘤引起的疼痛。考虑放疗时，必须鉴别引起疼痛的原因是否为恶性肿瘤。放疗对肿瘤侵犯骨质引起的疼痛通常有效，对神经受累引起的疼痛疗效较差，对软组织肿块所致的疼痛疗效最差。疼痛缓解的可能性还取决于能够应用的有效照射量和肿瘤的放疗敏感性。影响疗效的还有肿瘤的组织学类型及部位。骨的转移癌采用姑息性放疗可有效地缓解疼痛。因脑转移引起的头痛，如配合应用糖皮质激素治疗，20～30Gy常有较好镇痛效果。

化疗药物也可用于治疗癌痛，不同类型的肿瘤对化疗的反应不同。腺癌、恶性黑色素瘤、骨和软组织肉瘤等对放疗不敏感的肿瘤，采用化疗同样不易获得使肿瘤缩小、缓解疼痛的效果。从理论上讲，因肿瘤引起的多个部位疼痛，化疗较为有效。颌面、口咽及颈部的复发癌常累及神经结构，采用化疗难以控制疼痛，应选用镇痛药、神经阻滞或手术镇痛等综合方法。

（四）针灸疗法

针灸治疗疼痛在我国历史悠久。它是利用金属毫针、三棱针等在体表的腧穴上进行针刺而达到缓解疼痛。有关针灸镇痛机制的研究很多，一般认为中枢神经系统除了存在一些对伤害性刺激非常敏感的痛觉中枢外，在中枢各级水平还存有“痛觉调制系统”，针灸疗法可能通过抑制或调制痛觉冲动向中枢的传递，使伤害性疼痛刺激引起的感觉和反应受到抑制，从而产生镇痛效应。此外针灸的镇痛效应还可能有体液因素的参与。

针灸治疗疼痛可选取有疼痛或压痛点的局部腧穴，即“以痛为腧”。亦可按经络循行部位选远处腧穴，即“循经取穴”。治疗急性、剧烈疼痛时，循经取四肢穴位在临床实践中最常用，如颌面部手术后疼痛、神经痛、牙痛，取手阳明大肠经的迎香穴，远端循本经取合谷穴。针刺“得气”后医师捻转针柄时有紧、沉感；患者有酸、胀、麻、沉重感，则疼痛减轻。为了维持镇痛和加强镇痛效果，得气后可留针15～30分钟或将电针仪的导线连接至针柄上作刺激源。

针刺镇痛较安全，效果较好，但有时可出现晕针、滞针、血肿等不良反应。

（五）电刺激疗法

经皮神经电刺激镇痛技术的依据是疼痛的脊髓闸门控制理论（spinal gate control theory）。该理论认为脊髓后角调节感觉信息的传递，较大的有髓纤维（即机械性刺激感受纤维）的活动将抑制较小纤维（即感受伤害的C纤维）的活动，从而减少疼痛。

经皮神经电刺激疗法是采用电脉冲波刺激仪，通过放置在身体疼痛区域皮肤上的双电极，使低压电流透过皮肤对机体粗神经末梢进行温和的刺激，以达到提高痛阈、缓解疼痛的一种方法。该疗法常用于缓解手术后疼痛、神经痛、关节痛等。

（六）手术疗法

对其他疗法反应差的三叉神经痛或癌痛，可经颞部入路或枕下入路行三叉神经感觉根切断术。对发作频繁、疼痛剧烈、非手术疗法无效的舌咽神经痛可行颅内或颅外舌咽神经切断术。还可用三叉神经周围支撕脱术治疗三叉神经痛。

（七）射频温控热凝术

射频温控热凝术可用于治疗三叉神经痛和舌咽神经痛，疗效比神经阻滞好，并发症较少。

（八）心理疗法

口腔颌面部疼痛，尤其是慢性疼痛，还可采用心理疗法，如精神分析法、支持疗法、催眠和暗示疗法、放松疗法等。

知识链接

全程舒适无痛拔牙

很多患者有牙科恐惧症，对拔牙感到恐惧、紧张、害怕，由于其不配合给医生的治疗带来困难，同时也使患者在心理上受到煎熬。随着微创、舒适、无痛口腔治疗理念的兴起，临床上提出了全程舒适无痛拔牙的方法，以改善患者的就医体验。

操作程序：术前口服非麻醉性镇痛药如布洛芬，笑气（N_2O）吸入镇静镇痛，局麻注射区表面麻醉，STA计算机控制局部麻醉仪注射麻药，在镇静镇痛效果俱佳的情况下进行拔牙操作。笑气/氧气吸入可提高患者痛阈、减轻疼痛，并减轻或消除焦虑，使患者达到放松、舒适、合作，属于一种清醒镇静技术。该法使患者无论是注射麻药、还是拔牙期间以及术后都处于一种舒适无痛状态，因此称为全程舒适无痛拔牙。

本章小结

局部麻醉是应用局麻药物或其他方法暂时阻断机体一定区域内神经的感觉传导功能，从而使该区域疼痛消失的方法。局麻药可分为酰胺类和酯类，目前常用的酰胺类局麻药有利多卡因、阿替卡因、甲哌卡因；酯类局麻药常用的是普鲁卡因和丁卡因，但目前临床上已很少使用。口腔颌面外科临床常用的局麻方法，主要有表面麻醉、浸润麻醉和阻滞麻醉，冷冻麻醉已较少应用。局部麻醉的并发症有：晕厥、中毒、变态反应、注射区疼痛和水肿、血肿、感染、暂时性面瘫、注射针折断、神经损伤、暂时性牙关紧闭、暂时性复视或失明等，需要注意防范。

全身麻醉是指利用麻醉药物使人体产生可逆性全身痛觉和意识消失，同时伴有反射抑制和肌肉松弛的状态。口腔颌面外科全麻有其鲜明的特点，要注意把握。口腔颌面外科常用的全麻方法可分为：吸入麻醉、静脉麻醉和复合麻醉。

镇痛治疗首先应确定疼痛的原因、性质及部位，尽可能直接治疗原发病，遵循疼痛治疗新理念。常用镇痛方法有：药物疗法、神经阻滞疗法、针灸疗法、射频温控热凝术、电刺激疗法、放疗和化疗、手术疗法、心理疗法等。

习 题

扫码“练一练”

一、选择题

【A1/A2型题】

1. 具有抗室性心律失常的局麻药是

A. 丁卡因　　B. 普鲁卡因

C. 利多卡因　　D. 布比卡因

E. 卡波卡因

2. 局麻药中加入肾上腺素的浓度宜为

A. 1：（20000～40000）　　B. 1：（2000～4000）

C. 1：（50000～200000）　　D. 1：（2000000～4000000）

E. 1：（200～400）

3. 利多卡因用于阻滞麻醉的浓度是

A. 1%～2%　　B. 0.1%～0.2%

C. 0.25%～0.75%　　D. 0.25%～0.5%

E. 2%～3%

4. 利多卡因的一次注射最大剂量是

A. 800～1000mg　　B. 60～100mg

C. 300～400mg　　D. 100～150mg

E. 500～600mg

5. 牙列完整的患者经口内注射行上牙槽后神经阻滞麻醉进针点

A. 上颌第一磨牙近中颊侧根部前庭沟

B. 上颌第一磨牙远中颊侧根部前庭沟

C. 上颌第二磨牙近中颊侧根部前庭沟

D. 上颌第二磨牙远中颊侧根部前庭沟

E. 上颌第二双尖牙颊侧根部前庭沟

6. 牙列完整的患者腭大孔的位置在

A. 上颌第一磨牙腭侧龈缘至腭中线连线的中外1/3交界处

B. 双侧上颌第一磨牙腭侧龈缘连线的1/3处

C. 上颌第三磨牙腭侧龈缘至腭中线连线的中外1/3交界处

D. 双侧上颌第三磨牙腭侧龈缘连线的1/3处

E. 双侧尖牙连线与腭中线的交点处

7. 麻醉上颌前牙腭侧牙龈、黏骨膜和牙槽骨应阻滞

A. 上牙槽前神经　　B. 上牙槽中神经

C. 眶下神经　　D. 鼻腭神经

E. 腭前神经

8. 麻醉上颌双尖牙、磨牙腭侧牙龈、黏骨膜和牙槽骨应阻滞

A. 上牙槽中神经　　B. 上牙槽后神经

C. 眶下神经　　D. 鼻腭神经

E. 腭前神经

9. 下牙槽神经阻滞麻醉口内注射法，注射器应

A. 放在同侧第一、第二双尖牙之间，与中线呈45°，注射针高于下颌牙𬌗面1cm并与之平行

B. 放在对侧第一、第二双尖牙之间，与中线呈45°，注射针高于下颌牙𬌗面1cm并与之平行

C. 放在同侧侧切牙与尖牙之间，注射针高于下颌牙𬌗面1cm并与之平行

D. 放在对侧侧切牙与尖牙之间，注射针高于下颌牙𬌗面1cm并与之平行

E. 放在左、右中切牙之间，注射针高于下颌牙𬌗面1cm并与之平行

10. 下牙槽神经阻滞麻醉口内法的进针点是

A. 下颌磨牙咬合面上1cm处　　B. 颊脂垫尖

C. 翼下颌韧带中点稍内侧　　D. 磨牙后垫上方1cm处

E. 翼下颌韧带中点

11. 拔除松动乳牙最好用

A. 浸润麻醉　　B. 阻滞麻醉

C. 表面麻醉　　D. 吸入麻醉

E. 针刺麻醉

12. 拔除下颌第一磨牙需麻醉同侧的

A. 下牙槽神经+舌神经　　B. 下牙槽神经

C. 下牙槽神经+颊长神经　　D. 舌神经+颊长神经

E. 下牙槽神经+舌神经+颊长神经

13. 拔除上颌第一磨牙需麻醉同侧的

A. 上牙槽后神经+腭前神经

B. 上牙槽中神经+腭前神经

C. 上牙槽后神经+上牙槽中神经+腭前神经

D. 上牙槽后神经+上牙槽中神经+鼻腭神经

E. 上牙槽中神经+上牙槽前神经+腭前神经

14. 拔除上颌智牙需麻醉同侧的

A. 上牙槽中神经+腭前神经　　B. 上牙槽中神经+鼻腭神经

C. 上牙槽后神经+鼻腭神经　　D. 上牙槽后神经+腭前神经

E. 上牙槽后神经+上牙槽中神经+腭前神经

15. 拔除上颌双尖牙需麻醉同侧的

A. 上牙槽中神经+鼻腭神经　　B. 上牙槽后神经+鼻腭神经

C. 上牙槽后神经+腭前神经　　D. 唇、腭侧浸润麻醉

E. 上牙槽前神经+鼻腭神经

16. 患者注射局麻药后出现头晕、胸闷、面色苍白、全身冷汗、四肢厥冷无力、脉快而弱、恶心、呼吸困难，甚至意识丧失，多为

A. 变态反应　　B. 晕厥

C. 中毒　　D. 休克

E. 全脊髓麻醉

17. 下列因素中哪项不是口腔颌面外科全身麻醉的特点

A. 小儿、老年患者多　　B. 术中多需要良好的肌松

C. 常有开口困难　　D. 手术失血多

E. 常需鼻插管

18. 下列哪项不是常用的全麻方法

A. 吸入麻醉　　B. 静脉麻醉

C. 基础麻醉　　D. 低温麻醉

E. 冷冻麻醉

19. 下列哪些是疼痛的治疗方法

A. 药物治疗　　B. 神经阻滞疗法

C. 放疗和化疗　　D. 射频温控热凝术

E. 以上都是

二、思考题

患者，男，45岁。因右侧上颌第一前磨牙拔除进行右眶下神经阻滞麻醉，注射麻药后右侧眶下区迅速肿胀，在皮下出现紫红色瘀斑。

1.请问该患者的诊断是什么？

2.请给出该患者的处理措施。

（任道普）

第四章

牙及牙槽外科

学习目标

口腔医学专业：

1.掌握 牙拔除术的适应证与禁忌证、牙拔除术的基本步骤和方法、各类牙及牙根拔除的特点及牙拔除术的术中、术后并发症及其防治。

2.熟悉 下颌阻生第三磨牙拔除的适应证、临床分类、拔除的基本步骤和方法。

3.了解 拔牙创的愈合过程、牙槽外科常见手术的适应证及手术方法；外科动力系统在拔牙术中的应用。

4.具备判断拔牙适应证与禁忌证的能力，能运用拔牙器械进行简单牙的拔除。

5.在牙拔除术前、术中、术后具有人文关怀的能力和有效沟通的能力。

口腔医学技术专业：

1.掌握 牙拔除术的适应证与禁忌证、牙拔除术的基本步骤和方法、各类牙及牙根拔除的特点。

2.熟悉 拔牙器械及其使用方法。

3.了解 牙槽外科常见手术。

4.具备判断拔牙适应证与禁忌证、拔牙术后并发症及其防治的能力。

5.接诊患者具有人文关怀的能力和有效沟通的能力。

案例讨论

【案例 1】

患者，男，25岁。因右侧下颌后牙反复肿痛2年来诊。检查：右侧下颌第三磨牙近中位阻生，与第二磨牙之间有食物嵌塞，第三磨牙牙冠周围软组织无明显红肿。

【讨论】

1.该病例的诊断及诊断依据是什么？

2.需要做哪些辅助检查？

3.该患者右侧下颌第三磨牙需不需要拔除？

【案例 2】

患者，男，63岁。来口腔门诊就诊，要求拔除左下颌第一磨牙残根。询问既往病史得知，患者有10余年的冠心病史，3个月前出现心肌梗死，经治疗目前病情稳定，现每日口服阿司匹林、异山梨酯、辛伐他汀等药物。

【讨论】

该患者目前能不能拔牙？为什么？

扫码“学一学”

第一节　牙拔除术概述

牙拔除术（exodontia）又称为拔牙术，是指在局部或全身麻醉下，通过手术的方法，将符合拔牙适应证的牙从牙槽窝取出的过程。牙拔除术是口腔颌面外科最基本和最常用的手术，常作为某些牙病的终末治疗手段，也是治疗口腔颌面部牙源性疾病或某些相关全身疾病的外科措施。

作为一项外科手术，牙拔除术必然造成局部软、硬组织不同程度的损伤，而拔牙又是在口腔内污染环境下进行，所以术中、术后出现的局部反应（出血、肿胀、疼痛等）和不同程度的全身反应（体温、脉搏、血压的波动，并发症的出现，患者精神、心理的变化等），需引起口腔医护人员的重视。对于牙拔除术的准备和操作，应遵循无痛、无菌、微创等外科原则。在理论学习和临床实践中，应清楚认识到牙拔除术的如下要求：①拔牙是积极治疗和预防某些疾病的手段；②麻醉有效，拔牙时无痛感，是顺利完成拔牙手术的先决条件；③减少创伤，减少并发症；④严格遵循无菌操作原则；⑤严格掌握拔牙的适应证、禁忌证；⑥心理护理和有效沟通贯穿于术前、术中、术后整个过程。

因此，口腔科医师只有掌握了充足的理论知识、熟练的操作技术和完美的技巧，以严肃认真的态度对待，才能取得拔牙手术的成功。

考点提示　拔牙适应证和禁忌证。

扫码“看一看”

一、适应证

牙拔除术的适应证是相对的，应根据医疗水平及患者自身条件选择。随着口腔医学的进展，口腔治疗技术的提高，口腔微生物学和药物学的发展，口腔材料和口腔修复手段的不断进步，拔牙的适应证也发生了相应的改变。过去很多需要拔除的患牙，现在可得以保留下来。口腔科医师的责任，首先是保存牙，应最大限度地保持牙的功能和美观，故考虑牙是否要拔除时应极端慎重。

1. 牙体病损　牙体组织龋坏或破坏严重，用现有的修复手段已无法恢复和利用者可拔除。例如因龋病使牙冠破坏过大、无法修复的牙；牙颈部深龋已达牙槽嵴下方难以修复的牙；残根或外伤所致断根不能作桩核冠修复的牙。

2. 根尖周病　严重的根尖周病变，不能采用根管治疗或根尖切除等方法治愈者。

3. 牙周病　晚期牙周病，导致牙明显松动，牙周骨组织支持大部分丧失，采用常规和手术治疗，已无法取得牙的稳固和功能者。

4. 牙外伤　因外伤劈裂、折断而不能修复的牙。具体而言，冠折通常经过及时、合理的治疗一般可以保留；冠根折应依据断面位于龈下的位置、松动度、牙周组织状况、固定条件等综合考虑是否保留；根中1/3折断一般为拔牙适应证；根尖1/3折断可经治疗后观察；部分脱位的牙，如牙体组织基本完整，应局麻下手法复位、可靠固定后保留；完全脱位的牙，条件良好时，可行牙再植术保留患牙。

5. 错位牙　影响功能及美观，导致咬合关系异常、邻近组织病变或创伤、食物嵌塞、牙周炎、邻牙龋坏、妨碍义齿修复，不能用正畸等方法恢复到正常位置者，均可考虑拔除。

6. 埋伏牙、阻生牙　引起邻牙牙根吸收、反复冠周炎、牙列不齐、邻牙龋坏者均应拔除；颌骨内的埋伏牙当其压迫神经引起疼痛时，应予以拔除；部分阻生牙预测可采用牙移植方法利用者，暂且保留。

7. 额外牙　常会引起正常牙的萌出障碍或错位，造成错𬌗畸形，影响美观，一般需要拔除。

8. 融合牙及双生牙　发生于乳牙列延缓其牙根的生理吸收，阻碍其继承恒牙的萌出者应拔除。

9. 滞留乳牙　影响恒牙正常萌出者应及时拔除；乳牙根尖周炎不能控制而反复急性发作者应予以拔除；乳牙根尖外露刺伤周围软组织者应予以拔除或磨除外露部分；若距换牙尚早者，有条件应做乳牙列间隙保持器；乳牙滞留，如其下方无恒牙胚（先天缺失）或恒牙阻生，乳牙无松动且有功能时，予以保留。

10. 治疗需要　因正畸治疗需要进行减数的牙；因义齿修复需要拔除的牙；囊肿或良性肿瘤波及的牙，可能影响治疗效果者均为拔牙适应证；恶性肿瘤放疗前，为预防严重并发症而需要拔除的牙，但应注意，拔牙7～10天后方可行放射治疗。

11. 病灶牙　引起局部感染（蜂窝织炎、颌骨骨髓炎、上颌窦炎等）的病灶牙，在急性炎症控制后，如无法治疗或无保留价值应予以拔除；对可疑为某些疾病，如亚急性心内膜炎、风湿病、肾炎，特别是一些眼病（虹膜睫状体炎、视神经炎、视网膜炎等）的病灶牙，在相关科室医生的要求下，可慎重考虑拔除。

12. 骨折累及的牙　因颌骨骨折或牙槽骨骨折所累及的牙，影响骨折愈合者应拔除，但在不影响骨折愈合的前提下，应尽可能保留。

二、禁忌证

牙拔除术的禁忌证具有相对性。禁忌证受医院或诊所的器械设备、药物条件、技术条件、医师的经验水平、全身疾病状况、口腔局部情况、患者精神心理状况等因素的综合影响。应根据具体情况，慎重考虑后决定是否给患者拔牙。患有全身性疾病的患者，必要时应请相关科室医师会诊，共同决定是否给患者拔牙。在一定程度上，拔牙的禁忌证是可以转化的，某些疾病经过治疗后，在一定的监控条件下可以实施拔牙手术。

（一）心脏病

术前应了解患者患心脏病的种类、其患病程度如何、治疗情况及目前心脏功能状况如何。一般而言，心脏病患者如心功能尚好，为Ⅰ级或Ⅱ级，可以耐受拔牙及其他口腔小手术，但必须保证镇痛完全；保证患者安静，不激动、不恐惧、不紧张。

1. 下列情况应视为拔牙的禁忌证或暂缓拔牙。

（1）6个月内发生过心肌梗死。

（2）心绞痛近期频繁发作。

（3）心功能Ⅲ～Ⅳ级或已出现心力衰竭症状者，如端坐呼吸、发绀、下肢水肿、颈静脉怒张等。

（4）心脏病合并未控制的高血压者，血压高于180/100mmHg，应先治疗后再拔牙。

（5）有三度或二度Ⅱ型房室传导阻滞、双束支阻滞、阿斯综合征（突然神志丧失合并心传导阻滞）史者。

2. 牙拔除术及口腔手术会引起暂时性菌血症的发生。因此，先天性心脏病患者、心血管瓣膜受损者、心脏瓣膜置换术及瓣膜成形术术后的患者，心脏修补术术后的患者等，在有菌血症发生时，都有导致细菌性心内膜炎的可能性，主要表现为绿色链球菌（甲型溶血性链球菌）菌血症。青霉素是预防绿色链球菌性心内膜炎的首选药物，但使用青霉素24小时后即产生耐药菌株。此类患者拔牙，应在术前30分钟肌注青霉素或术前60分钟口服青霉素类药物（推荐口服阿莫西林）。若在2周内曾使用过青霉素者或对青霉素过敏的患者，建议使用大环内酯类抗生素预防心内膜炎。

3. 对于冠心病患者术前预防性口服“消心痛”或含服硝酸甘油等扩血管药物；高血压性心脏病术前合理降压；心肌炎多为病毒性，做好心功能监测，慎重拔牙。

4. 心脏病患者如处于抗凝药物治疗之中，在行牙拔除术时，应注意出血问题。

5. 心脏病患者在拔牙术中的注意事项

（1）保证无痛、轻柔快速的手术操作；局麻药物以使用2%利多卡因为宜，但如有Ⅱ度以上的传导阻滞不宜应用。麻醉药中一般不加血管收缩剂肾上腺素，以免增加心脏负担。

（2）术前口服抗心脏病药物。

（3）有些心脏病患者须预防性使用抗生素，预防细菌性心内膜炎的发生。

（4）心理护理贯穿于拔牙术整个过程，以增强患者的信任感，消除紧张情绪。

（5）在心电监护下拔牙，必要时协同心内科医生会诊。心脏病患者应在安静宽敞的专用诊室，配备心电图机、多导生理监测仪、氧气传输设备、气管插管器械、心脏除颤器等监测和抢救器材，配齐各类急救药品，同时应配备具有一定临床经验且操作熟练的麻醉师和医护人员。

（二）高血压

如为单纯性高血压病，在无心、脑、肾并发症的情况下，血压在180/100mmHg以下，一般是可以拔牙的。当合并有心、脑、肾等器质性病变者，最好在心脏、血压监护下行牙拔除术。一般的高血压患者是否可以拔牙，应根据血压高低、有无自觉症状、既往血压最高值和近期血压波动情况以及患者精神是否紧张来决定。如患者有头痛、头晕症状，血压在既往最高水平，近期血压波动较大，应暂缓拔牙，给予降压药物进行治疗。

局麻药物以使用2%利多卡因为宜，麻药中禁用血管收缩剂肾上腺素，注意完善止血。术后应继续控制血压，防止拔牙后出血。

（三）造血系统疾病

造血系统疾病包括贫血、白血病、出血性紫癜及血友病等。应注意血液成分的量与质，在有出血倾向和抗感染能力降低时，应视为拔牙禁忌证。

1. 贫血　指外周血液血红蛋白量低于正常值的下限，一般伴有红细胞数量或压积减少。我国正常人血红蛋白（Hb）范围：成年男性120～160g/L，成年女性110～150g/L。世界卫生组织诊断贫血的血红蛋白标准为（氰高铁血红蛋白法测定）：成年男性低于130g/L，成年女性低于120g/L，孕妇低于110g/L。

贫血是一种症状，而不是具体的疾病，多种疾病可伴有贫血。皮肤和黏膜苍白是最常见和显著的体征，观察指甲、手掌、皮肤皱纹处、口唇黏膜和睑结膜等处，较为可靠；疲倦、乏力、头晕、耳鸣、记忆力衰退和思想不集中等皆为常见症状。血红蛋白低于60g/L者，约30%患者可有心电图改变。临床上常见的贫血类型包括：再生障碍性贫血、巨幼细胞贫血、缺铁性贫血、溶血性贫血。

如血红蛋白在80g/L以上，血细胞比容在0.30以上，一般可以拔牙。慢性贫血者因机体已有良好适应性和代偿功能，即使血红蛋白在60g/L左右，也能耐受拔牙手术。但老年或动脉硬化者，血红蛋白应保持在100g/L左右，以防止术中、术后出血。

再生障碍性贫血患者拔牙前还应注意白细胞、血小板的情况；溶血性贫血患者拔牙时应警惕溶血危象的发生。

2. 白细胞减少症和粒细胞缺乏症　正常成人周围血白细胞数为（4～10）$\times 10^9$/L。当白细胞低于4×10^9/L，称白细胞减少症；粒细胞绝对计数持续低于2×10^9/L，称为粒细胞减少症；如低于1×10^9/L，称为粒细胞缺乏症。白细胞和粒细胞的大量减少，可以直接引起严重感染和影响伤口愈合，临床上一般要求，中性粒细胞在（2～2.5）$\times 10^9$/L以上，或白细胞总数在4×10^9/L以上，患者可耐受拔牙及手术。

引起白细胞和粒细胞减少的病因甚多，一些临床上常用的药物，如普萘洛尔、青霉素、利福平、异烟肼、苯妥英钠、氯丙嗪等；治疗肿瘤的药物，如多种细胞毒制剂、抗代谢药物等；密切接触放射线或苯的工作人员等均可导致白细胞减少。

3. 急性白血病　①白血病常有发热和感染，而以咽峡炎及口腔炎多见。约1/3以上患者由于血小板减少表现为出血倾向，约2/3患者有严重贫血症状。急性白血病为拔牙的禁忌证。②慢性白血病包括慢性粒细胞白血病和慢性淋巴细胞白血病，主要表现为脾大和白细胞、血小板异常，如必须拔牙时，应与有关专家合作，注意预防感染及出血。

4. 淋巴瘤　原发于淋巴结或淋巴组织的恶性肿瘤，恶性程度不一。淋巴瘤分为霍奇金淋巴瘤及非霍奇金淋巴瘤两大类，前者的发病率明显低于后者。典型者有无痛性、进行性淋巴结肿大，并多见于颈部，发热及肝脾大也常见。晚期有恶病质、贫血等表现。必须拔牙时，应与有关专家配合，在治疗有效、病情稳定时进行。

5. 出血性疾病　止血功能缺陷引起，表现为自发性出血或损伤后出血不止。

（1）原发性血小板减少性紫癜　或称自身免疫性血小板减少性紫癜，为并无特殊病因引起的血小板减少（有明确病因者为继发性），为较常见的一种出血性疾病。急性型常见于儿童，突然发生广泛、严重的皮肤及黏膜出血，此时为拔牙的禁忌证。慢性型较常见，约80%为青年女性，起病慢，表现为持续、反复的皮肤出血、牙龈及口腔黏膜出血、女性月经过多等方面，拔牙时，应选择在血小板50×10^9/L以上进行，注意术中、术后选择合适有效的止血方法，必要时行专科会诊检查，与专科医师合作拔牙。

（2）血友病　为一组遗传性凝血功能障碍的出血性疾病。共同特征为活性凝血活酶生成障碍，凝血时间延长，终生皆有轻微创伤后出血倾向。血友病分为A、B两型。血友病A（hemophiliaA）是凝血因子Ⅷ缺乏，约占先天性出血性疾病的85%；血友病B（hemophiliaB），又称为凝血因子Ⅸ缺乏症，占血友病的15%～20%。血友病患者必须拔牙时，应输新鲜冷冻血浆，补充凝血因子Ⅷ或Ⅸ浓缩物。当凝血因子Ⅷ浓度提高到正常的30%时，可进行拔牙或小手术，提高到60%时才可行较大手术。拔牙时应力求减少创伤，拔牙后拉拢缝合牙龈，缩小创口，拔牙创内填塞止血药物。

（3）血管性假血友病　也称von willebrand 综合征（vWD）。本病为遗传性疾病，男女皆可罹患。患者有出血倾向，如鼻出血、牙龈出血、妇女月经过多等。常发生于儿童期，随年龄增长，出血的严重程度可逐渐减轻。此类患者禁用阿司匹林、保泰松、吲哚美辛、双嘧达莫和低分子右旋糖酐等影响凝血功能的药物，以防加重出血。原则上应避免拔牙或手术，必须手术时应在术前及术后输新鲜血，拔牙时注意事项同血友病。

有些疾病和出血诱因，如血管性假血友病、轻型血友病、血小板功能缺陷性疾病、长期服用某些药物等，在日常生活中可不出血，但手术或创伤后可出血不止，因此在考虑拔牙或手术时，必须详细询问病史，认真判断。

（四）糖尿病

正常成人空腹血糖为3.9～6.1mmol/L。未得到控制的糖尿病是拔牙的禁忌证。如需拔牙，空腹血糖应在8.88mmol/L以内，且又无酸中毒症状时进行。糖尿病患者在接受胰岛素治疗时，拔牙术最好在早餐后1～2小时进行，术后还应注意进食情况，继续控制血糖。由于糖尿病患者机体抵抗力低，术后容易发生感染，应在术前、术后给予抗生素。

（五）甲状腺功能亢进

此类患者可因感染、手术、焦虑引起"甲状腺危象"，重者可迅速引起衰竭甚至死亡，故不宜贸然拔牙。如果必须拔牙时应做详细检查，使其基础代谢率在+20%以下，脉搏在100次/分以下。麻药中不加肾上腺素类血管收缩剂，术前、术中、术后应监测脉搏和血压，术前、术后都应采取抗感染措施。

（六）肾脏疾病

各类急性肾病、肾衰竭或肾病严重者，均应暂缓拔牙。对于慢性肾功能不全，如处于肾功能代偿期，即内生肌酐清除率＞50%、血肌酐＜132.6μmol/L、临床无症状，则可以拔牙，但手术前应预防感染，一般应肌注青霉素，以防止拔牙造成的暂时性菌血症，而促使肾病急性发作。对于慢性肾衰竭接受透析治疗的患者，如果患牙作为病灶具有较大危害时，可在完成一次透析后进行手术，且应避免使用可能加重肾脏负担的药物。

（七）肝炎

对于急性期肝炎或肝功能损害严重者均应暂缓拔牙。主要由于肝脏产生的凝血酶原及纤维蛋白原缺乏，或肝脏无能力利用维生素K合成某些凝血因子而导致术后出血不止，必须待疾病好转后再行拔牙。

对于慢性肝炎，肝功能有明显损害者，会导致术后出血，术前应作凝血酶原和出、凝血时间检查，术后应使用止血药物，如维生素K、维生素C、酚磺乙胺等药物。对于肝炎患者，特别是乙型肝炎患者，术中应注意防止医源性交叉感染，如戴手套、使用一次性器械盘、拔牙器械使用后应用消毒液浸泡后再清洗、高温高压消毒等。

（八）妊娠

对于引起极大痛苦必须拔除的牙，在健康正常者的妊娠期间皆可进行；但因在妊娠期前3个月容易发生流产，后3个月容易发生早产，故对于选择性拔牙手术，应在妊娠的第4、5、6月期间进行较为安全，必要时术前1～2天注射黄体酮，手术应尽量避免恐惧、疼痛，麻药中不加肾上腺素。

（九）月经期

月经期拔牙，有可能发生代偿性出血，一般认为应暂缓拔牙。但必要时，简单的拔牙仍可进行，但要注意防止出血。

（十）感染急性期

在感染的急性期拔牙应根据感染的部位、波及的范围、病程的发展阶段、细菌的种类和毒力、拔牙创伤的大小、医师所能使用的抗生素水平、患者的全身状况、有无并发症等因素综合考虑。

1. 对某些牙源性感染（如急性颌骨骨髓炎），病变局限，无全身并发症，通过拔牙有利于去除病灶和引流者，可以在有效的抗生素控制下拔除简单的牙，术后应严密观察。

2. 在急性炎症（如急性蜂窝织炎、急性第三磨牙冠周炎等）未控制前，应首先控制炎症，防止炎症扩散；炎症一旦有所控制则应及时拔除患牙。

3. 口腔黏膜急性病变，如腐败坏死性龈炎、急性传染性口炎，应暂缓拔牙。

4. 急性传染病、严重的肺结核都可以降低机体的抵抗力，延迟伤口愈合，并发感染，因此应暂缓拔牙。

5. 复杂阻生牙的拔除，由于创伤大，有可能使炎症扩散，则应先控制炎症。但容易拔除的阻生牙，拔除有利于冠周炎症的控制，可在抗生素控制下拔牙。

（十一）恶性肿瘤

恶性肿瘤患者，瘤区的牙拔除可使肿瘤扩散，应与肿瘤一同做根治性手术。如发现在拟拔牙区有经久不愈的溃疡、肿物时应先取活检，排除恶性肿瘤后再拔牙。

恶性肿瘤患者需放射治疗时，位于照射区内的患牙拔除应在放射治疗前至少7～10天拔除或完成治疗。在放疗期间和放疗后3～5年内不应拔牙，否则可引起放射性骨坏死。如必须拔牙时，术中尽量减少创伤，术前、术后应给予大剂量抗生素预防感染，并向患者说明创口可能不愈合，甚至有引起放射性骨髓炎的风险等。

（十二）长期抗凝药物治疗

抗凝疗法多采用抗凝剂（阿司匹林、肝素等）降低血液黏滞度，抑制凝血过程的某些环节，防止血栓形成或扩大，以预防疾病复发。常用于急性缺血性心脑血管性疾病、血黏滞性增高、陈旧性心肌梗死、冠心病合并高血脂、脑血栓、肺栓塞、快速进行性肾小球肾炎、微血管病变、视网膜血栓栓塞性疾病和糖尿病血管病变等。

对长期服用小剂量阿司匹林者，如需停药应在术前3～5天开始，做好相关疾病的严密监测；对长期使用肝素的患者，其主要副作用为出血、血小板减少，如停药，药效需在5个半衰期后方可解除，通常肝素静脉注射6小时后、皮下注射24小时后，方可进行手术；使用华法林，如停药应至少在术前3～5天，通常需要1周前停药；服用氯吡格雷者，须在拔牙前1周停药。

临床治疗中如考虑停药的风险比拔牙后出血的危害更大，停药需冒严重或致命的栓塞的风险，可以不停药，要求凝血酶原时间在正常值2倍以下时，可以拔牙；术中和术后使用有效止血措施，如缝合创口、加压、局部止血剂（碘仿海绵）、局部冷敷等手段控制出血；对心瓣膜置换术、冠状动脉搭桥或成形术后的患者，可使用巴曲酶预防术后出血。

（十三）长期肾上腺皮质激素治疗

长期使用肾上腺皮质激素类药物，可导致肾上腺皮质萎缩。此类患者的机体应激反应能力及抵抗力均降低，如发生感染、创伤、手术等应激情况时，可导致危象的发生，表现为高热、恶心呕吐、腹泻、烦躁不安、血压下降、脉搏弱快等，最终发生循环衰竭，必须及时抢救。

术后20小时左右是发生危象最危险的时期。此类患者在拔牙前应与专科医师合作，术前迅速加大皮质激素用量，并需注意减少创伤、稳定患者情绪、保证无痛及预防感染。

（十四）神经精神疾病

有器质性及功能性神经疾病的患者，主要为合作问题。因精神与肉体的刺激或手术容易诱发疾病发作，轻度疾病者如必须拔牙，应在神经内科医生会诊与治疗后才能进行手术，术前还应给予镇静剂；严重疾病者应在全麻下进行拔牙，如帕金森病患者经常有不随意的活动，大脑性麻痹患者有痉挛状态，这些患者皆不能合作，除非使用全麻方可进行手术。

考点提示 拔牙前准备。

三、术前准备

为保证拔牙手术安全顺利地完成，必须重视术前准备，包括在手术前对患者的身体状态做出必要的调整，对手术人员、手术器械、手术场地进行必要的准备和检查，对手术野进行必要的清洁和预备等。

（一）患者术前的思想准备

对于拔牙，多数患者皆有恐惧、忧虑及焦急心理。心理状态的变化可导致生理功能的变化，对于有全身系统疾病的患者其影响尤为明显。牙拔除术大多在局麻下进行，术前应进行必要的解释工作，加强患者对治疗的信心及保持情绪稳定，取得与医师的配合，减少情绪波动对生理功能的影响，使手术顺利，平稳地完成。

术前的准备应始于患者进入医院时，包括医院及诊室应整齐、清洁；与患者接触的一切工作人员，皆应亲切、体贴、同情、耐心，认真听取患者叙述病情，进行细致的解释等；对于恐惧严重的患者可以用放松、分散注意力、呼吸放松等疗法进行椅旁缓解。

医护人员在与患者解释拔牙手术时，应注意以下问题：避免对拔牙过程使用刺激性的词语描述；避免准确估计拔牙时间；说明拔牙术中可能发生的情况；告知患者如有不适，向医护人员示意；说明拔牙术后，可能出现的术后反应和并发症。

（二）术前检查

1. 简要询问病史，特别注意有无拔牙禁忌证，必要时应作各种相关的辅助检查，如化验、胸透、X线牙片等。

2. 做详细的口腔局部检查，肯定所要拔除的牙符合拔牙适应证，告知患者并取得患者的同意；了解牙的大小形态、牙根数目及有无弯曲或变异；明确要拔除的牙有无龋病，是否作过根管治疗，是否为死髓牙；了解牙周组织的情况如何；对于阻生牙、埋伏牙应了解牙根数目、弯曲情况、与邻牙的关系、与周围腔窦的距离、与神经血管束的关系等。

3. 如有多个牙需要拔除，应根据患者的健康情况和拔牙的困难程度做出全面计划。一般一次可以拔一个象限内所有的牙，1周后如肿胀及不适已消失，可以再拔其他象限内的牙。如果上下都有牙需要拔除，通常先拔上牙再拔下牙，因为上牙的麻醉起效快，还可避免碎牙石、牙片和骨片等掉入下牙牙槽窝；如果前后有多个牙需拔除时，应先拔除最后面的牙，再拔前面的牙，因为先拔前面的牙时，流出的血液、唾液多积聚于后方，导致再拔后面的牙时视野不清；对于较难拔除的牙（阻生牙、第一磨牙、尖牙），通常应最后拔，因为先拔邻牙时，使牙槽窝已有扩大，再拔阻力大的牙时较容易。

4. 选择麻醉方法及药物。

5. 估计术中可能出现的情况及确定对策。

6. 选择拔牙方法和器械。

（三）患者和医师的体位

1. 为了便于手术操作，患者头部应稍后仰；拔上颌牙时，上颌牙的平面与地面成45°，上颌与术者肩部平齐；拔下颌牙时，下颌牙的平面与地面平行，下颌与术者的肘关节平齐或略低。

2. 医师可采用坐位或站位，一般位于患者的右前方，如反握牙钳或用牙挺拔右下后牙时，也可位于患者的右后方。医师双脚必须平踏于地面上，以保持身体的协调稳定性，严禁将脚放于医师座椅底部滑轮之上，以防用力过程中，由于座椅的移位导致拔牙器械的失控。

（四）手术医师的准备

手术医师应当穿好手术衣，戴好手术帽和口罩，按照标准洗手法使用洗手液和流动水洗手，然后戴无菌手套，整个拔牙过程严格遵守无菌操作原则。

（五）手术区准备

1. 口腔是多种致病微生物和非致病微生物驻留的部位，但绝不能因此而放弃无菌原则。应尽可能减少口腔内的细菌数量，更不能发生医源性感染，所有使用的拔牙器械和敷料均需经严格的灭菌处理。

2. 术区消毒前，应嘱患者取出口内活动义齿；如牙石较多，应先行牙周龈上洁治。

3. 术前口腔冲洗或含漱是有效减少细菌数量的方法，可用1：5000的高锰酸钾溶液或0.05%的氯己定溶液；较为复杂的口腔手术，应使用碘伏消毒口周和面部皮肤，然后用无菌孔巾遮盖面部。

4. 口内术区及麻醉穿刺区以1%碘酊或0.5%碘伏局部消毒；手术中也可在术区周围放置灭菌纱卷或棉卷，以隔离手术区，且可将舌隔开；在不妨碍手术操作下，也可吸除唾液及血液，并防止牙及各种碎片进入咽腔。

（六）器械准备

根据患牙位于牙列中的位置、牙冠大小、牙根的数目和形态、牙体组织破坏程度、周围骨质状况选择适用、高效的拔牙器械。主要器械为拔牙钳、牙挺，辅助器械有牙龈分离器、刮匙、骨凿、骨锤、咬骨钳、骨锉、手术刀、骨膜分离器、持针器、手术剪、缝针缝线、吸引器等。

（七）拔牙前注意事项

1. 拔牙前要核对患者姓名、病历记录和应拔牙的牙位，确定符合拔牙适应证，无局部和全身禁忌证，并要征得患者及家属同意；对于患有全身严重疾病者，必须将术中、术后可能出现的并发症和存在的拔牙风险，逐一说明并书写于病历记录中，由患者及家属同意并签字后才能拔牙。

2. 拔错牙被视为医疗事故，故拔牙时要提高警惕，避免拔错牙。临床上拔错牙常见于以下情况：思想不集中，未仔细核对牙位；外形正常的正畸拔牙；乳牙和恒牙未能鉴别（如乳磨牙与磨牙）；牙位要依牙形态来判断，不能从牙数上推断（如先天缺失某一牙，牙数与牙位不一致）；其他医生在书写病历时写错的牙位；老年患者因年迈失聪等原因指错的牙位；牙髓炎不能定位而拔错的牙；残根或残片被牙龈黏膜覆盖或粘连时，数目混淆。

四、拔牙器械

扫码"看一看"

拔牙器械种类较多，其中主要器械是牙钳和牙挺，辅助器械有牙龈分离器、骨膜分离器、刮匙、骨凿、骨锉、骨锤、咬骨钳、持针器等。

（一）牙钳

1. 牙钳的结构 牙钳由钳喙、关节及钳柄三部分构成。钳喙是用以夹持牙的部分，钳喙为外凸内凹，并有多种形态，内凹面使牙钳与牙面和牙根成面与面的接触；关节是连接钳喙与钳柄的结构，并能使其活动灵活、便于启闭；钳柄是手术者握持的部分，它有各种形态，以适应牙钳避让邻近组织而探入口腔内患牙部位的要求，并能舒适牢固地握持。

2. 牙钳的类型 临床上，常通过所适用的牙位将牙钳区分，如乳牙钳、恒牙钳、上（下）颌前牙钳、上（下）颌前磨牙钳、上（下）颌第一二磨牙钳、上（下）颌根钳、前（后）牙根钳、牛角钳等。此分类有利于初学者识别牙钳，待熟练掌握后，则不必拘泥于其名称的限制，可根据所拔牙的形态、位置灵活选择拔牙钳（图4-1）。按整体形态可分为直钳、反角式钳、刺枪式钳、直角鹰嘴式钳。按钳喙形态可分为对称型和非对称型。对称型即通用型，一把牙钳左右同名牙都能拔；非对称型只为拔除上颌磨牙设计，左右各一，不能通用，这种牙钳的特点是颊侧钳喙中部有一角形突起。

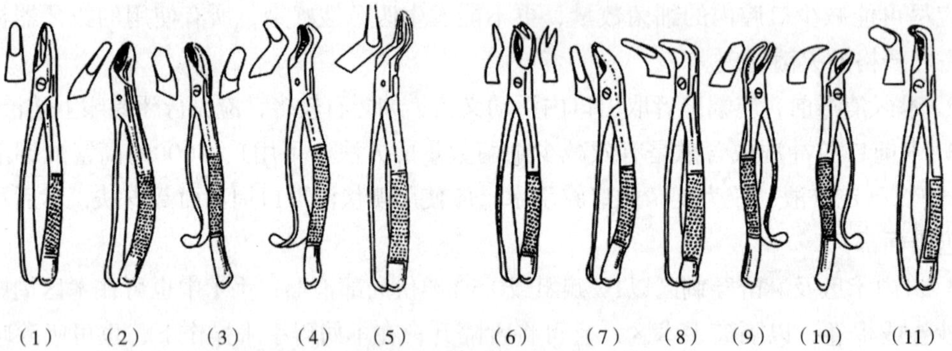

图4-1 各类牙钳及型号

（1）上颌牙钳；（2）上颌前磨牙钳；（3）上颌第一二磨牙钳；（4）上颌第三磨牙钳；（5）上颌根钳；（6）上颌牛角钳；（7）下颌磨牙钳；（8）下颌前牙钳；（9）下颌磨牙钳；（10）下颌牛角钳；（11）下颌第三磨牙钳

3. 牙钳的使用 牙钳用右手握持，将钳柄置于手掌，一侧钳柄紧贴掌心，另一侧钳柄以示指和中指把握，无名指与小指伸入钳柄之间，以便张开钳柄与钳喙，当夹稳患牙后，退出无名指、小指，与示指、中指同在一侧，紧握钳柄，拇指按在关节处，可进行拔牙手术；在拔除牢固的后牙时，亦可反手握钳，掌心向上，五指紧握钳柄，进行拔牙动作；与此同时，术者可将左手拇指和示指捏触于患牙、邻牙和钳喙尖端部位，确保勿伤及邻牙，用力平稳而适度（图4–2，图4–3）。

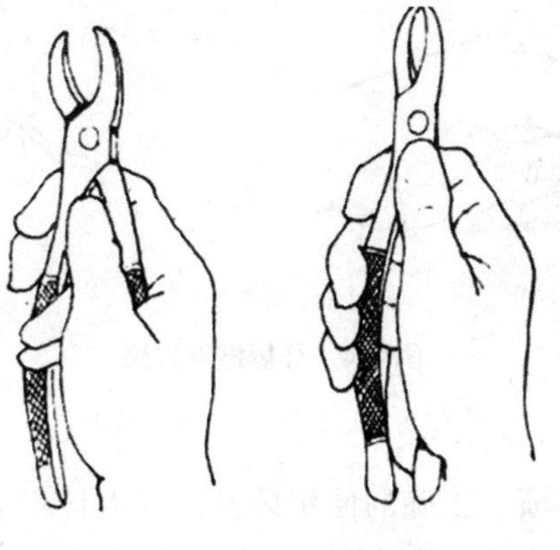

（1）　　　　（2）

图4–2　上颌牙钳握持方法

（1）分开钳柄；（2）紧握钳柄

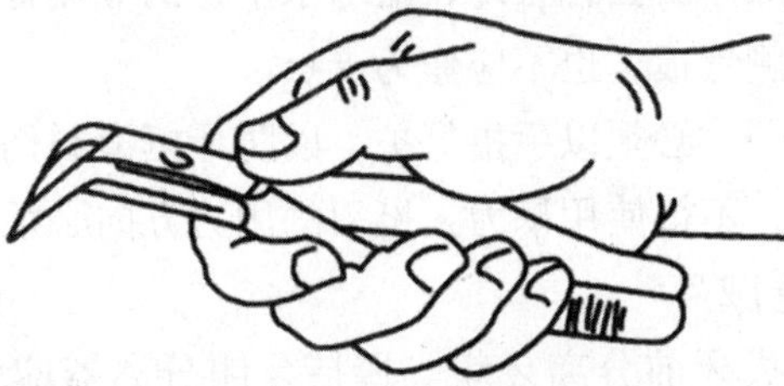

图4–3　下颌牙钳握持方法

（二）牙挺

对于牢固的或无法直接夹持的患牙，牙挺常作为首选的拔牙器械。

1. 牙挺的构成　由挺刃、挺杆、挺柄构成。挺刃是作用于患牙的部分，它的形状及大小随使用目的不同而有所不同，挺刃多数中间有稍倾斜的纵行凹槽，刃端为圆弧状锐利边缘，根挺或根尖挺的挺刃端成尖状。挺杆是连接挺刃和挺柄的部分，多为直型，也有因功能不同而成一定角度的弯曲型。挺柄是术者握持的部分，有直柄和横柄两种。常见为直柄的牙挺，柄与中轴基本在一条直线上；横柄的牙挺主要是三角挺。

2. 牙挺的类型　按牙挺的形状分为直挺、弯挺、三角挺。按挺刃的宽窄和功能分为牙挺、根挺、根尖挺。

3. 牙挺的工作原理　借助于手的压力或骨锤的敲击力，将牙挺楔入牙根与牙槽骨面之间，通过杠杆原理、楔的原理和轮轴原理，将牙挺松，操作过程中，三种力量可以单独使用，亦可互相结合使用。

4. 牙挺的使用　牙挺的握法有两种：掌握持法和指握持法。

（1）掌握持法　将牙挺用右手握持，挺柄置于掌心，用中指、无名指和小指握持挺柄的一侧，平伸拇指，把握住挺柄的另一侧，示指固定在挺杆上，所产生的力量较大；指握持法适用于根尖挺，因挺柄细长，常采用执笔式握持，小指或无名指放于所拔牙附近硬组织处作为支点，以控制所用力的大小和方向（图4–4）。牙挺插入的方法有水平插入法和垂直插入法。

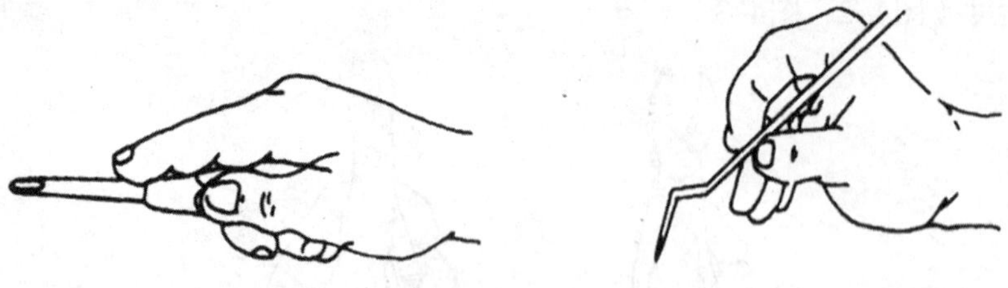

（1）　　　　（2）

图4-4　牙挺握持方法

（1）掌握持法；（2）指握持法

5. 牙挺使用时的注意事项　正确的使用牙挺，省力且不易断根；当使用牙挺不当时，会出现多种并发症，如邻牙损伤、骨折软组织的刺伤、牙根移位到上颌窦或下颌神经管、牙根被推入咽旁间隙等。因此，牙挺使用时，必须遵循下列原则：

（1）绝不能以邻牙作支点，除非邻牙需同时拔除。

（2）除拔除阻生牙或颊侧需去骨者外，龈缘水平处的颊侧骨板一般不应作为支点。

（3）龈缘水平处的舌侧骨板，也不应作为支点。

（4）操作中应注意保护。必须以手指保护，以防牙挺滑脱伤及邻近组织。

（5）用力必须有控制，不得使用暴力，挺刃的用力方向必须准确。

（三）常用辅助拔牙器械

1. 牙龈分离器　用于拔牙前分离牙龈。握持牙龈分离器应为执笔式，使用时，将其凹面紧贴牙的颊、舌面，自龈沟插入至牙槽嵴顶部，向近远中方向移动，离断牙颈部的牙龈附着。

2. 刮匙　可用于探查牙槽窝，除去异物，刮除病变组织。刮匙有直、弯两种，分别适用于前、后牙槽窝；握持刮匙应为执笔式，轻巧灵活，感觉敏锐。

操作时注意事项：牙槽窝内壁上的牙周膜（牙周韧带）不应刮除；有急性炎症和脓肿时，一般不应刮除；乳牙拔除后不应刮除，以免伤及恒牙胚；刮除上颌后牙牙槽窝时，警惕与上颌窦的关系，避免造成上颌窦穿孔；对遗留的残片不要用力搔刮，只需清理出即可；如确认有残余的肉芽组织、根端囊肿时，可用力将病变组织去除刮净；最后处理完牙槽窝时，应保证血液充满牙槽窝，以达到正常愈合的目的。

3. 骨凿与骨锤骨凿　常见有双面骨凿、单面骨凿、半圆骨凿，通过骨锤的敲击，达到去骨、劈冠、分根、增隙等目的。在下颌拔牙操作中，当骨锤敲击骨凿、牙挺等拔牙器械时，助手必须托稳患侧下颌角，以防敲击力造成颞下颌关节的损伤；骨锤敲击牙挺或半圆骨凿增隙时，要求连续双声（先轻后重）敲击；骨锤敲击单面骨凿或双面骨凿劈冠、分根时，要求单声（较重）敲击，且1～3次内成功劈冠、分根，否则因牙出现轻度松动，可导致操作失败。

4. 手术刀　用于切开牙龈和黏骨膜，常用11号、15号刀片。

5. 骨膜分离器　用于切开牙龈和黏骨膜后，将其从骨面剥离。握持骨膜分离器应为执笔式，小指或无名指放于附近硬组织处作为支点；使用时，将其凹面朝向骨面，圆钝的凸面朝向软组织，从切口处插入骨膜下，在骨面上滑行剥离，使黏骨膜瓣逐渐与骨面分离。

6. 咬骨钳　用于修整牙槽骨突起的骨质，以及去除过高的牙槽窝骨壁、牙槽间隔或牙根间隔。

7. 骨锉　用于挫平细小的骨尖和锐利的骨缘。常见为双头直柄骨锉，握持骨挫应为执笔式，小指或无名指放于附近硬组织处作为支点，以适当的压力向单一方向反复运动挫平骨面。

考点提示 拔牙器械及用法。

第二节　牙拔除术的基本步骤及方法

扫码“学一学”

一、牙拔除术的基本步骤

牙拔除术就是通过外科手术操作，将牙与牙周组织分离，将患牙从牙槽窝中取出的过程。在完善术前各项准备工作后，医师应常规核对牙位，消毒手术野，选择适宜的麻醉方法，进行局部麻醉。注射麻药后，医护人员应注意观察患者的反应，不可离去。当麻醉显效后，按以下步骤进行拔牙操作：

扫码“看一看”

（一）分离牙龈

分离牙龈的目的是避免安放牙钳时损伤牙龈，导致术后牙龈出血；避免拔牙时由于牙龈与牙相连，导致牙龈撕裂。操作时，将牙龈分离器紧贴牙的唇颊面和舌腭面，从龈沟处插入至牙槽嵴顶部，经近远中方向移动，将牙龈轻轻掀离根面，继而再分离邻面。分离应达到牙槽嵴顶部（器械与牙槽嵴接触）。

（二）挺松患牙

对于坚固无松动的牙、死髓牙、牙冠有大的充填体或破坏较大的牙等，应先用牙挺，将患牙挺松到一定程度后，再改用牙钳拔除。

（三）安放牙钳

选择合适的牙钳，张开钳喙，沿牙的唇颊侧和舌腭侧插入已被完全分离的牙龈间隙内，尽量向根方推入，直至钳喙前端与牙槽嵴接触，然后握紧牙钳，即可开始拔牙动作。

安放牙钳时应注意：

1. 必须正确选用拔牙钳，牙钳关节处松紧度要合适。

2. 握钳时，手掌勿太接近关节部，应握钳柄接近末端处。

3. 安放时，钳喙的长轴必须与牙长轴平行，钳喙应紧贴牙面，在推压力下滑入牙颈部，并且尽量向根方插入，此时钳喙前端必须在牙根部，而不是放于牙冠釉质上。

4. 夹紧患牙，保证在用力时，钳喙不会在牙面上滑动，否则易断根。

5. 确定钳喙没有损伤到牙龈和邻牙。对某些额外牙、错位牙无法从唇舌面夹持时，可以从近中方向安放牙钳。

6. 再次核对牙位，以免拔错牙。

（四）拔除患牙

牙钳夹紧牙体后，使患牙脱位的运动力主要有三种：摇动、扭转、牵引（图4-5）。

1. 摇动　摇动是使牙松动的主要方式。夹紧患牙后，常见为唇（颊）舌（腭）方向的摇动，个别的错位扭转牙或乳牙也可近远中方向摇动，逐渐扩大牙槽窝并撕裂牙周膜；适用于扁根的下前牙、前磨牙及多根的磨牙；摇动顺序一般应先向弹性大、骨壁薄、阻力小的一侧进行，并逐渐加大摇动的幅度，直至牙根在牙槽窝中完全松动。

2. 扭转　夹紧患牙后，以牙根纵轴为中心轴反复旋转，以撕裂牙周膜并扩大牙槽窝；

适用于单根且为圆锥形牙根的牙，常见牙位是上颌前牙、下颌尖牙和下颌前磨牙；扭转的幅度应由小到大，使患牙逐渐松动。

3. 牵引　是继上述两种动作之后，最后将患牙脱出牙槽窝的动作；牵引力应与摇动力或扭转力相结合进行，向阻力最小和牙根弯曲弧度的方向，将患牙牵引脱位。牵引时切忌暴力和过急，防止损伤对颌牙。

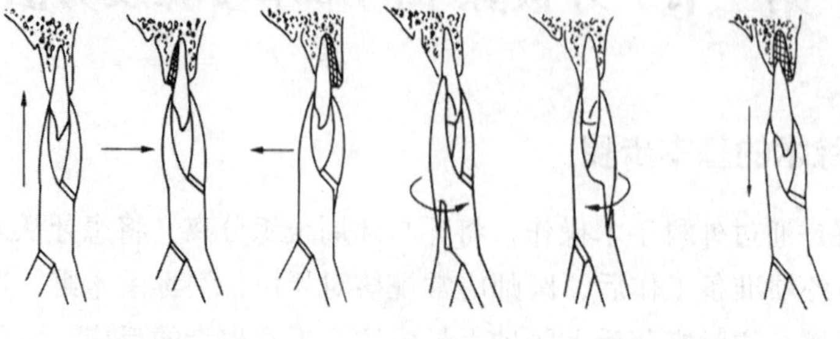

（1）　　（2）　　（3）

图4–5　钳拔法的三种运动力

（1）摇动力；（2）扭动力；（3）牵引力

（五）拔牙后的检查及拔牙创处理

将牙拔出后，手术并没有结束，需做好以下相关处理：

1. 检查拔除的牙或牙根是否完整，如发生断根，视情况进一步处理。必要时辅助X线摄片检查。

2. 使用刮匙探查牙槽窝，清除创口内的碎牙片、骨屑、牙石及炎性肉芽组织等，保证新鲜血液充满牙槽窝。

3. 创口内有过高的牙槽间隔、牙根间隔、骨嵴或牙槽骨壁时，可妨碍创口愈合和义齿修复，应同期去除修整。

4. 术后用手指垫以纱布或棉球，压迫颊舌侧牙槽窝骨壁，使其复位并缩小牙槽窝。

5. 检查牙龈有无撕裂，如有撕裂应予缝合，以避免术后出血。

6. 将消毒的棉卷或纱布放于创口处，压迫止血，嘱患者咬紧。

（六）术后医嘱

牙拔除后，应向患者交代清楚术后医嘱。

1. 30分钟后吐出棉卷或纱布。

2. 一般2小时（麻药消退）后再进食，可进软食，不宜过热，当日避免拔牙侧咀嚼食 物。

3. 24小时内，勿刷牙漱口；次日可刷牙，但勿伤及拔牙创。

4. 术后当日不要用舌尖舔创口，不要用手指触摸创口，更不要反复吸吮创口。

5. 术后当日适当休息，不宜剧烈活动。

6. 术后当日或次日，唾液内有少量血丝或唾液呈淡红色属正常现象；如出血较多，应及时就诊。

7. 注意保持口腔卫生清洁。

8. 当手术创伤大、时间长及全身抵抗力较差者，可酌情给予抗生素预防感染。

9. 留置引流条在术后24～48小时撤除或更换。创口的缝线，术后7～9天拆除。

考点提示　拔牙基本步骤及方法。

二、牙拔除术的基本方法

临床上根据患牙牙冠、牙根形态、所处的位置、萌出及病变的程度，选择不同的方法进行拔牙，现将一般牙的拔除方法介绍如下：

（一）钳拔法

是拔牙最常用的方法之一，适用于位置正常、牙冠无严重破损的牙。拔牙时术者左手应恰当配合，可将左手拇指和示指捏触于患牙、邻牙和钳喙尖端部位，用力平稳而适度（图4–6，图4–7），其相关操作及注意事项见前述内容。

扫码“看一看”

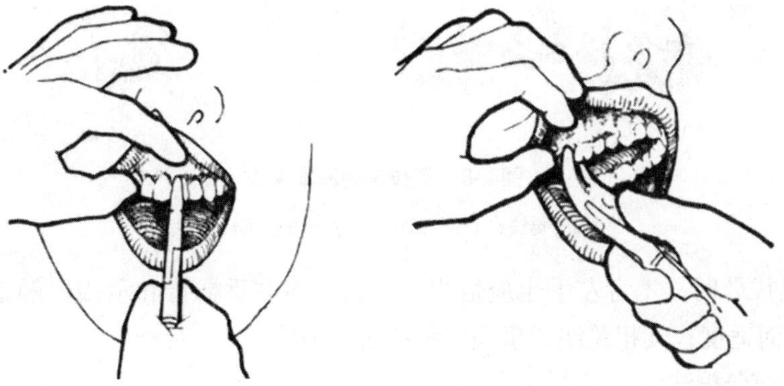

（1）　　　　（2）

图4–6　上颌牙的拔除（钳拔法左手配合）

（1）上颌前牙拔除；（2）上颌后牙拔除

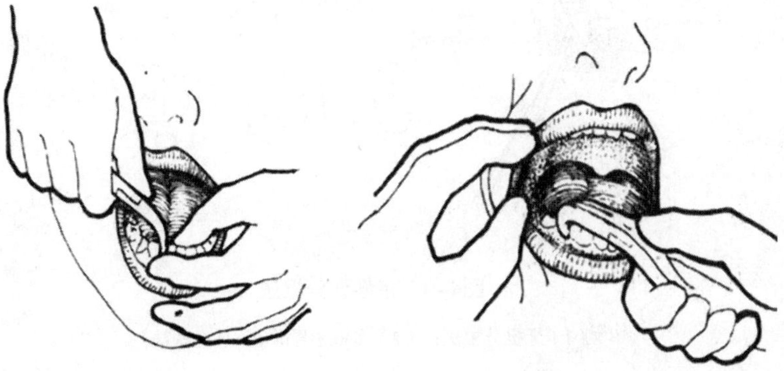

（1）　　　　（2）

图4–7　下颌牙的拔除（钳拔法左手配合）

（1）下颌前牙拔除；（2）下颌后牙拔除

（二）挺拔法

适用于患牙稳固或不易直接用牙钳夹持的牙，如死髓牙、纵折牙、错位牙、阻生牙、埋伏牙、残根、断根等。

1. 挺法　将挺刃插入患牙牙根的近（远）中面与牙槽窝内壁之间，使挺刃的凹面朝向根面，凸面支靠在近（远）中牙槽嵴顶作为支点，通过挺刃的旋转，使靠近患牙侧（根方）的挺刃面作用于牙体，将患牙逐渐挺松。

2. 推法　与“挺法”基本相同，区别在于挺刃旋转时，使靠近患牙侧（冠方）的挺刃面作用于牙体，便于患牙受力后，被推向另一侧而松动。临床上常用于拔除位于牙列末端或一侧邻牙缺失的患牙。

3. 楔法 使牙挺长轴与牙长轴方向一致，将挺刃插入到牙根面与牙槽窝内壁之间，然后施力，边楔入边旋动，使牙根在牙槽窝内逐渐松动。

4. 撬法 挺刃从残根或断根根面较高一侧插入，楔入牙根面与牙槽窝内壁之间，以牙槽嵴或牙槽窝骨壁作为支点，撬动牙根使之松动；常用于残根或断根的拔除（图4-8）。

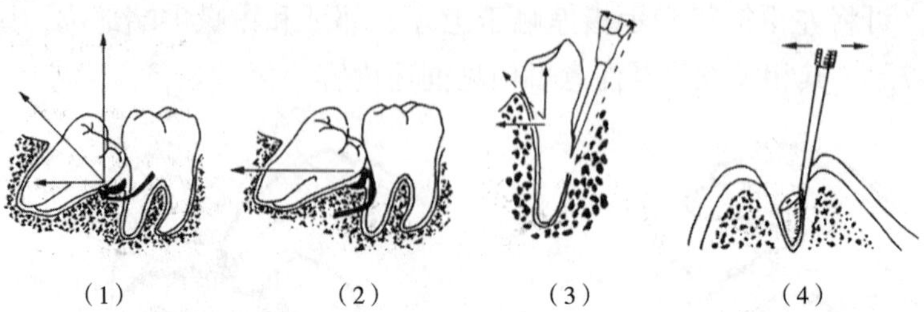

图4-8 挺拔法的基本手法

（1）挺法；（2）推法；（3）楔法；（4）撬法

使用牙挺拔牙时，术者左手也应恰当配合，可将左手拇指和示指捏触于患牙或邻牙部位，用力平稳而适度；其相关注意事项同前所讲述内容。

（三）劈冠分根法

临床上，由于患牙所受阻力的影响，需将牙或牙根分成几部分，去除阻力后，分别拔除。可用牙挺、骨凿、涡轮钻进行劈冠和分根。适用于拔除阻生牙、嵌顿在邻牙间的错位牙、牙根分叉过大或异常弯曲的多根牙及残冠、残根等（图4-9）。

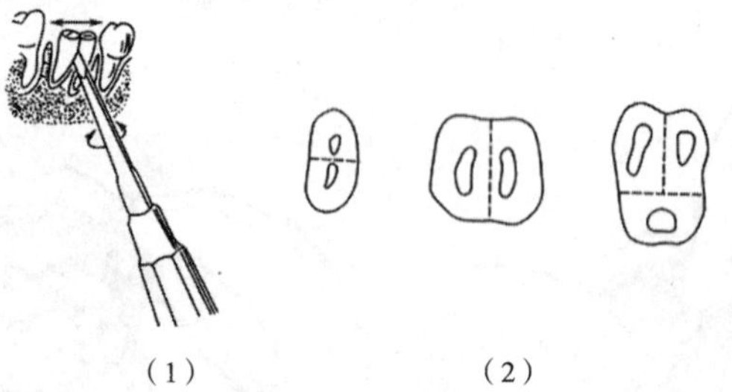

图4-9 多根牙分根法

（1）牙挺分根法；（2）多根牙骨凿或涡轮分根法

（四）增隙法

用增隙凿、半圆骨凿或涡轮钻，插入牙体与牙槽窝内壁之间，压缩或去除一部分骨质而达到扩大牙槽窝的目的，使挺刃便于插入或钳喙便于夹持患牙。适用于拔除阻生牙、残冠、残根及断根等（图4-10）。

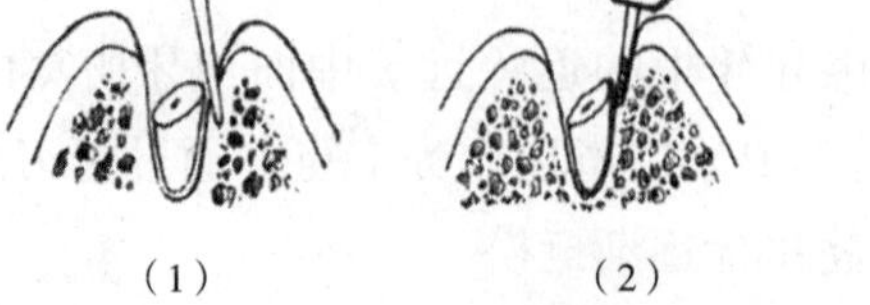

图4-10 断根增隙法

（1）骨凿增隙；（2）涡轮钻增隙

（五）冲击法

用冲击器、半圆骨凿或牙挺，放置在舌（腭）侧错位牙或舌向阻生牙的唇（颊）侧牙颈部，使凿刃或挺刃朝向牙冠咬合面，顺牙长轴的方向锤击骨凿或牙挺末端，使牙受冲击力而松动脱出于牙槽窝（图4–11）。

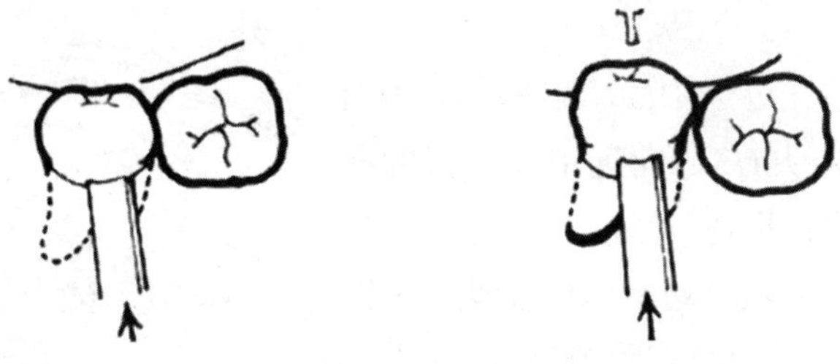

图4–11　冲击法

（1）冲击器放于牙颈部；（2）向𬌗面舌侧冲击

（六）翻瓣去骨法

翻瓣去骨法是指用外科手术切开部分黏骨膜而形成带蒂的软组织瓣，并在掀起黏骨膜瓣后暴露下方骨壁，凿除适量的牙槽骨，显露牙或牙根后，再将牙或牙根拔除的方法。适用于阻生牙、某些拔出困难的牙、畸形根、残根、断根等的拔除。手术步骤包括麻醉、切口、翻瓣、去骨、拔牙、缝合。详见牙根拔除术的相关内容。

第三节　各类牙拔除特点

在拔除各类不同部位的患牙时，除按照牙拔除术的基本步骤和方法外，还应结合各类牙的特殊解剖形态和周围牙槽骨的解剖特点，灵活选择各种拔牙方法，掌握相关注意事项。

扫码“学一学”

一、恒牙的拔除

（一）上颌中切牙

牙根为单根，近似圆锥形，牙根较直，根端圆钝，根的横切面近于圆形，唇侧的牙槽骨壁较薄。拔除时先作扭转动作，松动后向冠方作直线牵引即可。如较牢固可配合向唇、腭侧摇动，向唇侧的力量应较大，以扩大牙槽窝（图4–12）。

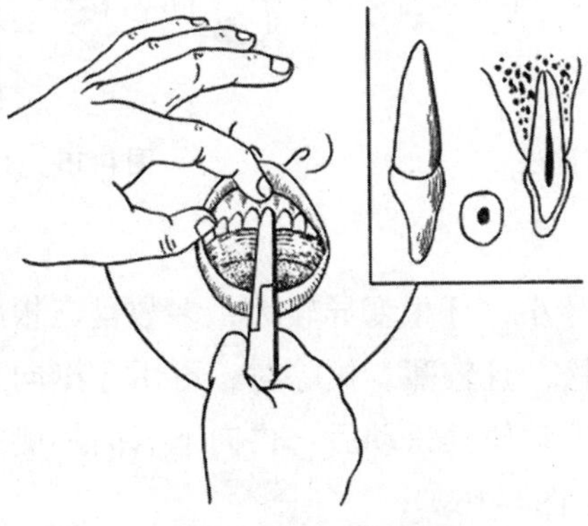

图4–12　上颌中切牙拔除法

（二）上颌侧切牙

解剖形态与中切牙相似，但牙根的近远中面稍扁平，根稍细，根尖稍弯向远中，唇侧骨板较薄。拔除方法以摇动为主，扭转为辅，但扭转的幅度要小于中切牙，牵引方向宜向下并稍向远中，以防根尖折断。

（三）上颌尖牙

牙根圆锥形，单根，近远中面略扁平，根粗而长，一般较直，也有根尖1/3弯向远中者，根的横切面为圆三角形，唇侧骨板薄。该牙十分稳固，拔除时需要较大的力量。拔除时向唇腭侧摇动，可以加大向唇侧的摇动力量，并可向远中施加扭转力，待牙松动后再向下牵引，从唇侧脱位拔除。由于唇侧骨壁较薄，拔除时注意防止唇侧牙槽骨板折断（图4-13）。

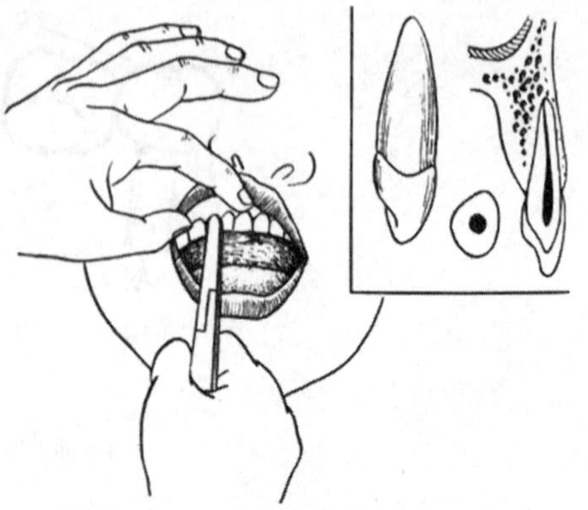

图4-13　上颌尖牙拔除法

（四）上颌前磨牙

上颌前磨牙为扁根，断面呈颊腭径宽的哑铃状。颊侧骨板较薄。上颌第一前磨牙常在根尖部分为颊、腭二根，上颌第二前磨牙多为单根。拔除时先向颊侧后向腭侧摇动，逐渐加大向颊侧的摇动力量，并与牵引力结合，将其拔除，不能使用扭转力，以免断根（图4-14）。

（五）上颌第一、二磨牙

上颌第一磨牙为三根（颊侧两根，腭侧一根），根分叉大，两侧牙槽骨板都较厚（颊侧因颧牙槽嵴而增厚）。上颌第二磨牙亦为三根，但牙根较细，分叉小，颊侧骨板较薄。

拔除时，一般应先用牙挺挺松后，再用牙钳向颊腭侧反复摇动，并逐渐增大向颊侧的摇动力。扩大牙槽窝，使其松动后，再向阻力小的方向（向下、向颊侧方向）牵引即可拔除（图4-15）。

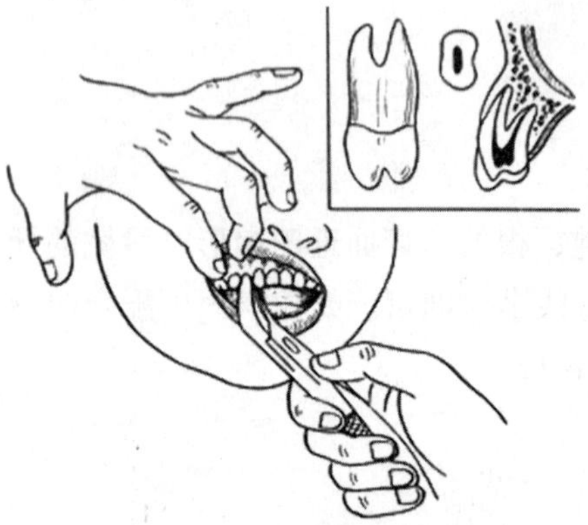

图4-14　上颌前磨牙拔除法

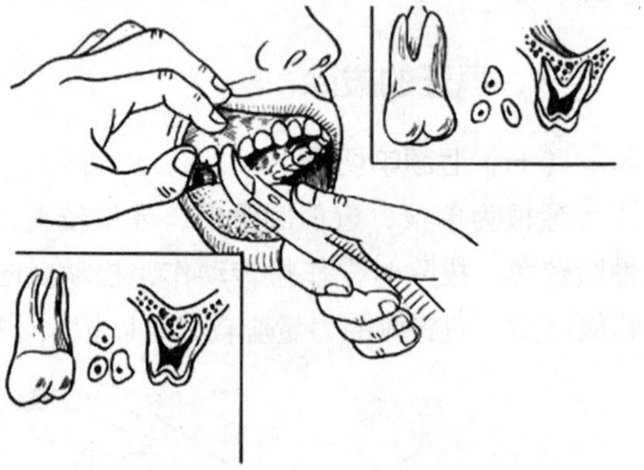

图4-15　上颌第一、二磨牙拔除法

（六）上颌第三磨牙

牙冠较上颌第一、二磨牙小，牙根变异较大，多数是三根融合，略呈圆锥形，并向远中弯曲。此牙周围骨质较疏松，且较薄。拔除时，可用牙挺向后、下、外方施力，多可拔出；用牙钳时，向颊、腭侧摇动使其松动后，再向下、向颊侧并向远中牵引，即可拔除。应注意断根及上颌结节骨折（图4-16）。

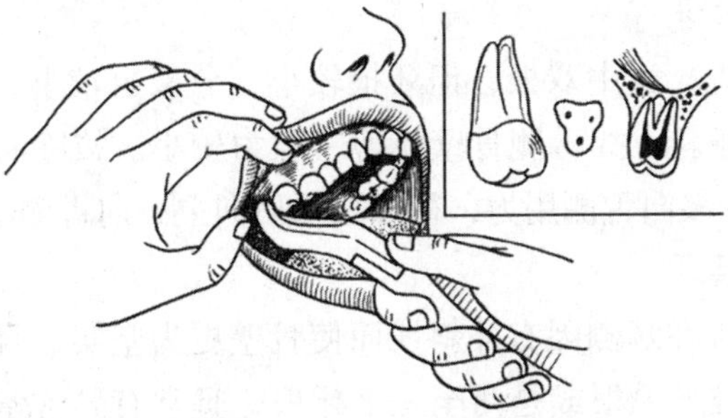

图4-16　上颌第三磨牙拔除法

（七）下颌切牙

下颌切牙牙冠窄小，牙根扁平，唇舌径宽、近远中径窄，多为直根；唇侧骨壁较薄。牙钳拔除时向唇舌向摇动，以向唇侧为主，松动后向唇侧上方牵引脱位，不能扭转（图4-17）。

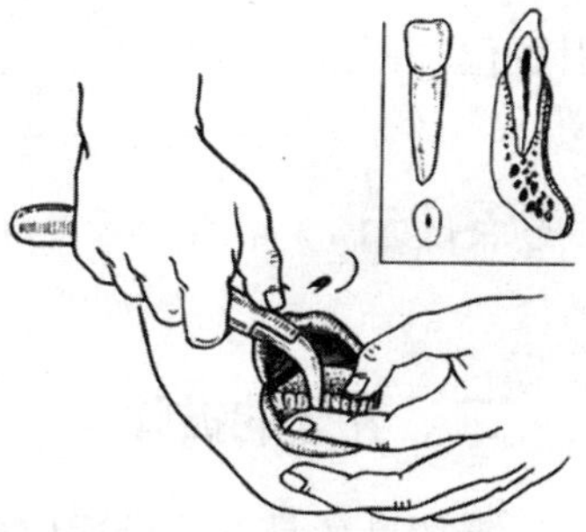

图4-17　下颌切牙拔除法

（八）下颌尖牙

下颌尖牙单根，粗而长，根端有时稍向远中弯曲，牙根横切面似三角形，尖向舌侧；唇侧骨壁较薄。拔除时，用力方向为唇舌向摇动，以向唇侧为主；可稍加小幅度的扭转力，最后向上向唇侧牵引脱位（图4-18）。

（九）下颌前磨牙

下颌第一、二前磨牙解剖形态相似，均为锥形单根牙，牙根细长，有时略向远中弯曲；根的颊舌径较大，近远中径较小，牙根横切面为扁圆形；颊侧骨壁较薄，骨质弹性较上颌小。拔除时，主要为颊舌向摇动，稍可扭转，最后向上、向颊侧、向远中拔出。

（十）下颌第一磨牙

多为彼此平行的近、远中双根；颊舌径都较大，切面呈扁圆形，略弯向远中；有的牙为三根，即远中根分为远中颊根及远中舌根二根，远中舌根常常较细小且根尖带有弯钩，术中容易折断。拔除时，对牢固的牙先用牙挺挺松，然后使用牙钳作颊舌向的摇动力量，最后向上、向颊侧拔出；如此牙为近、远中双根，尤其在死髓牙、牙冠破坏较大或有大面积充填物时，可选择牛角钳，将两个尖锥形钳喙插入根分叉之下，紧握钳柄可将患牙自牙槽窝楔出。即使不能楔出也可起到分根的作用，方便下一步拔除（图4-19）。

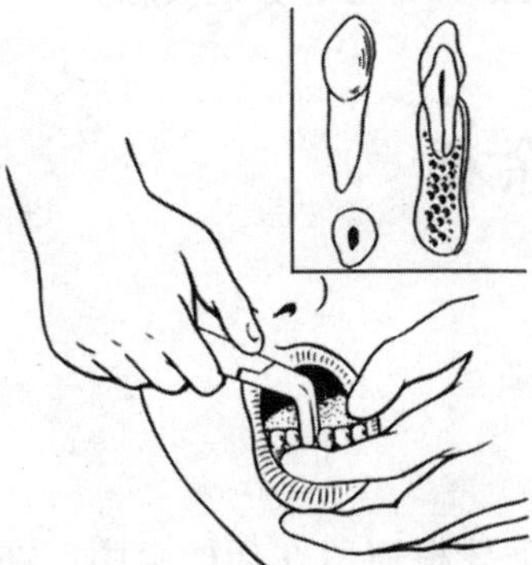

图4-18　下颌尖牙拔除法

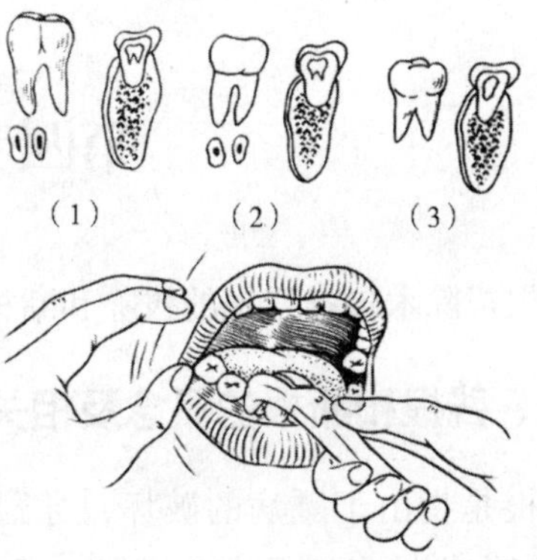

图4-19　下颌磨牙拔除法

（十一）下颌第二磨牙

下颌第二磨牙多为近、远中双根，但牙根较小，分叉也较小，有时两根可融合。该牙的长轴在牙列上向舌侧倾斜，故舌侧骨壁较薄，阻力较小。拔除时可先用牙挺将牙挺松，再用牙钳向舌颊侧摇动，多向舌侧用力，待牙松动后向上、向舌侧牵引脱位。

（十二）下颌第三磨牙

下颌第三磨牙牙槽骨在颊侧因有外斜线而使骨壁更为坚实，且牙的位置和冠根形态变异较大，牙根多融合成锥形单根或是两至三个牙根，且常有异常弯曲，拔除的难易程度不一，术中易发生断根。

下颌第三磨牙因其位置在最后，舌侧骨板相对较薄，拔除前应观察X线片，可先用牙挺将牙挺松，再用牙钳施以颊舌向的摇动力，当牙明显松动后，循阻力较小的方向牵引脱位。

考点提示 各类恒牙及乳牙拔除术的特点。

二、乳牙的拔除

滞留乳牙具备拔牙适应证时，应予拔除。乳恒牙替换期，乳牙根常已发生不同程度的吸收而容易拔除；当乳牙根仅与牙龈相连而极为松动时，用表面麻醉即可拔除；当稳固的乳牙或乳牙根拔除时，仍需选用浸润麻醉或阻滞麻醉。

拔牙时，一般选择合适的乳牙钳、血管钳或持针器，操作要轻巧、敏捷，拔牙操作时应注意：①乳牙牙根常从一侧吸收，导致牙根薄、细，用力时尽量向冠方垂直施力，以免断根；②注意不要遗漏乳牙残片；③使用牙挺时，切勿损伤邻牙和下方的恒牙胚；④拔牙窝禁忌搔刮，以免损伤下方的恒牙或恒牙胚；⑤乳牙脱位时，应夹稳牙体，防止乳牙脱落后误吸入气管中。

三、错位牙的拔除

牙排列在正常牙列之外，可以错位于颊侧或舌侧，导致牙列的重叠和拥挤。拔除此类牙时，应灵活恰当地选择拔牙器械，注意防止损伤邻牙。如选用的牙钳不能从唇舌向夹持牙体时，可从其近远中向夹持牙体，摇动和扭转的幅度均要小，常需用较大的牵引力拔除。必要时，采用冲击法或劈冠分根法，可将牙或牙根分成几部分，分别拔除。

扫码“学一学”

第四节　牙根拔除术

牙根拔除术包括残根的拔除和断根的拔除。

一、残根和断根的概念及相关因素

残根是指由于龋病的破坏，牙冠已经崩解，仅剩下牙根遗留在牙槽窝中。在残根周围，多存在慢性炎症及肉芽组织，根尖、牙周膜及牙槽骨壁均有程度不等的吸收，一般拔除较易；亦有少数残根，因牙体、牙周组织的慢性增生性病变造成不同程度的根骨粘连，拔除难度较大。

断根是指外伤或拔牙手术中所造成的牙根折断而存留于牙槽窝内的牙根。当断根与根周组织基本未分离时，拔除较为复杂。

拔牙术中造成牙根折断的相关因素：

（一）技术因素

常见有：拔牙器械选用不当，钳喙安放位置不正确，拔牙时用力不当，拔牙经验不足等。

（二）病理因素

常见有：牙冠有广泛的破坏，有较大的充填物，经根管治疗后的死髓牙导致牙的脆性增加等。

（三）解剖因素

常见有：牙根外形变异（如弯根、额外根等），根分叉过大，牙骨质增生导致根端肥大，牙根与周围骨质粘连、老年人骨质弹性降低等。

考点提示 牙根拔除手术指征。

牙根拔除的手术原则和术前准备

在临床工作中，原则上残根、断根皆应拔除，以避免由于根髓内容物的崩解而发生感染，以及根尖周炎性病变导致的感染和疼痛的发生。

在某些情况下，也必须全面考虑。如患者体质较弱或伴其他系统性疾病，而手术又很复杂时，亦可延期拔除；有的断根甚小（<5mm）且本身并无炎症存在，或断根接近上颌窦或下颌管部位时，为避免手术所造成不必要的并发症，也可不予拔除。留在牙槽窝内的断根，较小的可能被吸收，或被骨组织包裹骨化成为牙槽骨的一部分，或逐渐升高露出、脱落，或露出后被拔除。

牙根拔除前应做仔细地检查分析，确定断根的数目、大小、部位、深浅、阻力，断根斜面情况及与周围组织的关系（如上颌窦、下颌神经管），必要时拍摄X线片，然后制订取根方案和准备器械。

顺利取出断根的前提是清晰辨别断面，在清楚地看到断根后进行操作，切忌盲目操作。要求光源明、术野清，光线必须照入牙槽窝底。术区应止血充分，可使用干棉球或含血管收缩剂（如肾上腺素）的棉球压迫，要压至牙槽窝底部。术中应避免急躁情绪，忌用暴力，防止出现断根的进一步移位。对术中可能发生的情况，应术前向患者解释清楚。

二、牙根拔除的方法

（一）根钳拔除法

适用于高出牙槽嵴的牙根，便于用根钳夹住，包括高位残根、颈部折断的断根或虽折断部位低于牙槽嵴，但在去除少许牙槽骨壁后，仍能用根钳夹住的断根。

根钳的钳喙薄而窄长，能与牙根紧密的贴合。使用根钳时应注意：夹持牙根时，用力不要太大，以防根钳滑脱或夹碎牙根；根钳应尽量向根端方向推进，夹住较多的牙体，也可一边拔除，一边向根方插入；当唇颊断根面过低时，可同时夹持住一小部分唇颊骨板和牙根一块拔除，注意去除的牙槽骨板不应太多，一般2～3mm即可（图4-20）。

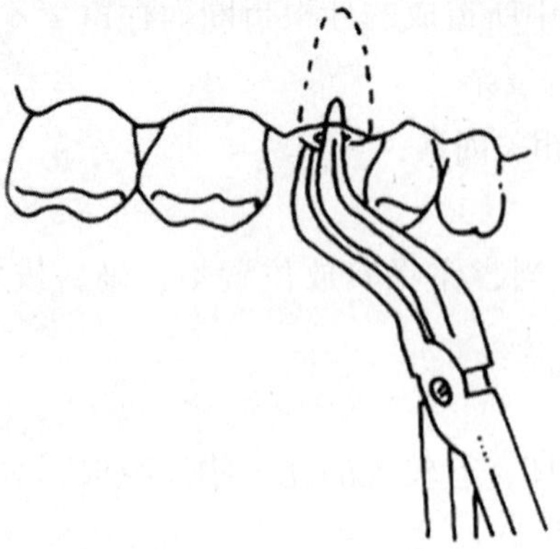

图4-20　根钳拔除法

（二）牙挺拔根法

适用于根的折断部位低于牙槽嵴，不能用根钳夹住或特别稳固的牙根。

1. 器械的选择　应选用挺刃宽窄、厚薄合适，能进入断根面与牙槽窝内壁之间，挺刃的大小、宽窄与牙根表面相适应，并能达一定深度的牙挺、根挺或根尖挺等。直挺用于拔除前牙的牙根，弯挺常用于后牙牙根，根尖挺适用于拔除根尖1/3折断的牙根，三角挺可用于下颌的磨牙已有一根拔除而另一根存留者。

2. 支点的选择　使用牙挺或根挺最常选用的支点部位是颊侧近中、牙槽间隔和牙根间隔，或腭侧骨壁；上下前牙的唇侧骨板均较薄，不可作为支点，以避免损伤骨板及牙龈。

3. 器械的使用　牙挺应从牙根断面的边缘与牙槽窝内壁之间顺根面插入，插挺的方向与牙根长轴平行；如断根位于牙槽窝深部，根断面不平整，根挺或根尖挺应从断面较高的一侧插入；对稳固的位于牙槽窝深部的根尖1/3折断，可以用根挺或小半圆骨凿，去除一小部分根周的牙槽窝内壁骨质，增隙后使用根尖挺插入；插挺成功后，使用楔力及旋转力，旋转的频率要多，角度要小，逐渐使挺深入并使牙根松动（图4-21）。

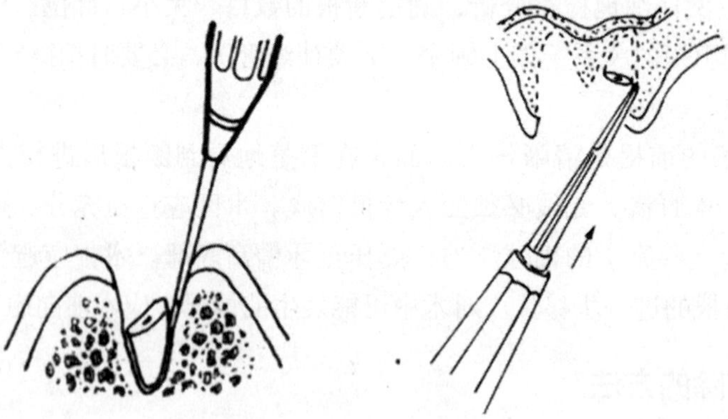

（1）　　（2）

图4-21　牙挺拔根法

（1）断根挺出法；（2）牙挺增隙法

（三）分根法

适用于多根牙，当牙根分叉大，同时拔除所有牙根时阻力也较大，此时可将各牙根分开，逐一取出。可用骨凿、牙挺、涡轮钻或牛角钳先将各牙根分开，再用根钳或根挺拔除每一牙根（图4-22）。

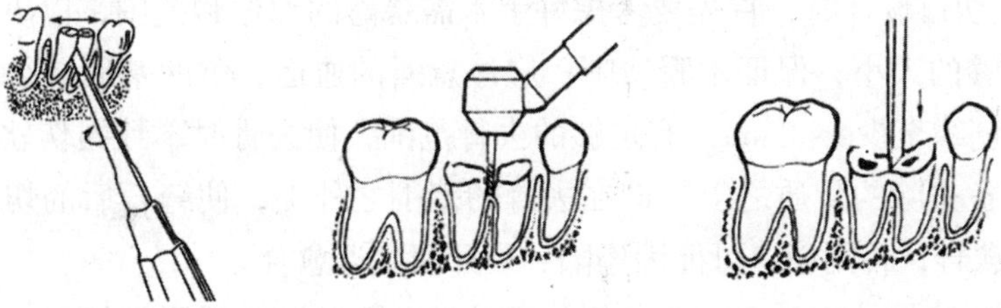

（1）　（2）　（3）

图4-22　分根法

（1）牙挺分根；（2）涡轮钻分根；（3）骨凿分根

（四）去根尖中隔法

适用于多根牙仅有一个根在根尖1/3折断的情况。可用骨凿或涡轮钻去除根尖中隔，然后再取出断根；如下颌磨牙仅有一个根折断或一个根已拔除者，可用三角挺将挺刃深入到牙根已被拔除的牙槽窝底部，挺尖朝向根尖中隔，以牙槽窝内壁为支点，向断根侧旋转牙挺，可将断根与根尖中隔一起挺出（图4-23）。

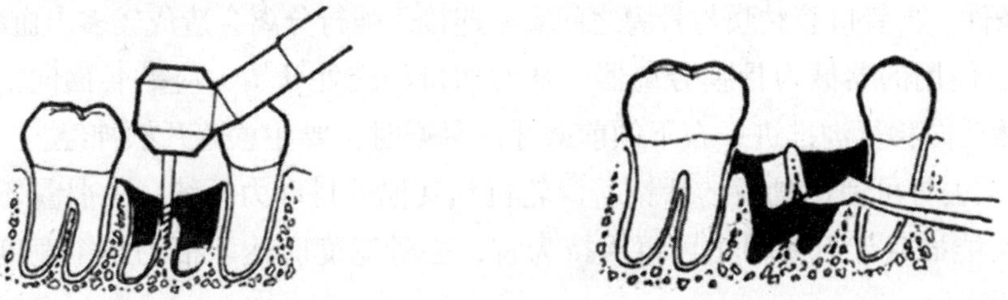

（1）　（2）

图4-23　去根尖中隔法

（1）涡轮钻去除牙根间隔；（2）三角挺去除牙根间隔

（五）翻瓣去骨法

翻瓣去骨法广泛适用于深部断根、阻生牙、埋伏牙的拔除、牙槽突修整、颌骨囊肿刮治等手术，如无法用根钳和牙挺拔出的牙根、牙根粗大或弯曲、根端肥大、牙体组织脆而易碎、牙根与牙槽骨骨性粘连、根尖深在、断根距上颌窦等重要结构过近、断根已发生移位等情况，均可使用此法；但此方法对组织创伤较大，且去除牙槽骨会导致牙槽突变窄、变低，不利于义齿的修复，故不应滥用。

翻瓣去骨法的原理是用外科手术的方法，将牙根表面的黏骨膜瓣（带蒂软组织瓣）切开并掀起，显露其下方的骨组织并将骨适量去除，以显露牙根及病变组织，将其去除，最后将黏骨膜瓣复位缝合。手术步骤及要求如下（图4-24）。

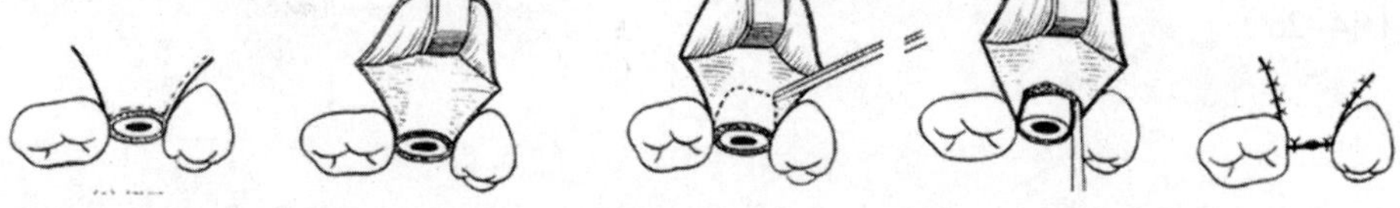

（1）　（2）　（3）　（4）　（5）

图4-24　翻瓣去骨法

（1）切口；（2）翻瓣；（3）去骨；（4）拔出牙根；（5）缝合

1. 切口 切口设计时，首先要考虑好手术需暴露的部位和范围，以决定切口位置和长度，瓣要有足够的大小，保证术野清晰；应注意瓣的血运，瓣的基底必须比游离缘宽大；切口距术后骨创缘至少6～8mm，有足够的去骨范围，使去骨时不致损伤软组织边缘；切口的位置在不准备去除的骨质之上（即在去骨的范围之外），使缝合后的切口的下有骨组织支持而有利于愈合，否则创口可能因塌陷、裂开而延迟愈合。

下颌前磨牙区设计瓣时，应避免损伤颏神经；下颌磨牙后区的切口，也应注意勿太偏舌侧，以免损伤舌神经；在上颌设计瓣时应注意由腭大孔及切牙孔穿行的血管神经束，后者必要时可切断，因出血不多，且神经再生迅速。

常用的切口有梯形切口、角形切口（适用于牙列末端或去骨仅在牙槽骨边缘时）和弧形切口（适用于手术只要求去除根尖部骨质时）。各种瓣的蒂都要放在唇颊侧，纵向切口一般不要超过前庭沟，否则易出血，术后肿胀重。

2. 翻瓣 瓣的厚度应包括覆盖于骨面上的全部软组织（黏膜、黏膜下组织、骨膜），亦称黏骨膜瓣。

将黏骨膜瓣作为一层全层切开，从骨膜下，紧贴骨面翻瓣，这是由于骨膜是牙槽骨创区愈合的有利条件，再者口腔黏膜与骨膜之间紧密连接，强行分离会造成较多出血和创伤。

翻瓣时所使用的器械为骨膜分离器，从两切口相交处开始，应贴骨面向前推动，先剥离附着龈，然后向移行沟推进；在下颌前磨牙区翻瓣时，要注意避开颏神经。

3. 去骨 去骨可使用骨凿、牙钻、涡轮机和其他外科动力系统。去骨量不宜过多，以能暴露牙根，能插入牙挺或根钳可以夹持为宜，去骨宽度应达牙根的整个宽度，切不可暴露或伤及邻牙牙根。

临床常用为半圆骨凿去骨，敲击方法为连续双击，先轻（进入骨内）后重（劈开骨板），反复进行，直至去骨完成。操作时，应有良好支点，防止滑脱；敲击下颌时，助手必须用手托稳下颌骨，以减小对颞下颌关节的震动和损伤。使用钻去骨时，必须注意充分的局部冷却，防止出现骨烧灼。去骨时，上颌要避免损伤鼻底和上颌窦壁，下颌防止损伤下颌神经管和颏孔。

4. 拔出牙根 暴露牙根后，用根钳、牙挺或根挺取出；牙根取出后，应去除锐利不规则的骨缘、骨突和过高的牙槽中隔，并使之光滑移行。按常规拔牙创口处理方法，将骨创口彻底清理干净后，用生理盐水冲洗，以清除细小的骨屑。

5. 缝合 将黏骨膜瓣正确复位、拉拢缝合，术后7～9天拆线。

（六）其他拔根法

对于松动的牙根也可试用小头刮匙刮出或蚊式止血钳夹持后取出。

如遇根尖部折断的断根，已有一定松动度但难以取出时，可试用牙科探针或根管扩大针，插入断根的根管内，逐渐用力摇动，加大其松动度再施以提拉牵引力将根取出（图4-25，图4-26）。

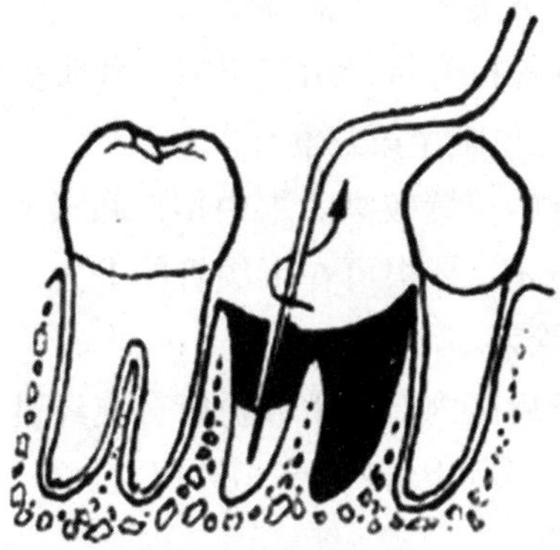

图4-25　断根探针取出法

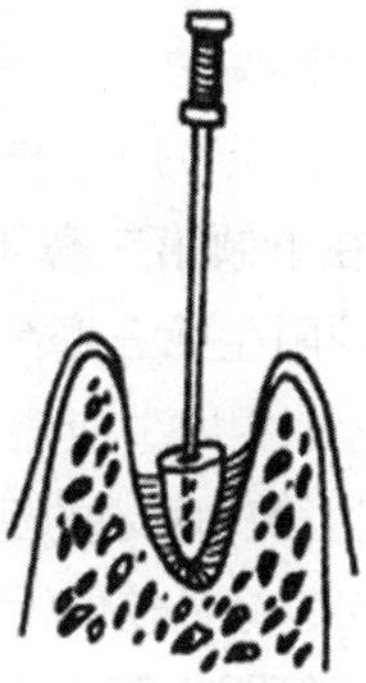

图4-26　根管扩大针取根法

考点提示　牙根拔除手术方法。

第五节　阻生牙拔除术

阻生牙（impacted tooth）是指由于邻牙、骨或软组织的阻碍，只能部分萌出或完全不能萌出，且以后也不能萌出的牙。引起牙阻生的原因，主要是随着人类的进化，颌骨的退化与牙量的退化不一致，导致骨量相对小于牙量，颌骨缺乏足够的空间容纳全部恒牙。阻生牙最常见于下颌第三磨牙，其次是上颌第三磨牙、上颌尖牙。

由于阻生牙发生位置特殊，常邻近重要解剖结构，与邻牙关系密切，因而造成手术难度较大。术者应对阻生牙的形态和位置、与邻牙的关系、阻生牙周围的局部解剖环境，在术前通过详细的临床检查和必要的X线检查，做出准确的判断，并在术中根据实际情况及时调整。

扫码“学一学”

扫码“看一看”

一、下颌阻生第三磨牙拔除术

（一）应用解剖

下颌阻生第三磨牙位于下颌体后部与下颌支交界处。此区域颌骨骨质由厚变薄，且下颌体与下颌支的方向不同，应力向周边的传递受阻；加之牙体深入骨体内，使骨的连接更加薄弱；拔牙时，如使用暴力，有可能引起下颌角区骨折。

下颌阻生第三磨牙位于下颌支前下缘内侧。在下颌支前下缘与第三磨牙之间形成一骨性颊沟，下颌支前下缘向前与外斜线相延续，外斜嵴的上面常为凹槽状，此区域还有颊肌附着。拔牙后的渗出物、出血及冠周炎的炎症产物或脓液，会沿这一路径向前下引流至第一、第二磨牙的颊侧，形成肿胀、血肿或脓肿。

下颌阻生第三磨牙颊侧骨板较厚，并有外斜线的加强，成为骨阻力产生的重要部位，而且去骨困难。然而这也使之成为用牙挺时的有利支点。

下颌第三磨牙的颊侧骨皮质的纹理与下颌体平行，成层状排列，去骨时，凿骨线可能沿纹理向前延伸，导致邻牙颊侧骨板缺损。为避免这一问题的发生，水平凿骨前，应在邻牙的远中凿纵痕，中断骨纹理。用凿去骨时，可利用层状结构，顺纹理凿行，去除板层状骨片，提高去骨效率。

下颌阻生第三磨牙舌侧骨板薄，自牙根的下方突出于下颌体的舌面，一方面其弹性较大，牙多向舌侧脱位；另一方面，容易导致舌侧骨板骨折，引起出血、肿胀等反应。有人提出利用这一特点，用劈开舌侧骨板的方法拔除低位阻生第三磨牙。

舌神经在下颌第三磨牙处常位于黏膜下，有的位置较高。术中切口和累及舌侧的操作应谨慎。下颌阻生第三磨牙是距离下颌管最近的牙，牙根可在下颌管的上方、侧方甚至直接接触。拔牙取根时，应避免损伤下牙槽神经血管束。

下颌阻生第三磨牙的远中是磨牙后区，磨牙后区内有一下颌血管分支经过，如远中切口延及下颌支前缘且较偏舌侧时，可导致术中出血多而影响术野，应予以注意。

（二）下颌阻生第三磨牙拔除适应证与禁忌证

1. 对于有以下症状或引起病变的阻生下颌第三磨牙均主张拔除。

（1）下颌阻生第三磨牙反复引起冠周炎者。

（2）下颌阻生第三磨牙本身有龋坏，或引起第二磨牙龋坏者。

（3）下颌阻生第三磨牙与相邻下颌第二磨牙之间食物嵌塞者。

（4）因压迫导致下颌第二磨牙牙根或远中骨吸收者。

（5）已引起牙源性囊肿或肿瘤者。

（6）因正畸需要保证正畸治疗的效果。

（7）可能为颞下颌关节紊乱病诱因的下颌阻生第三磨牙。

（8）因完全骨阻生而被疑为某些原因不明的神经痛病因者，或可疑为病灶牙者，亦应拔除。

2. 由于下颌阻生第三磨牙可以引起局部感染、邻牙损害、颞下颌关节紊乱病，并成为牙源性囊肿及肿瘤的潜在病源，且本身无法建立正常的咬合关系而行使功能，故有人提出对无症状的下颌阻生第三磨牙应考虑早期预防性拔除。

预防性拔除下颌阻生第三磨牙的目的如下。

（1）预防下颌第二磨牙牙周破坏　下颌阻生第三磨牙的存在，特别是在近中和前倾阻生时，使下颌第二磨牙远中骨质丧失。由于牙弓中最后一个牙之远中面最不易保持清洁，故易导致炎症，使上皮附着退缩，形成牙周炎。

（2）预防龋病　阻生牙的本身及第二磨牙的远中面皆易产生龋病。

（3）预防冠周炎　当下颌阻生第三磨牙部分萌出时，阻生牙的𬌗面常为软组织覆盖，形成盲袋，成为细菌滋生的良好场所而引起冠周炎。如不拔除阻生牙，冠周炎可反复发作，且有逐渐加重并引起一系列并发症的可能。

（4）预防邻牙牙根吸收　有时阻生牙的压力会引起下颌第二磨牙牙根吸收，早期发现及早期处理有助于保存邻牙。

（5）预防牙源性囊肿及肿瘤发生　如阻生牙存在，则滤泡囊亦存在。虽然在大多情况下不发生变化，但也有发生囊性变而成为牙源性囊肿及牙源性肿瘤的可能性。

（6）预防发生疼痛　完全骨阻生有时会引起某些不明原因的疼痛。

（7）预防牙列拥挤　下颌第三磨牙与牙列拥挤之间的关系，有两种不同的观点：一种认为第三磨牙与牙列拥挤的发生、发展无关；也有不少学者认为下颌第三磨牙对前面的牙有挤压作用，引起和加重前牙拥挤。在这些情况下，是否应拔除下颌阻生第三磨牙，应与正畸科专家共同研究决定。

3. 当下颌第三磨牙仅处在下列情况时可考虑保留。

（1）正位萌出达邻牙𬌗平面，经切除远中覆盖的龈瓣，可暴露远中冠面，并与对颌牙建立正常咬合关系者。

（2）当下颌第二磨牙已缺失或因病变无法保留时，如下颌阻生第三磨牙近中倾斜角度不超过45°，可保留做修复的基牙，避免游离端缺失。

（3）虽邻牙龋坏可以治疗，但因牙间骨质吸收过多，拔除下颌阻生第三磨牙后邻牙可能松动者，可同时姑且保留下颌阻生第三磨牙和下颌第二磨牙。

（4）完全埋伏于骨内，与邻牙牙周不相通，无压迫神经引起疼痛症状者，可暂时保留。

（5）下颌第三磨牙根尖未形成，下颌其他磨牙因病变无法保留时，可将其拔出后移植于其他磨牙处，行使其功能。

（6）下颌第二磨牙拔除后，如下颌第三磨牙牙根未完全形成，可以自行前移替代第二磨牙，与上颌磨牙建立咬合，如配合正畸治疗，可建立良好的𬌗关系。

（7）8～10岁的儿童下颌第一磨牙龋坏无法保留时，如下颌第三磨牙前倾位阻生，拔除下颌第一磨牙后的间隙，可能因下颌第二、三磨牙的自然调整而消失，配合正畸治疗，可获得更好的𬌗关系。

下颌阻生第三磨牙拔除的禁忌证与一般牙拔除术禁忌证相同。

在临床上，当患者具备拔除下颌阻生第三磨牙的适应证，且无拔牙禁忌证时，一般将拔除下颌阻生第三磨牙（智牙）的最佳时机认定为16～18岁，由于此阶段智牙牙根才形成1/3～2/3，且已萌出到应有的高度，拔除患牙时较容易，不易断根；再者，此阶段患者全身耐受力好，创口愈合快。

考点提示　阻生牙概念、临床分类、拔除适应证。

（三）下颌阻生第三磨牙的临床分类

有多种分类方法。

1. 根据阻生牙与第二磨牙及下颌升支前缘的关系，可分为三类（Pell& Gregory）。

第Ⅰ类阻生　第二磨牙远中面与下颌升支前缘之间的距离，能容纳阻生牙牙冠的近远中径。

第Ⅱ类阻生　第二磨牙远中面与下颌升支前缘之间的距离，不能容纳阻生牙牙冠的近远中径。

第Ⅲ类阻生　阻生牙牙冠的大部分或全部位于下颌升支内。

2. 根据阻生牙在颌骨内的深度（Pell & Gregory），分为高位（positionA）、中位（positionB）、低位（（positionC）阻生。

（1）高位阻生　牙的最高部位平行或高于牙弓𬌗平面。

（2）中位阻生　牙的最高部位低于𬌗平面，但高于第二磨牙的牙颈部。

（3）低位阻生　牙的最高部位低于第二磨牙的牙颈部。骨埋伏阻生牙（即牙全部被包埋于骨内）也属于此类（图4–27）。

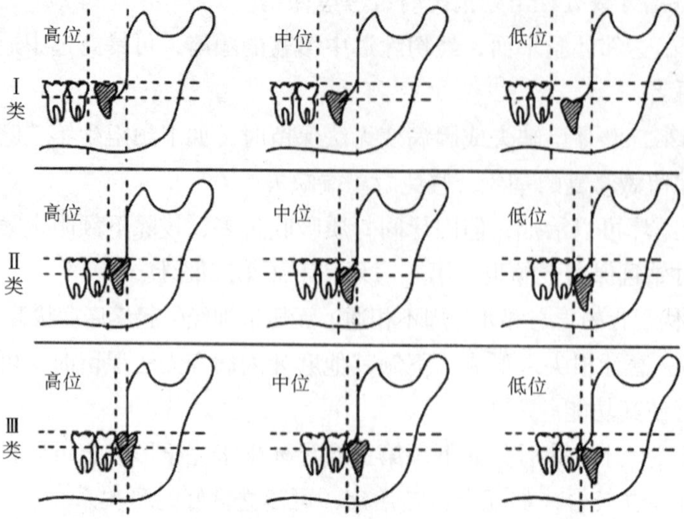

图4-27 下颌阻生第三磨牙Pell& Gregory分类

3. 根据阻生牙的长轴与第二磨牙长轴的关系，分成下列各类（Winter）：垂直阻生、水平阻生、近中阻生、远中阻生、倒置阻生、颊向阻生、舌向阻生（图4-28）。

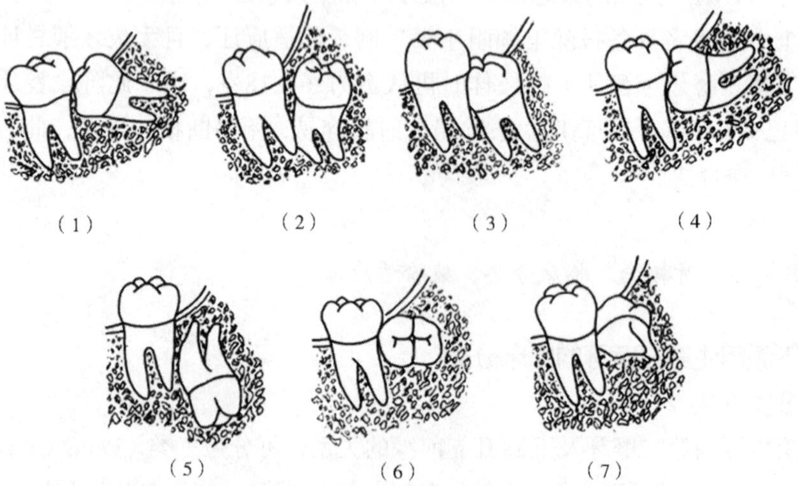

图4-28 下颌阻生第三磨牙Winter分类

（1）近中阻生；（2）远中阻生；（3）垂直阻生；（4）水平阻生；（5）倒置阻生；（6）颊向阻生；（7）舌向阻生

4. 根据阻生牙在下颌牙列中线的位置分为：颊侧移位、舌侧移位、正中位（图4-29）。

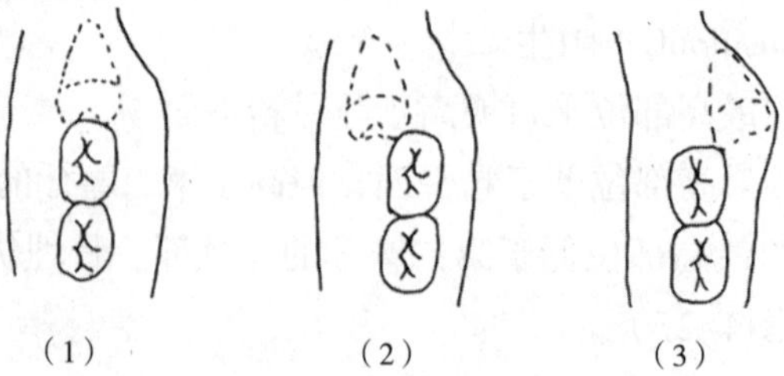

图4-29 下颌阻生第三磨牙与牙列中线的关系分类

（1）正中位；（2）颊侧移位；（3）舌侧移位

临床上，为了准确描述阻生牙的位置，应将以上各项分类结合，这样才能将牙的三维位置表述出来。在阻生的下颌第三磨牙中，垂直阻生最常见（43.8%），其次为近中阻生（28.5%）、水平阻生（15.4%），拔除的难易有很大差别。

（四）术前检查

1. 检查患者的全身情况，是否符合拔牙适应证，是否无拔牙禁忌证。

2. 详细全面的局部检查，确定手术的最佳时机。检查颊部软组织有无红肿、硬结、瘘管；下颌下及颈部淋巴结有无肿大、压痛；下唇感觉有无异常或麻木；有无张口受限及受限程度。检查下颌阻生第三磨牙的阻生情况（位置、方向、与邻牙关系等）；牙冠发育沟是否明显；牙冠有无龋坏及大小如何；冠周龈瓣覆盖情况，有无炎症及溢脓；下颌第二磨牙远中面有无龋坏、有无松动及叩痛，牙周状况如何。

3. X线检查：在拔除下颌阻生第三磨牙之前，应常规做X线摄片检查。常用下颌骨曲面体层片及锥形束CT。术前的X线检查对阻力分析、手术设计、术中注意事项等方面有重要的参考价值。

X线摄片观察内容包括：阻生牙萌出的位置、类型；牙根的数目（单根、融合根、多根）与形态（长度、分叉大小、弯曲方向）；牙根与下颌神经管的关系；阻生牙与邻牙的关系，以及邻牙的牙根情况，邻牙有无远中龋坏；阻生牙周围的骨质有无骨化等。

曲面体层片虽能提供很多的信息，但应注意投照造成的重叠和失真。下颌管与牙根重叠时，易误认为根尖已突入管内，此时应观察牙根的牙周膜和骨硬板是否连续，重叠部分的下颌管是否比牙根密度高，有无变窄等，以判断牙根是否已进入管内。在下颌体侧位片和第三磨牙根尖片上，牙冠常不同程度地与下颌前缘重叠，形成骨质压住牙冠的假象，误认为需去骨法拔牙，故判断冠部骨阻力时，应结合临床检查综合分析。

锥形束CT可以避免上述重叠和假象，可从多个方位观察，能合成三维图像，因此对阻生牙的情况能提供更准确的信息。

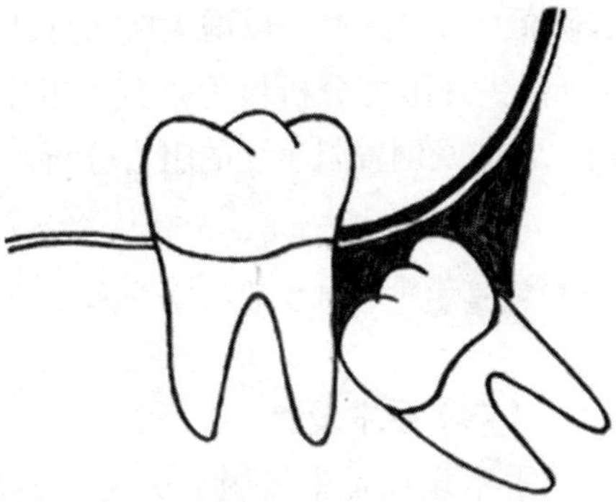
图4-30　下颌阻生第三磨牙阻力分析

（五）阻力分析

在拔除下颌第三磨牙之前，必须对阻生牙所存在的各种阻力进行仔细分析。一般来说，有三种阻力，即软组织阻力、骨组织阻力、邻牙阻力（图4-30）。阻力分析对避免手术的盲目性，减小手术创伤，降低并发症的发生具有重要意义。

1. 软组织阻力　牙冠部的软组织阻力，来自下颌第三磨牙牙冠上方覆盖的龈瓣。此龈瓣组织质韧并保持相当的张力，对下颌第三磨牙向远中殆向运动形成阻力。龈瓣覆盖超过冠部远中1/2常产生阻力，解除软组织阻力的方法是切开、分离。

2. 骨组织阻力

（1）冠部骨阻力　来源于包裹牙冠的骨组织，主要是牙冠外形高点以上的骨质。解除冠部骨阻力主要采用去骨法，有时截冠或增隙也可达到减除冠部骨阻力之目的；垂直阻生时冠部骨阻力多在远中，近中或水平阻生时冠部骨阻力则多在远中和颊侧。

（2）根部骨阻力　根部骨阻力来自牙根周围的骨组织。根部骨阻力的大小取决于牙的阻生情况，牙根的数目、形态，根尖的形态和周围的骨质情况；当牙根多、粗长、分叉大、根尖弯曲、根尖肥大、根周骨质与牙根粘连等，都是增大根部骨阻力的因素。去除根部骨阻力的方法有分根、去骨、增隙。

3. 邻牙阻力 指下颌第二磨牙牙冠远中面所产生的阻碍第三磨牙拔除的阻力。拔牙时，需根据下颌阻生牙与邻牙的紧密程度和阻生的位置而定。该阻力解除的方法与解除冠部和根部骨阻力的方法相同。

X线摄片的阻力分析：指在X线根尖片上，根据阻生牙脱位运动中可能出现的阻力进行分析。虽然它不能完全等同于手术的实际情况，但可作为阻生牙拔除术手术设计时的参考。在根尖片上定出O、A、B三点，O点定在下颌阻生牙远中牙槽嵴的顶点，手术中O点的位置越高，术中阻力越大；A点定在下颌第二磨牙牙冠的远中最突点，OA连线代表阻生牙拔除术中可自牙槽脱位的近远中径，但不是该牙实际牙槽窝直径；B点定在下颌第二磨牙与阻生牙接触的最低点，OB连线代表阻生牙脱位时以O点为圆心而转动时的最大半径（图4-31）。

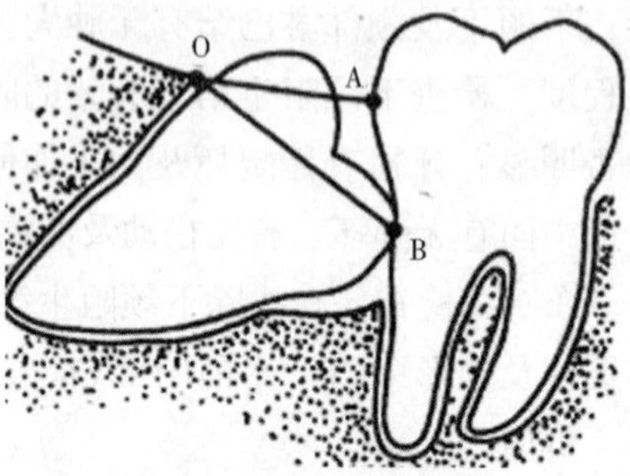

图4-31 X线摄片的阻力分析

如果OA的长度等于或大于OB的长度，手术时阻力一般不大。如果OA长度小于OB，则在脱位运动中将会受到邻牙阻力或骨的阻力。解除这两种阻力的方法，可用增隙法或去骨法降低O点的位置，以增大OA的长度；或采用分牙法减小转动半径将阻力解除。应当指出X线根尖片阻力分析仅为垂直、近中、水平、远中阻生的手术设计提供参考，而不能作颊向、舌向及倒置阻生牙的阻力分析。

考点提示 阻生牙拔除手术设计和方法。

（六）手术设计

手术设计是根据阻力分析、器械设备条件和个人操作经验，设计合适的拔牙手术方案。手术方案应包括：严格的无菌操作原则，麻醉方法和麻醉药物的选择，黏骨膜瓣的设计（充分暴露手术野、充足血运、切口下方有骨面支持），确定解除阻力的方法（切开位置、去骨范围、劈冠部位），估计牙脱出的方向。

由于阻力分析不是绝对可靠的，会出现不符合实际情况的推断，因此拔牙术术前设计的方案，不应机械地执行，要根据术中出现的问题及时调整。

1. 各类低位阻生牙 由于各种阻力都大，常需做附加切口、翻瓣、去骨、解除冠部骨阻力和显露牙冠的沟裂；用去骨法、分牙法、增隙法来解除各种阻力，使阻生牙顺利拔除。去骨范围不宜过多，以减少手术创伤及术后出血、水肿等反应。

2. 各类中位阻生牙 因有一定程度的软组织及骨组织阻力，有时需作切开、翻瓣后去骨解除冠部阻力，根据邻牙及根部骨阻力的程度，可采用分牙、增隙等方法，使阻生牙顺利拔除。

3. 各类高位阻生牙 软组织、邻牙及冠部骨阻力均较小，拔除时常无须切开、分牙或去骨。水平阻生因脱位时需转动的角度较大，为减少转动半径，有时仍需采用分牙法，甚至少量去骨后方能顺利拔除。

（七）拔牙步骤与方法

下颌阻生第三磨牙拔除术是一项较为复杂的手术。虽然有些高位阻生的第三磨牙拔除比较容易，但多数第三磨牙的拔除都比较困难。手术对周围软组织和骨组织的损伤都比较大；第三磨牙的位置又靠后，手术野较小，术野中的血液及唾液也增加手术的难度。术前要设计好手术方案并准备好相应的手术器械，术中要严格遵守无菌原则。

根据手术设计选择器械。如有条件，可选择涡轮机、种植机、骨钻等动力系统去骨及分开牙体，相对使用锤、凿而言，既避免因掌控不当引发较严重并发症，也减少对患者锤击时震动所引发的痛苦及心理影响，术后并发症明显减少。拔牙步骤如下图4-32。

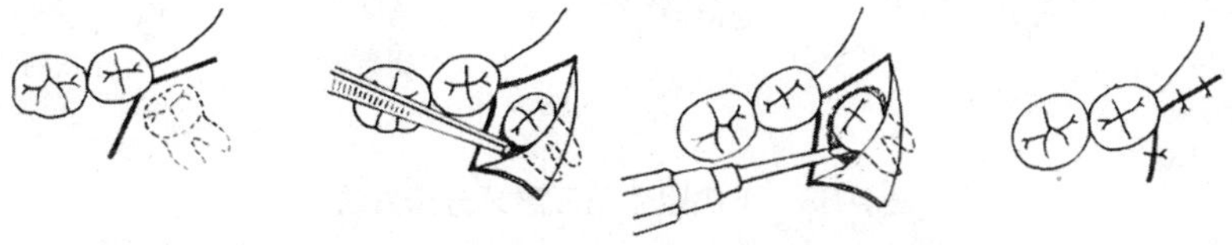

（1）　（2）　（3）　（4）

图4-32　下颌阻生第三磨牙拔除术主要步骤

（1）切开；（2）翻瓣、去骨；（3）拔出阻生牙；（4）缝合

1. 麻醉　通常选择下牙槽、舌、颊神经一次阻滞麻醉。为了减少术中出血，保证术野的清晰，可在下颌第三磨牙的颊侧近中、颊侧远中角及远中，三点注射含血管收缩剂（肾上腺素）的药液。如果局部龈瓣有感染，切开之前，应彻底冲洗盲袋并滴入杀菌剂，切开后还应进一步冲洗。

2. 切开、翻瓣　高位阻生牙一般不需切开翻瓣，以能挺出牙冠为宜，当有部分软组织阻力时，仅在牙冠殆面处作远中切口，分离龈瓣即可。

对于中、低位阻生牙，常用的是角形切口；其远中切口从距下颌第二磨牙远中面约1.5cm开始，向前切开，直抵第二磨牙远中面中央；近中颊侧切口从下颌第二磨牙的远中或近中颊面轴角处，与龈缘约成45°角，斜向前下切开。如用涡轮机拔牙，远中切口宜稍偏向下颌第二磨牙远中舌侧龈缘，向后外方成弧形切口，其目的在于翻瓣后，骨面暴露充分，可避免操作中舌侧软组织被卷入钻针而造成撕裂伤。

操作中注意事项：远中切口勿过分偏舌侧，以免损伤舌神经；近中颊侧切口勿超过移行沟底，颊侧瓣掀起一般不要超过外斜嵴，以免引起术后肿胀；切开时应直达骨面，作黏骨膜瓣的全层切开；翻瓣时使用骨膜分离器，由近中切口开始，将黏骨膜瓣作为一层，沿骨面全层翻起，切口舌侧黏骨膜也应稍加分离，避免因粘连导致软组织撕裂。

3. 去骨　翻瓣后应检查骨质覆盖牙面的状况，决定去骨量和部位。一般垂直阻生去骨达牙各面外形高点以下；水平和近中阻生颊侧去骨，应达近中颊沟之下，远中至牙颈部以下。

去骨最好用涡轮机或其他外科动力系统，用钻针去骨速度快，震动小。使用骨凿去骨，应先在第二磨牙的远中颊侧骨皮质凿一纵向凹痕，形成应力中断线，防止去骨前移而过多；凿骨时应利用骨纹理，按去骨量的需要，力求大块去除，凿次少，以减少创伤。一般阻生牙为颊侧去骨，如需去除舌侧骨板时，将凿置于牙远中面后，凿刃向下前方，抵舌侧骨板内侧面，与舌侧板上缘成45°，锤击骨凿去骨。

4. 分牙　分牙的主要目的是解除邻牙阻力，减小牙根骨阻力。分牙拔牙的优点是创伤小、时间短，并发症少。分牙的方法包括劈（截）冠和分根。临床上过去多用双面骨凿分牙，操作方法有正中劈开（纵劈法）和近中劈开（斜劈法）。用凿分牙的缺点是，如牙发育沟不够明显或牙已松动，则不易劈开，并且用凿分牙产生的震动较大，易引发患者的恐惧心理。现在多使用涡轮机等动力系统分牙，多采用横断截开牙，并可分多块断开取出，但应注意横断牙冠时必须使游离冠下部小、上部大，方可取出（图4–33）。

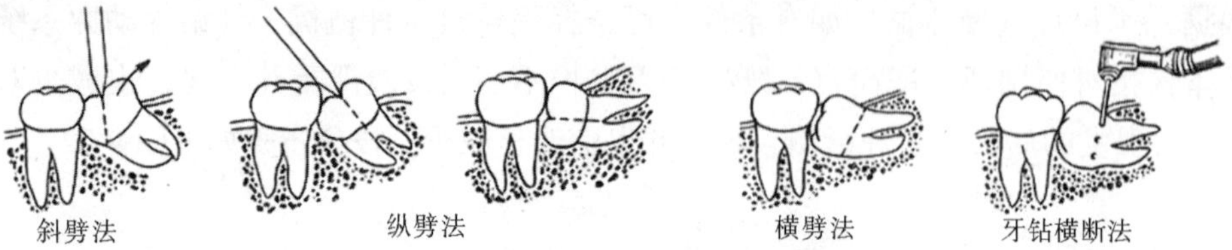

图4–33　下颌阻生第三磨牙分牙方法

（1）双面骨凿分牙；（2）涡轮机动力系统分牙

正中劈开的劈开线与牙长轴基本一致，将牙冠在根分叉处一分为二，同时将近远中牙根分开。优点为解除了邻牙阻力，同时减小了牙根部骨阻力。缺点为劈开角度如有误差导致远中牙冠劈开，未能解除邻牙阻力，导致劈冠失败。锤击骨凿用力过大时，易并发下颌角部骨折。

近中劈开是将下颌第三磨牙的近中冠劈下，牙根未受影响。优点为解除邻牙阻力；劈开角度如有误差导致正中劈开，仍可达到分牙的目的；不易导致下颌角部骨折。缺点为未能分根，没有减小牙根部骨阻力。

使用双面骨凿分牙的注意事项：①选择凿刃较薄，宽度合适的双面骨凿为宜。②分牙之前，牙冠最大周径必须暴露。③一般骨凿放于牙冠颊侧发育沟进行分牙，如果颊沟不明显，可用涡轮机车针磨出沟槽，放置骨凿。④注意掌握分牙时的骨凿方向及角度。⑤术者握持骨凿，要有稳定的支点，防止骨凿滑脱。⑥助手一只手用骨锤敲击骨凿时，另一只手应托稳患者下颌角，以免锤击时造成颞下颌关节损伤；应注意避免两人同时参与敲击，如一人敲击、另一人托患者下颌角时，会导致敲击时间、力度的不一致，损伤到颞下颌关节。⑦骨锤锤击骨凿时，应准确地敲击在凿柄末端，方向与骨凿长轴方向一致，且为重单声、快速闪击样敲击，一般1～3次要将牙劈开，锤击次数增多后，牙会出现松动，不易劈开。⑧被劈分的牙在牙槽内必须稳固无松动，如牙已松动，则牙周区出现一定弹性，不仅不易劈开，还易造成舌侧骨壁折裂或牙被击入颌周间隙内。

5. 增隙　是指用增隙凿、半圆骨凿或牙挺，插入牙根与牙槽窝内壁之间，利用松质骨的可压缩性，扩大牙周间隙，解除根周骨阻力的方法。一般凿入根长的1/2或2/3即可。增隙法是锤凿拔牙的重要手段。

6. 拔出阻生牙　当软组织阻力、邻牙阻力解除，骨阻力在一定程度上解除后，根据临床的情况，选择适当的牙挺，将患牙挺松或基本挺出，最后用牙钳使患牙完全脱位。

使用牙挺时，应明确牙挺使用时的注意事项，左手手指随时感知牙的动度和舌侧骨板的扩开幅度，避免舌侧骨板折断及牙移位；对分牙后拔出的牙，应将牙体组织全部取出，并拼对检查是否完整；如有较大缺损，应仔细检查拔牙创，取出残片。

7. 拔牙创处理　阻生牙拔牙创的处理，比一般牙拔牙创的处理要复杂一些。除了有些方面相同之外，所不同的有这么几点：

（1）使用劈开法或去骨法拔牙，往往会产生较多的碎片或碎屑，应将其全部清除。但不可用刮匙过度搔刮牙槽窝，以免损伤残留于牙槽骨壁上的牙周膜而影响愈合。

（2）在垂直阻生牙的远中、水平阻生或近中阻生牙冠部的下方常存在肉芽组织，X线摄片显示为月牙形的低密度区。如探查为脆弱松软、易出血的炎性肉芽组织，应予以刮除；如已形成较致密的纤维结缔组织，探查有韧性感则对愈合有利，不必刮除。

（3）低位阻生牙的牙冠常有牙囊包绕，拔牙后多与牙龈相连，为防止形成残余囊肿，应将其去除。

（4）对扩大的牙槽窝应压迫复位。锐利的骨边缘应加以修整，避免刺激黏膜而产生疼痛。大部分游离的折断骨片应取出，骨膜附着多的骨片予以复位。

（5）应避免过多的唾液进入拔牙窝与血液混合，唾液和血液混合后会形成质量不佳的血凝块，影响拔牙创愈合。封闭拔牙窝前，用生理盐水冲洗，去除各种残渣，以棉球拭干，使血液充满牙槽窝。

8. 缝合 缝合的目的是将组织复位以利于愈合；防止术后出血；缩小拔牙创口，避免食物进入，防止血凝块脱落。

缝合不宜过于严密，通常第二磨牙远中、切口转折处可以不缝，这样既可达到缝合目的，又可使伤口内的出血和反应产物得以引流，减轻术后周围软组织的肿胀，减少血肿的形成。

缝合时，先缝近中再缝远中。近中颊侧切口的缝合不便操作，应斜向夹针，使针与切口呈垂直交叉；先从切口近中未翻瓣侧膜龈联合稍下位置刺入，使针按其弧度贴骨面自然顺畅推进，不可强行使针穿出而造成牙龈撕裂；针前部穿出后，如继续推进困难，可用持针器夹住针前段拔出，再缝向切口远中侧；线结不要过紧，以免撕脱；一般近中颊侧切口缝合一针即可。

9. 压迫止血 缝合完成后，压迫止血方法同一般牙拔除术。如果拔牙创较大、拔牙时间较长，为预防术后干槽症，可放入碘仿海绵1～2小块。

10. 术后医嘱及注意事项 遵循一般牙拔除术后注意事项，但对于拔牙时间比较长，创伤较大的患者应酌情给予抗生素、激素、镇痛药物，需要时可给予止血药物及输液等。拔牙后48小时内局部冷敷，对减轻面部肿胀有较好的效果。应告知患者，如有不适，及时复诊处理。

（八）各类下颌阻生第三磨牙拔除的特点

1. 垂直阻生 高位垂直阻生者多数牙根为融合锥形根，故根部阻力不大，较容易拔除；可将牙挺从近中颊侧插入，以近中牙槽嵴为支点，用牙挺的推力和挺力将患牙向远中挺出，也可挺松后用牙钳拔除。低位垂直阻生，冠及根部阻力都较大，拔除较困难；如颌面有软组织覆盖者，应先作切口，去除软组织阻力；然后通过去骨解除颊侧及远中骨阻力，显露牙颈后再试挺；如根部仍存在较大骨阻力（如根分叉大、根端肥大等），还需结合分根法，去骨法、增隙法，方可拔除。

2. 近中阻生 高位近中阻生如邻牙及牙根阻力不大，多数可用牙挺从近中颊侧插挺将牙挺出；如邻牙阻力较大而根部阻力不大，可用近中劈冠法，解除邻牙阻力后分别拔除；如邻牙及牙根部阻力均较大者，且根分叉较高，可用正中劈冠法，解除邻牙及牙根阻力后分别拔除。中位及低位近中阻生，一般冠部、根部、邻牙阻力均较大，需结合切开法、去骨法、分牙法拔除。

3. 水平阻生 高位水平阻生有根部阻力和邻牙阻力，解除方法为去除颊侧及远中骨板，邻牙阻力可用近中劈冠法解除；如根部阻力较大，且根部分叉较大时，可用正中劈冠法解除阻力后，再分别拔除。中位及低位水平阻生，因其三种阻力都较大，常需结合切开法、去骨法和分牙法共同拔除；有时需在去骨显露牙冠及牙颈部后，用骨凿或涡轮钻在牙颈部将牙截断，先将牙冠挺出后，再去除根部骨质或去除牙根间隔，最终将牙根拔除。

二、上颌阻生第三磨牙拔除术

（一）上颌阻生第三磨牙的分类

1. 根据在颌骨内的深度分类 ①低位（Pell&Gregory A类）：阻生牙牙冠的最低部位与第二磨牙𬌗面平行。②中位（Pell & Gregory B类）：阻生牙牙冠的最低部位在第二磨牙𬌗面与颈部之间。③高位（Pell& GregoryC类）：阻生牙牙冠的最低部位高于第二磨牙的颈部或与之平行。

2. 根据阻生牙长轴与第二磨牙长轴之间的关系分类 ①垂直阻生；②水平阻生；③近中阻生；④远中阻生；⑤倒置阻生；⑥颊向阻生；⑦舌向阻生。

3. 根据阻生牙与牙弓之间的关系分类 ①颊侧错位；②舌侧错位；③正中错位。

4. 根据阻生牙与上颌窦的关系分类 ①与窦底接近（SA）：阻生牙与上颌窦之间无骨质或仅有一薄层组织；②不与窦底接近（NSA）：阻生牙与上颌窦之间有2mm以上的骨质（图4-34）。

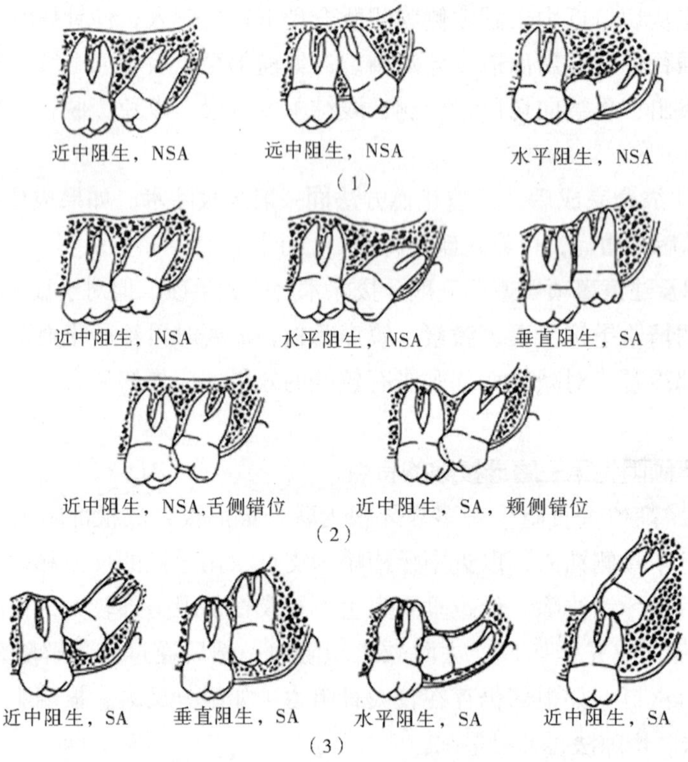

图4-34 上颌阻生第三磨牙的分类

（1）低位；（2）中位；（3）高位

（二）手术适应证

1. 阻生上颌第三磨牙本身龋坏者。

2. 阻生上颌第三磨牙反复引起冠周炎者。

3. 阻生上颌第三磨牙因无对颌牙而下垂伸长者。

4. 阻生上颌第三磨牙，常咬伤颊部或摩擦颊黏膜者。

5. 阻生上颌第三磨牙与邻牙之间有食物嵌塞者。

6. 阻生上颌第三磨牙引起邻牙龋坏或疼痛、压迫邻牙牙根吸收或牙槽骨明显吸收者。

7. 上颌第三磨牙埋伏阻生，引起神经痛症状或形成颌骨囊肿者。

8. 阻生上颌第三磨牙影响义齿的制作及戴入者。

9. 妨碍下颌喙突运动者。

完全埋于骨内且无症状者可不予拔除。

（三）拔除方法

上颌第三磨牙阻生的发生率较下颌低。上颌第三磨牙垂直阻生占63%，远中阻生占25%，近中阻生占12%；并且颊侧错位或（和）颊向阻生最为常见；但由于术区狭窄、操作空间小、直视困难等原因，亦增加手术难度，拔牙时应耐心细致。

低位或中位阻生上颌第三磨牙，由于上颌结节的骨质疏松，易于挺出；高位阻生上颌第三磨牙，需翻瓣去骨暴露牙冠后才可挺出。应注意：上颌阻生第三磨牙不宜使用劈开法，因周围骨质疏松，上前方为上颌窦，上内方为翼腭窝，上后方为颞下凹，锤击时很易使其进入以上各腔隙内。

1. 术前检查　临床检查结合X线检查，需注意邻牙本身的情况；注意上颌阻生第三磨牙与邻牙的关系；注意上颌阻生第三磨牙与上颌窦之间的关系。

2. 切开及翻瓣　手术多从颊侧进路，可从上颌结节后部开始作远中和颊侧的角形切口，其相关注意事项同下颌阻生第三磨牙拔除术。

3. 去骨　去除阻生牙颊侧或覆盖牙冠的骨质。去骨范围以能显露牙冠颊侧及牙冠最大周径，能插入牙挺为宜；在去骨时，力度不要太大，注意勿将上颌阻生第三磨牙推入上颌窦。

4. 拔牙　用牙挺从近中颊侧插入，将牙向颊侧远中方向挺出。

5. 拔牙创口处理及缝合　按常规处理拔牙创后，缝合创口压迫止血（图4-35）。

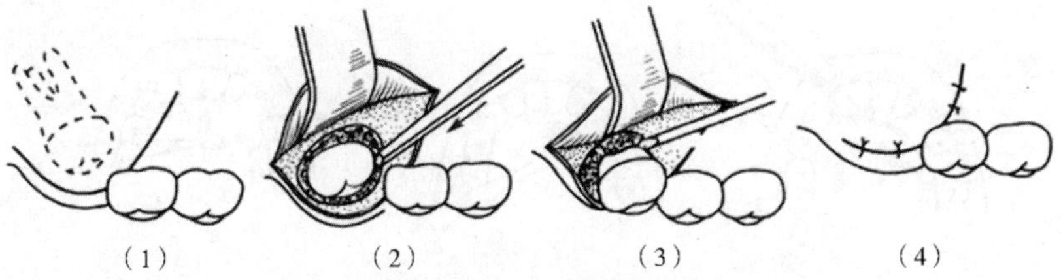

图4-35　上颌阻生第三磨牙拔除术基本步骤

（1）切口；（2）翻瓣及凿骨；（3）挺出阻生牙；（4）缝合

三、阻生尖牙拔除术

尖牙对牙颌系统的功能和美观甚为重要，故对其拔除应持慎重态度，术前应与口腔正畸医师商讨。阻生尖牙好发于上颌，现以阻生上颌尖牙为主要讨论内容；阻生下颌尖牙的处理，其原则与上颌尖牙基本相似。

（一）阻生原因

除引起阻生牙的一般因素之外，尖牙阻生还可能与以下因素有关：

1. 发育和萌出过程的影响 在发育过程中，恒尖牙的牙冠位于乳尖牙牙根腭侧，故乳尖牙的位置改变、龋坏、早失等，皆能影响恒尖牙牙胚的生长发育，并使其位置或萌出路线发生改变。再者，尖牙在萌出时，牙根发育的程度较其他牙更接近于完成，其萌出的距离越长，偏离正常萌出轨道的可能性越大，越易发生阻生。

2. 解剖因素的影响 上颌尖牙错位于腭侧者3倍于错位于唇侧者，因恒尖牙牙冠在发育过程中位于乳尖牙牙根腭侧之故；而腭侧骨组织密度大，恒尖牙将受其所阻而不能萌出；硬腭前1/3的黏骨膜由于反复承受咀嚼、摩擦的刺激，故其致密而坚厚，有一定程度的阻萌作用；尖牙是在其他邻牙已建立殆关系的情况下萌出，故间隙多不足；一般尖牙的间隙在后期得以调整而能将其容纳，但调整过程如果受到影响，则导致尖牙萌出的间隙不足，发生阻生。

（二）上颌阻生尖牙的分类

第Ⅰ类：阻生尖牙位于腭侧，可呈水平位、垂直位或半垂直位。

第Ⅱ类：阻生尖牙位于唇侧，亦可呈水平位、垂直位或半垂直位。

第Ⅲ类：阻生尖牙位于腭及唇侧，如牙冠在腭侧而牙根在唇侧。

第Ⅳ类：阻生尖牙位于牙槽突，多为垂直位，在侧切牙和第一双尖牙之间。

第Ⅴ类：无牙颌之阻生尖牙。

（三）拔除方法

1. 术前检查 临床检查结合X线片（根尖片和定位片）影像，有条件者行锥形束CT检查，确定阻生牙的具体位置，明确阻生尖牙位于唇侧或腭侧，了解阻生牙与邻牙的关系和与上颌窦或鼻腔的关系。

2. 腭向进路法 适用于I类阻生尖牙拔除。切口自中切牙至第二前磨牙的远中腭侧龈缘，如暴露不足可适当向后延长，必要时在腭中线切开；双侧阻生可将双侧第二前磨牙之间腭侧的龈缘弧形切开；如阻生位置高可距龈缘5mm切开。其他相关操作注意事项参见翻瓣去骨法（图4-36）。

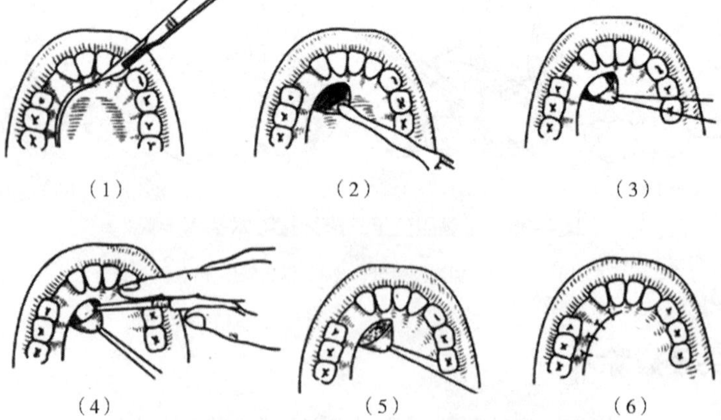

图4-36 上颌阻生尖牙拔除术基本步骤

（1）切口；（2）翻瓣；（3）凿骨显露阻生牙；（4）挺出阻生牙；（5）清理牙槽窝；（6）缝合

3. 唇向进路法 适用于Ⅱ类阻生尖牙拔除。在上颌前牙唇侧牙龈相当于阻生尖牙的牙冠部作梯形或弧形切口，其他相关操作注意事项参见翻瓣去骨法（图4-37）。

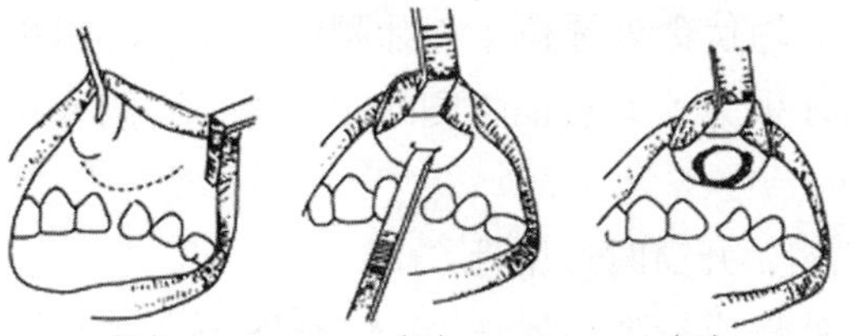

（1）　　（2）　　（3）

图4-37　上颌阻生尖牙拔除术基本步骤

（1）弧形切口；（2）翻瓣、去骨；（3）去骨范围

4. 唇腭向进路法　适用于Ⅲ类阻生尖牙拔除。牙冠在腭侧、牙根在唇侧者，从腭侧做弧形切口；牙冠在唇侧、牙根在腭侧者，从唇侧做弧形切口；其他相关操作注意事项参见翻瓣去骨法。

四、上颌前部埋伏额外牙拔除术

上颌前部是额外牙的好发部位，额外牙埋伏多偏于腭侧，数目由一颗到多颗不等，外形偏小，形态常为变异锥形牙，较容易鉴别。埋伏额外牙在替牙期常因恒牙迟萌或错位而发现，也有相当数量的病例是在前牙区X线检查时发现。埋伏额外牙除造成错𬌗畸形、邻牙牙根压迫吸收、影响正畸治疗外，还是引发牙源性囊肿和肿瘤的诱因，临床建议在恰当年龄应予拔除。

（一）额外牙的定位

埋伏额外牙的定位是决定手术成败的关键。X线摄片检查是必须进行的，不同的投照方式和技术所得到信息，可以从不同的方位确定额外牙在颌骨的位置。

1. 根尖片　额外牙常在根尖片上被发现。可以用来判定额外牙的基本位置，确定与邻牙牙根近远中及上下的关系；投照角度好的根尖片通常显示的比例关系为1∶1，可据此按照邻牙冠根比例确定打开骨窗的位置；单一根尖片不能确定埋伏额外牙唇腭方向的位置。

2. 定位根尖片　通过不同的水平投照角度摄片，得到两张根尖片影像，依据投影移动相对距离判定埋伏额外牙与对照牙的唇腭方向位置。具体为：选择埋伏额外牙附近牙列上的一颗可见牙作为标记牙，将两张根尖片影像对比观察，当埋伏额外牙移动度大于标记牙移动度时，埋伏额外牙位于标记牙的唇颊侧，当埋伏额外牙移动度小于标记牙移动度时，埋伏额外牙位于标记牙的舌腭侧。

3. 全口牙位曲面体层X线片　此片观察范围广泛而全面，提供的位置信息与根尖片相似，但有放大效应，上颌前部重叠影像较多。

4. 上颌前部横断𬌗片　正常上颌牙列上所有牙冠根重叠，可以清晰判定埋伏额外牙的唇腭侧位置关系。

5. 锥形束CT　是目前比较理想的判定埋伏牙位置的检查。可以在不同的轴向观察埋伏牙与邻牙的位置，还可以判断距唇腭侧骨表面的距离。但临床上仍要求医师具有三维定向的能力，用以判断埋伏额外牙在颌骨内的真实位置。

（二）手术要点

1. 麻醉　可选用局部浸润麻醉；对埋伏较深、位置较高的额外牙可采用眶下神经阻滞麻醉和鼻腭神经阻滞麻醉；儿童患者可以配合镇静术或全麻。

2. **手术入路** 位于邻牙唇侧或邻牙牙根之间的埋伏额外牙，可以选择牙槽突唇侧弧形切口或龈缘梯形切口；如埋伏额外牙位于邻牙腭侧，通常选用腭侧龈缘切口；对于埋伏位置较高、大部分位于邻牙根尖上方且偏腭侧的额外牙，唇侧入路可能比腭侧更易于暴露，易于操作。

3. **打开骨窗** 建议初始开窗时选用骨凿，当去骨在牙骨界面处形成清晰边界，待发现额外牙后再使用骨钻扩大骨窗比较安全；如直接用骨钻去骨，应对埋伏额外牙的位置和深度有较高把握，因为去骨操作时，深度易发生偏差，如磨过牙骨界面时可造成进一步手术的困难，并容易伤及邻牙牙根（图4–38）。

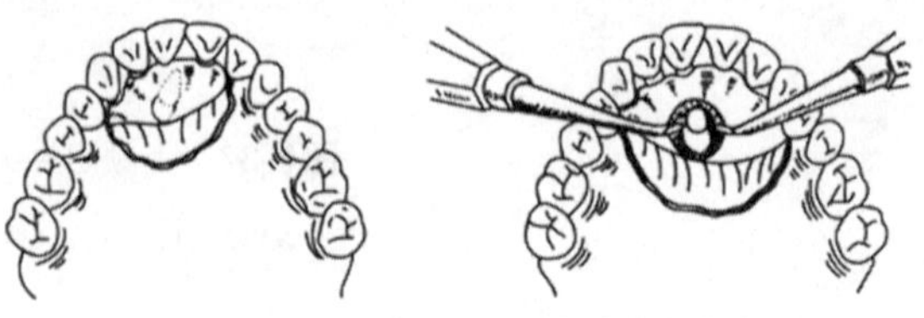

图4–38 上颌前部额外牙拔除术

4. **保护邻牙** 开窗位置应尽量远离邻牙。术中应随时感知邻牙是否有关联性动度，距邻牙较近的去骨使用骨凿较骨钻安全。

第六节 拔牙创的愈合

扫码“学一学”

综合实验研究和临床观察的结果，可将拔牙创的正常愈合分为5个主要阶段，这5个阶段只是人为的划分，在时间上并没有绝对的分界，而是有所重叠。

1. **拔牙创出血和血凝块形成** 拔牙后，拔牙创内充满的血液，15～30分钟即可形成血凝块而将创口封闭。血凝块的存在可以保护创口，防止感染，促进创口的正常愈合。如果牙槽窝内的血凝块脱落、形成不良或无血凝块形成，则创口的愈合延缓，出现牙槽感染、疼痛等并发症的可能性大大增加。

2. **血块机化、肉芽组织形成** 拔牙后数小时，牙龈组织收缩，使拔牙创口变小，这也是保护血凝块及促进愈合的一种反应。24小时左右，有毛细血管及成纤维细胞自牙槽骨壁向血凝块内延伸生长，即血块开始机化、肉芽组织形成，7～8天以后牙槽窝内被肉芽组织所充满。

3. **结缔组织和上皮组织替代肉芽组织** 拔牙后3～4天更成熟的结缔组织开始替代肉芽组织，至20天左右基本完成；同时，术后5～8天开始形成新骨，不成熟的纤维状骨逐渐充填拔牙窝。在牙槽突的尖锐边缘骨吸收继续进行，当拔牙窝充满骨质时，牙槽突的高度将降低。

拔牙后3～4天，上皮自牙龈缘开始向血凝块表面生长，但在24～35天，乃至更长的时间内，上皮组织的生长仍未完成。

4. **原始的纤维样骨替代结缔组织** 大约38天后，拔牙窝的2/3被纤维样骨质充填，3个月后才能完全形成骨组织。这时骨质的密度较低，X线检查仍可看到牙槽窝的低密度影像。

5. **成熟的骨组织替代不成熟骨质、牙槽突功能性改建** 尽管人为将拔牙窝的愈合分为5个阶段，但实际上其中许多变化是同时交织进行的。牙槽突的改建早在术后3天就开始了；40天后愈合区内逐渐形成多层骨小梁一致的成熟骨，并有一层密质骨覆盖这一区域；牙槽骨受到功能性压力后，骨小梁的数目和排列顺应变化而重新改造；3～6个月后重建过程基本完成，出现正常骨结构，6个月后X线检查可见牙槽窝影像消失，已形成正常骨组织结构。临床上，由于多数牙的颊侧骨板薄，拔牙时多从颊侧脱位拔出，因此颊侧牙槽骨的改、重建过程远较舌侧活跃，这就是颊侧出现骨尖、骨隆突多的原因。

扫码“学一学”

扫码“看一看”

第七节 牙拔除术的并发症

牙拔除术作为一项外科手术，术中或术后可能会出现一些并发症，常由于患者机体状态的改变或颌骨、牙解剖结构上的变异等而引发。为了预防与减少拔牙术术中及术后的并发症，应加强责任心，进行详尽的术前检查（全身状况检查和必要的辅助检查尤为重要），制订合理有效的治疗方案。

术前应赋予患者和家属充分的知情权，详尽地解释手术过程及可能发生的问题；对术中出现的变化也应及时通报；对已发生的并发症应本着积极诚恳的态度告知患者，最终取得患者及家属的理解和配合。

即使进行了充分的准备，操作认真仔细，但并发症仍有可能发生。因此，在做好预防的基础上，术者应对各种并发症的诊断和处理全面掌握。同时，为减少并发症的发生，术者应对自己的能力有清醒的判定，决不能做力所不及的手术，手术计划也应充分考虑患者全身状况对手术的影响，必要的辅助检查，不可因盲目迷信既往的经验而遗弃。

一、术中并发症及其防治

（一）晕厥

1. 原因 拔牙术中由于恐惧、疼痛、饥饿、疲劳等原因，有时会发生晕厥。其发生原因、临床表现和防治原则与局部麻醉时发生者相同。

2. 预防及处理 手术中，特别是孔巾遮盖面部的情况下，要注意及早发现，及时处理；经适当处理恢复后，一般仍可继续拔牙手术。

（二）术中出血过多

1. 原因 拔牙过程中，一般均伴随着多少不等的出血。但若出血过多，常使视野模糊，拔牙难以进行。术中出血过多的原因有：急性炎症期拔牙；术中损伤牙龈、骨膜或牙槽骨等组织；局部血管断裂；拔牙禁忌证所涉及的相关内容，如出血性疾病、高血压、月经期等。

2. 预防及处理 术前应仔细询问患者，有无拔牙禁忌证，必要时作相关检查。如因局部因素导致术中出血过多，应及时压迫止血；较大血管断裂引发出血时，应结扎止血；牙槽内的出血，可用明胶海绵、碘仿纱条或骨蜡填塞止血；必要时，拔牙创口两侧牙龈作水平褥式缝合，并观察半小时，创口无出血后再让患者离去。

（三）牙根折断

是拔牙术中最常见的并发症。造成牙根折断的相关因素和手术原则在牙根拔除术中已详述。

预防及处理 掌握各类牙及周围骨质的解剖特点，准确地检查和判定其病变情况，熟练掌握正确的操作方法，掌握牙根折断的相关因素（技术因素、病理因素和解剖因素），不断总结临床经验，尽量减少牙根折断的概率。

断根发生后，原则上应取出。但经综合分析患者状况、断根及根周情况、创伤大小、可能的并发症等多个因素后，如对患者无明显影响，可以不取。

（四）邻牙或对颌牙损伤

1. 原因 邻牙损伤可导致其松动、疼痛、牙折或修复体脱落等，相关原因有：在拔除错位牙过程中摇动或旋转幅度过大；使用牙挺时邻牙被作为支点而受力；用牙钳拔牙时，牙钳选择不当，钳喙过宽，钳喙与牙长轴方向不一致等；在拔除阻生牙时，邻牙阻力未解除；缺乏左手的配合及保护等。

对颌牙损伤常因牙钳撞击而损伤，易发生于拔除下颌前牙时，特别是下前牙比较拥挤时，因此种情况摇动可能损伤邻牙而促进术者使用较大的向上牵引力，在牙拔出的瞬间，如果控制不好力量和速度，或者没用左手保护，拔牙钳就常常击伤上前牙。

2. 预防及处理 严格选择拔牙器械，遵循拔牙手术原则，避免以上所述的危险因素存在；同时，术前必须认真检查邻牙。对有大充填体、全冠修复者，应向患者解释有可能发生修复体脱落、邻牙牙体损伤的可能性；拔除下前牙时，术中应注意左手的保护位置并控制用力，待牙完全松动后再牵引拔出。如已造成邻牙损伤或对颌牙损伤，应降低咬合接触，对松动半脱位的牙，应予结扎固定。

（五）软组织损伤

1. 原因 软组织损伤包括牙龈损伤和邻近软组织损伤。软组织损伤后，会引起组织的出血、肿胀、疼痛，甚至将感染带入深部组织。软组织损伤常见于以下情况：由于局麻而使口唇麻木，牙钳关节部或牙科镊可能夹伤口唇黏膜；牙龈分离不彻底，牙龈仍与牙颈部相连；钳喙夹住牙龈；牙挺、骨凿使用时支点不稳、滑脱、用力不当或缺少左手保护，可刺伤颊、腭、舌、咽、口底等软组织，严重者可因刺破腭咽深部大血管而造成致命的大出血；强行牵拉黏骨膜瓣可导致其撕裂；使用涡轮钻时，如保护隔离不当，将软组织卷入导致撕裂伤。

2. 预防及处理 严格遵循拔牙手术原则，避免以上所述的危险因素存在；对软组织意外损伤的创口，应及时清创缝合，术后合理选用抗生素预防感染。

（六）骨组织损伤

1. 牙槽突骨折　多因拔牙用力不当，牙根与牙槽骨粘连或牙根形态异常所致。如拔除上颌第三磨牙时上颌结节的骨折，拔除下颌第三磨牙时舌侧骨板骨折，拔除上颌尖牙时唇侧牙槽骨板折断等。

2. 下颌骨骨折　极罕见，主要发生在拔除下颌第三磨牙（尤其是低位埋伏阻生牙），采用凿骨或劈冠法拔除时，由于该处因智牙埋伏而使下颌角部极为薄弱，再者凿、挺时的用力过大或方向不正确，导致受力后下颌角部骨折。

3. 如在拔牙区附近有较大的颌骨囊肿及肿瘤或有全身性骨疾病（如骨质疏松症、甲状旁腺功能亢进等）时，颌骨已较薄弱，拔牙手术中也有发生骨折的可能性。

拔牙时应操作细致，切忌粗暴，避免以上所述的危险因素存在。当发现牙槽突骨折后，如骨折片与牙根粘连，不可强行将牙拔出，应用骨膜分离器仔细分离黏骨膜后再取出，避免牙龈撕裂；如牙已拔出，骨片一半以上无骨膜附着，应取出骨片，修整锐利边缘后缝合；若骨片大部有骨膜附着，可将其复位，牙龈拉拢缝合。一旦发生下颌骨骨折，要及早发现，按颌骨骨折的处理原则及时处置。

（七）神经损伤

1. 拔牙时可能损伤的神经 颏神经、舌神经、鼻腭神经、颊神经和下牙槽神经。

（1）鼻腭神经和颊神经常在翻瓣手术时被切断，但它们可迅速恢复，一般不产生影响；颏神经损伤发生在下颌前磨牙区手术时，多由切开翻瓣或器械滑脱造成，如为牵拉或触压造成，可能在数月后恢复功能。

（2）下牙槽神经损伤90%发生于拔除下颌阻生第三磨牙时。其发生原因与下颌第三磨牙和下颌管解剖上邻近密切相关，也与拔牙难易、拔牙方法、拔牙技术有关。如骨凿劈开阻生牙，牙向后下方被压，能压碎薄弱的下颌管壁而损伤神经；取断根时，由于牙根的压迫、器械的直接创伤，导致下牙槽神经受压，造成下唇长期麻木或感觉异常等后遗症。

（3）舌神经损伤在拔除阻生下颌第三磨牙时易发生，主要见于舌侧骨板折断或器械滑脱的情况下。

2. 预防及处理　阻生牙拔除术术前应行X线摄片，了解牙根与下颌神经管的关系，避免术中损伤。如发现断根已入下颌神经管，应及时扩大牙槽窝后取出，不可盲目用器械强取；如神经已受损伤，术后应给予预防水肿及减压的药物，如地塞米松，地巴唑；促进神经恢复药物，如甲钴胺、维生素B_1、B_6、B_{12}等。亦可用理疗。

舌神经损伤易发生于舌侧骨板折断或器械滑脱的情况下，如舌侧骨板折断，应仔细、轻柔分离取出骨片，有望恢复舌神经的功能。

（八）颞下颌关节损伤

1. 原因　较常见的有颞下颌关节脱位和颞下颌关节紊乱病。多因在拔牙时，开口过大，时间过长，以及拔牙时摇动和锤击震动（分牙、去骨、增隙）所引起。

2. 预防及处理　在拔牙过程中应控制张口度，尽量缩短手术时间，并用手托扶下颌；在分牙、去骨、增隙时，必须托稳下颌骨，避免锤击震动导致颞下颌关节和咀嚼肌损伤。

如发生关节脱位，应及时复位，并在2～3周内限制下颌运动；如关节区有疼痛、张口受限、关节弹响者，则以颞下颌关节紊乱病治疗方法合理施治。

（九）口腔上颌窦穿通

1. 原因　口腔上颌窦穿通常见于以下情况。

（1）上颌窦的下壁由前向后盖过上颌 8–5 | 5–8 的根尖，与上述根尖之间隔以较厚或较薄的骨质，或无骨质仅以黏膜相隔。当根尖位于上颌窦底黏膜下时，拔牙时，有时可撕裂窦底黏膜，或在搔刮牙槽窝时导致口腔上颌窦穿通。

（2）因慢性根尖周感染使根尖与上颌窦黏膜发生粘连，拔牙时撕裂窦底黏膜，导致口腔上颌窦穿通。

（3）因上颌磨牙根尖周病变导致窦底骨质缺如，拔牙后搔刮病变时窦底穿孔。

（4）取上颌后牙断根时，如盲目在根面上施以暴力，易将断根推入上颌窦，导致窦底穿孔。

2. 主要表现为　在捏鼻鼓气时，空气可由鼻腔进入窦腔，并由病变区牙槽窝冲出；患侧鼻腔常有出血；X线摄片检查，有时可显示窦内有断根存留。

3. 预防及处理　术前应仔细观察X线摄片，注意牙根与上颌窦的关系；如两者关系密切，根分叉大，拔除困难时，应从颊侧作梯形切口，去除颊侧骨壁，显露牙根断端，将根挺插入牙根断端的根方，用力向下方将其挺出；如为腭侧根折断，还须去除牙根间隔，显露牙根后将其取出。

断根如在窦底黏膜下方、靠近穿孔处，可小心地从扩大的拔牙窝将其取出；如断根已进入上颌窦内，可扩大牙槽窝，通过拔牙创吸引或用大量生理盐水对窦腔反复冲洗，有时断根可从已扩大的牙槽窝排出；当用以上各种方法无效时，常需从颊侧翻瓣去骨或经上颌窦前壁开窗，取出断根。有条件者可转耳鼻喉科行内窥镜取出。

如发生口腔上颌窦穿通，处理方法决定于穿通口的大小。①小的穿孔（直径2mm左右），可按拔牙后常规处理，使牙槽窝内形成高质量的血凝块，待其自然愈合。术后特别注意保护血凝块，除常规注意事项外，要求患者2周内，切忌鼻腔鼓气、吸食饮料、吸烟，避免强力喷嚏；必要时患侧鼻腔使用滴鼻剂可降低上颌窦炎的发生，并合理选用抗生素预防感染。②中等大小穿孔（直径2～6mm）也可按上述方法处理，如将两侧牙龈拉拢缝合，进一步固定保护血凝块，更有利于自然愈合。相关注意事项同前。③穿通口大于7mm，需用邻位组织瓣关闭创口。可将颊侧牙槽突适当降低后，利用颊侧梯形组织瓣关闭（图4-39）；也可使用腭侧黏骨膜舌形瓣转移封闭创口（图4-40）；组织瓣封闭交通口的关键是组织缝合区有足够的新鲜创面接触，且下方有骨支持；必须做到无张力缝合。相关注意事项同前。

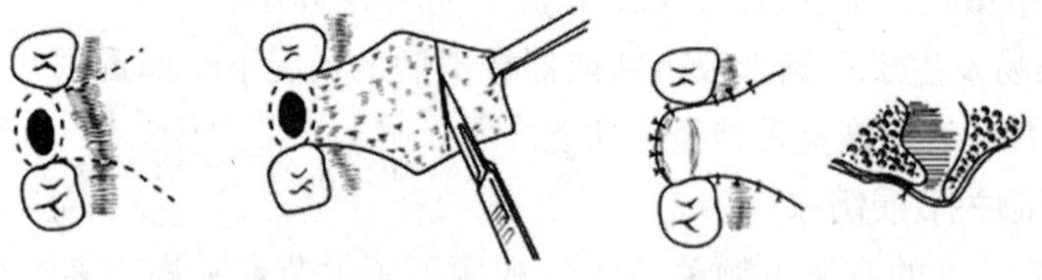

图4-39　颊侧梯形瓣关闭口腔上颌窦穿通

（1）切口；（2）横断骨膜；（3）缝合后

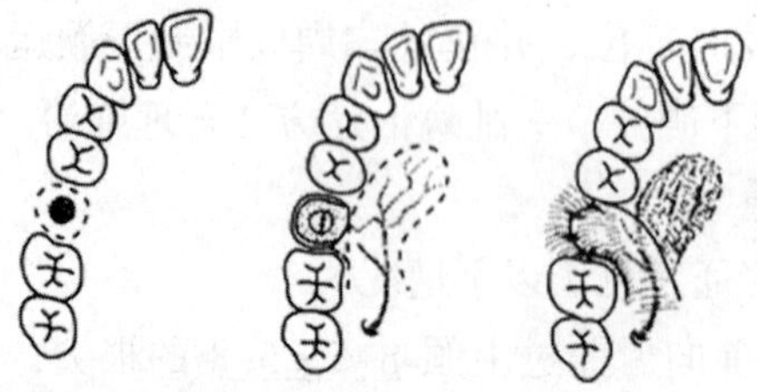

图4-40　腭侧黏骨膜瓣关闭口腔上颌窦穿通

口腔上颌窦穿通如合并有上颌窦炎，则需上颌窦修补术和上颌窦根治术同期进行。

（十）断根移位

1. 原因　在拔除下颌阻生第三磨牙或取根过程中，由于盲目操作，锤击不当或用挺不当，强力推压，使断根或整个患牙推入翼下颌间隙或咽旁间隙内；移位后的断根成为组织内的异物，原则上均应取出。

2. 预防及处理　术前应作必要的X线摄片，有利于全面了解阻生牙周围的解剖关系及薄弱点。锤击骨凿、牙挺时，应注意直视操作，掌握正确的方法、方向与力量大小，避免暴力，注意保护。

如牙根被推出舌侧骨板，应立即用手指按压患牙根尖舌侧，用示指从下向上推挤，有时可将落下的牙根推回原牙槽窝，从而将其摘除；当牙根被推入颌周间隙时，不应盲目探查，应进一步作X线摄片定位或电视X线透视，需扩大手术野将其取出；如果从牙槽窝难以取出断根时，必须从下颌下作切口方能取出。

（十一）误入食管或气管

常发生在儿童拔牙时，因患儿哭闹不配合，乳牙冠小不易夹稳，患牙拔出后，如果未能夹紧落在舌根部，可能吞入食管或吸入气管。食管吞入无严重后果，无需特殊处理；吸入气管将引起频繁的强力呛咳，如能咳出则好，如不能排出者需在气管镜下取出。

考点提示 术中、术后并发症及其临床表现，防治原则及方法。

二、术后并发症及其防治

（一）出血

正常情况下，在拔牙半小时后，将所咬的纱布卷吐掉，拔牙创口一般不再出血。如果吐掉纱布卷后仍有较多的新鲜血液从牙槽窝内流出，或者当时已不出血，以后又因创口感染等其他原因而出血，都称为拔牙后出血，前者称为原发性出血，后者称为继发性出血。

1. 拔牙术后出血原因 有局部因素和全身因素。

（1）局部因素 ①急性炎症期拔牙；②牙龈及黏骨膜撕裂未行缝合或缝合不严密；③牙槽窝内残留炎性肉芽组织；④牙槽内小血管破裂；⑤手术创伤大，牙槽骨骨折未行复位；⑥创口护理不当（术后反复漱口、吐唾、吮吸、食物过热过硬、剧烈活动等）；⑦局麻药中肾上腺素含量过高或术中用肾上腺素棉球压迫止血，引起局部小血管暂时性收缩，当其作用消失后，引起的血管后扩张。

（2）全身因素 如高血压、造血系统疾病、肝脏疾病等，亦可引起拔牙后出血。

2. 处理 针对不同情况，局部可采取相应的止血措施 ①出现高出牙槽窝的血凝块，松软并轻微出血时，可清除高出的血凝块，填塞碘仿海绵后压迫止血；②牙槽窝内的出血，在局麻下彻底清创，刮除不良的血凝块或残留的炎性肉芽组织及碎骨片，用碘仿纱条填塞止血；③对于牙龈及黏骨膜撕裂后出血，应在局麻下将两侧牙龈作水平褥式复位缝合；④必要时，创口局部使用止血粉、云南白药、凝血酶等药物外敷止血。

全身因素引起的出血应以预防为主，拔牙前详细询问病史及作必要检查常可发现其危险因素。应注意出血患者的全身状况，问明出血情况，估计出血量；在了解全身情况后，应向患者细心解释；先安慰患者使其消除恐惧、紧张情绪；当患者有全身不适时，如虚脱、晕厥甚至血压下降等，应立即平卧，并根据情况给予静脉注入葡萄糖、输液、输血、使用升压药物等急救措施。对于全身因素引发的拔牙术后出血，治疗应同时从局部和全身两方面着手，并应会同专科医师做出正确诊断及针对性全身处理，如输鲜血、输入凝血因子等。如形成较大血肿，应使用抗生素预防感染。

（二）拔牙后反应性疼痛

1. 原因 牙拔除时，骨组织和软组织皆受到不同程度的损伤，创伤造成的代谢分解产物和组织应激反应产生的活化物质刺激神经末梢，引起疼痛。拔牙术后，常无疼痛或仅有轻度疼痛，一般经过24小时以后疼痛即明显减轻，大多可以耐受，通常可不使用镇痛药；但是术后如有周围软组织损伤、牙槽突损伤、拔牙创内异物、拔牙创血块分解脱落（骨壁上末梢神经暴露，受到外界刺激，引起疼痛）、术后感染以及邻牙损伤时，可发生持续疼痛。

拔牙后反应性疼痛要与干槽症或三叉神经痛相鉴别；详细询问病史，疼痛患者是否有麻醉药品成瘾性或吸毒等行为。

2. 预防及处理 详细询问病史，避免以上所述的疼痛危险因素发生；一般应根据原因对症处理，通常不使用镇痛药；如为异常剧痛，可行镇痛治疗。

（三）感染

1. 原因 口腔组织血运丰富，抗感染能力甚强，术后急性感染少见。临床所见急性感染，常由于拔牙适应证掌握不恰当而造成，如急性浆液性炎症期拔牙，导致急性感染向周围或全身扩散；手术创伤大、时间长或患者全身抵抗力低下，术后发生颌周蜂窝织炎，甚至引起败血症、脓毒血症；风湿性心脏病患者可能发生细菌性心内膜炎等。

慢性感染较多见，常与术前有根尖周围慢性感染及术后有碎牙片、碎骨片、牙石及炎性肉芽组织等残留有关。

2. 临床表现 常为患者感觉创口不适，检查发现创口愈合不良，局部充血明显，可有淤血和水肿，拔牙创内有暗红、松软的炎性肉芽组织，触之易出血，或有瘘管溢脓；拔除下颌阻生第三磨牙后，可伴发咽峡前间隙感染；局部下颌下区淋巴结可有肿大、压痛；偶有低热、全身不适等症状；X线摄片显示有残留的碎牙片或碎骨片。

3. 预防及处理 预防急性感染应严格掌握拔牙适应证，作好术前准备，尽量减少手术创伤，注意无菌操作，术后应给予有效的抗生素预防感染；如在急性炎症期拔牙，禁忌搔刮牙槽窝，创口不应严密缝合；术前有慢性感染者，切勿遗留炎性肉芽组织、碎牙片与碎骨片等；术后拔牙创的感染，在局麻下彻底刮治、清创后，用生理盐水冲洗创口，让血液充满牙槽窝，棉卷咬紧止血，并给予口服抗生素治疗。

（四）术后肿胀反应

1. 原因 术后肿胀反应多出现在创伤大时，特别是翻瓣术后出现，主要由于局部组织渗出物所致。

2. 临床表现 术后肿胀开始于术后12～24小时，3～5天内逐渐消退；肿胀松软而有弹性，手指可捏起皮肤，因而可与感染性浸润鉴别；此外要与麻药的局部变态反应、血肿相鉴别。

3. 预防及处理 为防止术后肿胀，黏骨膜瓣的切口尽量不要越过移行沟底；切口缝合不要过紧，以利于渗出物的排出；术后冷敷、加压包扎；也可使用肾上腺皮质激素（如地塞米松5mg）与局麻药混合后术区局部注射，其预防、减轻肿胀的效果明显。

（五）术后开口困难

1. 原因 术后的单纯反应性开口困难，主要是由于拔下颌阻生牙时，颞肌深部肌腱下段和翼内肌前部受创伤及创伤性炎症激惹，产生反射性肌痉挛造成的；应注意与术后感染、手术致颞下颌关节病发作鉴别。

2. 预防及处理 用去骨法拔牙时，切口及翻瓣大小应适度，尽量减轻磨牙后区的创伤。明显的开口受限可用热含漱或理疗帮助恢复正常开口度。

扫码“看一看”

（六）干槽症

干槽症是以疼痛和拔牙创愈合障碍为主要特征的拔牙术后并发症。干槽症的病因有多种学说，目前均不能全面解释干槽症的发病及临床表现。

1. 病因

（1）感染学说 感染学说是基于干槽症实际上表现为骨创感染，它是较早提出的病因。但迄今为止，单一的病原体尚未发现。多数学者认为干槽症是一种混合感染，厌氧菌起重要作用。感染的作用可以是直接的，也可以是间接的，即引起血凝块的纤维蛋白溶解。基于感染学说，全身或局部使用抗感染药物可预防及治疗干槽症，针对厌氧菌的药物预防干槽症也取得了满意的效果。但也有作者报道不支持感染学说。

（2）创伤学说　许多研究认为创伤为干槽症的主要发病因素之一。创伤引起发病的机制有不同的解释：创伤使骨组织易发生继发感染；创伤使骨壁的血管栓塞，导致牙槽窝内血凝块形成障碍；创伤产生的组胺影响伤口愈合；创伤骨组织使组织活化剂释放，导致纤维蛋白溶解。确切机制有待进一步研究。

（3）解剖因素学说　此学说认为下颌磨牙区有较厚的密质骨，致使该部位血液供应不良。下颌第三磨牙拔除后，骨腔大，血凝块不易附着。下颌牙拔除后，食物及唾液易进入拔牙创而引发感染。

（4）纤维蛋白溶解学说　此学说认为拔牙的创伤或感染，引起骨髓的炎症，使组织活化剂释放，将血凝块中的纤溶酶原转化为纤溶酶，使血凝块中的纤维蛋白溶解导致血凝块脱落，出现干槽现象；同时产生激肽，引发疼痛。

除上述因素以外，还有许多病因被提出，如全身因素、吸烟等。目前认为干槽症的病因是综合性的，起作用的不是单一因素，而是多因素的综合作用结果。

2. 临床表现　干槽症多数发生于拔除下颌阻生第三磨牙或其他复杂牙拔除术后。临床上可分为腐败型与非腐败型两类，前者更严重而多见。主要症状为拔牙后2～3天，出现创口持续性剧烈疼痛，可向耳颞部放射，一般镇痛药不能镇痛；检查可见创口周围牙龈红肿；牙槽窝内残留腐败变性的血凝块或血凝块脱落，牙槽窝内空虚，牙槽窝内壁有灰白色假膜覆盖；骨壁有明显的探痛；有明显恶臭味；局部淋巴结肿大、压痛；偶有张口受限、低热和全身不适等症状。

3. 治疗　治疗原则是消炎镇痛，清创，隔离外界刺激，促进牙槽窝内肉芽组织生长。具体操作方法是：在局麻下，用刮匙彻底刮除牙槽窝内的炎性肉芽组织、残余的血凝块及坏死组织；用小棉球蘸3%过氧化氢液，彻底清除牙槽窝内的坏死腐败组织直至骨壁清洁；再用生理盐水反复冲洗，直到骨壁清洁后吸干；自牙槽窝底部起紧密填入碘仿纱条，为防止其脱落，也可缝合1针。经此处理后，多数患者的疼痛可逐日缓解直至完全消失；一般不需再换药，偶尔可更换1次，再次换药时不可再搔刮牙槽窝，轻轻用过氧化氢液和生理盐水小棉球交替擦洗牙槽窝即可，一般7～10天后取出纱条，可见在空虚的拔牙创口内已有一薄层肉芽组织覆盖，1～2个月后才能长满结缔组织（图4-41）。

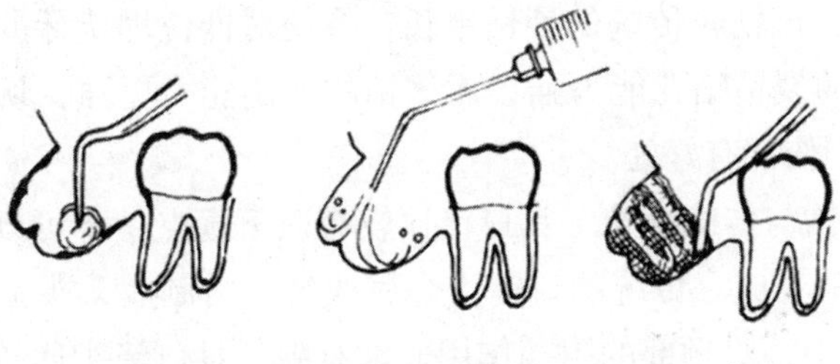

（1）　（2）　（3）

图4-41　干槽症的局部处理

（1）3%过氧化氢液棉球清洁；（2）生理盐水反复冲洗；（3）填入碘仿纱条

4. 预防及处理　尽量减少创伤及预防感染。术后创口内置入碘仿海绵，压迫牙槽窝骨壁、缝合创区牙龈缩小创口。术后注意血凝块的保护，保持口腔清洁，合理使用抗生素等。

（七）皮下气肿

1.原因 在拔牙过程中，反复牵拉已翻开的组织瓣，使气体进入组织中；使用高速涡轮机时，喷射的气流导致气体进入组织；术后患者反复漱口、频繁吐唾、咳嗽或吹奏乐器，使口腔内不断发生正负气压变化，使气体进入创口，导致气肿产生；严重者甚至可形成颈胸及纵隔气肿。

2.临床表现 主要表现为局部非炎性肿胀，无压痛，可有捻发音；发生在颊部、下颌下、颏部较多。

3.预防及处理 应避免过大翻瓣；使用涡轮机时，应使组织瓣敞开；术后嘱患者避免做鼓气等造成口腔压力加大的动作。如果发生气肿，应拆除缝线，并在伤口内放置引流，局部加压包扎，口服抗生素预防感染，一般24～48小时即可逐渐吸收，无严重后果。

扫码“学一学”

第八节 外科动力系统在拔牙术中的应用

20世纪90年代，国外将外科动力系统用于牙的拔除，该方法不仅避免了传统的阻生第三磨牙拔除时凿骨劈冠造成的创伤大、时间长、并发症多的不足，也可克服用涡轮机拔除阻生牙时易造成皮下气肿的缺点，还提高了牙拔除的效率，体现了人文关怀，提高了患者对治疗的认同感，因而现已被广泛推广使用。

一、用于牙拔除的外科动力设备和器械

用于牙拔除的外科动力设备包括动力源、手机和切割钻，在操作时还需颊拉钩、吸引器、分离器、橡胶咬合垫等辅助设备。

1. 外科动力设备 动力源有气动和电动两类。手机也包括气动和电动两类。目前临床上常用的是气动式外科专用切割手机，因该手机除冷却水呈柱状直接喷在切割钻上，气体向四周或向后分散外，还具备以下特点：①手机头部呈45°仰角，可更加适合口腔深部手术的操作。即使是位置较深的下颌阻生第三磨牙，也很容易达到所需位置而进行操作；②手机头部体积更小，减少了视线的阻挡；③该手机与普通综合治疗椅上的手机接口相匹配，因而极大地方便了临床操作，降低了购置价格。

外科专用切割钻：该钻较传统的裂钻更长，方便对低位埋伏牙的切割；钻的纹理与传统的裂钻不同，传统的裂钻钻孔能力强，而该钻的切割能力更强，切割力的加强对于缩短手术时间、减少手术创伤都有好处。

2. 颊拉钩 颊拉钩与传统牵拉工具口镜比较有以下优点：①可以更好地暴露术野，有利于手术顺利、快速地完成。传统的口镜为金属或者塑料制成，头宽柄细，手柄的直径约0.5cm，在牵拉的过程中，对颊部的阻挡作用非常有限，且口镜头比较光滑，不能将翻起的组织瓣很好地固定在远离术区的位置，不能很好地暴露术区；而颊拉钩为全金属制成，前后宽度相同，宽度约为2cm，可以很好地将颊部拉开，将颊拉钩放置在组织瓣与骨面之间，可以有效地将组织瓣固定。②可以更好地保护软组织。口镜在牵拉过程中，对口角黏膜会产生很大的压力，易导致术中口角损伤。而颊拉钩宽度是口镜的4倍，从而降低了口角损伤

的概率。另外，在拔牙过程中，将颊拉钩始终放置在颊黏膜和组织瓣与术区之间，避免了其他器械对颊黏膜和组织瓣的意外损伤。③方便术者操作，减少术者疲劳。使用口镜时，由于手柄比较细，术者只能用两三个手指拿住口镜进行牵拉，很容易疲劳；而颊拉钩比较宽，术者可以用全手掌将其握住，不易疲劳。

3. 分离器　用骨膜分离器代替牙龈分离器翻瓣。传统的牙龈分离器尖部较窄，翻瓣时，不容易将黏骨膜组织瓣全层翻起，而且很容易将组织瓣撕裂。而骨膜分离器尖部宽大，使用骨膜分离器时，从切口的前端开始翻瓣，要确保将骨膜分离器置于骨膜与牙槽骨之间，且刃缘朝向骨面，轻微旋转向后推进，确保组织瓣全层分离，就可以最大限度地避免组织瓣的撕裂。

4. 金属吸唾器　用金属吸唾器代替一次性塑料吸唾器有以下优点：①金属吸唾器为全金属制造，操作时可以用来牵拉组织；②金属吸唾器头部较小，可以伸入牙槽窝将血液、唾液吸出，使手术视野更加清晰，尤其是在拔除断根时更加重要；③金属吸唾器吸力较大，在清除牙碎片或松动牙根时，也可以用吸唾器将其吸出，减少不必要的去骨，从而减少创伤；减少术者更换器械的次数，从而节省手术时间。

5. 橡胶咬合垫　让患者大张口，将橡胶咬合垫置于手术区对侧磨牙间，既不影响手术操作，还可以使患者保持较大的张口度，避免患者因长期主动张口引起的疲劳和关节不适感。

二、牙拔除的方法

采用外科动力系统拔牙主要用于拔牙过程中的去骨、增隙、分牙等操作。

1. 切口　手术多采用龈缘连续切口，如拔除位置比较低的上颌阻生第三磨牙时，可选用三角瓣，以达到充分暴露视野的目的。

2. 翻瓣　用骨膜分离器翻瓣，用颊拉钩牵拉和保护上、下颌阻生第三磨牙的软组织瓣，用宽头的骨膜分离器牵拉和保护其他部位的软组织瓣。翻瓣后应将颊拉钩或骨膜分离器头部始终紧紧抵在黏骨膜瓣与手术区域间的骨面，避免前后滑动，以保证翻起的软组织瓣远离术区，以免在使用切割工具时损伤软组织。助手用吸引器及时清除血液、唾液，保持术野清晰。

3. 去骨　术者首先可根据X线片确定最小的去骨量，一般来说，只需用钻将覆盖牙冠颌面的骨质去除即可。

4. 增隙　拔除下颌阻生第三磨牙时用钻在患牙的颊侧和远中骨壁磨出沟槽即可，切割针的方向与牙体长轴平行，深度可达根分叉，注意不可过深以免损伤下颌管。

对于前牙区埋伏牙的拔除，术前最好拍摄锥形束CT以确定牙位置和毗邻结构。如埋伏牙是正位阻生，仅在牙冠两侧磨出沟槽即可。若埋伏牙是倒置阻生则去骨量较大，应暴露至牙中部，为下一步分牙做准备。去骨时，一定要避开邻牙牙根及上颌窦等重要结构。

拔除牙根时，一般从牙根一侧磨出间隙，深度达牙根的一半即可。

5. 分牙拔除　大多数情况下只需将牙挺插入磨好的沟槽即可将牙挺出。当患牙骨阻力较大、牙体积较大或根分叉较大时，就需要进行分牙后将牙分块拔除。分牙时，要保证在患牙范围内进行切割，不需将牙磨透。用牙挺将患牙分块挺出。

三、超声骨刀在拔牙术中的应用

超声骨刀是指使用压电超声频率振荡刀进行切骨术与骨整形术的一种新型骨科微动力

设备。可实现高效的超声骨切割和精密切、钻、刨、磨、刮等动作，以配合口腔微创手术操作。其在临床应用中具备四大优势：超声切骨，刀头无高速旋转，无旁振，具有软硬组织识别功能，只切骨不伤软组织，有效保护神经和血管；提供冷超声模式，低温切割，伤口温度在38℃以下，无热损伤；独特的超声止血功能；骨渣吸引功能，术野清晰。

在拔除下颌阻生牙时，可应用超声骨刀去除阻生牙周围的骨组织，以利于拔除牙，同时还可以将牙冠切开以解除邻牙阻力及牙根部骨阻力。超声骨刀对声阻抗高的骨组织及矿化、钙化的硬组织具有很强识别能力，因此在骨及硬组织切割过程中避免了软组织损伤，能够最大限度地避免损伤下牙槽神经、血管，进而减少术后患者面部肿胀、张口受限、下唇麻木等并发症的发生率。

第九节　牙槽外科手术

扫码“学一学”

牙槽外科手术是指在口腔内进行的一些修整或矫治牙槽骨和周围组织畸形的手术。

一、修复前外科手术

义齿修复前手术，是因义齿修复需要，对妨碍义齿固位和承受𬌗力的畸形组织进行外科修整手术。具体手术为矫正畸形或去除不利于义齿修复的口腔内软、硬组织的外科手术。

义齿修复对口腔骨组织和软组织的要求应具备以下条件：有足够的牙槽骨支持义齿基托；骨组织有足够的软组织覆盖；牙槽骨上无影响义齿就位的倒凹或悬突，无锐利嵴突或骨尖；唇颊、舌侧有足够的深度；上下颌牙槽突关系良好；无妨碍义齿就位的肌纤维、系带、瘢痕、软组织皱襞或增生。

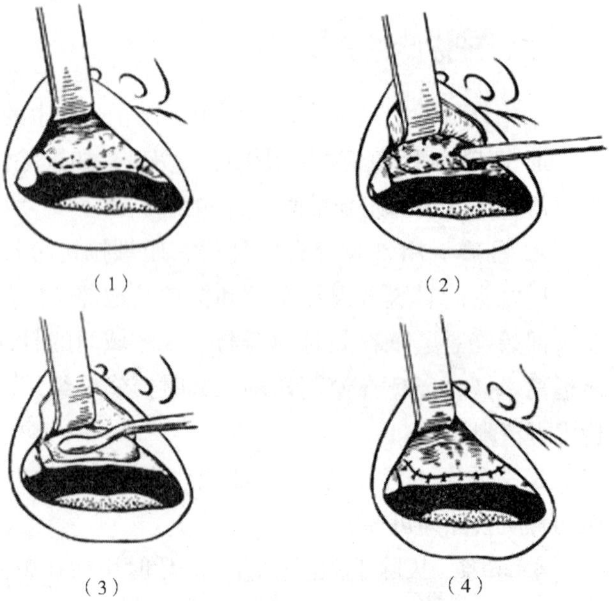

图4-42　牙槽突修整术基本步骤

（1）切口；（2）翻瓣、去骨；（3）锉平骨面；（4）缝合；

（一）牙槽突修整术

牙槽突修整术是矫正牙槽突不利于义齿戴入和就位的手术。其目的是：矫正牙槽突各种妨碍义齿戴入和就位的畸形；去除牙槽突上突出的尖或嵴，防止引起局部疼痛；去除突出的骨结节或倒凹；矫正上前牙槽突的前突。手术应在拔牙后2～3个月，拔牙创基本愈合，牙槽突改建趋于稳定时进行。对拔牙时即发现有明显骨突者，亦可在拔牙同时加以修整。

1. 适应证　凡用手指触诊牙槽骨能感到明显压痛的骨尖、骨突、锐利的骨缘、骨嵴、倒凹或隆起，应予修整；义齿基托下方牙槽嵴严重突出者；即刻义齿修复时，应于拔牙后同时修整牙槽嵴，使预成义齿顺利配戴；上下颌间隙过小，上下颌牙槽嵴之间距离过小；上颌或下颌前方牙槽骨明显前突，不利于义齿正常𬌗的建立及面部容貌美观，应适当修整。

考点提示 牙槽突修整术的适应证。

2. 手术步骤与方法　根据手术范围，选用局部浸润麻醉或阻滞麻醉。

孤立的小骨尖，可用钝器垫以纱布，直接锤击将其挤压平复。常规牙槽突修整术的步骤与方法如下（图4-42）：

（1）切口小范围的修整术，作蒂在牙槽底部的弧形切口；较大范围的修整可选用角形或L形切口（上颌结节部位），无牙颌大范围牙槽突修整术的切口沿牙槽突顶作长弧形切口，在两侧磨牙区颊侧作纵行附加切口。切口顶部应位于牙槽突顶偏唇颊侧，既有利于暴露骨突，又可避免修剪软组织时去除过多的承托区角化黏膜。

（2）翻瓣时，选用小而薄的骨膜分离器；由于牙槽突顶多有瘢痕组织粘连，故应从唇颊侧骨板光滑处开始，以免撕裂软组织；翻瓣的大小应稍大于需修整的骨面，勿越过移行沟底，以减少术后水肿。

（3）去除骨尖、骨突、骨嵴时，可使用骨凿、咬骨钳、钻针。去骨量应适度，仅去除过高尖的骨质，在尽量不降低牙槽突高度的基础上，必须保持牙槽突顶的圆弧状外形；上颌前部牙槽突明显前突者，可整块去除唇侧骨质；根据咬合情况修整牙槽突的高度，保证有足够间隙安装义齿；去骨后，用骨锉锉平骨面，清理碎屑，冲洗创面，将软组织瓣复位，触摸检查骨面是否平整。

（4）过多的软组织应当修剪，然后间断缝合伤口。

3. 术后处理

（1）保持口腔卫生清洁，可用消毒含漱剂漱口。

（2）骨修整范围较广、创伤大者，应合理给予抗生素和镇痛药。

（3）术后7天拆线。

（4）伤口完全愈合后即可取模制作义齿。

（二）骨隆突修整术

骨隆突是颌骨局部的发育畸形，表现为颌骨局限性的圆形凸起，质地坚硬，表面光滑，生长缓慢，无任何自觉症状。常见于硬腭正中部的腭隆突及下颌尖牙或前磨牙区舌侧的下颌隆突。一般不需要手术处理，如妨碍义齿的就位与稳定时，则需作修整术。

1. 腭隆突修整术　腭隆突位于硬腭正中，属良性骨质增生，表面覆有较薄的黏膜。过高、过大的腭隆突会导致进食摩擦，出现黏膜溃疡，也可造成义齿就位困难、翘动、压痛等问题，应予修平。确定骨隆突前应排除颌骨的其他病变，术前应拍上颌正位断层片或CT，了解腭隆突至鼻腔的距离，避免手术时造成口腔鼻腔瘘。

手术范围小者，可用局部浸润麻醉；较大骨隆突修整，宜进行鼻腭神经及腭前神经阻滞麻醉。手术切口自中线向两侧翻开黏骨膜瓣；整块凿除腭隆突易穿通鼻腔，应将整块腭隆突用钻分割成多块，分次用骨凿小块去除骨质，使用单面骨凿，斜面与腭板平行相贴；有条件者最好用钻磨除腭隆突。去骨后，平整骨创面，冲洗创面；修剪黏骨膜瓣，正确复位缝合；可用碘仿纱布打包压迫或使用腭托压迫，防止血肿。术后注意事项同前（图4-43）。

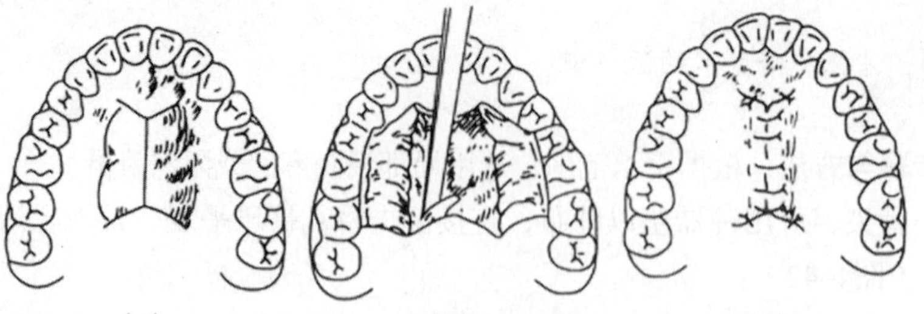

图4-43 腭隆突修整术

（1）切口；（2）去骨；（3）缝合

2. 下颌隆突修整术 下颌隆突位于下颌尖牙及前磨牙的舌侧，大小不一，可为单个或多个。在确定骨隆突前应排除颌骨的其他病变，择期手术。

在下牙槽神经及舌神经阻滞麻醉下，作蒂在口底侧的弧形或梯形切口；翻开黏骨膜瓣，显露骨隆突，翻瓣范围尽量不向口底延伸，以减小术后肿胀；可选用宽而薄的骨凿，置于隆突的根部，沿颌骨体的方向凿去骨隆突，由于该处骨质为层叠排列，较易整块凿除；也可用钻磨一浅槽，再用骨凿去除；骨锉锉平骨面，冲洗创面；复位组织瓣，正确对位缝合（图4-44）。术后注意事项同前。

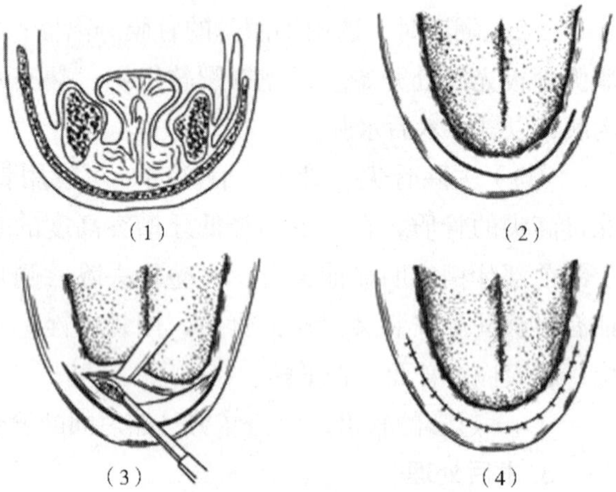

图4-44 下颌隆突修整术

（1）下颌隆突；（2）手术切口；（3）翻瓣去骨；（4）缝合

（三）上颌结节肥大修整术

上颌结节肥大分为骨性肥大和纤维性肥大两种。无论何种肥大，凡妨碍义齿戴入或造成上下颌之间、上颌结节与喙突之间的间隙过小者，均需做上颌结节修整术。术前应注意：①上颌结节肥大，有时骨内可含有埋伏阻生第三磨牙，在手术修整前应摄X线片进行检查，正确设计手术方案；②上颌结节肥大也可能同时伴有上颌窦位置过低，术前X线检查，掌握局部解剖，防止盲目手术造成上颌窦底的穿通。

在上牙槽后神经和腭前神经阻滞麻醉下手术。

对于伴有纤维组织肥厚者，可采用牙槽突顶入路。将顶部软组织楔形切除达骨面，切口两侧组织则做黏膜下切除，去除过多的骨组织和倒凹，平整、冲洗、修剪后缝合。

如软组织无过度肥厚，可采用侧方入路。切口位于颊侧，平行殆面，由后向前通过颧牙槽突下方直达骨面；切口两侧向下做松弛切口达牙槽突顶，掀起整个黏骨膜瓣；亦可在黏膜下切除部分软组织；去除骨质；从横切口上方游离，加深颊沟；将整个黏骨膜瓣滑行向上缝合，这样颊沟黏膜也覆有角化上皮；术后应立即戴上边缘已延伸的义齿，以维持颊沟的深度（图4-45）。

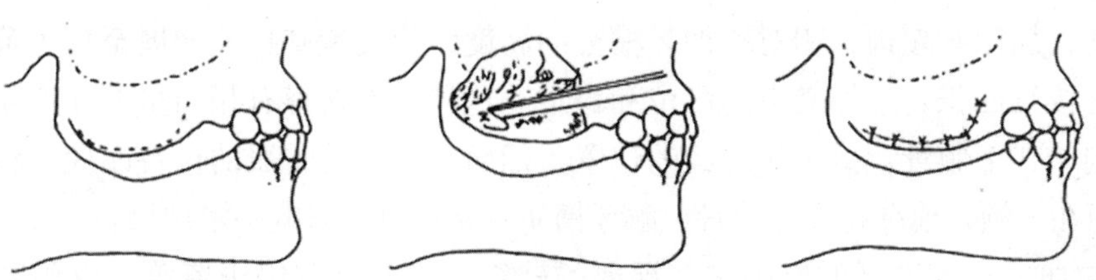

图4-45　上颌结节肥大修整术

（1）切口；（2）翻瓣去骨；（3）缝合

上颌结节修整通常先修整一侧，且应保持足够的牙槽突宽度，以不妨碍义齿戴入为准；避免双侧修整后，出现义齿固位不良。

肥大的上颌结节内有埋伏阻生牙时，在修整中牙已外露，应予同时拔除；上颌窦底过低，无法按要求进行修整时，可将对颌相应部分骨质进行修整，使之有足够的间隙戴入义齿即可。

（四）牙槽突增高术

牙槽突增高术是通过植骨或植入其他材料，以增加因萎缩而低平的牙槽突高度的手术。适应证：无牙颌患者，牙槽突明显萎缩而影响义齿的固位，且不能采用唇颊沟加深术达到目的者；牙槽突低而锐利，义齿固位不良，又不能正常承受咀嚼功能者；牙槽突表面黏膜条件良好，是手术成功的重要基础。

1. 自体骨牙槽突加高术　自体骨移植是较早应用于牙槽突重建的方法。采用自体髂骨移植较多，但远期吸收率较高。近来提出进行颅骨外板移植，愈合能力强，远期骨吸收少，但不易被患者接受。

自体骨牙槽突加高术的适应证是：上颌牙槽突完全吸收，口腔前庭与腭呈水平状；下颌体高度不足10mm，尤其是因颌骨肿瘤、创伤致下颌下缘以上部分缺失者。

自体骨移植时应将骨块固定，用螺钉固定使移植骨块稳定是骨移植成功的关键。保证有足够的软组织在无张力状况下严密缝合。应严格消毒，选择适宜的抗生素并使用足够的时间。及时进行（一般为术后4个月）唇颊沟成形及义齿修复，使植入骨表面生成骨皮质，以减少骨吸收，取得良好效果。

2. 生物材料人工骨植入牙槽突重建术　人工骨植入，不需取自体骨，创伤小，患者易接受。具体做法亦有两种：一是将颗粒状生物材料植入骨膜下，二是块状生物材料植入，后者既可作贴敷式植入亦可作夹层法植入。

植入的材料种类很多，临床一般使用羟基磷灰石（HA）为基础物质的材料。羟基磷灰石是一种磷酸钙材料，与人骨的无机成分相似，是一种具有良好组织相容性的人工骨移植代用材料。其生物机械性能良好，有较高的抗压强度，稳定性好，不降解，并有一定的骨诱导作用（图4-46）。

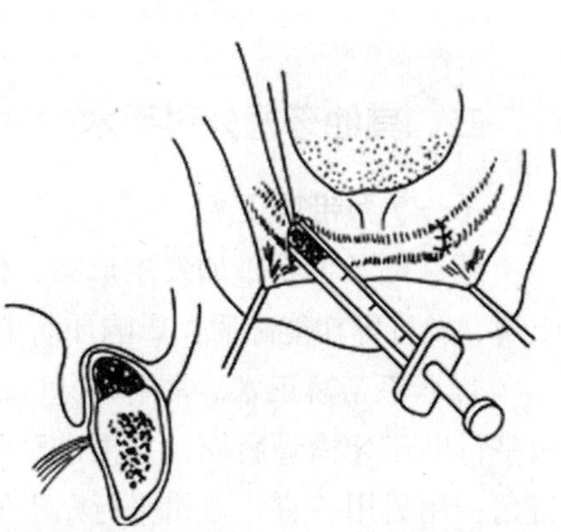

图4-46　羟基磷灰石牙槽突重建术

（五）唇颊沟加深术

唇颊沟加深术或称牙槽突延伸术，目的是改变黏膜及肌的附着位置，使之向牙槽突基底方向移动，加深唇颊沟，相对增加牙槽突的高度，使义齿基托能伸展至较大范围，加大与牙槽突的接触面积，增加义齿的固位和稳定。这种手术在存有相当量的牙槽骨时，才能实施。否则，在下颌骨，由于颏神经的位置、颊肌和下颌舌骨肌的位置改变，将使手术难以完成；而在上颌，前鼻棘、鼻软骨、颧牙槽嵴等移位也会影响手术结果。

唇颊沟加深术应遵循的原则是：裸露的软组织应有上皮组织覆盖，以预防术后的收缩；局部组织不足（或手术目的不能达到，或不能在无张力状态下覆盖缺损部）时，应采用组织移植（腭黏膜及皮片游离移植）；应预计术后的组织收缩程度，特别是使用游离移植或局部瓣时，一般应在手术时作一定量的过矫正；断层皮片移植时，皮片越厚，收缩越小（图4-47，图4-48）。

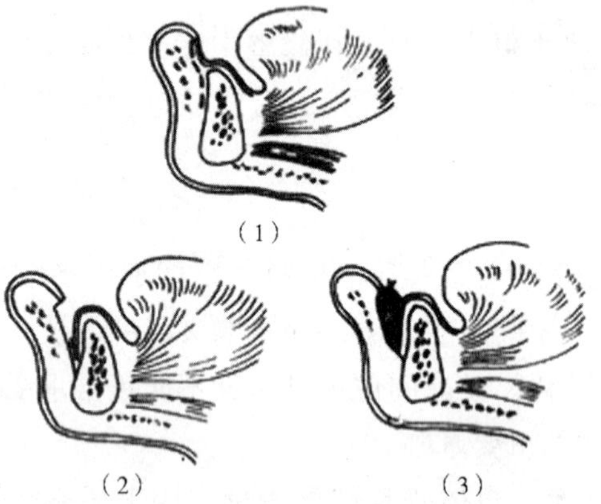

图4-47　唇颊黏膜转位前庭沟加深术

（1）切口；（2）转位黏膜瓣形成新的前庭沟；（3）置入碘仿纱卷并固定

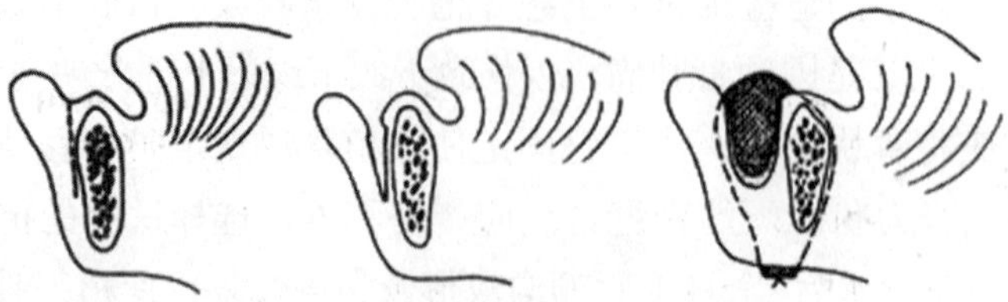

图4-48　游离植皮前庭沟加深术

（1）切开；（2）形成前庭沟创面；（3）移植皮片、压入碘仿纱卷并固定

二、其他牙槽外科手术

（一）系带矫正术

唇、颊及舌系带如发生形态、位置及数目异常，影响唇、舌的活动，以致发生哺乳、咀嚼、发音等功能障碍，影响牙萌出排列，影响义齿的就位和稳定，常需手术矫正。

1. 唇系带矫正术　常用V形切除术，配合横切纵缝法。在局部浸润麻醉下，用一直止血钳平行贴于牙槽骨唇面，并推进至前庭沟夹住系带；将上唇向外上拉开，使之与牙槽突成直角，用另用一直止血钳平行贴上唇，与已夹住系带的止血钳成直角相抵夹住系带；在两止血钳外侧面切除系带；切除上颌中切牙间软组织；潜行游离创口后，拉拢纵型缝合（图4-49）。也可用“Z”成形术或“V”～“Y”成形术。

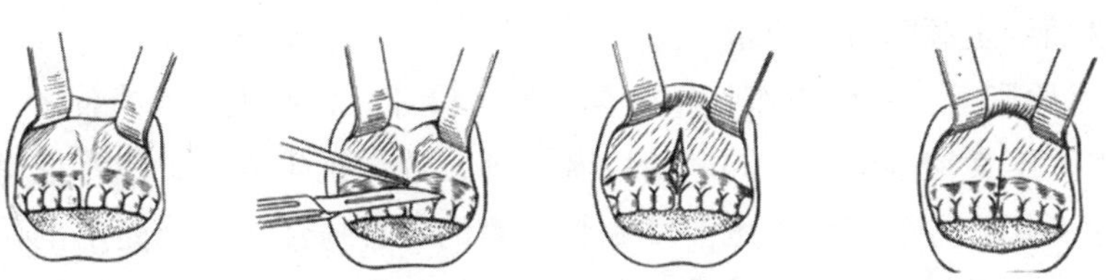

图4-49　唇系带矫正术

（1）唇系带附着过低；（2）横型切开唇系带及切除中切牙间软组织；（3）形成菱形创面；（4）纵型缝合切口

2. 舌系带矫正术　舌系带过短或其附着点前移，有时颏舌肌过短，两者可同时或单独存在，导致舌运动受限。先天性舌系带过短主要表现为舌不能自由前伸运动，勉强前伸时舌尖成W形，同时舌尖上抬困难，出现卷舌音和舌腭音发音障碍。在婴幼儿期可因舌前伸时系带与下切牙切缘经常摩擦，发生压疮性溃疡。在婴儿期乳牙未萌出前，系带前部附着可接近于牙槽突顶，随着年龄增大和牙的萌出，系带会逐渐相对下降移近口底，并逐渐松弛。因此，先天性舌系带异常的矫正术在1～2岁时进行为宜。

无牙颌患者下颌牙槽突的吸收和萎缩，舌系带或颏舌肌的附着接近牙槽突顶，常妨碍义齿的就位和固位。

手术可在局麻下进行，如患儿不合作也可在全麻下进行。以缝线通过舌中央距舌尖约1.5cm处，作牵引用。实施横切纵缝法，向上牵拉舌尖，使舌系带保持紧张，舌系带中央垂直剪开；剪开线从前向后，与口底平行，长度2～3cm，或剪开至舌尖在开口时能接触到上前牙的舌面为止，如有必要可剪断颏舌肌；拉拢缝合横行切开出现的菱形创面，使之成为纵行线状的缝合创口（图4-50）。

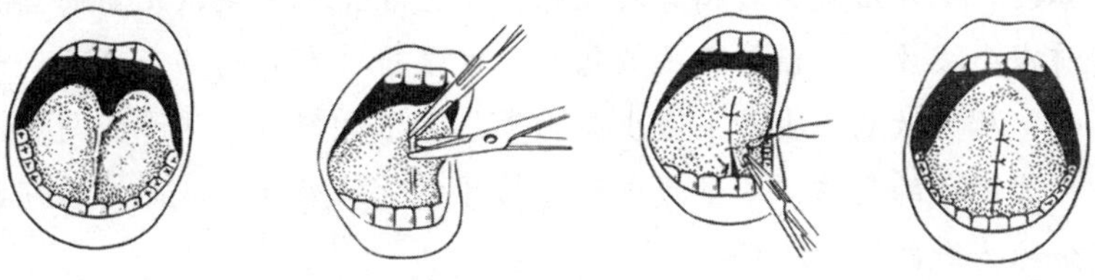

图4-50　舌系带矫正术

（1）舌系带过短；（2）横型剪开舌系带；（3）纵型缝合切口；（4）缝合后

术中应注意勿损伤舌腹部的静脉，避免损伤下颌下腺导管和开口处的乳头；缝合时切勿结扎下颌下腺导管。

考点提示　系带矫正术的适应证。

（二）口腔上颌窦瘘修补术

在拔牙手术中断根推入上颌窦，取根时扩大了与上颌窦的通路，或上颌骨囊肿手术后所遗留的穿孔均可造成上颌窦瘘。

1. 拔牙手术所致的口腔上颌窦瘘的处理　在拔牙时发现牙槽窝与上颌窦穿通时，应用刮匙轻轻去除牙槽窝内及上颌窦底部的炎性组织。用刀片切去牙槽窝周围腭侧牙龈2～3mm，使骨面暴露，再在牙槽窝颊侧近远中牙龈上各作一切口，形成一梯形龈瓣，将龈瓣覆盖于牙槽窝及腭侧暴露的骨面上，与腭侧牙龈紧密缝合。

2. 陈旧性口腔上颌窦瘘封闭术

（1）手术原则 ①术前应作临床检查及鼻窦摄片；伴有上颌窦炎症者，术前应行上颌窦冲洗，并用抗生素控制感染，同时给以滴鼻剂，选用抗生素时，应考虑有厌氧菌感染的可能。待炎症消除后方能实施手术。②黏骨膜瓣的设计应注意要有足够的血供，作腭侧黏骨膜瓣转移时应包括腭大动脉。③准备穿孔周围的创面，暴露周围的新鲜的骨面，使黏骨膜瓣转移后不仅有缘对缘的缝合，同时也有正常骨组织支持。

（2）手术方法 ①颊侧滑行瓣修补术：在去除穿孔周围的牙龈后，刮除病变组织并剪去锐利骨缘，沿创面的两端向上方作平行切口到达前庭沟。切透骨膜，剥离切口内的黏骨膜瓣，将其拉下覆盖穿孔及穿孔周围的骨面并与下方牙龈紧密缝合。②腭侧旋转瓣修补术：先去除穿孔周围的牙龈，切除锐利的骨缘及一切病变组织。再设计足够大小的黏骨膜瓣，并在黏骨膜瓣的基部及穿孔之间切去一个"V"形的组织，以免黏骨膜瓣转移后形成皱褶。黏骨膜瓣应注意连同骨膜一起剥离，以保证将距离骨面很近的腭大动脉包含于瓣内一起转移。穿孔颊侧的牙龈亦应剥离，以便与黏骨膜瓣接触更好。最后紧密缝合创口，8～10天拆线。

知识链接

微创拔牙理念及其实施

微创拔牙理念是针对传统拔牙方法的不足而提出的。随着人们对义齿修复要求的不断提高，如何在拔牙后减少牙槽骨的吸收，维持牙槽骨骨量，是需要重点关注的一个方面。目前减小拔牙后牙槽骨吸收最基本、也是行之有效的临床环节，就是减轻拔牙术中的创伤，尽力做到不去骨，减少微小骨折，不翻瓣，不使骨膜与骨面分离。这种尽量减少拔牙造成的创伤，尽量减少拔牙后牙槽骨的吸收，从而为后期义齿修复创造条件的理念称为微创拔牙理念。

在这一理念指导下，研究者在原有拔牙器械的基础上，已开发出一系列微创拔牙器械。目前临床上微创拔牙器械最常见的形态是以原有牙挺为雏形，其挺刃部分薄且有锐利刃端；宽度为适应不同直径的牙根而成系列，并有不同的弯角；其握持手柄部分更符合人体力学要求，握持舒适，易于操控，并最大限度地发挥杠杆省力作用。另一类微创拔牙器械是将薄刃牙周纤维剥离刀与螺栓牵引器相结合。先使用牙周膜剥离刀，尽量多和深入地剥离牙周纤维，然后将螺栓打入根管，使用滑轮牵引器将牙根拉出。

以上微创拔牙器械目前主要用于单个牙根和单根牙的拔除。

另外，微创拔牙亦广泛用于阻生牙、埋伏牙的拔除，所使用器械主要包括：45°仰角冲击式气动手机、外科专用切割针、颊拉钩、骨膜分离器、外科专用金属吸唾器、橡胶开口殆垫、镊子、刀柄、15号小圆刀片、持针器、圆针、1号丝线等。

1.冲击式气动手机和外科专用切割针 代替骨凿和骨锤作为去骨、切割器械。其具体特点如下：

（1）冲击式气动手机的头部呈45°仰角，更加适合口腔深部手术操作，即使是位置较深的下颌阻生第三磨牙，也易于达到所需位置进行操作。

（2）冲击式气动手机的头部体积更小，可减少对视线的阻挡。

（3）冲击式气动手机的喷水气方式与传统涡轮机有很大不同，其冷却水是呈柱状直接喷在车针头部，而气体向两侧分散，可避免将空气直接喷入伤口，减少皮下气肿的发生。

（4）外科专用切割针较传统裂钻更长，切割能力强，即使对低位埋伏牙也能够有效切割。

（5）外科专用切割针的纹理与传统裂钻的纹理不同，其切割能力强，而传统裂钻的钻孔能力更好。

2. 颊拉钩　代替口镜作为牵拉器械。颊拉钩宽度是口镜的4倍，牵拉力相同的情况下，其在牵拉时对口角的压强是口镜的1/4，从而减少了对口角的损伤；其次，在拔牙过程中，将颊拉钩始终放置在颊黏膜、组织瓣与术区之间，避免了其他器械对颊黏膜和组织瓣的意外损伤；颊拉钩手柄较宽，术者可以轻松掌握，方便操作且不易疲劳。

3. 骨膜分离器　代替牙龈分离器。传统的牙龈分离器头部较窄，翻瓣时易将组织瓣撕裂；而骨膜分离器头部宽大，使用时就不存在这个问题。

4. 金属吸唾器　代替一次性塑料吸唾器。金属吸唾器为全金属制造，头部较小，可伸入牙槽窝将血液及唾液吸出，使手术视野更加清晰，尤其是在拔除断根时尤为重要；同时，该吸唾器吸力较大，在清除牙碎片或松动牙根时，也可用吸唾器将其吸出，减少不必要的去骨，从而减小创伤。

5. 应用橡胶开口器。橡胶开口器小巧、柔软，拔牙时，将其置于健侧的磨牙间咬住，既方便拔牙操作，又避免因长时间张口而导致的颞下颌关节损伤，同时也可保护牙。

微创拔牙理念的引入，不仅简化了拔牙过程，缩短了手术时间，更减轻了患者的恐惧和痛苦，也有效减少了并发症的发生，尤其在减轻拔牙术中创伤方面，突显其优势，值得推广。

本章小结

牙及牙槽外科是口腔颌面外科最基本、最常见、应用最广的临床分支学科，是口腔执业医师应掌握的基本技术。本章主要介绍了牙拔除术的适应证、禁忌证、牙拔除术的基本步骤和方法、各类牙的拔除特点、下颌阻生第三磨牙拔除的适应证及基本步骤、拔牙创的愈合、牙拔除术的并发症及其防治；简要介绍了外科动力系统在拔牙术中的应用。在牙槽外科手术章节中介绍了牙槽突修整术、骨隆突修整术、上颌结节肥大修整术、牙槽突增高术、唇颊沟加深术、唇系带矫正术、舌系带矫正术、口腔上颌窦瘘修补术等。

扫码"练一练"

习　题

一、选择题

【A1/A2型题】

1. 牙拔除术的基本步骤不包括

A. 安放牙钳　B. 挺松患牙　C. 分离牙龈　D. 去骨　E. 拔牙创的处理

2. 主要用扭转力拔除的牙是

A. 上颌第二磨牙　B. 下颌中切牙　C. 上颌中切牙　D. 上颌前磨牙　E. 下颌第一磨牙

3. 以下何种情况不属于拔牙适应证

A. 恶性肿瘤放射治疗前口内的残根　B. 腭侧错位牙，食物嵌塞，形成深龋　C. 滞留乳牙，无松动，恒牙先天缺失　D. 下颌磨牙，Ⅲ度松动，牙槽突吸收达根尖部　E.上牙冠折1 / 3

4. 患有下述心脏病时应禁忌拔牙，但不包括

A. 前壁心梗3个月　B. 充血性心力衰竭　C. 频发的室性早搏，未治疗　D. 完全性右束支传导阻滞　E. 不稳定的心绞痛

5. 牙拔除术时，当患者患有下列哪类疾病时，局麻药中应慎用肾上腺素

A. 肿瘤　B. 血友病　C. 精神病　D. 甲状腺功能亢进　E. 肺结核

6. 牙挺使用必须遵循的原则中，下述选项错误的是

A. 拔除上颌智牙阻力较小，可以邻牙作为支点

B. 龈缘水平处的颊侧骨板不应作为支点

C. 龈缘水平处的舌侧骨板不应作为支点

D. 使用中必须以手指保护，以防牙挺滑脱

E. 用力必须有控制

7. 下列情况中，下颌阻生第三磨牙可不拔除的是

A. 反复引起冠周炎　B. 下颌阻生第三磨牙本身龋坏　C. 正畸需要　D. 怀疑为颞下颌关节紊乱病的病因时　E. 完全骨埋伏，阻生临床无症状

8. 干槽症往往发生在拔牙后

A. 当天　B. 6 ~ 7天　C. 2 ~ 3天　D. 1周以后　E. 5 ~ 6天

9. 患者，男，60岁。右上第一磨牙残根，糖尿病史10年，规律服药，控制饮食，血糖8mmol/L，尿糖（-）。下列说法错误的是

A. 此患者拔牙后易发生感染　　B. 患者目前状况可以拔牙

C. 术前应预防使用抗生素　　D. 拔牙后应以碘仿纱条填塞牙槽窝

E. 术后应预防使用抗生素

10. 患者，女，35岁。右上颌第二磨牙折裂，牙拔除过程中腭侧根折断，取根时牙根突然消失，探牙槽窝底空虚，捏鼻鼓气时局部可见气体溢出，此时首先应做的是

A. 经小孔处冲水吸根　　B. 从小孔处掏根

C. 开窗取根　　D. 口服抗生素

E. X线检查

11. 患者，女，21岁。昨日拔右下颌第一磨牙后拔牙创出血不止，检查见拔牙创舌侧牙龈撕裂约1cm，局部渗血明显。正确止血方法为

A. 棉纱球压迫止血　　B. 填塞碘仿纱条

C. 行颈外动脉结扎术　　D. 肌注酚磺乙胺

E. 局麻下缝合牙龈裂口

12. 患者，男，28岁。于左下颌第三磨牙拔除过程中因疼痛紧张，而出现胸闷、心慌、面色苍白、四肢湿冷、脉快而弱，此情况属于

A. 晕厥　　B. 肾上腺素反应

C. 麻药中毒　　D. 癔症

E. 麻药过敏

13. 患者，女，24岁。左下颌第三磨牙渐进松动1年余，该牙正位萌出无牙体疾病，局麻下拔除牙，脱位后拔牙窝内涌出大量鲜血，此时最佳止血方法是

A. 纱条填塞止血　　B. 纱球压迫止血

C. 结扎颈外动脉　　D. 缝合止血

E. 肌注止血药物

14. 患者，女，23岁。1周前拔除右下颌第三磨牙水平中位阻生齿，术后下唇麻木，至今未恢复，此症状产生的原因最可能的是

A. 术后肿胀引起神经功能障碍　　B. 局麻时损伤下牙槽神经

C. 术中损伤下牙槽神经　　D. 术中损伤舌侧骨板造成麻木

E. 术中损伤下唇造成麻木

15. 患者，女，28岁。|Ⅲ滞留乳牙不松动，X线片示|3横位埋伏阻生于|24牙根之间，|Ⅲ牙根无吸收，此患者的最佳处理方法是

A. 拔除|Ⅲ完整拔除|3移植于拔牙窝内　　B. 拔除|Ⅲ及|3种植修复

C. 拔除|Ⅲ活动修复　　D. 拔除|Ⅲ |3开窗牵引助萌

E. 保留|Ⅲ观察

16. 患者，男，19岁。右下颌第一磨牙残冠拔除后出血，既往有血友病病史。此患者有效的全身止血方法为静脉给予

A. 维生素K　　B. 新鲜血浆

C. 血小板　　D. 白蛋白

E. 酚磺乙胺

17. 患儿，男，3岁半。主诉发音不清。检查：舌不能自由前伸，伸舌时舌尖处呈“W”形，智力发育正常。进行正确治疗的最佳时间是

A. 1岁以内　　B. 1～2岁

C. 3～4岁　　D. 5～6岁

E. 7～8岁

【A3/A4型题】

（18～20题共用题干）

患者，男，37岁。右下智牙近中阻生，右下第二磨牙远中龋坏。实施智牙拔除后4天，拔牙窝出现持续性疼痛并向耳颞部放射，检查见拔牙窝内空虚，有异味。

18. 此时最可能的诊断是

A. 右下第二磨牙急性根尖周炎　　B. 干槽症

C. 术后反应　　D. 术后疼痛

E. 牙槽骨骨折

19. 要了解右下第二磨牙的龋坏程度，最佳的检查方法为

A. 冷诊　　B. 患者主诉

C. 热诊　　D. X线片

E. 电活力测试

20. 对此患者相应的治疗为

A. 右下第二磨牙根管治疗　　B. 保持口腔卫生

C. 口服抗生素即可　　D. 用生理盐水冲洗拔牙窝即可

E. 对拔牙窝彻底清创，以碘仿纱条填塞，隔离外界刺激

二、思考题

患者，男，45岁。主诉：右上后牙反复疼痛半年，要求拔除。

现病史：约半年前患者右上后牙开始疼痛，半年来反复疼痛4次，每次疼痛口服“消炎药”数天后减轻，现要求拔除。既往健康，否认有系统性疾病史。检查：16残冠，根与根之间仍相连，不松动，叩（-），其周围牙龈无红肿。拍牙片显示根尖距上颌窦底约1mm。

1. 如患者需要拔牙，宜采用哪种方法拔除？

2. 拔除时需要注意的问题是什么？

第五章

口腔种植外科

扫码"学一学"

学习目标

1. **掌握** 种植体的分类

2. **熟悉** 口腔种植学的发展史，口腔种植外科的应用解剖，口腔种植手术的适应证、禁忌证及治疗程序。

3. **了解** 种植发展史，种植区骨量不足的处理方法，种植手术常见并发症及种植义齿成功标准。

4. 能熟练区分各类种植体；能运用利多卡因以及普鲁卡因等做各类种植术术前的麻醉准备工作

5. 尊重种植患者的心理需求，关心种植患者的心理、生理健康，保护种植患者的有关隐私。

案例讨论

【案例】

患者，男，55岁，长期吸烟饮酒史，空腹血糖9.5mmol/L，全口大部分牙Ⅱ度至Ⅲ度松动，下前牙缺失三颗，现想做种植修复。

【讨论】

1. 患者目前血糖能直接做种植手术吗？如果不能应控制在什么范围方可？

2. 若患者诊断为重度牙周炎，需种牙区骨量不足，牙种植术术前、术中应做什么处理？

第一节 概 述

一、口腔种植学的发展简史

口腔种植学（oralimplantology）是20世纪30年代发展起来的一门独立的新兴分支学科，主要包括种植外科、种植义齿修复、种植材料学、种植力学及种植生物学等内容。其中起支持、固位作用的植入物称为口腔种植体，也称牙种植体（dentalimplant）。口腔种植学涉及多个学科，包括口腔颌面外学、口腔修复学、牙周病学、口腔影像学、口腔材料学、美学及心理学等，涉及外科的内容被称为种植外科（implantsurgery）。

人类在远古时期，就尝试进行植牙术。牙种植体的出现最早可以追溯到古埃及，人们在出土的古埃及人类颌骨化石中发现镶有宝石及黄金的雕成牙体形状的植入物，其植入目的无从考证，但它却成了牙种植体的雏形。20世纪30年代，随着材料学的发展，一批高强度、耐腐蚀、易加工的金属材料相继问世，如钴铬合金、钛金属等得到发展。早期代表性的学者是Formiggini，由于他对牙种植体的早期发展的贡献和取得的成就，被誉为现代种植学的奠基人。由于当时的临床应用明显超前于基础研究的发展速度，导致临床上出现了大量失败的病例，使尚处于十分不成熟的牙种植术转入低谷。瑞典 *Brånemark* 20世纪60年代中期经过10年的基础及临床研究，引入“骨结合”（osseointegration）理论和提出规范的两次法种植技术才使牙种植有了突破性的进展，牙种植术被医学界公认。

瑞典哥德堡大学 *Brånemark* 所领导的研究组，在研究骨微循环的实验中采用纯钛的显微镜观察，意外发现钛与骨组织牢固结合，并对此进行大量系统的基础实验研究。实验证实纯钛具有良好的生物相容性，并由此提出了种植体的骨结合理论。*Brånemark* 教授预测了钛作为牙种植体的前景，60年代中期设计定型的钛螺钉种植体首次应用于临床，长期的病例积累和临床观察，1982年在多伦多“临床牙医学骨结合”（osseointegrationinclinic dentistry）国际种植会议上骨结合理论得到公认，传统的“假性牙周膜”理论基本被予以否定。*Brånemark* 教授报道了长达24 年的临床随访结果，种植体10年成功率，下颌可达90%以上，上颌可达80%以上。

在骨结合理论的指导下，口腔种植学得到了突飞猛进的发展，牙种植体系统层出不穷，其中除 NobelBiocare公司下面的 *Brånemark* 和 Replace 系统外，还有 Friadent 系统、ITI 系统、IMZ 系统、Anthogry 系统、Ankylos 系统、BLB 系统等。形成了独立的种植外科体系及其理论，种植器械也逐渐地系统化、精细化，并随着学科的发展而不断地完善。

我国的口腔种植学起步较晚，1980年将其列入高等医学院校卫生部规划教材内容之中。《中华口腔医学杂志》主编张震康教授于1995年在珠海主持召开了首次种植义齿工作研讨会，成立了全国口腔种植义齿协作组，为口腔种植健康发展奠定了基础。2002年成立了中华口腔医学会口腔种植专业委员会。频繁的国际交流引进了国际先进理念与技术，使我国口腔种植学得到飞速发展并走向成熟。种植学的发展更新了传统的口腔修复的内容与概念，种植义齿已经成为当前缺牙修复的首选方法。我国目前口腔种植学在临床上虽获得了巨大成功，但是在基础理论上尚需要进一步完善。主要存在以下问题：①两次法种植周期长，一次法种植成功率低；②种植体的龈界面尚不完善，有待进一步研究；③种植外科缺乏完整、系统的理论基础；④种植系统繁多，种植器械互不兼容，甚至各品牌有自己的种植理论，缺乏统一性。因此，口腔种植学方兴未艾，其未来会有极大的发展。

二、口腔种植体分类

口腔种植体严格地来讲，除牙种植体以外，还应当包括义耳、义眼、义颌等赝复体固位的颅颌面种植体。这里主要介绍牙种植体。牙种植体可以从多方面特征进行分类。按其所用的材料可以分为金属类种植体、陶瓷类种植体、碳素类种植体、高分子聚合物种植体和复合材料种植体等。还可以按在义齿修复中的作用分为全颌种植体、末端种植体、中间种植体。按种植次数分为一次植入种植体、两次植入种植体。

目前，最常用的分类方法是按植入部位分类。主要包括以下几种类型。

扫码“看一看”

（一）黏膜内种植体

黏膜内种植体（intrabmucous membrane implant）也称子母扣种植体，是有倒凹的纽扣型黏膜内种植体。外形如蘑菇 ，常以钛或钛合金制成，蘑菇形部分植入黏膜内，垂直部分固定于义齿的组织面，端部稍有倒凹，嵌入义齿基托组织面的保持孔内，起到固位作用。近期效果尚好，远期效果不良，现已淘汰。

（二）骨膜下种植体

骨膜下种植体（subperiosteal implant）是植入黏膜下的骨面上的种植体，周缘伸展并吻合于骨面以获稳定，支架伸出，种植桩露在外面支持义齿（图5-1）。

由于种植体周围以纤维包裹形式愈合，长期压迫导致牙槽骨吸收，远期临床效果不理想，现基本淘汰。

（三）根管内种植体

根管内种植体（endodontic implant）又称根管内固定器，也称牙骨内种植体。以针状种植体穿过已经治疗过的根管，出根尖孔延伸至颌骨内一定深度（一般在10mm以上，或针长应长于牙根长的1/3～1/2），相当于增加了牙根的长度，改善了牙的稳定性。根管内种植体虽然在种植体中只占一部分，但却是很重要的一部分。它可以挽救许多有病变而需要拔出的牙，即是种植体，又是固定器。由于该种植体不存在龈界面，远期效果较好（图5-2）。

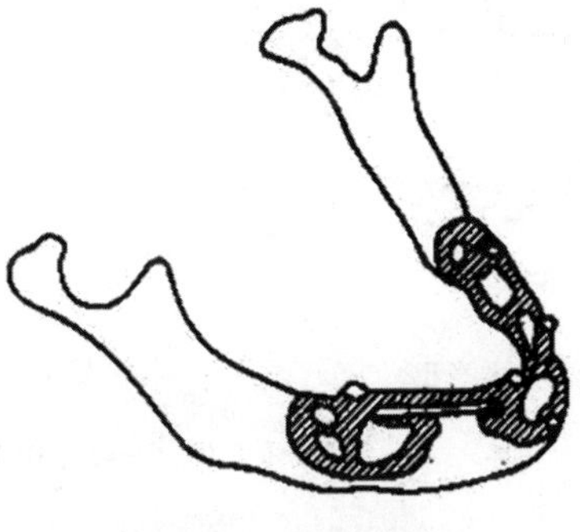

图5-1　骨膜下种植体

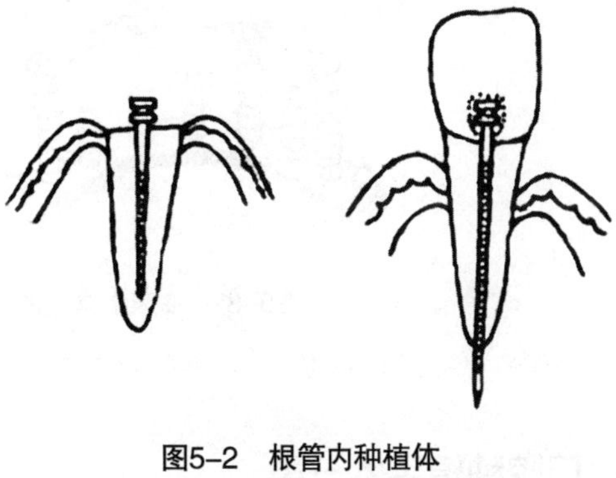

图5-2　根管内种植体

（四）骨内种植体

骨内种植体（endostealimplant）是目前临床上应用最广泛的一类种植体。将种植体植入颌骨内以支持义齿，获得良好的修复效果，按形状可以分为以下几个类型（图5-3）。

1. 螺旋形种植体　以 *Brånemark* 种植系统为主要代表的一类骨内牙种植体，利用种植体表面的螺纹来提高骨界面的结合强度，分自攻型与非自攻型两种，为两段式。预先在颌骨上钻孔，然后将种植体旋入就位，种植体与颌骨组织密和程度好，增加种植体的固位力。目前，螺旋形种植体为主流，其他类型的种植体较少应用。

2. 柱状种植体　此类种植体直径一般较螺旋形种植体粗，为提高种植体骨界面的结合强度，表面多采用涂层技术形成粗糙面，同时设计成中空、多个柱状复合体、带有侧孔或一端带有几圈螺纹等形式。代表性的种植系统有两段式的Core-Vent系统、IMZ系统。

3. 叶状种植体　种植体骨内段设计成薄片状。主要适用于牙槽嵴过窄或高度不足，尤其是上下颌后牙区的种植。

4. 锚状种植体　是叶状种植体的一种改进，目前临床上逐渐淘汰。

5. 穿下颌种植体　该种植体由底板和若干个螺钉组成，一部分是贯穿下颌骨下缘的长形固位底板，固位钉连接在一起，由短螺钉固位在下颌骨上。主要用于下颌骨严重萎缩的患者。

6. 下颌支支架种植体　由位于口内、悬在牙槽嵴上方的弓形支架与在前牙区和双侧升支处植入骨内的骨内段组成，利用口内支架支持、固定义齿。该种植体亦主要用于下颌骨严重萎缩的患者。

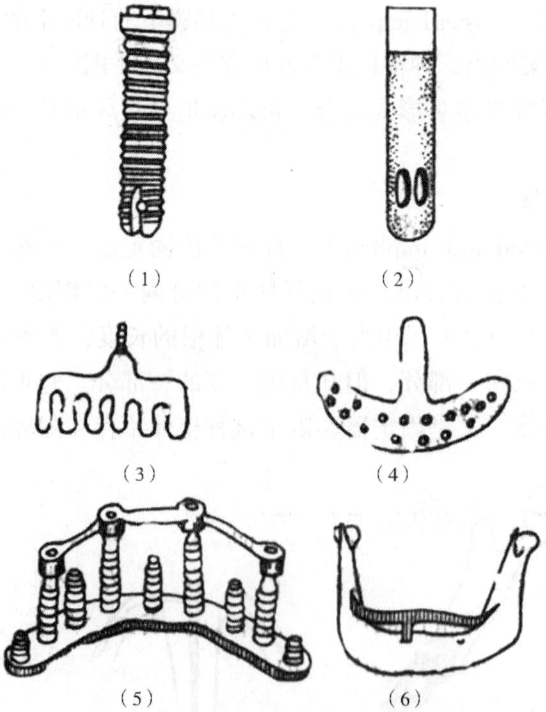

图5-3　临床上常见的骨内牙种植体类型

（1）螺旋形种植体；（2）柱状种植体；（3）叶片状种植体；（4）锚状种植体；（5）穿下颌种植体；（6）下颌支种植体

扫码“看一看”

扫码“看一看”

三、口腔种植手术分类

现代种植外科手术已经相当规范，根据种植体的结构、愈合方式、手术目的和手术时间的不同，可以分别分为一段式种植和两段式种植、潜入式种植和非潜入式种植、延期种植和即刻种植。

（一）一段式种植和两段式种植

根据种植体和基台的连接方式及负重方式将种植体分为一段式种植和两段式种植。一段式种植（one-stage implant）的种植体和基台为连接体式，植入牙槽骨后立刻负重，该种植体结构简单，但远期效果不佳，目前已很少应用。两段式种植（two-stage implant）的种植体和基台为分体式，既可以即刻负重，也可以延期负重。

（二）潜入式种植和非潜入式种植

潜入式种植是指种植体在愈合期完全埋置于软组织内，与口腔环境相隔离，需要二期手术来安装愈合基台并完成种植体的植入。非潜入式种植指种植体在愈合期与口腔环境相通，手术将种植体植入牙槽骨后，将愈合基台直接暴露在口腔中，不需要再行二期手术。潜入式种植和非潜入式种植的另一个重要区别是种植体的植入深度不同，潜入式种植的种植体顶部低于或平齐牙槽嵴平面，而非潜入式种植的种植体顶部位于骨平面之上。

（三）延期种植和即刻种植

延期种植是指在拔牙创完全愈合之后再进行种植体的植入，一般在拔牙后三个月进行，该技术成熟，容易获得良好的初期稳定性，成功率高。即刻种植是在拔牙后立刻进行种植体的植入，具有缺牙时间短、骨吸收少和美学效果好等特点。常需配合微创拔牙、骨组织引导再生等技术。

四、口腔种植材料

口腔种植体植入体内（主要为骨内），并与体液密切接触，并且要传导咬合力，包括咀嚼压力和扭力，实现骨结合是基本的生物学保障。这就要求种植材料既应满足基本的生物相容性，也应具有良好的生物力学相容性，两者缺一不可。种植材料除种植体材料以外，还应当包括骨粉和生物膜等，以下一并介绍。

1. 金属类　金属类种植材料中目前应用最多的是钛及钛合金，有比重轻、耐高温、抗腐蚀和生物特性等特点，具有良好的生物相容性和理想的力学性能，在临床上应用最广泛。在化学性能方面，钛是一种活泼元素，当暴露于空气中瞬间即在材料表面形成一层非薄的TiO_2氧化膜，这层氧化膜惰性程度很高，能有效地防止进一步的氧化和腐蚀，确保钛的良好的生物相容性；在机械强度方面，钛的密度低，机械强度高，弹性模量与其他医用金属相比更接近骨组织，这就使钛具有较理想的生物力学相容性，另外它还有良好的机械加工性能。目前种植产品越来越倾向于两个方向：一是倾向于种植体材料使用纯钛或钛合金，二是倾向于螺旋型种植体。其他金属材料在种植体中也有应用，如钽、锆等，也具有良好的生物相容性，但价格昂贵，很少使用。

2. 陶器类　陶瓷类材料生物相容性好，多数具有引导成骨作用，色泽与自然牙接近。但也存在着机械强度差、脆性大、加工性能不好等缺点。

3. 碳素材料　碳素主要是一种玻璃碳，具有良好的化学及生物学稳定性，但机械性能差、脆性大、易折断。

4. 高分子材料　高分子材料的弹性模量低，具有较好的骨适应性，但强度低，存在着降解和老化问题，故目前极少用作种植材料。不过随着自身性能的改善和提高，有可能成为未来的一种潜在的种植材料。

5. 人工骨粉　当种植区域骨量不足时，往往需要植骨或使用人工骨粉来增加骨量。人工骨粉具有良好的生物相容性，与骨诱导蛋白结合使用，可以诱导新生骨的形成，目前使用较为广泛 。

6. 生物膜　种植外科所使用的生物膜一般为可吸收性生物膜。种植区域植入人工骨粉以后，可被所覆盖的软组织吸收。为了防止植骨吸收，常在植骨表面覆盖一层可吸收性生物膜。除了具有生物屏障作用外，该生物膜还有骨诱导作用，引导骨再生。

五、口腔种植外科手术器械

为确保牙种植体实现骨结合，种植手术过程应做到：避免种植体异种金属元素污染，种植窝制备过程产热少、创伤小、种植窝的直径和方向精确，种植体植入后初期稳定性良好等。因此，必须配套系统、严格的种植手术专用器械。各类型种植体均有专用器械。现以纯钛两段式螺旋型牙种植体为例，按种植手术分期予以简单介绍：

（一）第一期种植体植入术器械

1. 种植机 目前主要由主机、马达和机头三部分组成，应保证快慢两种基本输出的转速和扭矩，快速为≤2000r/分、慢速为≤20r/分。

2. 钛质种植工具 由钛和钛合金制成，包括种植体钛钳、钛镊、连接器、方向指示器、长度测量尺等。主要用于手术过程中抓取、连接种植体以及测量种植体窝长度、标明种植窝方向等一切与种植体接触的操作，以防止异种金属元素的污染及由此造成的对种植体生物相容性的影响。

3. 钻头 包括球钻、一号裂钻、定向钻、二号裂钻、肩台钻、丝锥。常见的种植体直径为3.5mm、4mm、5mm，长度常用为8mm、10mm、11.5mm、13mm和15mm。钻头的直径逐级增大，保证种植窝制备的过程中产热小，对周围骨组织无明显的热灼伤，同时结合导航（定向）钻的应用，使种植窝的直径、方向精确，确保种植体植入后固位良好。

4. 其他器械 由钛或不锈钢制成，包括种植体旋入扳手、旋入器、种植体固定扳手、各种大小的螺丝、扳手等。

（二）第二期种植体基台连接术器械

此期手术是将种植体愈合基合连接在已实现骨结合的牙种植体上，将牙种植体穿出牙龈，接入口腔内。钛质种植工具前面已做介绍，其他专用器械还包括：牙龈环切刀、骨旋刀、小骨膜剥离器、小骨凿、牙龈厚度测量尺以及各种螺丝扳手等种植体显露及连接基台器械。

第二节　口腔种植的生物学基础

天然牙的牙周组织包括牙周膜、牙槽骨和牙龈，他们共同完成支持牙的功能。牙龈结合上皮紧密附着于牙表面，牙周膜支持牙，并含有神经感受器，以调节和缓冲咀嚼力。其丰富的血供不仅营养牙周膜，也营养牙骨质和牙槽骨；牙周膜还不断地更新与改建。种植义齿的周围组织与天然牙尚有区别，但是种植体与周围牙龈及牙槽骨之间也有良好的龈结合和骨结合。

一、种植体与骨组织间的界面

（一）纤维-骨性结合（界面）

纤维-骨性结合是指种植体与骨组织之间存在着一层非矿化的组织，常形成一种软组织界面，被称为植入体牙周膜，也称“拟牙周膜”，实际上这是一种非矿化组织，人们曾希望它发挥牙周膜的生理作用。但从病理学的角度看，这是一种异物反应。临床观察表明，界面的软组织膜使种植体产生一定的松动度，受力时局部形成挤压，最后松动感染导致失败。

（二）骨结合（界面）

种植体-骨界面的正常结合即骨结合（osseointegration），这一概念是瑞典学者 Brånemark 教授首先提出。所谓骨结合即指在光镜下埋植在活骨中的种植体与骨组织直接接触，其间不存在骨以外（如结缔组织等）组织。同时提出骨结合式种植体的概念，即负载咬合力的种植体的表面与有活力的骨组织之间存在结构和功能上直接联系，这意味着种植体和骨组织间不存在骨以外的任何组织 。认为如果植入材料具有良好的生物相容性如纯钛，种植手术中能将骨的切削量控制在恰好的水平，并保证骨组织的活力不降低，种植体植入后与骨组织间紧密结合，手术后创口严密缝合，使种植体在基本不受力的情况下度过 “愈合期” ，同时在义齿修复时能够保证种植体合理的受力方向和大小，就能形成骨结合。

根据动物试验、组织学研究及临床观察，种植体在骨内的组织反应分为以下三个阶段：

第一阶段：种植体植入后表面被血块包绕，随之，由于骨髓内蛋白质、脂肪、糖蛋白等生物高分子吸附，形成适应层（conformation layer），骨髓内细胞则在其外侧散在。

第二阶段：至术后1个月，由于钻骨切削引起的骨损伤，植入时对骨过分的压力而使骨组织一些地方吸收，多成为种植体松动的原因 。而此时作为组织学观察，是组织破坏与增生同时发生的修复期。所以，在术后7天时，已经能见到部分成骨细胞活动，不仅骨吸收，同时骨形成也在进行，但是，从整体上来看是以创伤修复为主。

巨噬细胞和其他吞噬细胞吸收了适应层，在此有一些骨髓内细胞聚集在种植体表面，形成种植体-细胞间有机结合。此时，在生物活性材料的适应层内，诱发磷灰石的化学析出，形成化学性钙化层，以此为基础向成骨细胞分化，随后即开始生物学骨化，但是此过程与第三阶段有交叉。

第三阶段：到植入后3个月，在种植体周围开始胶原纤维形成，以后形成网状纤维结构，逐步完成骨结合。

（三）种植体骨结合状态的确认

种植体骨结合状态，临床上可以通过以下方式进行确认：

1. 临床检查种植体无松动，用金属杆敲击时发出清脆的声音。有条件者可采用共振频率分析（resonance frequency analysis，RFA）

2. X线显示种植体与骨组织紧密贴合，无透射间隙。

3. 动物实验的组织学结果显示，成骨细胞的突起包绕附着于种植体表面，骨细胞成熟，界面无结缔组织。

二、口腔种植体与牙龈软组织间的界面

（一）龈界面

龈界面是指牙龈软组织与种植体形成的界面，上皮细胞附着在种植体表面而形成生物学封闭，又称为袖口（cuff）。种植体的成功与牙龈封闭的质量有直接关系。牙龈软组织细胞是通过其表面特殊的蛋白质与种植体表面的血清蛋白的吸附层相互黏附，上皮细胞分泌细胞外基质，然后在细胞膜与钛氧化膜之间形成半桥粒（hemidesmo-some）从而附着，其具体机制目前尚无定论。

所谓半桥粒，其典型结构是：该区质膜下胞质中有一个蛋白质构成的盘状附着板，其上有许多张力原纤维附着，板内侧伸出更多细丝，钩住并连接这些纤维，张力原纤维在附着板处反折成袢，并向细胞质方向散开，横穿细胞内结构形成网状结构，就像是细胞内张力原纤维的抛锚点，将细胞锚定于基底上（图5-4）。在其深部，血管供应丰富，成纤维细胞周围可见骨胶原纤维形成的网状结构，起到袖口样的抽紧作用。再向深部则是骨组织与

种植体间的界面。龈界面被认为是种植体的大门，同时也是结合较薄的部位，细菌异物易由此侵入，外力也可使此处的附着剥离，龈界面出现炎症，上皮组织向深部潜行，最后导致种植体松动，脱落而失败。

此外，种植体接龈部分的物质表面微生态与龈附着也有很大关系。一般认为，此处要求非常光洁。粗糙表面不但不利于龈组织结合，而且容易产生菌斑、牙石附着，可能发生感染，以致破坏生物封闭状态。

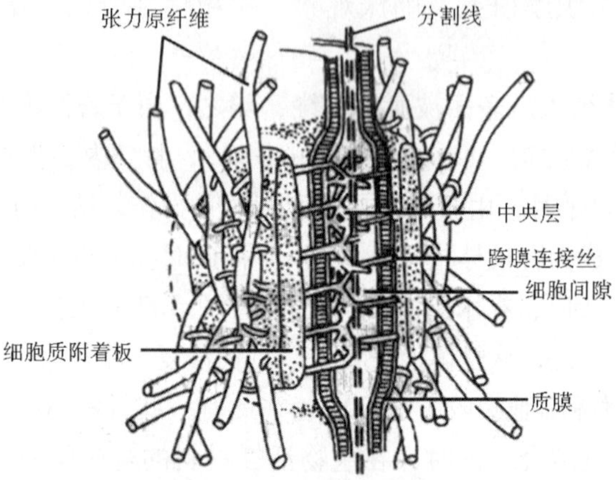

图5-4 半桥粒模式图

（二）生物学宽度

生物学宽度（biological width）是附着在天然牙或种植体周围牙槽骨上的结缔组织与上皮组织的长度总和。生物学宽度的测量是采用组织计量学的方法测量实体标本上牙被动萌出不同阶段龈牙结合部宽度。目前公认的生物学宽度的数值为2.04 mm，包括1.07mm的结缔组织附着及0.97mm的上皮附着。种植体表面存在结缔组织连接会有效阻止上皮组织向根方迁徙，是保持种植体周围软组织稳定的一个重要因素。目前认为在临床进行冠修复时，只有为了美学或功能需要时，才将修复体边缘置于龈下，但修复体边缘最好距离龈沟底 0.5 ~ 1mm，以避免损伤上皮附着，如果龈沟底的深度小于1.5mm，会造成结合上皮损伤的风险增加。

三、影响种植体骨结合的因素

种植体骨结合界面骨形成的因素主要有以下几个方面：

1. 手术损伤 种植手术时，由于钻孔产热过高，可使周围已分化和未分化的间叶细胞坏死。因此，手术中对骨组织活力的保护十分重要，即要求手术者操作精巧，严格控制产热和散热，用骨钻钻孔时速度不能超过2000r/分，并以生理盐水注水降温。

2. 患者自身条件差 包括患者全身及局部的健康状况、牙槽骨的质量和形态以及口腔卫生习惯等，应严格把握口腔种植的适应证。

3. 种植体材料生物相容性差 这对是否形成种植体骨结合十分重要。

4. 种植体外形设计不合理 包括种植体的自身强度、与骨组织最大的结合面积、应力的合理分布、缓冲装置以及种植体表面不应有锐角加工工艺等。

5. 种植体的应力分布不合理 种植体植入的部位、数量和方向，骨结合后种植义齿的修复处理，直接影响应力的分布。

6. 种植体早期过度负载 种植体植入后，应保证足够的骨愈合过程，待骨结合完成后才作修复治疗。近来种植义齿即刻负载已有成功的报道，但应严格掌握适应证。

第三节 口腔种植设计

一、口腔种植的检查目的和方法

种植修复的口腔检查是在常规口腔检查基础上的进一步检查。检查的目的除了确定失牙的位置、数量、间隙大小和咬合关系外，还要评价可用骨的骨量、骨密度以及软组织的质和量。上颌应估计尖牙窝的位置和凹陷深度、切牙孔的位置、梨状孔的下缘以及上颌窦底的位置和形状等。下颌应估计颏孔和下颌管的位置。无牙颌要注意上下颌牙槽嵴的相对位置和倾斜程度。对软组织的评价包括软组织的厚度、龈缘高度、龈乳头形状等。

（一）临床检查

临床检查应首先了解患者主诉、相关系统疾病史、服药史、有无种植手术禁忌证，并详细了解口腔疾病史和有无特殊影响因素如外伤、车祸等。然后检查患者口腔外情况，包括观察患者面型是否对称、开口度和开口型、颞下颌关节的活动度、颞下颌关节的弹响和杂音、咀嚼肌功能检查等。再进行口内检查，主要包括缺牙的部位、缺牙的数量、缺牙间隙的大小、缺牙区的咬合关系等。

（二）影像学检查

影像学检查方法包括根尖片、曲面体层摄影片、侧位头影测量片、电子计算机体层摄影（computed tomograph，CT）、锥形束CT等。根据不同的目的和治疗阶段，选择相应的检查方法。

二、口腔种植设计的生物力学原则

口腔种植的主要目的是恢复咀嚼功能和保持牙列完整，咀嚼运动使种植体和种植体周围骨组织承担巨大的机械力。在咀嚼过程中产生的作用于种植体上的机械力主要有三种类型：压应力、张应力、剪切力。压应力是将物体压缩的机械力，张应力是将物体分开的机械力，剪切力是引起物体滑动的机械力。从种植的角度来比较这三种不同类型的力，压应力的趋势是维持骨-种植体界面的完整性，而张应力和剪切力的趋势是使骨-种植体界面分离和破坏，而且剪切力对种植体和骨的破坏性最大。骨-种植体结合界面，种植体周围的骨组织，以及种植体的各连接部位，如种植体-基台连接，基台-修复体连接，对压应力的宽容性要比对张应力和剪切力的宽容性大得多。

种植体外形设计的重点是要将咬合力向周围骨组织分散。将某种单一的力转化为不同类型的力，完全受种植体几何形状的控制。严密的种植体螺纹设计可减轻张应力和剪切力带来的危害，剪切力则对柱状种植体的骨-种植体界面具有高度危害性。种植修复的偏心负重所产生的力矩将增加张应力和剪切力，轴向压应力为最理想的咬合负重。实际上在咬合负重时只产生沿种植体长轴的垂直压力是很难实现的，除了这种垂直向的力外，至少还会产生近远中向和颊舌向的水平力，这三个方向上的力构成了整个船力。尽量减少张应力和剪切力，避免侧向力，是种植设计时必须遵循的生物力学原则。

三、口腔种植体位置的设计

高质量种植的第一步是选择适合的种植部位，种植体只有在正确的位置植入，才能与天然牙及颌弓协调，取得美容与功能兼顾的效果。种植体位置的设计要考虑以下因素：

1. 种植体的垂直距离 种植体的垂直距离即种植体的植入深度，是指种植体的底部到牙槽嵴表面的距离。由于牙槽嵴常有明显的吸收，故建议以邻牙的釉牙骨质界作为标准。垂直距离应在邻牙的釉牙骨质界5mm以下。

2. 种植体的颊舌向位置 骨的颊舌向宽度决定了种植体的颊舌向位置，将种植体合适的放置在颊侧而不累及颊侧骨板是美观修复的基础。

3. 种植体的近远中位置 种植体在牙弓中的近远中位置对种植修复的功能和美学极其重要。种植体中心之间的最小距离可用公式计算：

种植体1的半径+种植体2的半径+2mm =种植体中心之间的最小距离

2mm的距离是为了保持软组织的健康。

种植体半径+1.5mm =种植体中心与天然牙之间的最小距离

种植体中心之间的理想距离则用以下公式计算：

牙1宽度的一半+牙2宽度的一半 =种植体中心之间的理想距离

牙的宽度可根据牙近远中向解剖的平均值得到。

4. 种植体植入的角度 种植体植入的角度最好与咬合平面垂直，但上下颌骨与咬合面并不总是垂直的，特别是上颌前部，此时应参考邻牙的角度。多个种植体做固定桥修复时应保持平行，以获得共同就位道。

四、影响种植体设计的主要因素

影响种植体设计的因素很多，除了经治医师在设计上的喜好外，还受到如下因素影响：

1. 种植体的表面积 骨-种植体之间为骨结合，种植体的表面积越大，其与骨之间的机械黏合力越强。直径4.0mm、长度为12mm的螺旋状种植体的表面积已基本类似于除磨牙外的天然牙牙周膜面积，随着直径和长度的增加，种植体的表面积增大。

2. 受植区骨的质量 受植区骨的质量可决定种植体数目的多少。

3. 牙弓形态 无𬌗修复时牙弓的形态对种植体数目的影响很大。尖形的牙弓，种植体的排列较为适合应力分散的原则，可减少种植体的数目；方形的牙弓，应力分散能力差，要植入较多的种植体；卵圆形牙弓的种植体数介于两者之间。

4. 对𬌗牙的状态 对𬌗牙状况的不同，其𬌗力差别很大。设计时既要考虑上下颌的𬌗力平衡因素，又要根据对𬌗牙的𬌗力大小考虑种植体数目。

5. 缺牙间隙 过大的缺牙间隙会因为相应的过大的𬌗力造成种植体周围的骨吸收，除了考虑种植体的直径和长度外，还应增加种植体数目。

6. 牙槽骨的倾斜 当牙槽骨过分倾斜时，应增加种植体的数目以降低咀嚼时所产生的剪切力，或者先手术矫正倾斜的牙槽骨后再植入种植体。

第四节　口腔种植外科的应用解剖

一、缺牙后牙槽突的改变

一般认为，正常人咬合力通过牙周膜传到牙槽突，这是一种生理性刺激，可调节骨吸收与再生，使其保持相对平衡。缺牙区则失去这一生理刺激，尤其是全牙列缺失后，牙槽突均有不同程度的萎缩或吸收，其原因有多重因素参与。而传统活动义齿，基托直接压在黏膜上，是一种病理性刺激。

由于牙龈及牙槽嵴承受的压力过重，可刺激破骨细胞，并导致血液淤滞，必然发生骨吸收。某些全身因素，如更年期尤其是绝经后的妇女最容易发生雌激素降低，而导致骨质疏松。另外，某些激素如甲状旁腺激素（parathyrin，PTH）、降钙素（calcitonin，CT）、前列腺素（prostaglandin，PG）的异常，以及人体某些微量元素如钙、锌、铜、锰、镁和氟等以及维生素D的缺失，均是促使牙槽嵴萎缩因素。无牙颌由于唇、颊及舌肌的压应力也可加速骨的吸收。

全口牙缺失后，一般情况，由于上颌牙槽突长轴偏唇侧，牙槽基部位置靠后，唇侧骨板比腭侧薄；下颌牙槽突长轴内倾，牙槽基部靠前，其舌侧骨板薄于唇侧，骨吸收结果造成下颌牙弓相对大于上颌牙弓的反𬌗状态。尤其是Ⅱ、Ⅲ型错𬌗畸形则更为严重。

严重的骨吸收使下颌骨的外斜线、颏舌骨嵴、颏孔及颏隆凸等可与牙槽嵴顶接近或平齐，形成刀刃状或平坦的牙槽嵴。下颌管的走行位置也由下颌体中央移至接近上缘。

由于牙槽骨萎缩和吸收，上颌牙槽骨弓逐渐变小，下颌牙槽骨弓相对于上颌逐渐变大，下颌管相对上移。所以牙槽骨形态学上改变对种植体植入手术和种植义齿的设计制作带来困难。因此，有必要从解剖学、组织学的角度对缺牙后牙槽嵴作一评估，以便采取相应的措施。

二、牙槽嵴的分类

（一）形态学分类

根据临床和X线表现及吸收程度，一些学者提出了不同的分类。现介绍有代表性的Lekholm和Zarb提出的分类（图5-5）。

A级：大部分牙槽嵴尚存。

B级：发生中等程度的牙槽嵴吸收。

C级：发生明显的牙槽嵴吸收，仅基底骨（basalbone）尚存。

D级：基底骨已开始吸收。

E级：基底骨已发生重度骨吸收。

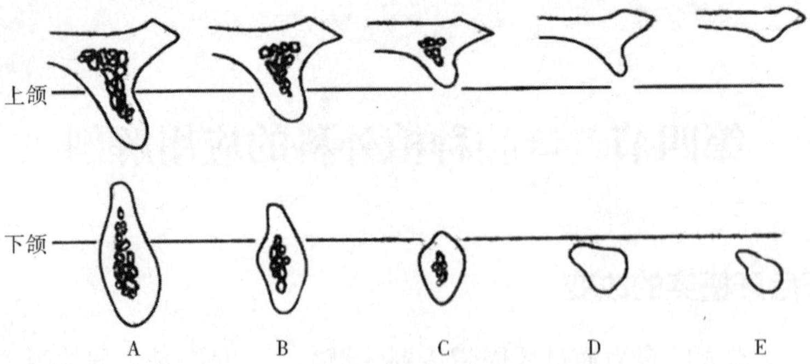

图5-5　牙槽嵴萎缩的Lekholm和Zarb分类

（二）骨的质量分类

根据骨质密度与松质骨的含量比例及骨质疏松程度，将颌骨质量分为4个级别（图5-6）。

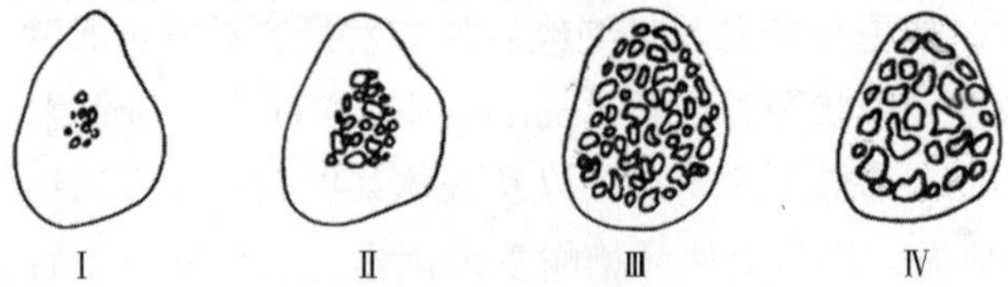

图5-6　颌骨质量分类

Ⅰ级：颌骨几乎完全由均质的密质骨构成。

Ⅱ级：厚层的密质骨包绕骨小梁密集排列的松质骨。

Ⅲ级：薄层的密质骨包绕骨小梁密集排列的松质骨。

Ⅳ级：薄层的密质骨包绕骨小梁疏松排列的松质骨。

对颌骨严重萎缩者行种植术应慎重，可以考虑同时植骨或行骨增高术。从种植体骨结合角度来看，密质骨有利于种植体的稳定，松质骨有利于其血供。密质骨和松质骨骨量相当者为最理想的植入床。

以上分类目前临床上普遍是通过X线检查进行判断的，其准确性尚不够理想，因为用肉眼判读X线片时，骨密度的变化幅度须达到30%～50%才能辨别，因此有条件者可进行螺旋CT断层扫描及骨密度测量。

三、下颌骨种植的应用解剖

下颌骨由两侧垂直的下颌支和中央水平的下颌体组成。在绝大多数情况下，下颌的种植术在下颌体区域进行。下颌支的内侧面中央偏后上方有一呈漏斗的下颌孔，开口朝后上方。下牙槽神经血管束进入下颌孔向前下通入下颌管，该管是位于下颌骨骨松质之间由骨密质包绕的管道。

下颌体呈弓形，分为内外两面和上下两缘。内面正中线处有两对突起分别称为上颏嵴和下颏嵴，自颏嵴斜向后上方的骨嵴称为内斜线（或内斜嵴），将下颌骨分为上下两部分。下颌体的外面正中隆起部分称为颏正中联合，其两侧近下颌骨下缘处各有一隆起称颏结节，由此伸向后上方与下颌支前缘相连的骨嵴，称外斜线（或外斜嵴）。在相当于第一、二前磨牙下方、下颌体上下缘之间的稍上方，有颏孔开口向后上方。下牙槽神经在颏孔处分出颏神经后向前变细至切牙和尖牙，所以下颌体两颏孔间无横行的神经干。在下前牙区域，唇侧牙槽窝骨板较舌侧薄；在下颌前磨牙区，颊舌侧牙槽窝骨板厚度相近；下颌磨牙的牙槽窝骨壁坚实致密，且颊侧有外斜线使骨质更为增厚。下颌第三磨牙舌侧骨壁较薄。下颌骨下缘，尤其是前部，是下颌骨最坚实的部分，故种植体末端植入此处有利于其固定。

不管是上颌还是下颌，植入的种植体在唇（颊）侧都需有3mm以上的骨质存在，种植体与下颌管及邻牙需有3mm以上的距离。下颌种植时，种植体可穿出下颌骨下缘皮质骨1～2mm。尤其是种植体肩部要比牙槽嵴顶深2mm，冠根比例应在2∶3以上，倾斜要在25°～30°以下。下颌第二磨牙以后难以操作，故不宜种植。两颏孔之间骨质较多，不会损伤颏神经，此处为种植安全区（图5-7）。颏孔与种植体应有2～3mm的间隔，以免损伤颏神经。

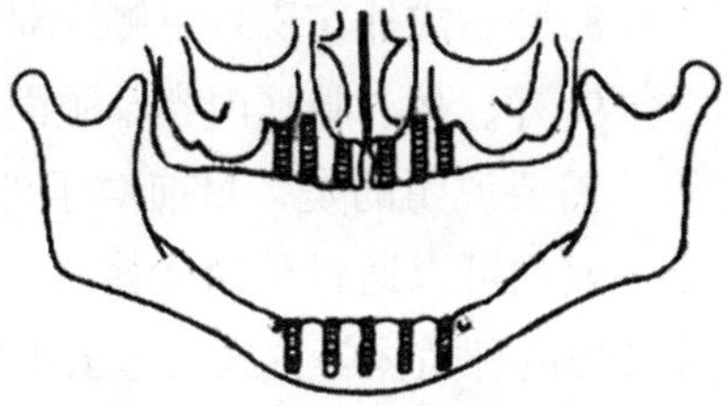

图5-7 上下颌种植的安全区

四、上颌骨种植的应用解剖

上颌骨的解剖形态不规则，大致可分为一体（上颌体）四突（额突、颧突、腭突和牙槽突），施行种植手术主要涉及牙槽突及上颌体。

上颌骨体部中央为空腔，称上颌窦，开口于中鼻道。上颌窦四周由较薄的骨板构成拱形结构，其下壁与上颌牙槽突相连，窦底部盖过上颌前磨牙或第一、二磨牙的根尖，其间相隔的骨质厚度变异很大，有的根尖与上颌窦底之间没有骨质间隔而仅覆以黏膜。上颌第一磨牙根尖距上颌窦下壁最近，第二、三磨牙逐渐次之。上颌牙槽突厚而疏松，前部较窄后部较宽，内外骨板均由骨密质构成，中间夹以骨松质。上颌切牙及尖牙上方为鼻底，再向上为鼻腔。两侧中切牙腭侧中间为切牙孔，其内有血管、神经走行，行种植术时注意不要损伤。上前牙区，牙槽嵴至鼻底间的骨量范围较大，骨质较厚；在尖牙区，鼻腔与上颌窦之间有较充足的骨段，被视为种植安全区（图5-8）。上前牙种植时要注意唇侧的骨量，因牙槽嵴的唇侧的骨壁较薄，牙槽嵴基底向腭侧下陷，与尖牙窝延续。如与邻牙方向一致植入种植体时，则有唇侧壁穿通的危险，应事先或同期植骨。如前几节所述，要想实现种植体的骨结合，不仅仅是要对种植器械有严格的要求，同时种植设计、手术本身、种植材料等都是手术成功的关键，有着极其严格的要求，首先就是对种植病例的选择。

第五节 口腔种植手术

一、适应证与禁忌证

（一）适应证

患者是否适应种植手术，应根据全身及局部检查确定。

1. 上下颌部分或个别缺牙，邻牙不宜作基牙或为避免邻牙受损伤者。

2. 磨牙缺失或游离端缺牙的修复。

3. 全口缺牙，尤其是下颌牙槽骨严重萎缩者，由于牙槽突形态的改变，传统的义齿修复固位不良者。

4. 活动义齿固位差、无功能、黏膜不能耐受者。

5. 活动义齿的修复要求较高，而常规义齿又无法满足者。

6. 种植区应有足够的高度及宽度（唇颊、舌腭）的健康骨质。

7. 口腔黏膜健康，种植区有足够厚度的附着龈。

8. 肿瘤或外伤所致单侧或双侧颌骨缺损，需功能重建者。

9. 耳、鼻、眼眶内容及颌面缺损的颌面赝复体固位。

需要说明的是，目前对于种植手术的适应证范围正逐步扩大，传统义齿能够修复的缺牙一般均可以通过种植牙修复。可以通过植骨术、牙槽骨增高术、上颌窦提升术、特殊设计外形的种植体等方式使过去不能用种植修复的缺失牙均可以采用种植修复。

（二）禁忌证

1. 全身情况差或因严重系统疾病不能承受手术者。

2. 严重糖尿病，血糖过高或已有明显并发症者，因术后易造成感染，故应在糖尿病得到控制时方可手术。

3. 口腔内有急、慢性炎症者，如牙龈、黏膜、上颌窦炎症等，应在治愈后手术。

4. 口腔或颌骨内有良性、恶性肿瘤者。

5. 某些骨疾病，如骨质疏松症、骨软化症及骨硬化症等。

6. 严重磨牙症。

7. 口腔卫生差者。

8. 精神病患者。

二、种植外科的基本原则

现代口腔种植技术发展很快，手术步骤已经规范。手术时应遵循的外科原则。

1. 手术的无创伤性 手术对种植床周围骨组织的损伤主要包括两方面，机械创伤及热灼伤。适当的机械刺激是骨愈合过程的启动因素，但较大的创伤势必降低周围骨组织的成骨能力，甚至造成种植体周围骨原细胞的坏死，实验证明制备种植体窝时骨床温度不应超过47℃。

2. 无菌原则 种植手术必须掌握无菌原则。设立专门手术室进行手术，手术操作时器械、伤口等不能被污染，目前的种植体一般都分袋包装，出厂时已进行灭菌，使用前要核对保质期。

3. 种植体表面无污染原则 种植体表面不仅要注意不被细菌污染，还要注意不被其他异种离子污染。要使用钛或钛合金器械，手术前要用蒸馏水冲洗手套，操作时尽量减少器械和手套与种植体接触的时间。

4. 种植手术的微创原则 种植手术的微创操作，一方面减少过多切削骨组织，另一方面尽量减少钻取骨质时所产生的热量。还要注意保护神经和邻牙不被损伤。

5. 初期稳定性原则 根据*Brånemark*教授“骨结合”理论，种植体植入初期，要获得良好的初期稳定性，有利于骨结合的实现。目前的种植器械的设计已经系列化，只要选择合适型号的钻头与种植体匹配，手术时保障规范操作，一般都能够保障种植体的初期稳定性。

6. 无干扰愈合原则 种植体无干扰愈合有利于骨结合的实现，它受种植体材料和表面处理、种植窝污染、负重等因素的影响。

7. 尽量保留健康的附着龈　附着龈是保证牙种植体健康龈结合的一个重要因素，它的存在可以防止因口颊、舌的运动牵动种植体周围黏膜而造成正常龈结合丧失的危险，所以保护健康的附着龈关系着种植体的远期效果。另外，种植体周围存在一定宽度的健康附着牙龈是确保牙种植义齿修复美学效果的一个重要因素，尤其在上前牙与前磨牙更为关键。因此，在种植体植入术过程中要尽量保留牙龈组织，尤其附着龈。

三、术前准备

1. 术前对患者进行全面检查，包括血常规、凝血功能、免疫功能检查、心电图、胸透、肝功能、肾功能等检测，监测呼吸、脉搏、血压。

2. 重点检查颌骨大小、殆堤形态、颌间距离、咬合关系等。

3. 通过X线曲面断层片及颌骨CT了解骨松质、骨密质的比例及上颌窦情况。颏孔及下颌管的位置等。

4. 植骨种植还应了解植骨区黏膜软组织厚度、植骨愈合情况、遗留骨的健康状况、植骨块宽度及厚度等。

5. 还应取上下颌模型，将患者咬合关系转移到牙殆架上，并在石膏模型上设计确定种植体植入的方向、位置、数目及分布等，确定种植义齿修复后应达到的效果，制作种植定位定向导板。

6. 余留牙应彻底检查、治疗并常规做洁治。

7. 麻醉及体位　上颌取上牙槽前、中、后神经及腭大神经及、鼻腭神经麻醉，下颌取下牙槽神经、舌神经及颊神经阻滞麻醉。用2%利多卡因、2%普鲁卡因或0.5%布比卡因，可在麻醉药中按1：500000比例加入肾上腺素；个别少数缺牙种植，也可采用碧兰麻局部浸润。患者一般取仰卧位或半仰卧位，术者、助手以及手术器械护士的位置可根据手术者习惯而定。骨缺损髂骨移植、游离腓骨移植种植时，一般宜采用全麻插管，需留置导尿管。患者取平卧位，头偏向健侧，取髂骨侧臀部垫高。

四、治疗程序

以两段式两次法为例，患者先通过专科门诊检查，经口腔颌面外科、修复科和影像科医生共同会诊，确定手术方案后，分先后两次植入牙种植体及其上部结构，最后完成种植义齿修复（图5-8）。

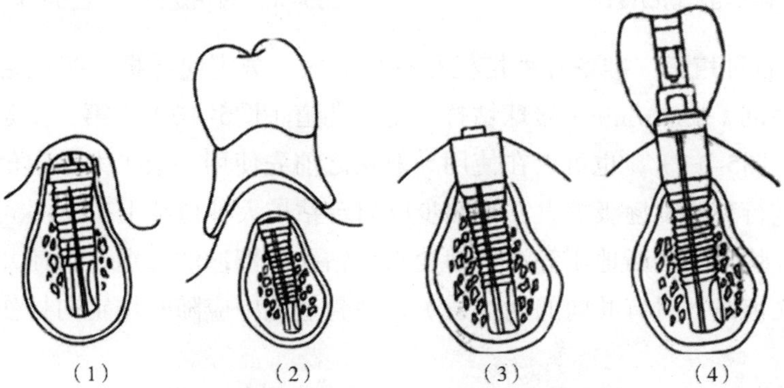

图5-8　两段式种植义齿修复的治疗程序

（1）第一期术后；（2）第一期术后的骨愈合期；（3）第二期手术后；（4）完成种植义齿修复

1. 第一期手术 种植体固位钉植入缺牙部位的牙槽骨内，术后7～10天拆线，待创口完全愈合后，将原来的活动义齿基托组织面经调整缓冲后，继续佩戴。

2. 第二期手术 待第一期手术后3～4个月（上颌4个月，下颌3个月）种植体完成骨愈合后，可安装与牙龈衔接的愈合螺丝，第二期手术后7～10天即可取模，制作种植桥架和义齿。

3. 复诊 种植义齿修复后，第一年每隔3个月复查一次，以后每年至少复诊2次。

五、牙种植术

（一）全口牙种植术

种植体植入手术分两期完成。以种植义齿下颌植入螺旋型种植体为例。

1. 一期手术——种植体植入术

（1）术前设计 全口缺牙患者常见因牙槽萎缩、义齿固位差而行种植手术；上颌总义齿固位一般较好，一般可不行种植义齿修复。下颌全口种植可采取三种形式做义齿修复：①尖牙区各植入一枚种植体，以杆卡式修复；②颏孔间植入4～6枚种植体，以杆卡式或固定式修复；③除颏孔间种植外，两侧前磨牙及磨牙区各种植1～2枚种植体，以可摘式或固定式修复。上颌一般在前牙及尖牙区种植，磨牙区骨质较少，常需植骨和上颌窦提升才能种植。

种植前，预先设计好植入的位置、数目及方向，以此制作塑胶导板，定位好种植体位置后，在塑胶导板上开孔定向定位，将定位导板消毒备用。

（2）切口翻瓣 在牙槽嵴顶的唇侧约2cm处做平行弧形切口。切开黏膜，锐性分离至牙槽顶0.5cm处再切开骨膜，翻起黏骨膜瓣，显露骨面（图5-9）。

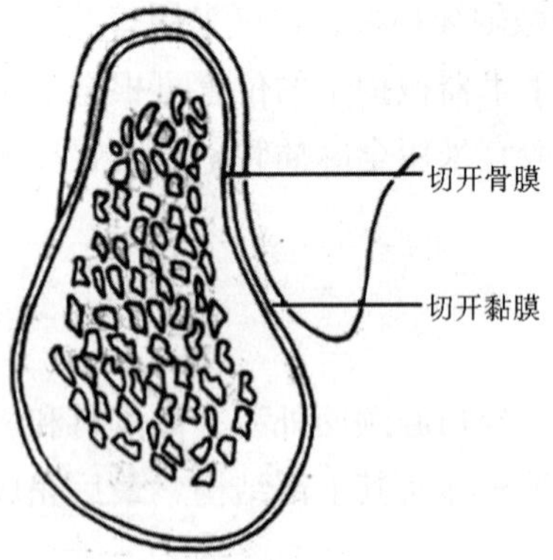

图5-9 切口设计

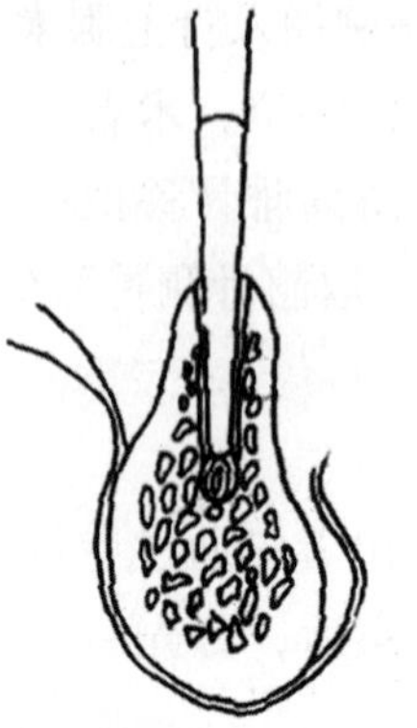

图5-10 球钻定位

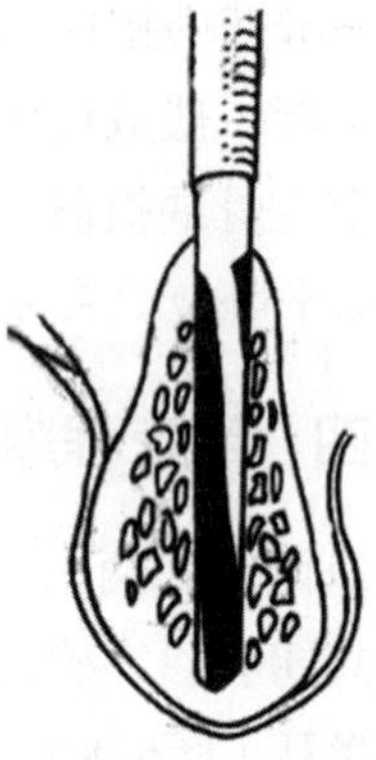

图5-11 导航钻初定种植窝

（3）预备种植窝 准备好种植机和种植器械。戴定向导板，按该定向导板预留的孔道先用快速手机（2000r/min）接球钻打一定位孔道（图5-10）；第二步是以先锋钻扩大至一定的深度（图5-11），也可以在使用导航钻之前先使用一级扩大钻定位深度；第三步以各级扩大钻进行种植窝逐级扩大；第四步以肩台钻扩大种植窝上口（图5-12）。以上各步骤在钻孔时，均需不间断地用等渗生理盐水在钻孔局部冲洗降温。为使几个种植体互相平行（目的是义齿戴入时有共同的就位道），钻骨过程中应随时用定向杆作为方向指示（图5-13）。

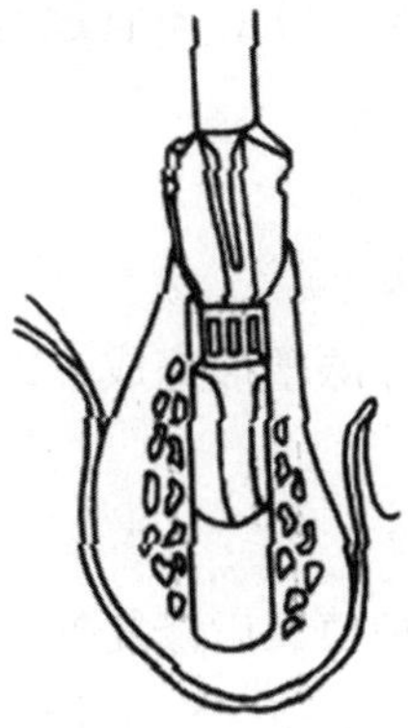

图5-12　肩台钻扩大种植窝上口

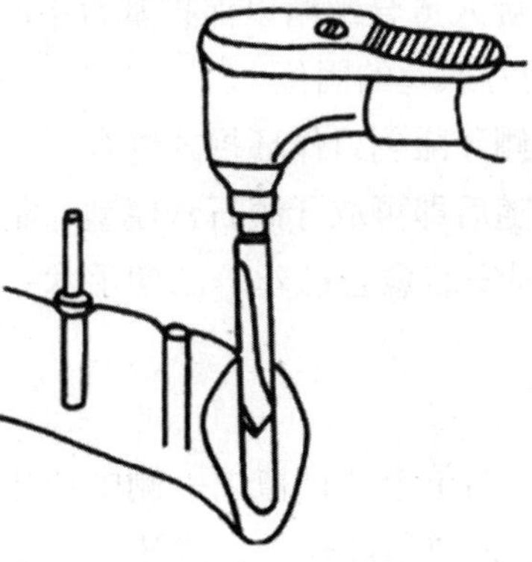

图5-13　定向杆指导种植方向

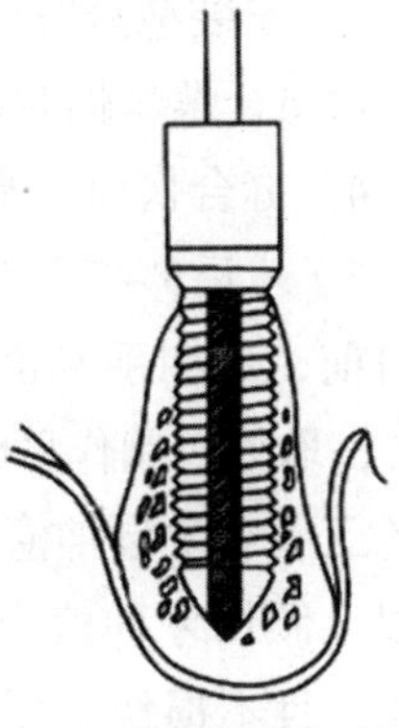

图5-14　攻丝钻种植窝内预备螺纹

（4）攻丝　选择与种植体型号匹配的攻丝钻，以15～20 r/min的钻速在各种植孔道内壁形成骨螺纹（图5-14）。

（5）旋入种植体　将预选的种植体使用专用器械（手用和机用两种），对准种植窝，使种植体长轴与种植窝长轴保持一致，缓慢旋入种植体于种植窝内，骨缘下2mm。然后在种植体上安装覆盖螺丝，使其严密到位。

（6）缝合创口　用生理盐水冲洗，彻底清理骨屑等异物，将黏骨膜瓣复位，用褥式加间断缝合严密关闭创口。

2. 二期手术——种植体基台（abutment）连接术

第一期手术后4～6个月待种植体与颌骨完成骨愈合后，行二期手术安装基台。

（1）切开、剥离　局麻下，可使用环形刀环形切开牙龈，也可以横行切开覆盖螺丝表面的龈黏膜及骨膜，显露覆盖螺丝。

（2）安装基台　旋下覆盖螺丝，清除种植体表面的骨组织和软组织。测量种植体表面的牙龈厚度（图5-15），根据此厚度选择相应高度的种植体基台，使其超出龈1～2mm，并应根据患者颌间距离的大小，调整基台的长度，以符合义齿修复的要求。基台就位以后，旋紧中心螺丝（图5-16）。用金属杆状器敲击基台，如发出清脆的敲击金属声，即证明衔接就位良好。

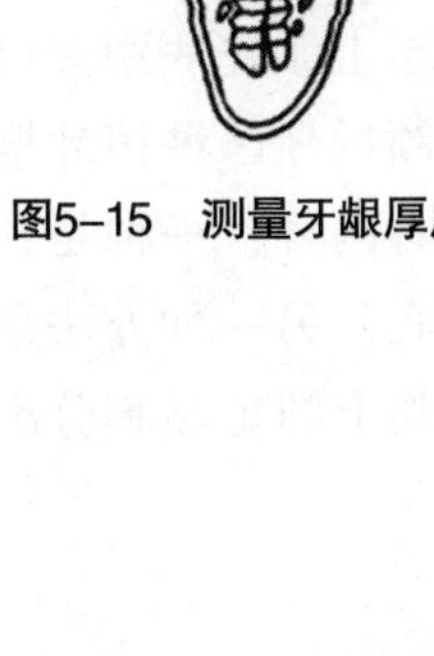

图5-15　测量牙龈厚度

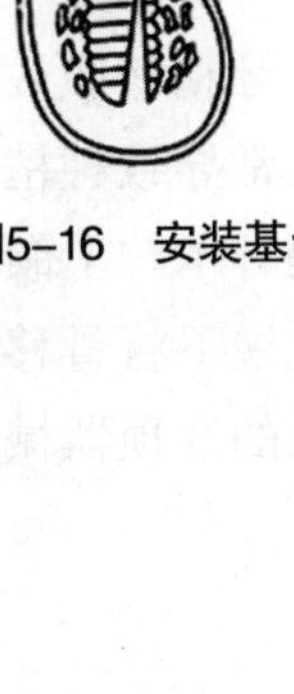

图5-16　安装基台

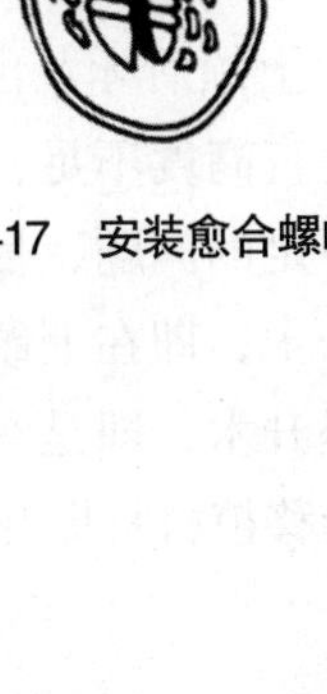

图5-17　安装愈合螺帽

（3）安装愈合螺丝帽　旋入愈合螺帽以保护基台中心螺丝（图5-17），不宜过紧，以防在卸除愈合螺丝帽时影响中心螺丝的固位。

（4）缝合伤口　基台两侧牙龈创口作环抱式缝合。

（5）术后5～7天拆线，随后即可取牙颌石膏模型，制作种植义齿。

目前，二期手术也可以只安装愈合螺丝。二期手术一周以后，牙龈塑形完成，即可安装基台，取模，制作种植义齿。

（二）单个牙种植术

以上颌切牙种植为例：上颌单个牙种植以一侧中切牙最常见，种植义齿修复外形及功能较佳，且不损伤邻牙。但是种植条件较严，拔牙后一般需4～6个月，待牙槽窝骨愈合完成，才可种植。而且牙槽窝基部骨质高度不得少于8mm，牙槽嵴无明显萎缩，邻牙健康，无殆干扰，颌间距要有足够的空隙。种植体植入的手术步骤及术后处理同前，这里只介绍手术特点。

1. 切口　距牙槽突顶3mm在唇或腭侧作切口，如牙槽突顶黏膜血运差，也可作牙槽突顶横切口。

2. 种植体植入的部位及方向　种植入口应稍偏腭侧，以便从种植义齿腭侧用螺丝固定，植入方向应与邻牙长轴基本平行，并居牙槽突唇腭侧之正中。

3. 基桩安装　基桩穿龈不能超过2mm，以便恢复良好的牙龈边缘形态。

六、植骨术

上下颌牙弓牙槽骨的功能是支持牙，牙缺失以后，牙槽骨就会逐渐减少或吸收。随着时间的延长，牙槽骨在高度和宽度上同时丧失。当骨缺失达到一定程度时，口腔种植无法进行，必须通过植骨以增加骨量。骨移植的材料通常分自体骨、异体骨和骨代用品。其中自体骨由于没有抗原性而被广泛接受，自体骨可用块状皮质骨、松质骨或块状骨制成的碎屑，并可与骨代用品混合使用。目前，自体骨最常使用的供骨包括髂骨、肋骨、腓骨和颌骨等。

临床上单个或少量牙缺失后，牙槽骨可能存在少量的骨量不足，一般采用就近取骨的方法。常取用下颌骨颏部、下颌角等部位的骨质，一般不采取远位取骨（如髂骨），以免增加创伤区域。

为了增加骨量，可使用人工骨粉，或将人工骨粉与自体骨混合使用。在缺骨区域植入骨粉（或自体骨）以后，以生物膜加以覆盖并加以固定，防止软组织长入而造成吸收。经3～6个月以后，牙槽嵴宽度和高度得以增加，再实施种植手术。

七、上颌窦底提升术

上颌后牙区由于上颌窦的存在，牙槽嵴吸收，常导致牙槽嵴顶至上颌窦底距离过短，即垂直高度不足，再加上骨质疏松，常导致种植失败。为了解决上颌后牙区种植牙槽嵴高度不足的问题，目前常采用上颌窦提升术。上颌窦提升的方法主要有两种：一种是开放式提升术，即在上颌窦侧壁开窗，在直视下将骨移植材料植入上颌窦底；另一种方法是冲顶式提升术，即是在种植窝内使用特殊的冲顶器械将窦黏膜向上推起与上颌窦黏膜分离，送入骨移植材料提升上颌窦底。

一般说来，所需提升高度约3mm时，可以采用冲顶式提升术，预期提升4～5mm时，使用冲顶式提升术要相当谨慎，一旦窦底黏膜被穿破，难以进行补救；预期提升5mm以上时，大多数专家建议采用侧壁开窗式窦底提升术，即开放式提升术。另外，在牙槽嵴剩余骨量小于4mm时，需先进行骨增量手术，待新骨形成后，再行二期种植体植入手术。

1. 开放式上颌窦提升术　外科程序如下：

（1）常规术前检查、消毒、局麻或全麻。

（2）切开翻瓣　做横过牙槽嵴顶的角形或梯形切口，切开黏骨膜达骨面，剥离颊侧黏骨膜瓣，向上翻起显露上颌窦外侧壁。

（3）开窗　介绍翻入式开窗法。用小球钻将开窗处的上颌窦前外侧壁钻磨，形成圆形或椭圆形骨窗，中央保留骨板，直到暴露上颌窦黏膜，用剥离子仔细分离上颌窦黏膜，先底壁，后近远中壁，将开窗骨块连同黏膜完整推向窦内上方，形成新的上颌窦底。

（4）预备种植窝和植入移植物　如前所述的方法预备种植窝，注意勿损伤窦黏膜。植入种植体后，根据窦底黏膜抬高的空间大小，植入适量的骨移植材料（图5-18），延期种植者则直接植入骨移植材料。

（5）缝合　将黏骨膜瓣完全复位，严密缝合。

2. 冲顶式上颌窦提升术　外科程序如下，术前常规准备，以先锋钻预备深度至低于上颌窦底2mm左右，扩孔钻逐级扩大至设计直径，选择匹配的冲顶器械，在外力敲击的作用下，将上颌窦底黏膜及骨质提升到合适深度，植入种植体（图5-19）。

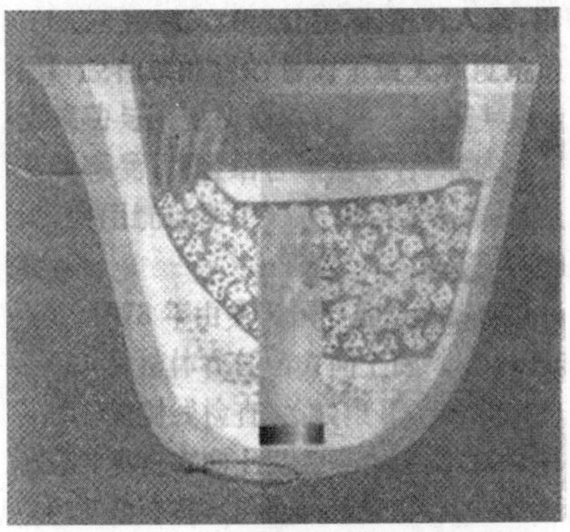

图5-18　开放式上颌窦提升术示意

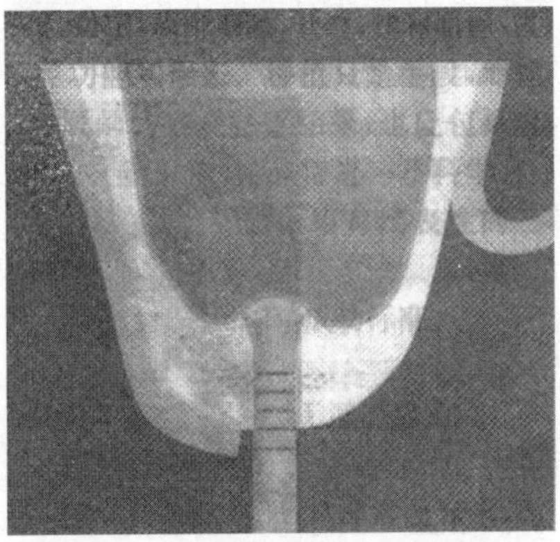

图5-19　冲顶式上颌窦提升术示意

第六节　种植支抗

支抗种植体是指口腔正畸治疗中用于移动牙的支抗单位的种植体。20世纪80年代，种植支抗被广泛应用于正畸临床并取得了良好的效果，90年代后期出现了专为正畸支抗设计的种植系统。种植支抗根据种植体的植入部位分为牙槽嵴种植支抗，磨牙后区种植支抗和腭部种植支抗。根据种植体的结构分为微螺钉种植支抗及可吸收种植支抗，微螺钉种植支抗因为体积小、植入及去除简单、效果可靠而成为目前临床应用的主流。微螺钉种植体由钛金属制成，为一体式结构，骨内部分呈螺旋状，顶部有孔，供结扎丝穿过，直径1.0～2.0mm，长度10mm左右。微螺钉种植支抗系统具有方法简单、可即刻加力、使用范围广泛等优点。微螺钉种植体种植位置应接近于附着龈处，植入步骤是局部麻醉，探针标记植入部位，确定膜龈联合位置后切开翻瓣，植入微螺钉。

以下情况不适宜种植支抗：

1. 年龄小，生长发育阶段的乳牙期。

2. 替牙期。

3. 进展性牙周炎、牙龈炎。

4. 颌骨疾病如肿瘤、骨纤维异常增殖症。

5. 全身疾病如骨质疏松、甲状腺功能亢进等。

第七节　种植手术并发症与种植义齿的成功标准

一、种植手术并发症

1. 创口裂开　缝合过紧或过松，尤其是存在可能感染的情况下更易导致局部创口裂开，应及时清创，再次缝合，避免种植体暴露。

2. 出血　广泛剥离黏骨膜，创伤过大，术后压迫不够，均易发生黏膜下或皮下出血。如一期手术种植体穿出下颌下缘时，也可发生颏下淤血。局部淤血一般于数日后吸收。提倡在术后早期冷敷、晚期热敷。因全身情况有出血倾向者，应对症处理。

3. 下唇麻木　多因手术中损伤颏神经或种植体植入时直接创伤所致。前者多可恢复，后者应去除种植体，重新选位植入。

4. 窦腔黏膜穿通　上颌种植时，由于骨量不足，容易穿通上颌窦底或鼻底黏膜造成种植体周围感染，应及时去除。

5. 感染　多因手术区或手术器械污染以及其他并发症诱发感染。应及时清理创口，应用有效抗生素，尚可挽留部分种植体。

6. 牙龈炎　种植义齿修复后，由于口腔卫生不良或清洁不当，种植体基台清洁差，黏附在基台上的菌斑刺激牙龈所致。

7. 牙龈增生　由于基台穿龈过少，或基台与桥架连接不良，造成局部卫生状况差，长期慢性炎症刺激可致牙龈增生，可将其切除并对症处理。

8. 进行性边缘性骨吸收　发生在种植体颈部的骨组织，与牙龈炎、种植体周围炎、种植体应力过于集中等因素有关。

9. 植体创伤　常见种植义齿被意外撞击，严重时可导致种植体松动。

10. 种植体机械折断　与种植体连接的部分如中心螺丝、桥柱螺丝折断，主要因机械因素或应力分布不合理所致。

二、种植义齿成功标准

口腔种植体植入后，可以很大程度地改善患者的口腔形态和功能。种植是否成功，一方面可以通过临床医师的客观检查，另一方面，患者的主观感受也应当作为参考。究竟种植体在口腔内留存多长时间、种植体的动度保持在什么程度、骨吸收量每年应当低于多少等才算是种植成功?虽然目前世界上已有多种标准进行衡量，但还有待于进一步科学化。下面介绍有代表性的三种标准：

（一）1978年由美国国立健康研究院组织召开的研讨会，提出种植成功标准

1. 种植体在任何方向上的活动度小于1mm。

2. 无感染症状。

3. 垂直方向上的骨吸收不超过种植体的1/3。

4. 允许有可治愈的牙龈炎，无症状，无感染，无邻牙损伤，无感觉异常及麻木，无下颌管、上颌窦及鼻底组织的损伤。

5. 5年成功率要达到75%。

（二）1986年瑞典Albrektsson等又提出了一个更为严格的成功评价标准

1. 种植体无动度。

2. 放射学检查，X线片上种植体周围无透射影区。

3. 种植体功能负荷一年后，垂直方向上的骨吸收小于0.2mm/年。

4.种植后无下列持续性或不可逆的症状及体征，如疼痛、感染、神经疾病、感觉异常及下颌管的损伤。

5. 按上述标准，5年成功率要达到85%以上，10年成功率要达到80%以上。

（三）1995年中华口腔医学杂志社在珠海的种植义齿研讨会上提出的标准

1. 功能好。

2. 无麻木、疼痛等不适。

3. 自我感觉良好。

4. 种植体周围X线无透射区，横行骨吸收不超过1/3，种植体不松动。

5. 龈炎可控制。

6. 无与种植体相关的感染。

7. 对邻牙支持组织无损害。

8. 美观

9. 咀嚼效率达70%以上。

10. 符合上述要求者5年成功率达到85%以上，10年成功率达到80%以上。

本章小结

本章叙述了种植牙的骨结合理论，种植体的分类和表面处理办法，种植牙的适应证和禁忌证，明确了种植体在颌骨内的位置设计原则和方法，种植牙的治疗程序和治疗方法，提及特殊情况下的种植技术以及对种植牙成功的评价标准，并描述了正畸支抗种植体。

习　题

扫码“练一练”

一、选择题

【A1/A2型题】

1. 下列哪种种植体不是骨内种植体

A. 螺旋种植体　　B. 二段式种植体

C. 穿下颌骨种植体　　D. 骨膜下种植体

E. 叶状种植体

2. *Brånemark*系统的种植体是

A. 叶状种植体　　B. 骨膜下种植体

C. 一段式种植体　　D. 牙内骨内种植体

E. 二段式种植体

3.叶状种植体主要适应于

A. 宽而高的牙槽嵴　　B. 宽而低的牙槽嵴

C. 窄或低的牙槽嵴　　D. 下颌前牙区的牙槽嵴

E. 高的牙槽嵴

4.目前，二段式种植体

A. 种植周期较短　　B. 成功率低

C. 成功率高　　D. 分为种植体和中央螺丝两部分

E. 种植系统很简洁

5. 骨膜下种植体是一种

A. 标准化种植体　　B. 植入骨膜下的骨内种植体

C. 钛或钛合金种植体　　D. 主要用于严重骨萎缩的无牙下颌的种植体

E. 应用历史较短的种植体

6. 口腔种植体是一种植入体内、传递咬合力的装置。要求其材料具有

A. 良好的生物相容性和一般的生物力学相容性

B. 一般的生物相容性和良好的生物力学相容性

C. 一般的生物相容性和一般的生物力学相容性

D. 良好的生物相容性和良好的生物力学相容性

E. 二者之一即可

7. 目前应用最广泛的种植材料是

A. 生物活性陶瓷　　B. 生物降解陶瓷

C. 钛及钛合金　　D. 复合材料

E. 高分子材料

8. 目前认为，骨结合

A. 是指种植体与骨组织之间仅有薄薄的一层结缔组织

B. 是指种植体与骨组织之间完全没有结缔组织

C. 在生物相容性不良时也能形成

D. 比纤维-骨性结合的种植体成功率要低一些

E. 骨结合的形成与种植体的结构没有关系

9. 一般情况下，在全口牙缺失时

A. 牙槽骨的吸收方向为从内向外

B. 上颌牙槽骨的吸收方向为向上、向内

C. 下颌牙槽骨的吸收方向为向下、向内

D. 上下牙槽骨弓都缩小

E. 上下牙槽骨弓都变大

10. 下颌体牙槽窝骨板的特点是

A. 内外壁由致密而较薄的皮质骨构成

B. 下前牙区的牙槽窝唇侧骨板较舌侧厚

C. 下前磨牙区的牙槽窝颊侧骨板较舌侧厚

C. 下磨牙区的牙槽窝颊侧骨壁有外斜线增强

E. 下颌第三磨牙舌侧骨壁较厚

11. 下颌管的解剖特点是

A. 下颌管的后2/3居下颌支及下颌体的中间

B. 下颌管的前1/3靠近下颌体的舌侧

C. 损伤下颌管可能导致同侧下唇麻木

C. 损伤下颌管可能导致同侧舌前2/3麻木

E. 管嵴距是下颌管下缘至牙槽嵴顶的距离

12. 上颌窦的解剖特点是

A. 位于上颌骨体部，开口于下鼻道

B. 由一底、一尖、四壁组成，底为牙槽突

C. 一般情况下，下壁与上颌第二磨牙的根尖最近

D. 上颌窦穿通不会影响种植治疗

E. 窦呈锥体，容积约13ml

13. 一般情况下，下列哪个描述是错误的

A. 下颌前牙区是种植的有利区　　B. 上颌尖牙区是种植的有利区

C. 上前牙区种植最常见从腭侧穿孔　　D. 上前牙区也是种植有利区

E. 种植有利区是因为其骨的质和量较好

14.以下哪项不是牙种植治疗的适应证

A. 不愿邻牙作基牙者　　B. 游离缺失，要求固定修复者

C. 全下颌活动义齿固位差者　　D. 严重的牙周病患者

E. 对传统义齿不满者

二、思考题

种植手术中常见的并发症有哪些？怎样预防？

第六章

口腔颌面部损伤

学习目标

口腔医学专业：

1. **掌握**　口腔颌面部损伤的特点；口腔颌面部软组织清创处理的原则和方法；牙及牙槽骨损伤的诊断和处理；上下颌骨骨折的临床表现、诊断和处理原则。

2. **熟悉**　口腔颌面部损伤的急救处理原则；颧骨与颧弓骨折的临床表现与处理原则；骨折的愈合过程。

3. **了解**　口腔颌面软组织损伤的分类和临床表现；颌面部火器伤的临床表现及治疗。

4. 通过学习具有诊断骨折类型的能力。

5. 具有爱伤意识。

口腔医学技术专业：

1. **掌握**　牙及牙槽骨损伤的诊断和处理；上下颌骨骨折的临床表现。

2. **熟悉**　口腔颌面部损伤的特点；口腔颌面部损伤的急救处理原则；口腔颌面部软组织清创处理的原则和方法。

案例讨论

【案例】

患者，男，31岁。摔伤致下面部外伤3小时。3小时前患者不慎从2楼平房顶跌落，面部朝下着地，下面部裂伤、出血伴张口受限、不能正常咬合。未出现昏迷，无恶心、呕吐等症状。急诊至当地医院行曲面断层及颅脑CT检查后排除颅脑损伤。未处理，建议转至上级医院就诊，遂来我科。患者伤后精神差、未进食水，大小便正常。查体：面部失对称，左下面部肿胀。颏部见一长约3cm斜行裂伤，创缘不齐，深约1cm。张口度约1.5cm，开口型正常。31、32间牙龈撕裂，咬合关系异常，两侧骨断端有异常动度，断端右侧牙列呈开殆。曲面断层示：31、32间见低密度骨折线，斜向左下颌骨。

【讨论】

1. 该病例可能的诊断及诊断依据是什么？

2. 你的治疗计划是什么？

扫码“学一学”

扫码“看一看”

第一节　概　述

一、口腔颌面部损伤的特点

口腔颌面部是人体的暴露部位，颌面部外伤是口腔颌面外科的常见病和多发病。平时多因交通事故、工伤、运动损伤和生活中的意外所致。随着汽车和交通事业的飞速发展，道路交通事故成为平时颌面伤的主要致伤原因，战争时期则以火器伤为主。

在诊治口腔颌面部损伤时，要注意可能伴发的其他部位损伤和危及生命的并发症，对伤员应作全面检查，并迅速做出伤情判断，根据其轻重缓急，决定救治的先后步骤，妥善处理。

救治颌面损伤时，应注意多发伤、多处伤、复合伤等概念。口腔颌面部多发伤：除口腔颌面部损伤以外，还存在颅脑伤、胸腹伤、四肢伤等。多处伤：该部位的多个损伤。复合伤：两种以上的原因致伤。

口腔颌面部血供丰富、创伤后开放性出血多，结构上上接颅脑，下连颈部，为呼吸道和消化道起端。因此预防窒息、有效止血和抗休克往往是口腔颌面部创伤急救的首要任务。同时口腔颌面部组织多样，结构、功能复杂，创伤易致永久性功能障碍和面部畸形。了解这些解剖和生理的知识，有助于掌握和理解口腔颌面部损伤的特点。

1. 血液循环丰富对损伤的影响　由于口腔颌面部血液循环丰富，伤后出血较多，易形成血肿，且组织水肿快而重。如口底、舌根或颌下等部位，可因水肿、血肿压迫呼吸道而影响呼吸，甚至引起窒息。另一方面，由于血运丰富，组织抗感染与再生修复能力较强，创口易于愈合。因此，初期清创缝合的时间较身体其他部位可适当延长，面部损伤后24小时、48小时甚至更长时间的创口，只要没出现明显的化脓感染迹象，清创后均可做初期缝合。清创术中应尽量保存组织，减少缺损，争取初期缝合。

2. 牙对口腔颌面部损伤的影响　牙上常附着大量菌斑和结石。口腔颌面部损伤时牙可能会发生碎裂并向邻近组织内飞散，造成“二次碎片伤”，同时将牙上附着的细菌及结石带入深层组织，并发感染。颌骨骨折线上的龋齿易引起骨创感染，形成骨髓炎，影响骨折愈合。此外，牙列的移位或咬合错乱是诊断颌骨骨折的最重要体征之一。恢复牙伤前的咬合关系是颌骨骨折复位的临床指标。在治疗牙及牙槽骨或颌骨骨折时，常需利用余留牙或邻近的健康牙作结扎固定的基牙，是颌间牵引固定的重要基础。

3. 易发生感染　由于口腔颌面部窦腔多，有口腔、鼻腔、鼻窦等。当创面与腔、窦相通时，其内细菌易进入创口引起感染。在清创时，应尽早关闭与腔窦相通的伤口，以减少感染的机会。

4. 易发生窒息　口腔颌面部在呼吸道上端，损伤后可因组织移位、肿胀、舌后坠压迫气道，同时，口鼻腔的血凝块和分泌物易堵塞呼吸道，影响呼吸，甚至造成窒息。抢救患者时应注意保持呼吸道畅通，防止窒息。

5. 易并发颅脑、颈损伤　颌面部与颅脑联系紧密，受力后易传导至颅脑损伤颅底。尤以上颌骨或面中部1/3损伤更易并发颅脑损伤，引起脑震荡、脑挫裂伤、颅内血肿和颅底骨折等。其主要临床表现是伤后有昏迷史、喷射性呕吐等。颅底骨折时可伴有脑脊液鼻漏或耳漏。颌面部下连颈部，有大血管走行和颈椎存在。下颌骨损伤容易并发颈部伤，应注意有无颈部血肿、颈椎损伤或高位截瘫。钝器伤及颈部大血管时，有可能在晚期形成颈动脉瘤、假性动脉瘤或动静脉瘘。

6. 可伴有唾液腺或面部神经损伤 口腔颌面部有三大对唾液腺、面神经及三叉神经等分布。如腮腺受损，可并发涎瘘；面神经损伤，可发生面瘫；三叉神经损伤时可在其分布区出现麻木感。

7. 面部畸形 口腔颌面部创伤的特点是致死性小，对面容和功能的破坏性大。严重颌面部创伤易导致不同程度的功能障碍和面部畸形，影响患者容貌，损害患者心理健康。同时，创伤后瘢痕常发生不同程度挛缩，牵拉组织和器官引起移位和变形，如处理不当，易加剧瘢痕形成及组织移位程度，严重影响患者容貌。因此，口腔颌面部行清创缝合术时应充分考虑患者术后美观问题。

8. 影响进食及口腔卫生 口腔是消化道的入口，损伤后可造成张口、咀嚼、吞咽困难。同时，治疗需要行颌间牵引时，也会影响患者张口、咀嚼、吞咽、言语功能，妨碍进食。需选择适当工具与进食方法，以维持患者营养。进食后注意清洁口腔，保持口腔卫生，预防创口感染。

考点提示 口腔颌面部损伤的特点。

二、诊治原则

1. 迅速判断伤情，及时抢救 检查患者的呼吸、脉搏、血压、体温等生命体征及意识情况、瞳孔对光反射等，判断有无危及生命的紧急情况，包括有无呼吸困难、大量失血、休克、昏迷及重要脏器损伤等。如有应针对患者的危急情况及时进行抢救。

2. 根据伤情，决定治疗先后顺序 在救治口腔颌面部严重损伤时，根据伤情，决定治疗顺序，优先救治呼吸困难、大出血、休克及颅脑损伤或脏器损伤，颌面部损伤的确诊和治疗应在生命有保障的情况下进行。

3. 尽早实施正确的专科治疗 口腔颌面部损伤包括各种软组织损伤及颌面部骨折。患者脱离生命危险后，应及早进行专科治疗。专科治疗是否及时，直接影响治疗方案的选择及预后。

4. 患者的分类和分级诊疗 对口腔颌面部损伤的救治，医生应根据所在医疗单位设备与技术条件，分级诊疗。对于伤情复杂、无力处理的患者，应及时转至上级医院就诊。

扫码“学一学”

第二节 口腔颌面部损伤伤员的急救

口腔颌面部损伤伤员在首诊时如出现一些危及生命的并发症，例如窒息、出血、休克、颅脑损伤及胸腹伤等，应及时抢救或请相关科室协助抢救。

一、防治窒息

（一）窒息的原因

窒息按其原因可分为阻塞性窒息和吸入性窒息两类。

1. 阻塞性窒息

（1）异物阻塞呼吸道　多见于昏迷伤员，口内的血凝块、呕吐物、碎骨片、游离组织块或其他异物等易堵塞咽喉或上呼吸道造成窒息。

（2）组织移位　上颌骨横断骨折时，骨块向下后方移位，压迫舌根、堵塞咽腔常引起窒息；下颌骨颏部粉碎性骨折或双发骨折时，由于口底降颌肌群的牵拉，可使下颌骨前部向后下移位，引起舌后坠阻塞呼吸道（图6–1）。

（3）肿胀与血肿　口底、舌根、咽侧及颈部损伤后，常发生血肿或组织水肿。血肿和水肿达到一定程度可压迫呼吸道或使气管移位，造成呼吸道不完全性甚至完全性梗阻，引起窒息。

扫码“看一看”

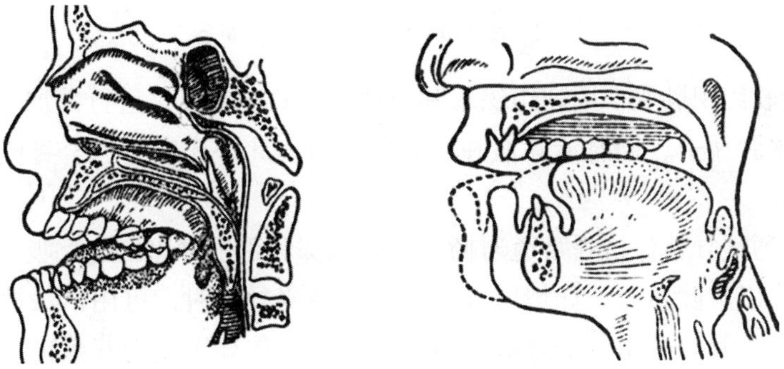

（1）　（2）

图6–1　组织移位致阻塞性窒息

（1）上颌骨骨折后软腭阻塞咽腔；（2）下颌骨骨折后舌后坠

2. 吸入性窒息　主要见于儿童、老人或昏迷伤员，因咳嗽和吞咽反应减弱或消失，血液、唾液、呕吐物或其他异物易被吸入气管、支气管或肺泡内而引起。

（二）窒息的诊断

1. 临床表现　窒息的前驱症状为患者面色苍白、烦躁不安、出汗、口唇发绀、鼻翼扇动和呼吸困难等。严重者出现“三凹”征，即吸气时出现锁骨上窝、胸骨上窝及肋间隙明显凹陷。如此时未及时处理，则可出现脉弱、脉速、呼吸浅快、血压下降和瞳孔散大，甚至“濒死样”挣扎等危象，最后，呼吸心跳停止。

2. 诊断　主要根据口腔颌面部外伤史、临床表现，本病不难诊断。

（三）窒息的急救处理

防治窒息的关键在于及早发现和及早处理，在窒息发生之前仔细观察并做出正确判断，如已出现呼吸困难，更应分秒必争，进行抢救。

1. 阻塞性窒息的急救　应根据阻塞的原因采取相应的急救措施。

（1）及早清理口、鼻腔及咽喉部异物　应迅速用手指或器材掏出或用吸引器吸出阻塞物，保持呼吸道畅通。

（2）将后坠的舌牵出　在距舌尖约2cm处用大圆针和7号线穿过舌全厚组织，将舌牵拉出口外，并将患者头部垫高，头偏向一侧或采取俯卧位，便于唾液或呕吐物流出口外，同时应彻底清除阻塞物，解除窒息，见图6–2（1）。

（3）悬吊下坠的上颌骨骨块　如为上颌骨横断性骨折，急救时应采用压舌板、筷子等横放于双侧前磨牙部位，将上颌骨向上提吊，并将两端固定于头部绷带上；有条件时，也可用手将上颌骨骨折块向上拖住，迅速用便捷式电钻在梨状孔和颧牙槽嵴处骨折线的两侧钻孔并旋入钛结扎固定钉，或直接旋入自攻颌间牵引钉。用金属丝作钉间结扎或橡皮圈弹性牵引，使上颌骨骨折复位并起到止血作用，见图6-2（2）。

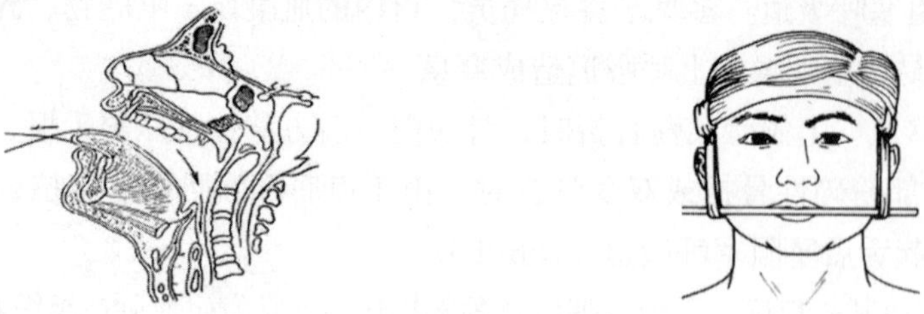

图6-2　阻塞性窒息的急救

（1）将舌向前牵出；（2）悬吊上颌骨

（4）防治软组织肿胀　因软组织水肿或血肿导致的窒息呈进行性加重。早期可主动开放伤口，减轻水肿压迫，同时清除血肿，完善止血。此外还应考虑全身应用止血药物，防止局部再次出血。

（5）插入通气导管保持呼吸道通畅　对于咽部和舌根肿胀压迫呼吸道的伤员，可经口插入通气导管，以解除窒息。如情况紧急，又无适当导管时，可用1～2根粗针头做环甲膜穿刺，随后改行气管切开术。如呼吸已停止，可紧急作环甲膜切开术进行复苏，随后改行常规气管切开术。

2. 吸入性窒息的急救　应立即行快速气管切开术，通过气管导管，充分吸出进入下呼吸道的血液、分泌物和其他异物，解除窒息。这类伤员术后要特别注意防治肺部感染和并发症的发生。

知识链接

环甲膜穿刺术

适应证：急性喉阻塞，严重呼吸困难，来不及建立人工气道者。

手术步骤：

1. 伤员取仰卧位，去掉枕头，肩部垫起，头部后仰。

2. 在环状软骨与甲状软骨之间正中处可触到一凹陷，即环甲膜，此处仅为一层薄膜，与呼吸道相通，为穿刺位置。

3. 局部常规消毒后，以1%利多卡因1ml局部麻醉。

4. 术者左手手指消毒后，以示、中指固定环甲膜两侧，右手持注射器从环甲膜垂直刺入，当针头刺入环甲膜后，即可感到阻力突然消失，并能抽出空气，患者可出现咳嗽反射。注意：穿刺时进针不要过深，避免损伤喉后壁黏膜。

5. 注射器固定于垂直位置可注入少量表面麻醉剂，如地卡因等。然后再根据穿刺目的进行其他操作，如注入药物或换15～18号粗针头刺入，以解除气道阻塞造成的通气障碍等。

环甲膜穿刺是临床上对于有呼吸道梗阻、严重呼吸困难的患者采用的急救方法之一。它可为气管切开术赢得时间，是现场急救的重要组成部分。通过穿刺建立一个新的呼吸通道，暂时缓解患者呼吸困难或窒息。术前向患者说明施行环甲膜穿刺术的目的，消除不必要的顾虑。

环甲膜切开术

环甲膜切开术为在环状软骨与甲状软骨之间横行切开其膜状连接而进入声门下区的手术方法。是紧急抢救患者的临时措施，插管不宜超过48小时。故应在48小时内行常规气管切开术。

适应证同环甲膜穿刺术。

手术步骤

1. 伤员取头后仰位。

2. 局部常规消毒后行局麻。

3. 用左手示指摸清环甲膜间隙，用尖刀做横切口切开皮肤，再用中指、拇指固定甲状软骨翼板。用尖刀或锐头弯剪刀横行切开皮肤、皮下组织和环甲膜1～1.5cm，直至喉腔。

4. 医生以刀柄撑开切口，解除呼吸困难，随即插入气管套管或硬的橡皮管，保持呼吸道通畅。

5. 可用绷带将气管套管板的两侧固定于颈部，以防滑脱。橡皮管可用大号别针穿过其外端，固定于皮肤上，以免滑脱（图6-3）。

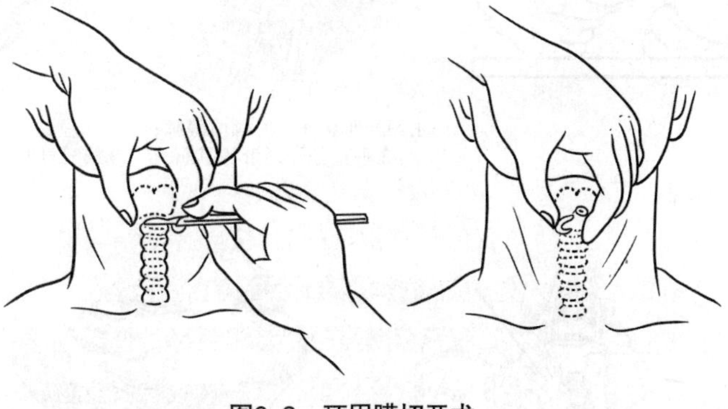

图6-3　环甲膜切开术

气管切开术

气管切开术是从颈部切开气管前壁，插入气管套管，从而解除窒息的手术方法。

手术步骤

1. 体位　取仰卧位，颈部保持正中位，垫高肩部，使头部尽量后仰，延伸颈部，使气管绷紧并向前部突出，见图6-4（1）。

2. 气管的定位与暴露　术者用左手拇指及中指将喉及气管固定在颈前正中线上，使喉、气管充分向前突出，同时将喉、气管两侧大血管向后推。用左手示指摸清气管的部位。在左手示指的指引下，用刀沿颈前正中线，自甲状软骨下缘一直切至胸骨上窝，将皮肤及皮下组织切开分离，其切口深达气管前壁，见图6-4（2）。术者用左手示指触摸气管环，如遇有血管或甲状腺峡，则应将其推开或向下牵拉，使之能摸清气管1～2环。

3. 切开气管 以手指触摸验明甲状软骨、环状软骨，向下确认第3、4环后，便可准备切开。周围软组织彻底止血，准备好吸引器、合适的导管，套入管芯，系好两侧的导管系带。通过气管环间隙注入少量麻醉剂，以减少切开后的剧烈咳嗽。用11号尖刀片或1号弯刀在3～5气管环正中自下向上挑开气管2～3个环，见图6-4（3）。注意不能刺入太深，以免损伤气管后壁和食管前壁，形成气管、食管瘘。第一气管环必须保持完整，切开过高易损伤环状软骨导致喉狭窄，过低有损伤头臂干而导致大出血或损伤胸膜顶而出现气胸的危险。

切开气管软骨后，迅速用气管撑开器或止血钳插入气管切口，将切口撑开，以解除呼吸困难，吸净血液及分泌物，置入气管套管，见图6-4（4）。抽去管芯，并验证导管内是否有呼吸气流。插妥后置入内管，系好导管系带，不可过紧或过松，以免脱出。如切口过长，可在导管上方将皮肤缝合1～2针，导管下方的切口不宜缝合，以免导管周围漏出的气体进入皮下形成皮下气肿。在系带板与皮肤间放一剪开一半的无菌纱布块，夹绕气管套管并置于切口与套管托之间。导管口覆盖1～2层盐水纱布，以便湿润吸入的空气，见图6-4（5）。

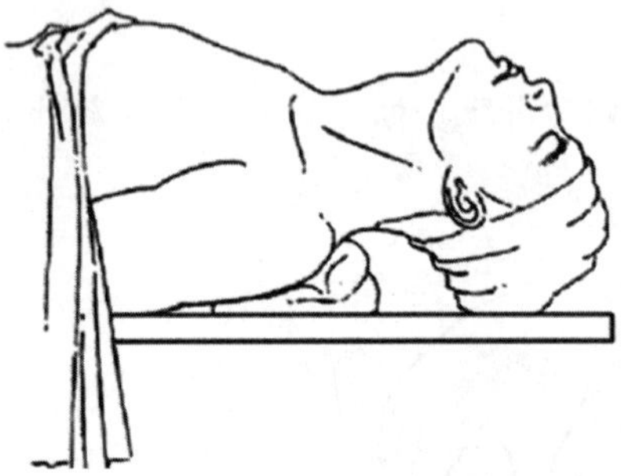

（1）

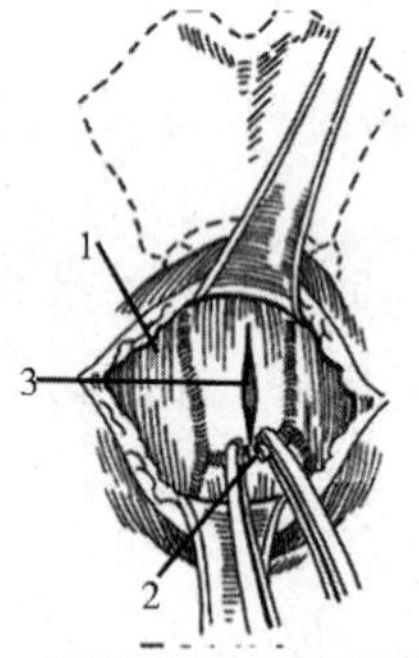

1.颈阔肌切面；2. 颈前静脉；3.垂直分开颈带状肌筋

（2）

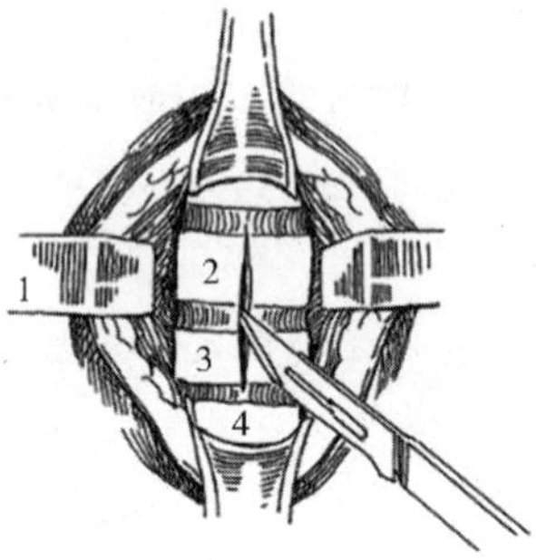

1.拉钩；2.第二气管软骨；3.第三气管软骨；4.第四气管软骨

（3）

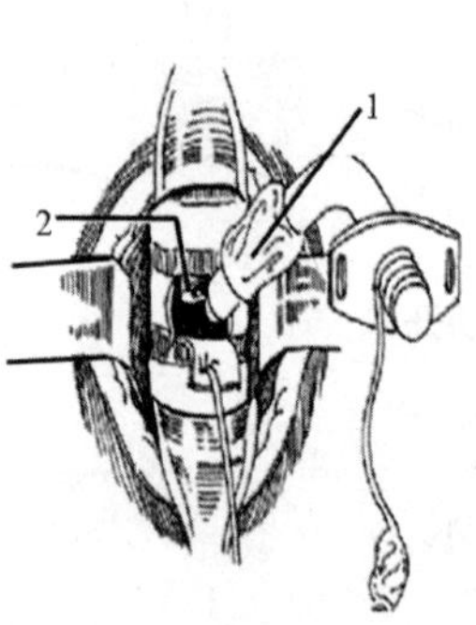

1.导管；2.气管内导管

（4）

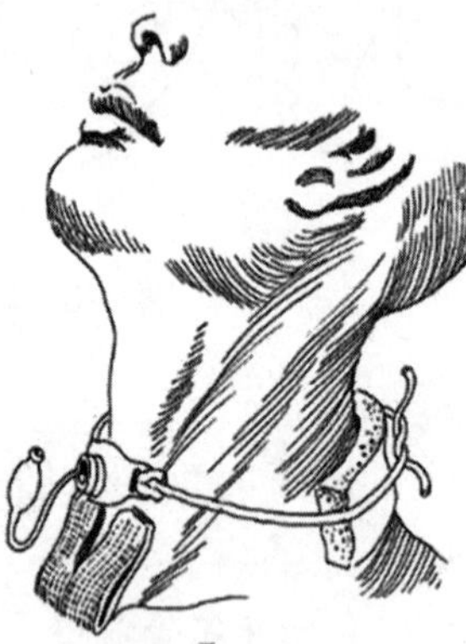

（5）

图6-4 气管切开术

二、止血

颌面部血供丰富，损伤后出血较多。未行有效止血或止血过迟可致出血性休克危及生命。因此，创伤性出血是颌面部损伤急救的主要内容之一。出血的急救，应根据损伤的部位、出血的来源和程度（动脉、静脉或毛细血管）以及现场条件采用相应的止血方法。首先，应根据出血部位及状况，判断受损血管是大血管出血还是无名血管出血，是动脉出血还是静脉出血。一般动脉出血速度快呈喷射状，血色鲜红；而静脉出血呈漫出状，血色较暗红；毛细血管出血也多呈鲜红色，由伤口缓缓渗出。止血时还应结合对患者生命体征的观察，判断出血量，并及时补充血容量，纠正出血性休克。

（一）压迫止血

这是一种紧急情况下的临时止血方法，对于较大血管的出血，还需要作进一步的处理。

1. 指压止血法　是用手指压迫出血部位知名供应动脉的近心端，适用于出血较多的紧急情况，作为暂时性止血，然后再改用其他确定性方法作进一步止血。指压部位依据知名血管的体表标志而定。如面部出血可在咬肌止端前缘的下颌骨面上压迫面动脉；头皮及额颞部出血可在耳屏前压迫颞浅动脉等。在口腔、咽部及颈部严重出血时，可直接压迫患侧颈总动脉，用拇指在胸锁乳突肌前缘、环状软骨平面将搏动的颈总动脉压闭至第6颈椎横突上（图6-5）。注意颈总动脉只可做单侧压迫，每次压迫持续时间不得超过3～5分钟，否则会导致脑缺血，可能引起严重并发症。此法有时也可引起颈动脉窦的反射，导致心律失常、血压下降，故一般应慎重采用。

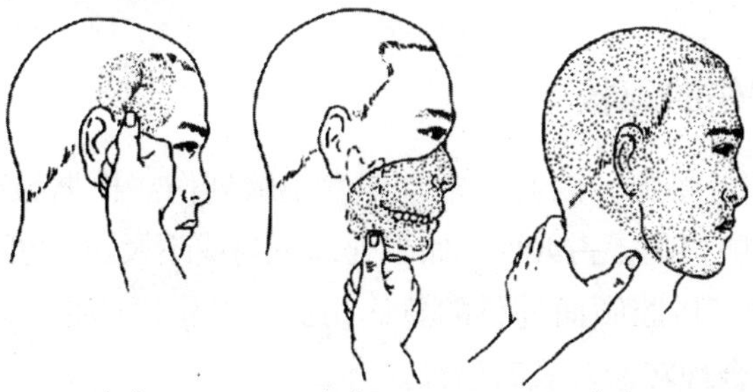

（1）　　（2）　　（3）

图6-5　指压止血法

（1）压迫颞浅动脉；（2）压迫颌外动脉；（3）压迫颈总动脉

2. 包扎止血法　可用于毛细血管、小静脉及小动脉的出血，或创面渗血。方法是先清理创面，在渗血部位覆盖或填塞吸收性明胶海绵，然后将软组织瓣复位，覆盖多层纱布敷料，再用绷带行加压包扎。注意包扎的力量要合适，以能止血为度，不要造成局部皮肤过度受压引起缺血，也不要加重骨折块移位或压迫颈部影响呼吸道通畅。

3. 填塞止血法　可用于开放性和洞穿性创口，也可用于窦腔出血。紧急情况时，可将纱布块填塞于创口内，再将绷带行加压包扎，常规填塞时可用碘仿纱条或油纱条。在颈部或口底创口填塞纱布时，应注意保持呼吸道通畅，防止发生窒息。

（二）结扎止血

是常用而可靠的止血方法。如条件许可，对于创口内活跃出血的血管断端都应以血管钳夹住作结扎或缝扎止血。在战时或大批伤员等待的紧急情况下，可先以止血钳夹住血管断端，连同止血钳一起妥善包扎后送伤员。口腔颌面部较严重的出血如局部不能妥善止血时，可考虑结扎颈外动脉。颈外动脉和颈外动脉的分支血管均可结扎。

（三）药物止血

适用于创口渗血、小静脉和小动脉出血。常用的止血药物及用品有各种中药止血粉、止血纱布、止血海绵等。使用时可将药物直接置于出血处，然后外加干纱布加压包扎。全身可辅助使用卡巴克洛（肾上腺色腙、安络血）、酚磺乙胺（止血敏）等药物。

三、抗休克

口腔颌面部损伤伤员发生休克者比例不大，常因伴发身体其他部位严重损伤而引起，是造成伤员死亡的重要原因之一。主要分为创伤性休克和失血性休克两种。口腔颌面外科遇到的休克多为出血性休克。出血性休克的早期表现为：轻度烦躁、口渴、呼吸浅快、心率加快、皮肤苍白，此时一般血容量丢失在15%以下，机体可以代偿；但随着休克的发展，伤员常常出现意识淡漠、脉搏细速、脉压变小、四肢湿冷、尿少等表现，一旦出现收缩压下降，表明血容量丢失达到20%以上，是机体失代偿的表现。临床判断休克的主要指征包括：血压、脉搏、皮肤色泽与温度、尿量等，休克早期心率的变化是重要的指标，正常成人的心率如达到120次/分，结合四肢皮肤的变化，是休克早期诊断较可靠的指征。

抗休克治疗的目的是恢复组织灌流量。创伤性休克的处理原则为安静、镇痛、止血和补液，可用药物协助恢复和维持血压。对失血性休克则以补充有效血容量、彻底止血、制止血容量继续丢失为根本措施。如患者休克较轻或处代偿期或暂无条件输血者，可输中分子右旋糖酐或复方氯化钠溶液，半小时内输入1000ml。如休克较重，应以输血为主，适当补充其他液体。

四、伴发颅脑损伤的急救

由于口腔颌面部邻近颅脑，因此，常常伴发颅脑创伤。根据最新调查结果显示，颌面伤最常见的伴发伤是颅脑损伤，占40%。如果处理不当或不及时，可能危及伤员生命或导致严重并发症。对于首诊于口腔颌面外科的急诊伤员，专科医师也应考虑到合并颅脑损伤的可能，做到早期诊断、合理转诊、及时治疗。

颅脑损伤包括脑震荡、脑挫裂伤、颅内血肿、颅骨及颅底骨折和脑脊液漏等。脑震荡是头面部外伤后即刻发生的短暂性意识障碍，是轻度的脑损伤；口腔颌面外科医师最常见的情况是颅内血肿，包括硬膜外血肿、硬膜下血肿、脑内血肿、脑室内血肿及颅后窝血肿。其次是颅骨及前颅底骨折。

伤后昏迷通常是颅脑损伤的首要指征。对伤情较重并伴有昏迷的伤员，应重点了解伤员昏迷的时间及昏迷期间有无清醒及再昏迷的病史，如果出现昏迷-清醒-再昏迷的情况，则提示有颅内血肿的可能。有些伤员就诊时并不一定出现昏迷，而是在就诊过程中逐渐出现昏迷，这提示可能存在亚急性颅内血肿，因此对于损伤部位在颌面部，特别是面中部的伤员，应常规观察24～48小时，如伤情恶化出现昏迷，要考虑迟发型颅内血肿的可能。

颌面伤常伴有脑脊液鼻漏或耳漏，这表明有前颅底或中颅窝骨折，处理原则是禁止做外耳道或鼻腔的填塞与冲洗，以免引起颅内感染。对于昏迷的伤员，要特别注意保持呼吸道通畅，防止误吸和窒息的发生，必要时做气管切开术，随时清除呼吸道的血液或分泌物。对烦躁不安的伤员，可给予适量镇静剂，但禁用吗啡，以免抑制呼吸，并影响对瞳孔变化的观察以及引起呕吐，使颅内压增高等。对于有脑水肿、颅内压增高的伤员应给予脱水治疗。如昏迷后一度意识清醒或好转，随后又转入嗜睡、昏迷，伤员瞳孔散大，对光反射消失，呼吸、脉搏变慢，血压升高时，则是硬脑膜外血肿的典型表现，应立即请神经外科医师会诊。

总体来说，对于轻度颅脑损伤，可同期处理颅脑损伤和颌面部损伤，如为中度以上颅脑损伤，应请求会诊，及时转诊，待颅脑损伤伤情平稳后再处理颌面部损伤。

五、防治感染

口腔颌面部损伤的创口常被细菌和尘土等污染，易导致感染而增加损伤的复杂性和严重性。防治感染是初期救治中的重要问题。其中最重要的手段之一就是尽早清创，一般颌面部感染的发生率低于其他部位，因此清创时间没有其他部位要求6～8小时内那样严格，有条件时应尽早进行清创缝合术，无条件时应将创口包扎，防止外界细菌继续污染。伤后应及早使用广谱抗生素。深部创伤应注射破伤风抗毒素预防破伤风，动物咬伤后应注射狂犬病疫苗。

考点提示　口腔颌面部损伤伤员的急救：窒息、出血、休克、颅脑损伤、感染防治。

六、包扎和运送

（一）包扎

包扎有压迫止血、保护并缩小创面、减少污染、暂时固定骨折断端、防治骨折段再移位等作用。口腔颌面部损伤患者在急救时，应对暴露伤口进行包扎以备后送做进一步治疗。头面部创口常用的包扎方法有：单眼包扎法、四尾带包扎法、十字绷带包扎法、折返头帽法等（图6-6）。无论采用何种包扎法，都应注意包扎松紧适当，不要压迫颈部以免影响呼吸。十字绷带包扎时注意保持呼吸道通畅，避免压迫颈部，同时应注意保护耳廓，不要过度压迫，以免引起耳廓疼痛、缺血甚至坏死。

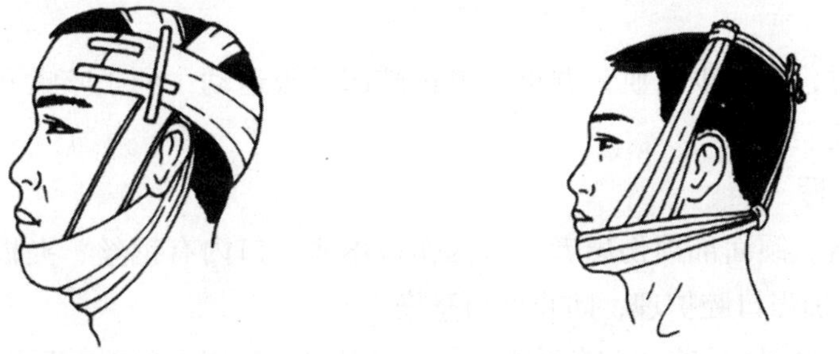

（1）　　　　　（2）

图6-6　包扎方法

（1）十字绷带包扎法；（2）四尾带包扎法

（二）运送

运送伤员时应避免加重损伤，颌面部损伤合并脊椎骨折者，如处置不当可能引起骨折后的再损伤，应尽可能减少患者的搬动。在搬运可疑颈部损伤的伤员时，应保持头颈和躯干处于一条轴线。可采取多人同时搬运的方法，一人稳定头部并加以牵引，其他人以协调的力量将伤员平直整体移动，抬到担架上。颈部应放置小枕，头部两侧加以固定，防止头部的摆动（图6-7）。同时应注意保持呼吸道通畅。昏迷伤员可采用俯卧位，额部垫高，使其口鼻悬空，有利于唾液外流和防止舌后坠。一般伤员可采取侧卧位或头偏向一侧，避免血凝块及分泌物堆积在口咽部。护送途中，可给予吸氧，同时应随时观察伤情变化，防止窒息和休克的发生。

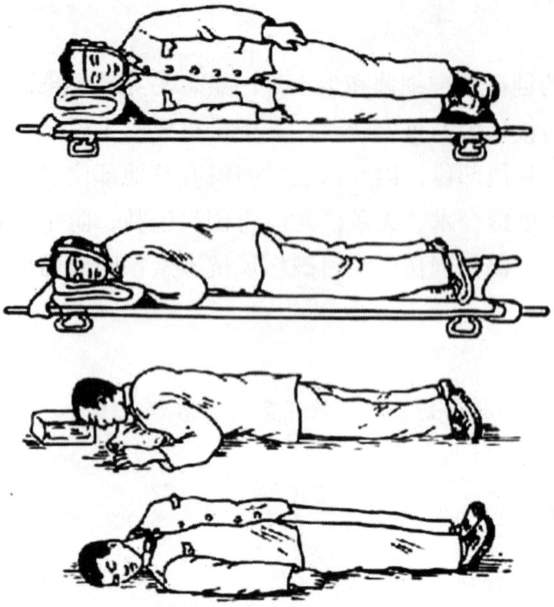

图6-7 口腔颌面部损伤伤员运送时的颈部固定

考点提示 口腔颌面部损伤伤员的包扎和运送。

七、护理

（一）体位

应采用半卧位，以减少出血，并可能增进肺部呼吸运动，利于咳嗽和吐出口腔内分泌物，避免并发肺部感染。

（二）口腔护理

保持口腔清洁。颌面部损伤患者，常因伤口疼痛，口内有钢丝、夹板等固定物，使口腔难以清洁，故应加强口腔护理，防止伤口感染。

1. 药液漱口 常用1：5000呋喃西林含漱，每日晨、晚以及每餐前后漱口一次。

2. 机械清洗 对口内有结扎钢丝或颌面牵引固定的患者，可用20ml空针接弯针头冲洗或用小毛刷刷洗，操作时注意勿使固定物松脱。

3. 检查咬合关系及固定 对颌面部骨折患者应注意检查㓐关系及其固定情况，注意结扎物有无松脱、折断、移位、压迫牙龈或刺伤唇颊黏膜，橡皮圈牵引力方向与力量是否合适，有无松脱现象。发现问题及时处理。对因疼痛、不方便而自行取下固定物的患者，应做好解释安抚工作。

八、饮食

由于受伤后张口受限、局部疼痛以及咬合关系异常等原因，口腔颌面部损伤的患者不能咀嚼食物，特别是颌间固定的患者，一般只能进食流质饮食，但患者胃肠功能多数正常，食欲和消化能力良好，因此在食物选择和喂养方面应供给患者营养丰富的饮食，如进食高蛋白、高维生素、高热量流质或半流质食物，宜少量多餐，以加强营养，提高抵抗力并促进伤口愈合。颌面部损伤患者应根据伤情采取不同的进食方法。如鼻饲、口饲及静脉输液等，保证足够的热量、蛋白质及维生素的摄入。

第三节　口腔颌面部软组织损伤

扫码“学一学”

扫码“看一看”

一、损伤类型

口腔颌面部软组织血管丰富，伤后易出血，组织反应剧烈，表面伤情与实际伤情不完全一致。软组织损伤可单独发生，也可与颌骨骨折同时发生，甚至颅脑、眼眶、鼻部、腮腺、面神经等组织均可同时受损。因此，颌面部软组织创伤的处理往往较复杂，若处理不当，可造成患者面部功能障碍与解剖形态畸形。根据损伤原因和伤情可将颌面部软组织损伤分为擦伤、挫伤、挫裂伤、刺伤、割伤、撕裂或撕脱伤、咬伤、火器伤等。各类损伤的临床症状和处理方法也各有其特点。

（一）擦伤

擦伤是头面部皮肤或口腔黏膜与粗糙物体如地面等摩擦，导致皮肤表皮层及浅层真皮层损伤所致。擦伤的特点是：表层皮肤受损，少量血液及组织液渗出，创面常有泥沙或其他异物附着。由于皮肤感觉神经末梢暴露，疼痛剧烈。

治疗要点：清洗创口，除去异物，局部干燥，使其结痂。同时预防感染，如有继发感染者则行局部湿敷。一般愈合后不留瘢痕，但可留有色素沉着。

（二）挫伤、挫裂伤

挫伤是皮肤表面无开放创口的皮下及深部组织受伤。如用拳击打面部，皮下的小血管和淋巴管破裂，组织内淤血，形成瘀斑或血肿。

治疗要点：止血、镇痛、防止感染、促进血肿吸收。早期冷敷或加压包扎以减少出血，晚期可用热敷、理疗、中药外敷等方法加快血肿吸收。血肿如有感染应切开引流，清除脓液及腐败的血凝块。

挫裂伤多为较大的钝器伤，在深部组织发生挫伤的同时，常伴有皮肤撕裂伤口。此类伤口边缘常不整齐，外形不规则，深浅不一，有出血，深层也可伴有颌骨骨折。

治疗要点：清创时充分清洗伤口，彻底止血，修整创缘，严密缝合伤口，对于较大创口，放置引流；并发骨折者，应先将骨折段复位、固定后，再缝合软组织伤口。

（三）刺、割伤

刺、割伤是由尖锐物体或利器作用于软组织导致的损伤。损伤的特点是：刺伤的创口小，但伤道深，易使异物及细菌带入深部组织。切割伤创缘整齐多呈线形，但伤及主要血管时可造成大量出血。损伤面神经时可造成面瘫。

治疗要点：主要以清创、缝合为主。注意伤后预防破伤风感染。

（四）撕裂伤或撕脱伤

撕裂伤或撕脱伤为较大的机械力量将组织撕裂或撕脱所造成的颌面部组织严重损伤。如长发辫被卷入机器中，可造成大块头皮撕脱。动物致伤也常导致撕脱伤。撕脱伤伤势严重，疼痛剧烈，出血多，易发生休克。撕脱伤特点是：创缘不整齐，呈锯齿状、切口广、可伴有发绀色的坏死组织及开放性骨折。撕脱伤伤势严重，疼痛剧烈，出血多，易发生休克。

治疗要点：首先应止血、镇痛、抗休克等对症治疗。对于部分撕脱有组织蒂者，可直接对位缝合，完全撕脱可行血管吻合，不能吻合者，将撕脱的皮肤清创后制成全厚或中厚皮片，进行游离移植。

知识链接

颌面部损伤的再修复

由于现在显微吻合技术的提高，颌面部大面积完全撕脱伤，进行神经、血管吻合后，能完全成活，只是面部肌肉活动稍有迟钝。这种撕脱伤的成功再植，引起了人们对颌面部软组织移植的兴趣。对于颌面部大面积烧伤的患者，如果有人愿意捐献颌面部软组织，就可以进行移植。当然，据研究表明，由于捐献者和被捐献者的颌骨的不同，移植后，被捐献者和捐献者的外观完全不同。

（五）咬伤

咬伤多为动物咬伤，人咬伤也时有发生。咬伤特点：较大动物咬伤可造成面颊部和唇部组织撕裂、撕脱，面形及功能损坏严重。伤口周围常可见齿痕、污染也较重，易于感染。

治疗要点：严格清创，清创后将移位的组织复位、缝合。缺损较大者行游离皮片移植消灭创面，有感染者，用抗菌纱布湿敷创面，控制感染后再行游离植皮。狗咬伤的患者应注射狂犬疫苗。

二、口腔颌面部各类损伤的处理特点

（一）舌损伤

舌损伤的处理有以下几条原则。

1. 舌的长度与舌的功能关系密切。舌组织有缺损时，缝合创口应尽量保持舌的长度，将创口按前后纵行方向进行缝合。如有组织缺损时，不要将舌尖向后折转缝合，应前后纵行缝合舌体，以保持舌体长度，以免影响舌体功能。

2. 如舌的侧面与邻近牙龈或舌腹与口底黏膜都有创面时，应分别缝合各自的创口。如不能封闭所有创面时，应先缝合舌的创口，以免日后发生粘连而影响舌的活动。

3. 舌组织较脆，活动性大，缝合处易于撕裂，故应采用较粗的丝线（4号以上缝线）进行缝合，进针距创缘要大（>5mm），深度要深，多带肌肉，打三叠结并松紧适度，最好加用褥式缝合，以防止因肿胀而使创口裂开或缝线松脱。

（二）颊部贯通伤

颊部贯通伤的治疗原则是尽可能关闭创口消灭创面。

1. 无组织缺损或缺损较少者，可将口腔黏膜、肌肉和皮肤分层缝合。

2. 口腔黏膜无缺损或缺损较少而皮肤缺损较多者，应严密缝合口腔黏膜，关闭穿通创口。面颊部皮肤缺损应立即行皮瓣转移或游离植皮，或做定向拉拢缝合，如遗留缺损，以后再行整复治疗。

3. 较大的面颊部全层洞穿型缺损，可直接将创缘的口腔黏膜与皮肤相对缝合，消灭创面。遗留的洞穿形缺损，后期再行整复治疗。如伤情条件允许时，也可在清创时用带蒂皮瓣、吻合血管的游离皮瓣及植皮术早期修复洞穿缺损。

（三）腭损伤

腭损伤的处理也要根据不同的情况：硬腭软组织撕裂伤作黏骨膜缝合即可。软腭贯穿伤，应分别缝合鼻侧黏膜、肌层及口腔黏膜。如硬腭有组织缺损或与鼻腔、上颌窦相通者，可在邻近转移黏骨膜瓣，封闭瘘口与缺损；或在硬腭两侧作松弛切口，从骨面分离黏骨膜瓣，将贯通口处拉拢缝合。硬腭骨面裸露处可自行愈合。如腭部缺损太大，不能立即修复者，可暂时做腭护板，隔离口腔与鼻腔，以后再行手术修复（图6–8）。

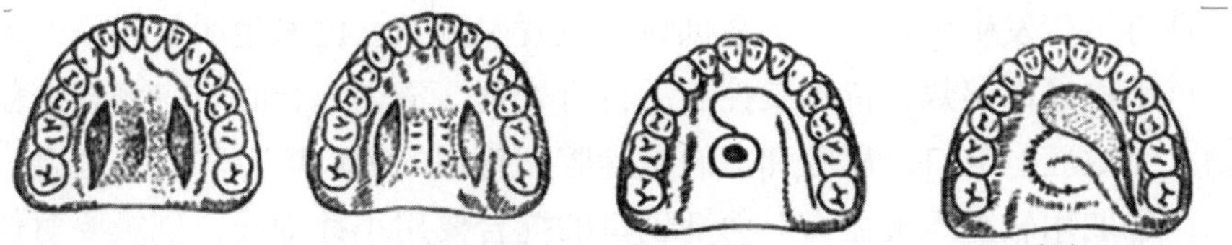

（1）　　（2）　　（3）　　（4）

图6–8　腭部损伤的处理

（1）两侧损伤的松弛切口；（2）向中部推移缝合；（3）旋转黏骨膜瓣切口；（4）黏骨膜瓣转移修复

（四）唇、舌、耳、鼻及眼睑断裂伤

唇、舌、耳、鼻及眼睑断裂伤，如离体组织尚完好，伤后时间不超过6小时，应尽量设法缝回原处。缝合前，离体组织充分清洗，并浸泡于抗生素溶液中。受伤部位应行清创术，修剪成新鲜创面，用细针线做细致的缝合。术后注意局部保温。全身应用抗生素。

三、口腔颌面部损伤清创术

口腔颌面部损伤伤员只要全身情况允许，或经过急救后全身情况好转，条件具备，即应对局部创口进行早期外科处理，即清创术。清创术是预防创口感染和促进组织愈合的基本方法。一般原则是伤后越早进行越好，总的原则是6～8小时内进行，对于颌面部创口，由于血液循环丰富、组织抗感染能力强，因此时间可适当放宽，24、48小时甚至更久的创口，只要未出现明显感染，清创后初期缝合都可取得良好愈后。清创术主要分以下步骤。

（一）冲洗创口

细菌在进入创口12小时以内，多停留在损伤组织的表浅部位且尚未大量繁殖，容易通过机械的冲洗给予清除。首先剃去创口周围皮肤上的毛发，消毒后给予局部麻醉。然后在创口内填塞消毒纱布，用肥皂水、生理盐水冲洗创面四周的皮肤。如有油垢，可用汽油或洗洁剂擦净；有爆破的石渣残留，应用毛刷刷除。取出填塞的纱布，用大量生理盐水和1%～3%过氧化氢液交替冲洗创口，同时用纱布团或软毛刷反复擦洗，尽可能清除创口内的细菌、泥沙、组织碎片或异物等。

（二）清理创口

创口冲洗后，作皮肤消毒、铺巾，进行清创处理。清创的原则是尽可能保留受伤组织。除确已坏死的组织外，一般仅将创缘略加修整即可，可根据损伤组织的色泽、质地、有无出血判断损伤组织的预后。但对唇、舌、鼻、耳及眼睑等重要部位的撕裂伤，即使大部分游离或完全离体，只要没有感染和坏死，也应尽量保留，争取缝回原位，仍有成活的可能。清理创口时应尽可能去除创口内的异物，可用刮匙、刀尖或止血钳去除嵌入组织的异物。组织内如有金属异物，表浅者可借助于磁铁吸出；深部者要通过X线摄片或插针X线定位后取出。

口腔颌面部重要结构较多，清创时应注意检查有无面神经损伤、缺损、腮腺导管损伤以及有无骨折发生等，特别是面颊部及腮腺咬肌区损伤时，如有这些结构的损伤，应争取在清创后一期进行修复，如行神经吻合术、神经移植术、腮腺导管重建及骨折内固定术，防止漏诊。此外，还应注意检查活跃出血点，予以彻底结扎或缝扎止血。

（三）缝合

由于口腔颌面部血运丰富，组织再生能力强，即使伤后24小时，也可在清创后严密缝合。甚至超过48小时，只要创口没有明显化脓感染或组织坏死，在充分清创后仍可作严密缝合。对估计有可能发生感染者，可在创口内放置引流条。已发生明显感染的创口不应作初期缝合，可采取局部湿敷，待感染控制后再行处理。清创缝合时，应将较深创口分层对位缝合，消灭无效腔。与口、鼻腔和上颌窦等腔窦相通的创口应首先予以缝合、关闭。对裸露的骨面应争取用软组织覆盖。对面部创口的缝合要用小针细线，创缘要对位平整，尤其在眉、上下眼睑、鼻、鼻唇沟、红唇、口角等部位，更要准确对位，细致缝合。这几处缝合时常需先缝几针定位，再补充严密缝合。缝合中如发现组织收缩、内卷，应将内卷组织牵出。

考点提示 软组织创伤类型、临床表现、处理原则、各部位软组织创伤清创术特点。

扫码“学一学”

第四节 口腔颌面部硬组织损伤

一、牙和牙槽骨损伤

（一）牙损伤

牙损伤常见于碰撞、跌倒和其他意外损伤所致，近年也多见于交通事故伤。可单独发生，也可伴发于颌面部及其他部位的损伤。前牙及上颌牙槽骨受损的机会较多。据资料统计，牙外伤最常见于上前牙，上颌中切牙发生率最高，占59.1%，其次是上颌侧切牙17.6%；下颌中切牙的外伤仅占10.4%，下颌侧切牙为7.7%。牙损伤可分为牙挫伤、牙脱位及牙折三类。

1. 牙挫伤 为外力直接或间接作用于牙体组织引起牙周膜或牙髓组织发生的充血、水肿反应。常见于受外力碰撞、打击或无意中进食砂石、碎骨等硬物导致。临床表现为患牙疼痛、松动、有伸长感、不能咀嚼、叩痛等。严重者可导致牙髓坏死。

轻度牙挫伤可不作特殊处理，暂不用患牙咀嚼食物，两周左右可以恢复。如果牙周膜损伤较重，牙松动者，可对患牙行简单结扎固定或用粘结法固定，并适当调𬌗处理以降低咬合。如牙髓已坏死，患牙应进一步做根管治疗。

2. 牙脱位 较大的外力撞击，可使牙脱出牙槽窝。根据损伤程度又分为部分性牙脱位和完全性牙脱位两类（图6-9）。

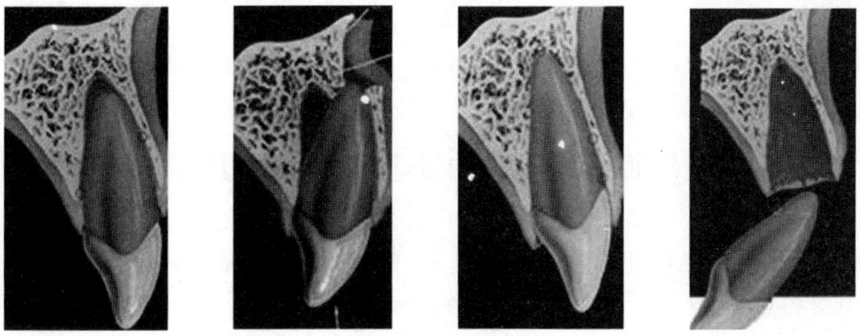

图6-9　牙脱位

（1）牙脱位类型

1）部分性牙脱位　临床可见牙在牙槽窝中的位置有明显改变或脱出。但没有完全脱离牙槽窝，造成牙周膜附着破坏，使根尖血管神经束受损，牙髓组织损伤。部分性牙脱位根据脱位的方向，又分脱出性牙脱位、侧方牙脱位及嵌入性牙脱位三种类型。部分脱位的牙常有牙冠移位、松动、伸长和疼痛等，常妨碍咬合，导致咬合关系异常；向深部嵌入者，临床牙冠变短，切端低于𬌗平面。部分性牙脱位常伴有牙龈渗血或牙龈撕裂，同时可伴有牙折或牙槽骨骨折。

2）完全性牙脱位　患牙已脱离了牙槽窝，牙槽窝空虚，牙周膜牙髓同时损伤，或仅有软组织相连，甚或完全离体；牙脱位时局部牙龈可有撕裂和红肿及并发牙槽突骨折。

（2）牙脱位的治疗　保存患牙是治疗牙脱位的基本原则。

1）部分性牙脱位（脱出性牙脱位、侧方脱位及嵌入性牙脱位）　均应在局麻下，将牙恢复原位，恢复正常咬合关系并固定2～3周。同时行调𬌗处理，降低咬合，避免受力。嘱患者流质或半流质饮食2周。对嵌入性牙脱位，应在复位后2周行根管治疗。对嵌入性脱位的年轻恒牙，不可强行拉出，以免造成更大创伤，应任其自然萌出。定期随访，注意患牙的牙髓活力情况，如有牙髓坏死，应进行根管治疗。

2）完全性牙脱位　牙脱离牙槽窝，但离体时间不长，可将脱位牙以无菌生理盐水反复冲洗，清除污染物。然后将脱位牙置于抗生素溶液中浸泡20～30分钟，重新植入空虚的牙槽窝，然后采用牙弓夹板（图6-10）、金属结扎丝（图6-11）、复合树脂、牙周固定纤维带、正畸托槽等进行固定。最后行调𬌗处理。4周后拆除固定装置。对于离体时间长、污染重的外伤牙，应在体外行根管治疗后再植入。对年轻恒牙、根尖孔尚未发育完成者可暂时不根管治疗，定期复查，观察牙髓活力情况。再植牙能否成活，与牙脱落后的离体时间和脱落牙的储存方法以及污染程度等有重要关系。离体时间越短，储存方法越接近生理条件，污染程度越轻，再植后愈合效果越好。在0.5小时内进行再植，90%患牙可避免牙根吸收，预后效果较好。

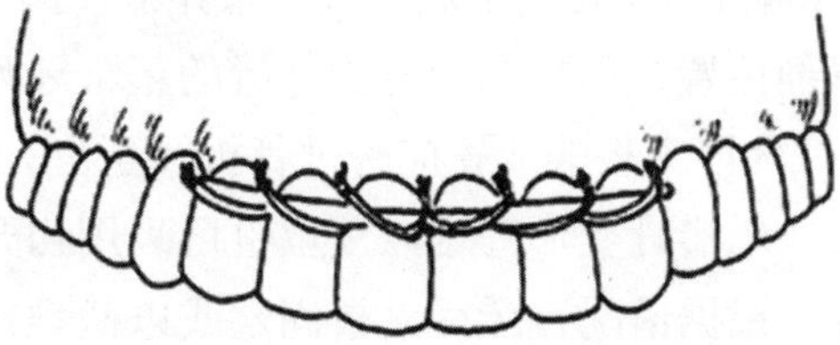

图6-10　牙弓夹板固定法

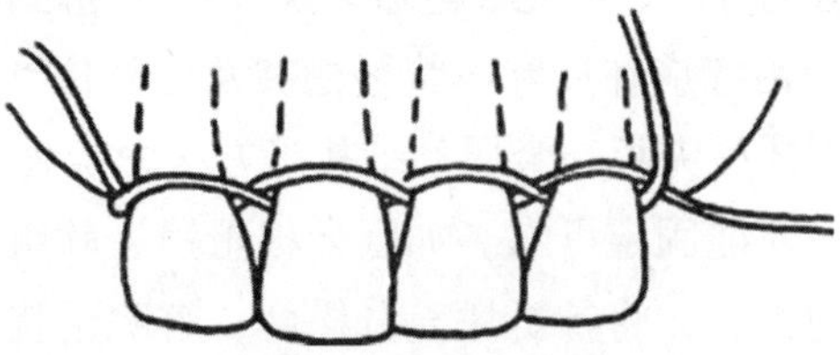

图6-11　金属丝结扎法

知识链接

脱落牙正确的处理与储存方法

首先将脱落牙用生理盐水冲洗干净，但不要用器具搔刮牙根表面，或用手触摸牙根部分，

根面健康的牙周膜组织可以帮助牙周愈合。然后将脱落牙保存在口腔唾液、特殊的牙储存液、盐水、牛奶等生理条件下。脱落牙再植最理想的情况是牙完全脱位后，没有被污染，并立即放回牙槽窝内，这样对牙周膜的损伤最小，预后也最理想。

3. 牙折　一般分为冠折、根折、冠根联合折。

（1）冠折　根据折断部位不同，临床表现和治疗方法不同。单纯釉质折断，一般无自觉症状，折断面粗糙不光滑。釉质牙本质折断时，由于牙本质小管暴露，常有冷热刺激痛。冠折露髓时，折断面可见露髓孔，探痛和冷热刺激痛明显，如未及时处理，常发生牙髓炎。

单纯釉质折断只需将折断面磨光，或单纯修复牙体缺损。釉质牙本质折断时，因牙本质已暴露，可行脱敏治疗并修复牙体缺损。对缺损面积大，牙本质折断近髓者可做间接盖髓。对年轻恒牙可待牙冠完全萌出后，再做永久性修复。冠折露髓者，可直接行根管治疗，再修复牙冠。

（2）根折　常由直接打击或撞击所致，多见于牙根完全形成的恒牙。根折可分为根颈1/3、根中1/3和根尖1/3根折。根折可表现为牙松动、牙冠伸长、咬合痛、叩痛等。如折断的冠侧段发生移位，可出现龈沟出血、根部黏膜压痛等。X线检查是诊断根折的重要依据。

根折治疗以早期复位固定、消除咬合创伤为主。根尖1/3折断只需夹板固定，无需牙髓治疗。根中1/3折断也可采用夹板固定，如牙髓坏死，一并作根管治疗。根颈1/3折断往往与龈沟和口腔相通，一般应拔除。如残留牙根尚有足够长度，可去除折断牙根冠部牙体，牙根行根管治疗，后期可行冠延长术或通过正畸方法将牙根牵出。

（二）牙槽骨损伤

牙槽骨损伤是外力直接作用于牙槽骨所致。多见于上颌前部，可以单独发生，也可以与颌面部其他损伤同时发生。可以是线性骨折，也可以是粉碎性骨折。

临床上牙槽骨损伤常伴有唇和牙龈的肿胀、撕裂、牙松动、牙折或牙脱落。当摇动损伤区的牙时，可见邻近数牙及骨折片随之移动。骨折片可移位，引起咬合关系异常。

治疗应在局麻下将牙槽突及牙复位到正常解剖位置，然后利用骨折邻近的正常牙列，采用牙弓夹板、金属丝结扎等方法固定骨折。注意牙弓夹板的放置应跨过骨折线至少3个牙位，才能固定可靠。如因牙根阻挡、软组织嵌入、牙槽骨变形等难以复位也可采用切开复位的方法，将骨折块充分松解，解除干扰，然后再根据情况行牙弓夹板固定或以微型钛板行坚强内固定。若有牙龈撕脱缺损、骨面暴露，可用黏膜推进瓣覆盖暴露的牙槽骨，以避免骨块坏死。

二、颌骨骨折

颌骨骨折有一般骨折的共性，如出血、肿胀、疼痛、骨折移位、感觉异常和功能障碍等。但由于颌骨解剖结构和生理特点，其临床表现和诊疗方法与其他部位骨折又有不同。最大的不同是由于上、下颌骨形成咬合关系，骨折时如处理不当，会影响咀嚼功能。

颌骨骨折的发生率约占颌面损伤的35%。平时损伤的原因多由于交通事故、工伤事故、跌打损伤及运动损伤所致，少部分由于医源性损伤；其中交通事故引起的颌骨骨折比例逐年增高，成为颌骨骨折的主要原因。

（一）颌骨解剖因素与骨折的关系

上颌骨是构成面中部的主要骨骼，左右各一，在中线相连，内有上颌窦，骨壁薄弱。上颌骨上方与颅骨中的额骨、颞骨、筛骨及蝶骨相连；上颌骨两侧与颧骨、鼻骨和泪骨相连，参与构成部分眼眶；上颌骨的后面与腭骨相连参与构成口腔的顶部。由于上颌骨主要维持面中部的外形并邻近颅脑，因此，骨折时常常影响眼、鼻、咬合与容貌，严重时可并发颅脑损伤与颅底骨折。

上颌骨及其周围骨骼通过骨缝构成垂直的支架结构。如颧上颌支柱、鼻上颌支柱、翼上颌支柱等，而牙弓、眶下缘及颧骨颧弓、眶上缘则构成水平支柱，在解剖上它们维持面部的外形，如高度、弧度和突度，在生物力学上它们起着分散𬌗力、抵抗外力的作用。当上颌骨受到轻度外伤时，外力常被这些支柱结构消散而不引起骨折；但当遭受较大外力打击时，上颌骨与其他骨折的连接遭到破坏，可形成多个骨骼和多个结构的损伤。根据打击的力量和方向，常形成高、中、低位骨折。

上颌骨血供极其丰富，既有上牙槽动脉供血，又有唇、颊、腭侧黏骨膜部分供血。故而抗感染能力强，骨折愈合较下颌骨快，但外伤后出血也较多。

下颌骨是颌面诸骨中唯一可以活动的骨，且位置突出，易受外力冲击，骨折发生率高。下颌骨发生骨折的部位常与解剖结构有关，有些部位在结构上和力学上属于薄弱区域，如正中联合部、颏孔区、下颌角及髁突颈部，因此成为骨折的好发区。直接打击髁突可发生直接骨折，当颏部或体部受打击时，髁突部由于应力集中，易形成间接骨折，临床上容易漏诊。

下颌骨有较强大的升颌肌群和降颌肌群附着，骨折时，常受到肌肉牵引力方向和打击力方向的综合影响，骨折块发生移位，导致多种形式的咬合关系异常。

上下颌骨通过咬合关系行使功能，当咬合关系紧密接触时，颌骨可耐受相当大的打击力，拳击运动员带牙套就是这个道理，但上下颌失去咬合关系的锁结时，受到打击时则容易发生骨折。

（二）临床表现

1. 上颌骨骨折

（1）骨折线及分类　上颌骨与鼻骨、颧骨和其他颅面骨相连，骨折线易发生在骨缝和薄弱的骨壁处，临床上最常见的是横断形骨折。Le Fort按骨折线的高低位置，将其分为三型（图6-12）。

扫码“看一看”

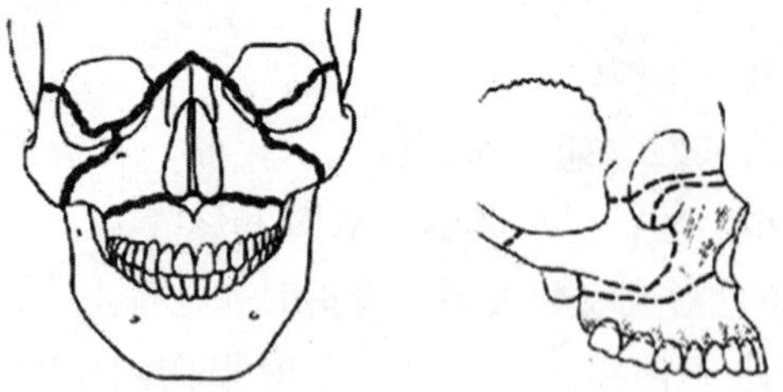

（1）　　　　（2）

图6-12　上颌骨骨折

（1）正面观Le Fort Ⅰ、Ⅱ、Ⅲ型骨折；（2）侧面观

1）Le FortⅠ型骨折　又称上颌骨低位骨折或水平骨折。骨折线从梨状孔下方、牙槽突上方向两侧水平延伸至上颌翼突缝。

2）Le FortⅡ型骨折　又称上颌骨中位骨折或锥形骨折。骨折线自鼻额缝向两侧横过鼻梁、眶内侧壁、眶底、颧上颌缝，再沿上颌骨侧壁至翼突。有时可波及筛窦达颅前窝，出现脑脊液鼻漏。

3）Le FtortⅢ型骨折　又称上颌骨高位骨折或颅面分离骨折，骨折线自鼻额缝向两侧横过鼻梁、眶部，经颧额缝向后达翼突，形成颅面分离，使面中部凹陷、变长。此型骨折多伴有颅底骨折或颅脑损伤，出现耳、鼻出血或脑脊液鼻漏、耳漏。

临床上至今仍沿用Le Fort骨折分类，但实际上上颌骨骨折的骨折线并不都是如此。由于外力的大小和方向不同，不一定两侧发生对称性骨折，如一侧为Ⅰ型，另一侧可能为Ⅱ型。此外，还可发生上颌骨的纵行骨折，如腭中缝的矢状骨折等。

（2）骨折段移位　上颌骨未附着强大的咀嚼肌，受肌肉牵拉移位的影响较小，故骨折块多随外力方向而移位，或因其重力而下垂，一般常向后下方向移位。

（3）咬合关系异常　上颌骨骨折段的移位必然引起咬合关系异常。如一侧骨折段向下移位，该侧就会出现咬合早接触。

（4）眶及眶周变化　上颌骨骨折时眶内及眶周常伴有组织内出血、水肿，形成特有的“眼镜症”，表现为眶周瘀斑，上、下睑及球结膜下出血，或有眼球移位而出现复视。

（5）颅脑损伤　上颌骨骨折时常伴有颅脑损伤或颅底骨折，出现脑脊液漏等。

2. 下颌骨骨折

（1）骨折线及分类　下颌骨骨折按性质可分为：①青枝骨折：骨裂或皮质骨折裂，但骨连续性完好，多发生于少年儿童。②简单骨折：一般为单发骨折，骨断端无移位或轻度移位。③复杂骨折：下颌骨多个区域发生骨折，骨折线呈线形向多方向延伸。④粉碎性骨折：骨折处断裂成大小不等的碎块，或出现骨缺损，骨折可为单发也可为多发。⑤嵌入骨折：骨断端相嵌或相叠，可为单发、多发或粉碎性骨折。

扫码“看一看”

下颌骨骨折最常见的分类方法是按照解剖部位来分类，如体部骨折、升支骨折、喙突骨折等。因其解剖结构上存在生理薄弱区，下颌骨最好发骨折部位为：正中联合、颏孔区、下颌角与髁突。

（2）骨折段移位　影响下颌骨骨折后骨折段移位的因素有：骨折的部位、外力的大小和方向、骨折线方向和倾斜度、骨折段是否有牙以及附着肌肉的牵拉作用等，其中各咀嚼肌的牵拉扮演了重要作用。常因不同部位骨折、不同方向的肌肉牵拉而出现不同情况的骨折段移位。

1）正中联合部骨折 单发的正中联合部骨折，由于骨折线两侧肌群牵拉力，常无明显移位；有时受外力或骨折线方向和斜度影响，仅发生轻度重叠或错位移动，表现为骨折线两侧牙高低不一致或唇舌向错位。如为正中联合部两侧双发骨折，正中骨折段可因降颌肌群的作用而向后下方退缩。如发生粉碎性骨折或有骨质缺损，两侧骨折段受下颌舌骨肌的牵拉可向中线移位，使下颌牙弓变窄。后两种骨折均可使舌后坠，可引起呼吸困难，甚至窒息（图6-13）。

2）颏孔区骨折 一侧颏孔区骨折时，前骨折段因降颌肌群的牵拉作用而向后下方移位，并稍偏向外侧。后骨折段则因升颌肌群的牵拉，向上前方移位，且稍偏向内侧，两骨折段可以有错位。双侧颏孔区骨折时，两侧后骨折段因升颌肌群牵拉而向上前方移位，前骨折段则因降颌肌群的作用而向下后方移位，可致颏后缩及舌后坠（图6-14）。

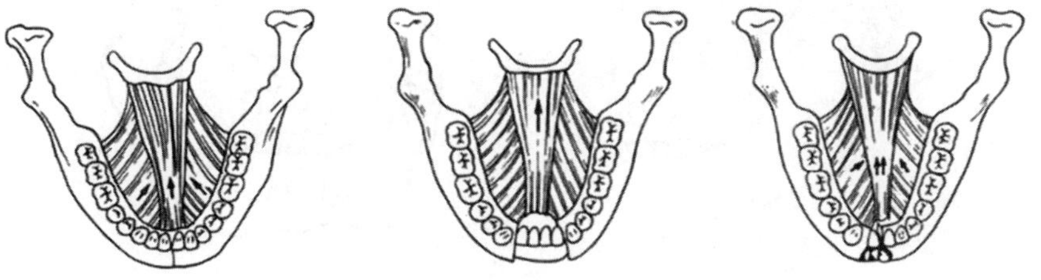

（1） （2） （3）

图6-13 下颌骨正中联合部骨折的移位方向

（1）正中骨折无移位；（2）双发骨折，骨折段向后移位；（3）粉碎性骨折，牙弓变窄

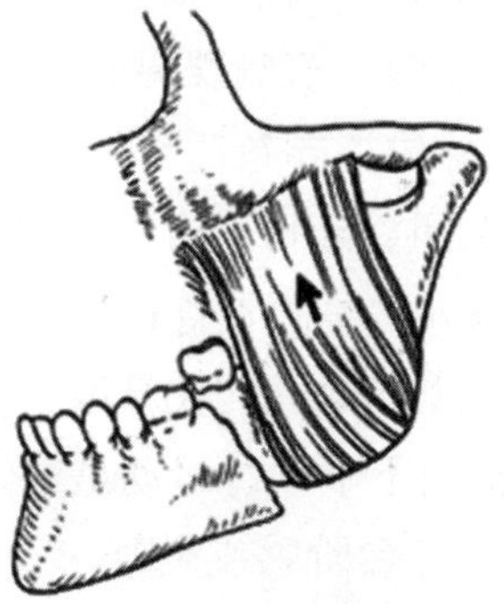

图6-14 颏孔区骨折时骨折段的移位方向

3）下颌角骨折 骨折线正位于下颌角，且骨折线两侧有咬肌与翼内肌附着时，骨折段可不发生移位。如骨折线位于这些肌肉附着处之前，前骨折段因降颌肌群的牵拉而向下内移位，后骨折段则因升颌肌群的牵拉而向上前移位（图6-15）。

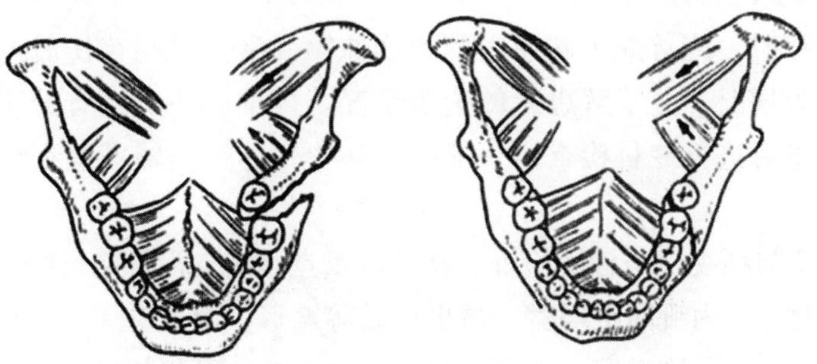

（1） （2）

图6-15 下颌角骨折

（1）骨折线移位；（2）骨折线不移位

4）髁突骨折　髁突骨折一般分为以下几种：①关节囊以内翼外肌附着上方的髁突骨折，又称囊内骨折、脱帽骨折或髁突高位骨折；②翼外肌以下，关节囊以外的髁突骨折，又称髁突颈骨折或髁突中位骨折；③乙状切迹水平波及下颌升支的髁突骨折，又称髁突基部骨折或髁突低位骨折；④髁突内髁发生纵劈的矢状骨折；⑤髁突粉碎性骨折。髁突骨折最常发生在翼外肌附着下方的髁突颈部。折断的髁突由于受翼外肌的牵拉而向前、内移位，仍可留在关节囊内。如打击力过大，髁突可撕破关节囊从关节窝内脱出，向内、向前、向后或向外移位，其移位的方向和程度与外力撞击的方向及大小有关（图6–16）。

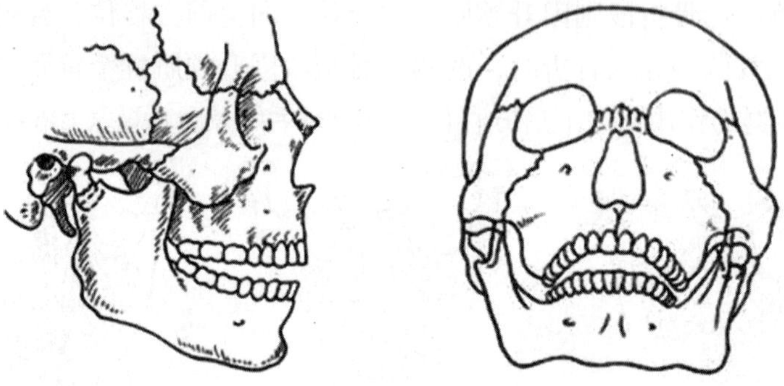

（1）　　　　（2）

图6–16　髁突骨折

（1）单侧髁突骨折；（2）双侧髁突骨折

单侧髁突颈骨折时，患侧下颌向外侧及后方移位，不能作侧方运动。由于下颌支变短以及升颌肌群的牵拉，出现后牙早接触。双侧髁突颈部骨折者，下颌不能作前伸运动，由于升颌肌群的牵拉，下颌支向后上移位，导致后牙早接触，侧方运动受限。局部肿、痛及功能障碍程度较单侧髁突颈部骨折为重，还可能合并不同程度的脑震荡。

（3）咬合关系异常　咬合关系异常是颌骨骨折最常见的体征，对颌骨骨折的诊断与治疗有重要意义。即使骨折段仅有轻度移位，也可出现咬合关系异常而影响功能。

（4）骨折段异常动度　正常情况下下颌骨运动是整体运动，只有在发生骨折时才会出现异常活动。触诊时常可触及骨折处有台阶感或裂隙。

（5）下唇麻木　下颌骨骨折时，突然的撕裂或牵拉常会损伤下牙槽神经，出现下唇麻木。

（6）张口受限　由于疼痛和升颌肌群痉挛，多数下颌骨骨折患者存在张口受限症状。

（7）牙龈撕裂　骨折处常可见牙龈撕裂、变色及水肿。

（三）颌骨骨折的诊断

颌骨骨折诊疗时，应首先了解患者的致伤原因、受伤时间、伤后意识情况、伤后症状、伤后诊疗史等情况，并了解患者的全身情况。详细的病史将有助于明确骨折的部位和类型。然后对患者进行专科检查，一般结合病史、体征与辅助检查结果等可做出明确诊断。

专科检查主要包括视诊与触诊检查。视诊的重点是观察面部有无畸形，如面中部有无“盘状脸”“马面”、内眦间距增宽、鼻根塌陷等畸形；眼球有无移位、运动受限；有无张口受限等情况。在专科检查中，咬合关系异常是重要的骨折体征。通过触诊检查，可以明确骨折部位，如可疑上颌骨或面中部骨折，可重点触摸眶下缘、颧牙槽嵴有无台阶感，颧额缝有无凹陷分离，颧弓有无塌陷，用手指或器械捏住上颌前牙，摇动上颌骨有无浮动感等。检查下颌骨时，可用手指放于可疑骨折两侧的牙列上和下颌缘处，两手作相反方向的移动，了解有无异常动度和骨摩擦音。触摸耳屏前有无压痛，检查关节动度，如关节动度不一致，则提示可能有髁突的间接损伤或骨折。

专科辅助检查一般采用X线平片、断层片或CT检查。颌骨骨折一般通过X线平片了解骨折的部位、数目、方向、类型、骨折移位及牙及骨折线的关系等情况。用于检查下颌骨骨折的片位有全口曲面断层、下颌骨后前位；髁突骨折可用关节断层及薛氏位等。面中部骨折可选用铁氏位、华氏位、颧弓切线位等，必要时加用颅基位检查颅底。上、下颌骨甚至颅骨发生复杂的全面部骨折时，CT是全面了解骨折信息的常用辅助检查工具，尤其是CT三维重建，对骨折的信息可清晰显示，不仅对骨折的诊断有重要作用，而且对骨折的治疗也有辅助作用。

（四）颌骨骨折的治疗

1. 颌骨骨折治疗原则

（1）治疗时机　颌骨骨折患者应及早进行治疗。但如合并颅脑及重要脏器或肢体严重损伤，全身情况不佳时，应首先抢救患者的生命，待全身情况稳定或好转后，再行颌骨骨折复位固定处理。全身情况允许时，争取早期治疗，尽量避免骨折错位愈合，增加后期处理的难度，使治疗复杂化。就局部来说，骨折的手术复位一般选择在2个时机，即伤后24～48小时之内或伤后5～7天。当合并软组织伤时，应先清创，再行骨折固定。有裸露的创面时应采用皮瓣或皮片予以覆盖。

（2）骨折线上牙的处理　在颌骨骨折治疗中常利用牙行骨折段的固定，应尽量保存，即使在骨折线上的牙也可考虑保留；但如牙妨碍骨折复位，或骨折线上的牙已松动、折断、龋坏、牙根裸露太多或有炎症者，则应予拔除，以防骨创感染或并发颌骨骨髓炎。

扫码“看一看”

（3）骨折段的复位与固定　坚强内固定协会（AO/ASIF）提出的固定原则已被国内外广泛认同，即骨折的解剖复位、功能稳定性固定、无创外科、早期功能性运动。解剖复位既要恢复颌骨的解剖形态，又要恢复患者原有咬合关系，恢复咀嚼功能。骨折固定的方法可根据条件选用，目前主流技术为手术开放复位坚强内固定技术。

（4）无牙颌颌骨骨折的治疗　无牙颌骨折多见于老年人。一般呈闭合性骨折，且多无明显移位。对于这类骨折可采取保守治疗，利用口内原有义齿，恢复咬合关系，外加颅颌绷带固定。对移位较大或不稳定的骨折，可以考虑切开复位，并用重建接骨板做坚强内固定。老年人牙槽突吸收可造成下牙槽神经管位置相对上移，固定时应注意予以避开。

（5）儿童颌骨骨折的治疗　儿童处于生长发育期，存在颌骨柔软、骨组织富有弹性、鼻窦尚未发育完成、未萌牙增加颌骨对冲击力的耐受等特点，骨折发生率较低。骨折或手术损伤可能影响颌骨发育。儿童正值乳恒牙交替期，恒牙萌出后其咬合关系还要自行调整，因此对复位，特别是咬合关系的恢复要求不如成人高。乳牙列的儿童，其牙冠较短，牙根吸收致乳牙不稳固，很难利用牙进行结扎固定。且颌骨内有众多恒牙胚，而且骨皮质较薄，采用内固定时容易损伤牙胚，也不容易固定牢固。因此，儿童颌骨骨折一般采取保守治疗。对于严重的开放性创伤，或骨折移位严重影响到面容或功能，则应尽早实施手术复位，但应注意避免损伤恒牙胚。同时，为尽量避免影响颌骨发育，可选用可吸收接骨板固定。

（6）已发生错位愈合骨折的治疗　对于伤后时间过长，已发生纤维性或骨性错位愈合的骨折，则需通过手术，将错位愈合的骨折段中间新形成的纤维组织切开或将骨性愈合处凿开，重新对位固定，或采用正颌手术进行畸形或错殆畸形矫正。

2. 颌骨骨折的复位 颌骨骨折的治疗近15年来发生了显著的变化，复位和固定方式与传统的方式有了显著不同，这主要得益于手术进路的变化、理想内固定材料的应用和影像技术的发展。

复位方法颌骨骨折的复位标准是恢复患者原有的咬合关系。根据不同的骨折情况，可选用不同的复位方法。

（1）手法复位 主要用于骨折后1周内并且移位不大的线性骨折，方法是在局麻下，用手法推动骨折段到正确的位置，如牙槽突骨折、颏部线型骨折的复位。复位后应辅助颌间固定，属于非手术治疗。

（2）牵引复位 用于手法复位不满意或伤后1～2周骨折断面已发生纤维性愈合的患者。可分为颌间牵引及颅颌牵引两种。

1）颌间牵引 在上、下颌牙列上分别安置有挂钩的牙弓夹板，根据骨折段需要复位的方向，在上、下颌牙弓夹板的挂钩上套上小橡皮圈作牵引，使其逐渐恢复到正常咬合关系。它既有牵引作用，牵引到位后，也有固定作用。单纯使用时下颌骨应固定4～6周，上颌骨固定3～4周（图6-17）。

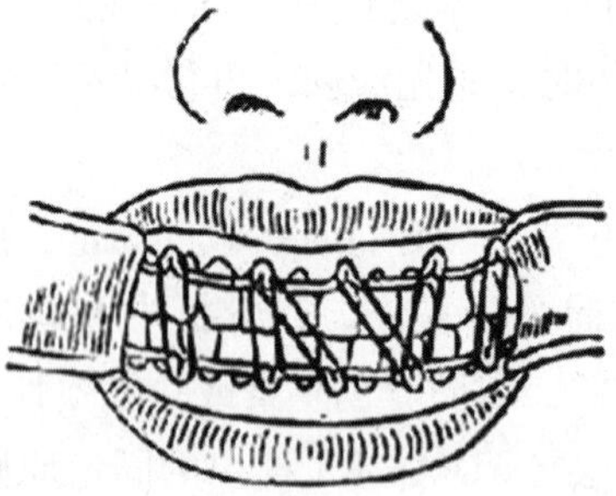

图6-17 颌间牵引复位

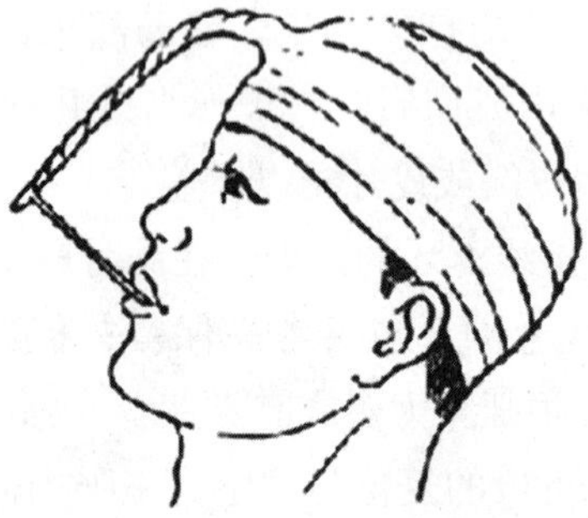

图6-18 颅颌固定牵引复位

颌间牵引与固定技术可以很好地恢复与维持咬合关系，但由于存在不能使用的特殊情况如颅脑损伤、癫痫、精神病患者，还存在长达4～6周固定期的不能张口，影响患者的进食和语言交流，口腔卫生不易保持，造成继发龋坏、牙周炎等弊病。随着坚强内固定技术的引入，单纯使用颌间牵引固定治疗颌骨骨折的模式已被逐渐放弃，目前，主要被用作坚强内固定的辅助手段。

2）颅颌牵引 主要用于上颌骨骨折。如上颌骨横断骨折后，骨折块向后移位，可在上颌骨牙列上安置牙弓夹板，并在头部制作石膏帽或带上固定帽，从帽前方伸出固定支架，然后在牙弓夹板与金属支架之间行弹性牵引，使上颌骨骨折块向前牵引复位（图6-18）。

（3）手术切开复位 适用于骨折后2～3周以上、已发生错位愈合的陈旧性骨折，以及各种开放性骨折、不能手法复位的复杂骨折。方法是手术显露骨折部位，新鲜骨折采用器械使之复位，陈旧性骨折则沿骨折线重新凿开骨折，清除断面间纤维组织和骨痂组织，使断端游离并重新对位。

（4）手术截骨复位 适用于上颌骨高位水平骨折、矢状骨折、颧骨陈旧性骨折、下颌骨陈旧性骨折伴骨畸形、错殆畸形者。复位不按原骨折线凿开，而是根据恢复殆关系与面型的要求，按术前设计位置，将骨截开并按设计位置复位。多采用正颌手术术式。

（5）手术植骨复位　适用于骨折继发骨不连或骨缺损的情况。对于小范围的骨缺损，可采用游离骨移植或牵引成骨的方法进行治疗。对于大范围的骨缺损，则一般采用带血管蒂的髂骨或腓骨移植进行修复。

3. 颌骨骨折的固定方法　为保证骨折块复位后在正常位置上愈合，防止发生再移位，必须采用稳定可靠的固定方法。

（1）单颌固定　指在发生骨折的颌骨上进行固定，而不将上、下颌骨同时固定在一起的方法。这种固定的优点是患者仍可有开闭口活动，对进食和语言功能影响较小，也便于保持口腔卫生；同时因具有一定的功能活动，有利于改善局部血液循环和骨折愈合。但作单颌固定之前，必须使骨折块准确复位，恢复正常咬合关系，防止错位愈合。再者，有些单颌固定法的固定力不足，故应注意适应证的选择。

（2）颌间固定　是利用牙弓夹板将上、下颌单颌固定在一起的方法。是颌面外科最常使用的固定方法。它的优点是能使移位的骨折段保持在正常咬合关系上愈合。单纯采用该方法治疗骨折，下颌骨一般固定4～6周、上颌骨3～4周。目前，它的作用只是在术前牵引和手术中维持咬合关系。

1）带钩牙弓夹板颌间固定　是颌间固定最常用的方法。它使用成品牙弓夹板，安置在上、下牙列颊侧，用金属丝分别将其固定在牙体上，然后将输液用乳胶管剪成1～1.5mm小圈，套在上、下颌牙弓夹板的挂钩上，行颌间固定（图6–19）。

2）小环颌间结扎颌间固定　选用直径0.3～0.5mm、长约12cm的金属丝，对折后扭成一小环，将钢丝两端自颊侧牙间隙穿至舌侧，然后将两根金属丝分开，分别绕经相邻两牙的牙颈部，从舌侧穿出颊侧，将远中一端金属丝穿过小环，与近中端金属丝结扎扭紧。最后用一短金属丝穿过上下相对的小环，逐个结扎扭紧，使上、下颌固定在一起（图6–20）。

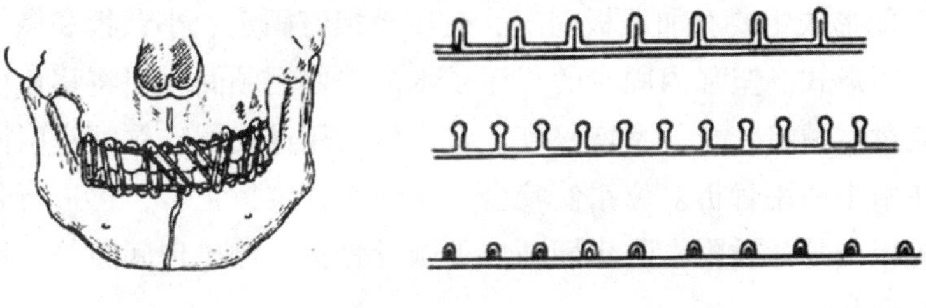

（1）　　　　（2）

图6–19　带钩牙弓夹板颌间固定

（1）颌间固定；（2）各种成品带钩牙弓夹板

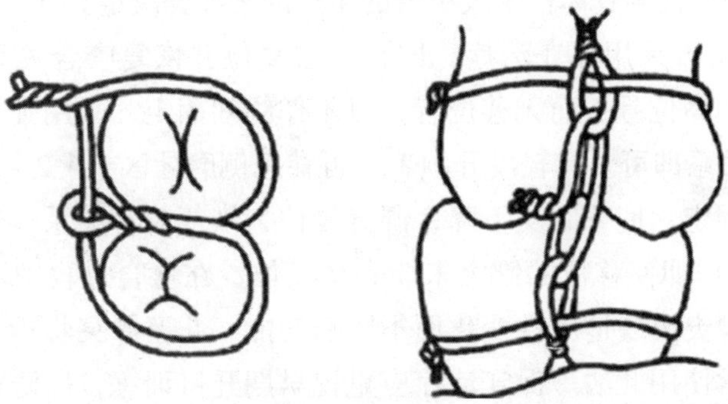

（1）　　　　（2）

图6–20　小环颌间结扎法

（1）形成小环的操作方法；（2）将上、下颌的小环结扎在一起

3）正畸托槽颌间固定　取固定矫治器的带钩托槽分别用釉质粘结剂将其粘结在每个牙面上，然后在钩上套上橡皮圈，行颌间固定。此种方法比较舒适，较易保持口腔卫生。

4）颌间牵引钉固定　是近年来出现的新方法，使用简单方便。

知识链接

自攻颌间牵引钛钉

自攻颌间牵引钛钉是将颌间牵引钛钉直接植入在牙槽骨上，是以恒定的牙槽骨为固定牵引基础，为颌间牵引提供了较大的支抗，不受牙列、牙体的任何影响。同时口腔内不易滞留食物残渣，口腔自洁性好，便于口腔清洁。患者感觉舒适，异物感小。

（3）坚强内固定　随着钛生物材料在口腔颌面外科的应用及骨折愈合理论的完善，颌骨骨折坚强内固定技术获得了越来越广泛的应用。因为骨折在愈合中需要稳定的环境；固定物要能抵消影响愈合的各种不良应力，并能维持骨折在正确的位置上直到愈合。因而被称为“坚固”或“坚强”内固定，坚强内固定没有单纯颌间固定带来的诸多弊病，如口腔卫生不良，继发龋齿、进食及语言障碍、影响社会活动等。实践证明，坚强内固定技术比以往许多固定方法效果好，使用方便，术后大大减少了颌间固定的时间，甚至可不用颌间固定。因此，坚强内固定技术已经成为口腔颌面部骨折的首选治疗方案。

坚强内固定的形式主要有加压板固定、皮质骨螺钉固定、小钛板和微型钛板固定以及重建接骨板固定等形式。坚强内固定的程序是术前先使用颌间牵引将移位的骨折牵至接近复位，手术中通过器械将咬合关系恢复到正常，然后用橡皮圈作颌间牵引固定以确保咬合关系正确，或在术中使用骨折复位钳使咬合关系恢复并维持正常，再进行骨折的内固定，固定时应使接骨板与骨片黏附，防止翘动、下颌骨骨折舌侧出现间隙等，以免固定后产生不良应力，发生𬌗干扰。

（4）髁突骨折的治疗　髁突骨折占下颌骨骨折的20%～30%，构成比为第二位。迄今为止，对于髁突骨折的治疗方式尚存在一定争议，有人主张保守治疗，有人主张手术治疗。正确的选择应视损伤的具体情况及患者的年龄因素综合决定。

大多数髁突骨折可采用保守治疗，即在手法复位并恢复咬合关系后行颌间固定。对于翼外肌附着上方的高位骨折而无移位者，可不作颌间固定，采用弹性吊颌帽限制下颌运动，保持正常咬合关系即可。有轻度开颌者，可在患侧磨牙区垫上2～3mm厚的橡皮垫，用颌间弹性牵引复位固定，使下颌支下降，髁突复位，恢复咬合关系；然后撤除橡皮垫，继续颌间固定3周。这样即使移位的髁突未能完全复位，在愈合过程中可发生吸收与改建，随着功能的需要，髁突出现适应性变化而不影响功能。儿童髁突骨折、关节囊内骨折及移位不大的髁突骨折常使用此法。保守治疗应重视早期开口训练，以防止关节内、外纤维增生，导致关节强直。

对髁突明显向内下移位，成角畸形大于45°、下颌支高度明显变短5mm，闭合复位不能获得良好咬合关系、髁突骨折片向颅中窝移位、髁突向外移位并突破关节囊者应视为手术适应证。同时伴有面中部骨折时，可在作冠状切口时一并处理。高位髁突或囊内骨折可采用耳屏前切口入路，而低位髁突骨折可选用颌后切口及下颌下切口入路，显露骨折断端，复位并确保咬合关系正常后作小钛板固定。髁突骨折复位坚强内固定后，一般不需要辅助颌间牵引固定或仅固定10天即可。

对于高位髁突粉碎性骨折而不能进行固定者，可手术摘除碎骨，但至少应保持一侧下颌支的高度正常，以防止形成开𬌗。开放性损伤者应彻底清创，促进创口愈合，防止关节区瘢痕挛缩，发生纤维性或骨性关节强直。

三、颧骨颧弓骨折

颧骨和颧弓是面侧部比较突出的部分，易受撞击而发生骨折。颧骨与上颌骨、额骨、蝶骨和颞骨相连接，其中与上颌骨的连接面最大，常与上颌骨同时发生骨折。颧骨的颞突与颞骨的颧突连接构成颧弓，较细窄，可单独发生颧弓骨折，也可以与颧骨同时骨折。

（一）临床表现

1. 颧面部塌陷畸形　颧骨、颧弓位于面中部侧方最突出部位，多因受侧方或侧前方直接暴力而发生骨折。骨折块受外力作用，通常向后内移位或因颧骨体粉碎，造成面部塌陷畸形。早期由于局部肿胀，塌陷畸形可能被掩盖，易被误认为单纯软组织损伤。待肿胀消失后，才出现局部塌陷畸形。少数情况下，骨折向外移位，可产生面部隆突畸形。

2. 张口受限　由于骨折块发生内陷移位，压迫了颞肌和咬肌，阻碍喙突运动，导致张口疼痛和开口受限（图6–21）。

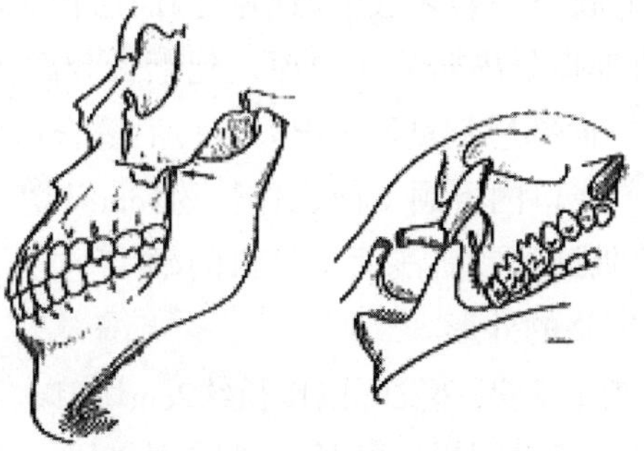

图6–21　颧骨、颧弓骨折的移位

3. 复视　颧骨构成眶外侧壁和眶下缘的大部分。颧眶复合体骨折可导致眶腔扩大，继发眼球下陷移位，产生复视。或因眼下斜肌嵌入骨折线等原因限制眼球运动也可产生复视。

4. 神经症状　眶下神经走行的部位，正好是颧上颌骨的连接处，因此，颧骨上颌突的骨折移位，可造成眶下神经的损伤，使该神经支配区域出现麻木感，如同时损伤面神经颧支，可发生眼睑闭合不全。

5. 瘀斑　颧骨眶壁骨折时，眶周皮下、眼睑和结膜下出现出血性瘀斑。

（二）诊断

颧骨颧弓骨折可根据病史、临床特点和X线检查而明确诊断。

视诊应注意两侧瞳孔是否在同一水平线上，嘱患者做各个象限的眼球运动，观察是否有眼球运动受限，观察两侧颧骨是否对称应从患者的头顶位进行对比。

触诊骨折局部可有压痛、塌陷移位，颧额缝、颧上颌缝及眶下缘可触及有台阶感。如自口内沿前庭沟向后上方触诊，可检查颧骨与上颌骨、喙突之间的间隙是否变小，这些均有助于颧骨骨折的诊断。

X线检查常用鼻颏位和颧弓切线位。可见到颧骨和颧弓的骨折线及移位情况，还可观察到眼眶、上颌窦及眶下孔等结构有无异常，颧弓骨折X线特征性表现呈“M”或“V”形。必要时可拍摄CT进一步明确诊断。近年来应用的CT三维重建技术，能够更直观地显示骨折断端移位情况。

（三）治疗

颧骨、颧弓骨折后，如仅有轻度移位，畸形不明显，无张口受限、复视及神经受压等功能障碍者，可作保守治疗。凡有面部塌陷畸形、张口受限、复视者均应视为手术适应证。虽无功能障碍但有明显畸形者也可考虑手术复位内固定。

1. 巾钳牵拉复位　适用于单纯颧弓骨折。此法不用做皮肤切口，消毒麻醉后，利用巾钳的锐利钳夹刺入皮肤，深入到塌陷的骨折深面或夹住移位的骨折片，紧握钳柄向外提拉，牵引复位，复位后应妥善保护，防止伤区再度受压和撞击。颧弓骨折复位的标准是患者不再有张口受限和塌陷畸形。

2. 颧弓单齿钩切开复位　在颧弓骨折处表面下方作一小横切口，切开皮肤、皮下组织，直达颧弓表面，探明骨折移位情况后，用单齿钩插入骨折片深部，将移位的骨折片拉回原位。

3. 口内切开复位

（1）前庭沟入路　自上颌第一磨牙远中沿前庭沟向后作1cm长切口，切开黏膜及黏膜下组织，然后用长而扁平的骨膜分离器从切口深入到颧骨和颧弓的深面，向外、向前和向上提翘；另一只手手指放在颧面部感觉复位情况。复位后缝合口内创口。

（2）下颌支前缘入路　在口内下颌支前缘作长约1cm纵切口，将扁平骨膜分离器插入切口，在喙突外侧经喙突颞肌腱和颞肌浅面达骨折的颧弓下方，向外侧抬起骨折片，然后钝性前后移动，以恢复颧弓完整的外形。

4. 颞部入路切开复位　在伤侧颞部发际内作长约2cm切口，切开皮肤、皮下组织和颞筋膜，显露颞肌，在颞筋膜与颞肌之间插入细长的骨膜剥离器，进至颧弓或颧骨的深面，用力将骨折片向前、外方复位。

以上四种方法均为非稳定性固定，术后应注意伤区不要受压，尤其夜间睡眠时应注意。避免伤区再次受到撞击或挤压。

5. 面部小切口入路复位固定法　如果患者有开放性创口，或骨折局部有瘢痕存在，可利用创口或原瘢痕进路，结合口内前庭沟切口入路，对骨折进行复位与固定，也可以获得较好效果。优点是能直视下复位固定，方法简便。缺点是留有瘢痕。

6. 上颌窦填塞法　对于粉碎性颧骨骨折及上颌窦顶的骨折，可在上颌口腔前庭尖牙凹处作切口，显露上颌窦，把骨折复位后，窦内填塞碘仿纱条顶住颧骨和眶底，一端经下鼻道开窗处引入鼻腔，二周后逐渐抽出碘仿纱条。

7. 头皮冠状切口复位固定法　手术同上颌骨骨折进路，这种切口结合口内前庭沟及睑缘下切口，尤其适用于眶、颧骨、颧弓区多发性、陈旧性骨折，它显露充分，便于在直视下复位与固定骨折，避免了面部多处切口和术后瘢痕。新鲜骨折应力求解剖复位，可供接骨板固定的部位有颧额缝、颧牙槽嵴、眶下缘和颧弓，一般认为，颧牙槽嵴与眶下缘是复位的主要参考依据，但也有学者认为，颧蝶缝也复位才能确保颧骨的解剖复位。固定可选用小钛板或微型钛板，颧颞缝一般选用微型钛板固定。原则是力争达到多点固定，最少应达到三点固定。

四、骨折的愈合

骨折愈合不同于其他组织的修复，最终不是形成瘢痕组织，而是形成十分类似原有骨的结构。随着骨折固定形式的变化，骨折愈合过程在组织学上也观察到与传统骨折愈合类型不同的形式。

（一）二期骨愈合

即传统的骨折愈合形式，它通常在骨折采用非稳定性固定（如金属丝骨间固定和颌间固定）时出现。其愈合模式大致经历4个阶段。

1. 血肿形成　骨折后，由于骨折部骨髓、骨膜及周围软组织中的血管断裂出血，形成血凝块。通常在伤后4～8小时即可在骨折断端之间形成血肿。

2. 血肿机化　骨折后24～72小时内，骨折周围软组织的急性炎症反应不断加重，血管扩张，血浆渗出，炎症细胞浸润，出现中性粒细胞、组织细胞和肥大细胞，开始吞噬和清除坏死组织；同时骨折断端的骨膜出现增生、肥厚，成纤维细胞增生，骨膜内层增生出成骨细胞，与毛细血管一起向血肿内生长，使血肿逐渐机化。

3. 骨痂形成　骨折1～2周后，机化的血块被纤维血管组织所替代，再沉积胶原纤维和钙盐，通过成骨细胞和多种内源性生长因子的作用，逐渐产生骨样组织和新骨，形成骨痂。

4. 骨痂改建　骨折2周后，骨样组织内不断有钙盐沉积，并逐渐钙化为坚实的骨组织，与骨折断端的骨组织连接、融合在一起。新形成的骨小梁排列并不规则，以后通过较长时间对应力作用的功能性适应和骨的改建吸收，逐渐恢复到正常的骨组织结构。

在骨内、外骨痂和桥梁骨痂基本骨化、愈合后，其强度已能够承受因肌肉收缩或外力引起的应力变化时，即达到骨折的临床愈合。下颌骨骨折的临床愈合时间通常需要6～8周，此时它的承载能力明显增强，但骨痂的密度仍较皮质骨低，故在X线片上仍可见到模糊的骨折线。骨折固定后12周，骨密度进一步增加，5～6个月后，在X线片上骨痂与皮质骨的界限消失，X线片看不到骨折线，此时已达到组织学上的骨性愈合。

在骨折愈合过程中，骨膜中的成骨细胞增生起着重要作用，因此在处理骨折时应注意保护骨膜，不使其再受损伤，以利于骨折愈合。

骨折的愈合还与患者的年龄、损伤程度及是否感染有关。一般年幼者比年长者愈合快；单纯骨折比合并严重软组织损伤者愈合快。如创口感染，可使局部充血、化脓，致使骨折区骨质及软组织遭受破坏，严重影响骨折愈合时间。

骨折处理不当也可直接影响骨折的愈合。如未能及时复位与固定；复位不准确，固定不稳定或过早拆除固定装置；或清创不彻底，预防感染措施不得力，造成创口感染等，均可导致骨折延期愈合或愈合不良。

如骨折久不愈合或骨质缺损过多，骨折两断端可形成一层薄骨板，阻碍其自行愈合。同时骨断端出现关节一样不正常活动的“假关节”。如形成“假关节”则需行植骨术促进其愈合。

（二）骨折的一期愈合

传统骨折愈合需要外骨痂参与，这是由于固定的强度和稳定性不足所导致，外骨痂试图弥补这种不足。但是引入坚强内固定尤其是加压内固定形式后，在组织学上观察到了骨折一期愈合或称直接愈合。发现骨折在达到解剖复位，骨折固定稳定，或在骨折间施加一定的轴向压力，使骨折线对位紧密时，骨折的修复就仅限于在骨内，而不需要外骨痂参与，也不需要周围软组织参与。在骨折部位直接发生骨的改建，成骨与破骨活动均很活跃，然后迅速成骨钙化，修复骨折区。当骨折间隙很小时，则迅速形成编织骨充填间隙，称为间隙愈合。有时在骨折固定区可以同时见到一期愈合与传统骨折愈合并存，这种现象常见于颊侧对位好而舌侧对位不良存在间隙的情况。

骨折的一期愈合速度较传统的骨折愈合要快，其原因是骨折的间隙变小，缩短了愈合时间，此外没有了血肿形成和机化以及骨痂形成期，其临床特点是X线没有外骨痂，6周时骨折线基本消失，临床愈合时间比传统固定方法提前2周左右，患者可早期行使咀嚼功能。

考点提示 颌面部硬组织（牙和牙槽骨、上下颌骨、颧骨颧弓）损伤的病因、临床表现、诊断、治疗以及骨折的愈合过程。

扫码“学一学”

第五节　口腔颌面部火器伤

火器伤是指由火药作为动力发射或引爆的投射物（如爆炸弹片、枪弹等）所致的损伤，在战伤时最常见。颌面部处于暴露部位，不易防护，因而现代战争中颌面火器伤的发生率有上升的趋势，约占全身火器伤的15%。

一、投射物的致伤机制

投射物对组织的损伤，实质上是能量的转化过程，是在瞬间完成的。当其穿入组织时，产生的前冲力可直接撕裂组织，侧冲力可造成组织的剧烈位移，同时将能量迅速传递给组织，使周围组织受到严重损伤。

（一）机械穿透与撕裂

投射物击中组织后，沿其运动轴线前进，在组织中运行的过程中，穿透、离断或撕裂组织，形成原发伤道。动能大者可形成贯通伤，动能小者投射物可停留在组织中而形成盲管伤。原发伤道组织是损伤最严重的部分，一般需要切除。

（二）瞬时空腔效应

高速投射物穿入体内瞬间，强大的侧压力波迫使原发伤道周围组织迅速向四周压缩与移位，形成瞬时空腔，其最大直径比投射物直径大数倍至数十倍。由于组织的弹性回缩，此空腔迅速消失，并在数十毫秒内反复扩张、萎缩、脉动6～7次，从而使伤道周围组织遭受反复挤压、牵拉和震荡，造成严重损伤，形成病理的挫伤区和震荡区。瞬时空腔由于形成迅速，无法用肉眼观察到。同时空腔形成时的相对负压可将伤道入口与出口处的异物与细菌吸入伤道深部，造成污染，这也是战伤感染的重要原因。

（三）继发性损伤效应

投射物击中牙或骨骼等硬组织时，可将其击碎，这些碎片接受了动能，改变方向继续扩散，进一步加重损伤周围组织，也可造成多发出口，即使是低速武器也可以使伤情变得复杂而严重。

二、临床特点

（一）伤情较重

造成枪弹伤或爆炸伤的弹头或弹片，尤其是高速透射物，可在组织内瞬间释放大量能量，形成瞬时空腔，使伤道周围组织产生严重损伤。现代战争中广泛使用的小口径武器与高速弹片可在人体组织中翻滚、破碎，进一步加重组织损伤。被击碎的骨片及牙片又可以造成周围组织的继发损伤，常常形成软硬组织的破坏性损伤。

（二）贯通伤多

多数情况下贯通伤的入口小而出口大。如颌骨贯通伤时入口多为小的洞性骨折，而出口处常为粉碎性骨折，伴有骨折片移位和广泛的软组织破坏。如单为软组织贯通伤，出、入口差别不明显。近距离火器伤尤其是猎枪伤，则常常入口大而出口小。

（三）组织内多有异物存留

多发生于非贯通伤。如投射物质量小，遇到骨组织的阻力，速度迅速下降，或改变方向，可滞留于上颌窦、颞下窝或颅底等部位。下颌骨火器伤时，金属异物可嵌入骨内或颌面颈部软组织中。如为火药枪，异物可广泛分散于颌面部软组织中，给取出带来困难。除金属异物外，还可有碎石块和其他外界异物。

（四）创口均有细菌污染

污染的细菌可由致伤物形成的瞬时空腔负压吸入；当地面爆炸时，可将泥土内的细菌带进创口；创口与鼻腔、口腔和窦腔相通时，直接暴露于细菌污染环境；此外，牙碎片进入组织时也可将细菌带入。

三、治疗

（一）急救和全面检查

首先应注意保持呼吸道通畅，止血和抗休克治疗。如出现上呼吸道梗阻时，应先行气管切开术。检查时通过视诊和触诊查清损伤的部位、范围和特点，注意有无其他部位的损伤。为查明异物和骨折情况，可拍摄正、侧位X线片，必要时拍摄定位片。

（二）清创术

是颌面部火器伤治疗的重要措施。清创术实施的早晚和质量，对创口愈合和并发症的预防都至关重要。

火器性软组织伤清创术与普通软组织清创术略有不同，原发伤道和挫伤区应重点清创，应清除部分可能坏死的组织，以防坏死后引起感染。创口应先处理口腔内侧深部，后处理口腔外侧表浅的创口。尤其要注意清除异物。创缘的修整比一般清创术应彻底些，对失去活力的组织要毫不犹豫地切除。对深部非贯通伤应放置引流。如为爆炸伤，由于软组织创缘常有烧灼及震荡伤，应作定向缝合，局部用高渗盐水或呋喃西林液湿敷引流，待坏死组织分解脱落后，再作二次拉拢和延期缝合。过早作初期严密缝合反易促使感染扩散，创口裂开。

清创术后应用广谱抗生素以预防感染，同时加强护理，注意营养，促进创口顺利愈合，预防并发症的发生。为预防破伤风，对颌面部火器伤伤员都应常规注射破伤风抗毒素。

（三）火器伤颌骨骨折的处理特点

1. 碎骨片的处理 近年来由于抗生素的应用和植骨术的进展，在伤后24小时内，将碎骨片取出，冲洗干净，浸泡于抗生素溶液中，在清创术后将碎屑片放回原处并固定，创口内放置抗生素，有可能再植成功。

骨质缺损不足1.5cm时，多可自行愈合而不需植骨。如缺损超过1.5cm，估计必须植骨时，则应将碎骨片及早去除，即使与软组织粘连的碎骨片也应去除。清创后封闭无效腔，采用植骨加坚强内固定方法修复缺损。也选择合适的病例，行清创术时同期采用吻合血管的骨移植修复缺损，由于血运丰富，移植成功率较高。

2. 骨折线上牙的处理 火器伤粉碎骨折线上的牙常为感染灶，使创口久不愈合，故应拔除；但如为线性骨折，牙不松动并无感染时，可不拔除。

3. 创口的关闭 应尽早将口内创口严密缝合，如创口边缘黏膜缺损，缝合有张力，则需从邻近部位转移黏膜修复缺损；然后处理口外创口。所有骨创面都不应暴露在外，而应以软组织覆盖，创口一般不作严密缝合，而只作部分缝合，用凡士林纱布松松填塞。少数线性创口，如初期处理比较彻底，口内创口完全关闭，则口外创口也可作严密缝合，但应在低位放置引流。

4. 复位与固定 由于火器性骨折多为粉碎性，甚至有骨缺损，多不适合做单颌固定。最常用的方法是带钩牙弓夹板或颌间牵引钉做颌间固定，借以恢复和保持良好的咬合关系。

对于非粉碎性颌骨骨折伤员，也可行骨间钛板内固定或金属丝结扎内固定。

对颏部有骨质缺损，下颌体向中线移位，可使用钛重建板桥接缺损；同时将后缩的颏舌肌、颏舌骨肌等用粗线缝合固定在重建板上以防止舌后坠。对于下颌骨缺损较大的伤员，如局部创口污染不严重，创口不通口腔，清创在6～8小时内进行者，可使用钛网支架固定骨折断端，保持骨段位置，钛网内充填自体髂骨碎松质骨，也有望修复成功。

（四）创口的中期处理

经过初期处理的创口，可能出现下述情况。

1. 伤后5～10天内，创口已与口腔隔绝，软组织无化脓、坏死，外观清洁，肉芽组织新鲜，骨组织也无感染时，可做缝合，但缝合不可过密，同时应放置低位引流。

2. 创口虽已化脓，但渐趋好转，创口内又无死骨者，经多次换药可逐渐愈合。

3. 创口化脓、有死骨者，则需再次手术清创，去除死骨、坏死组织和感染的肉芽组织。手术时机最好在伤后25天以后，此时无活力的碎骨片可与软组织分离。有明显化脓的骨创时，应行妥善的固定，同时保持引流通畅。为促进创口愈合，可向创口内滴注抗生素溶液。

（五）创口的晚期处理

大多数火器伤颌骨损伤都要发生不同程度的化脓过程。经正确处理创口，可较快愈合，但如果处理不及时或不彻底时，则可向坏的方向发展。骨质长期化脓感染，即形成火器性骨髓炎。火器性骨髓炎的主要病变是在异物或死骨周围形成化脓灶。有活力的大骨段一般不形成死骨，但可发生骨质疏松。因有引流口，常形成久不愈合的瘘管，可长达半年或1年以上。一旦发生了火器性骨髓炎，可在伤后6周手术清除感染灶。

四、并发症及其防治

（一）吸入性肺炎

严重颌面部火器伤伴有昏迷的伤员，可能将口腔内的分泌物、血块及细菌吸入肺内，在短期内发生吸入性肺炎，甚至发生肺脓肿。

预防吸入性肺炎的主要原则是防止口腔内的感染物吸入肺内。在运送伤员时，应采取俯卧或侧卧位；在病房内如伤员清醒，可取半卧位。应及早进行清创及骨折固定。定时清洗口腔。喂食时防止呛咳。卧床伤员应经常左右翻身，并鼓励咳痰及呼吸运动，促进肺部循环。伤后应及时应用抗生素预防感染。如已发生肺炎，应按内科原则进行治疗。

（二）继发性出血

在颌面部火器伤中，继发性出血是常见并发症，按其发生的原因可分为机械性与感染性两种。机械性出血多发生于伤后前几天，多因暂时覆盖血管破口的血凝块或异物发生移位或脱落，或结扎血管的线头由于组织坏死松脱；也可因血压升高，血栓被血流冲脱而发生出血。感染性出血是由于创口内感染、化脓、引流不畅，血管壁被腐蚀穿破，发生出血。感染性出血的时间较机械性出血稍晚，一般多在5～10天内发生。

颈部大血管在遭受损伤后，其内膜可能发生脱落，中膜暴露，一方面可形成血栓，另一方面血管壁强度减弱，如长期受到血流压力冲击，可形成颈动脉瘤，血管破后形成假性动脉瘤或动静脉瘘，危及伤员生命。这种并发症发生的时间晚于感染性出血，但后果严重。

继发性出血常常突然发生，但也常有前驱症状。如创口内流出浆液性分泌物，创口附近附有血凝块、口内有小量出血或咯血等。尤其是全身情况衰弱的伤员，口内小量出血常被咽下不易发现。颈部大血管破裂常突然发生而措手不及，故应严密观察，对怀疑有颈部血管伤的伤员，可进行B超或血管造影检查，力争早期发现。

预防继发性出血的措施包括：及时正确地处理创口，清除异物，充分止血，控制感染；对于伤道在下颌角、下颌支内侧、翼腭窝及舌根者，更应充分引流；狭窄的伤道应切开扩大，以利引流；颈部已缝合的创口，如有感染化脓迹象时，应及时拆除缝线，敞开创口，湿敷引流，避免感染向深层颈动脉区扩展。

（三）火器伤骨髓炎

火器伤后如处理不及时，由于感染及游离碎骨片坏死，使创口化脓，经久不愈，导致火器性骨髓炎。临床上有别于牙源性骨髓炎，因为火器性骨髓炎引流比较通畅，故临床症状较轻，多为慢性过程，其病变一般只局限在骨折端的边缘部。但如瘘口堵塞、引流不畅时，也可急性发作。

火器性骨髓炎的预防主要是及时、正确的初期清创及骨折固定。其治疗原则早期是清创引流，去除感染灶；后期可根据X线检查，待死骨分离后手术清除死骨及感染灶。

（四）张口受限

颌面火器伤后，常因骨折移位、颌间瘢痕挛缩、异物遗留造成的纤维组织增生，以及颞下颌关节损伤导致的关节强直等而造成张口受限。

预防张口受限的主要措施是：伤后将移位的骨断端及早复位、固定；口腔内因组织缺损过多不能关闭缝合的软组织创面应行游离植皮修复，防止瘢痕挛缩；颞下颌关节损伤后，应早期进行张口训练等。

因瘢痕挛缩而发生假性颞下颌关节强直的患者，应行手术治疗。

（五）错位愈合与假关节形成

颌骨骨折未正确复位可发生错位愈合而影响功能。如缺损超过1.5cm以上，两骨断端之间即不能发生骨愈合而形成瘢痕组织，即形成假关节。在X线片上如显示两骨断端有致密的骨质增生，但不相连接，即为假关节。再愈合的机会很少。

预防错位愈合的措施是早期行正确的复位与固定。预防假关节主要是在清创中尽量保存骨组织，减少骨缺损，不应分离与骨膜相连的骨折片，复位后采取可靠的内固定措施，并防止感染，促进骨折愈合。骨缺损超过1.5cm以上时，应考虑植骨修复。

颌骨错位愈合时，如妨碍功能，应重新手术切开复位，恢复正常咬合关系和颌骨形态。如骨组织缺损较大，应考虑植骨或采用骨牵张延长术。骨牵张延长术的优点是既可矫正骨畸形，还可延长软组织，而且不需要额外取骨。对于假关节，应手术截除两断端的硬化骨质，造成新鲜骨创面，进行植骨修复。

本章小结

口腔颌面部损伤是口腔颌面外科的常见病和多发病。本章重点介绍了口腔颌面部外伤的特点及诊治原则。讲述了口腔颌面部损伤伤员的急救处理原则与措施。窒息和出血性休克是颌面部损伤的主要致死原因。防治窒息、有效止血和抗休克是损伤急救的首要任务。

本章详述了颌面部软硬组织损伤的类型、诊断及处理方法。应掌握不同部位、不同类型软组织清创缝合术的原则与方法。还应掌握牙、牙槽骨、上下颌骨、颧骨颧弓复合体等部位损伤的特点、临床表现、诊断及其处理方法。

此外，本章还讲述了口腔颌面部损伤伤员的运送、护理和饮食。同时，在救治患者躯体损伤的同时，不应忽视对患者心理的疏导与干预，促进患者身心全面康复。

习　题

扫码“练一练”

一、选择题

【A1/A2型题】

1. 口腔颌面部血液循环丰富，受伤后通常不会导致

A. 出血较多，常见发生休克　　B. 易形成血肿

C. 组织水肿反应快而重　　D. 组织再生修复能力强

E. 组织抗感染力强

2. 治疗颌骨骨折的基本标准是

A. 解剖复位　　B. 恢复原有的咬合关系

C. 达到理想的咬合关系　　D. 保证良好的咀嚼功能

E. 保证良好的语言功能

3. 下列何种骨折最易伴发颅脑损伤

A. 下颌骨骨折　　B. 鼻骨骨折

C. 上颌骨Le Fort Ⅰ型骨折　　D. 颧骨颧弓骨折

E. 上颌骨Le Fort Ⅲ型骨折

4. 口腔颌面部损伤后伤口易受污染的原因是

A. 面部是暴露部位

B. 口腔颌面部腔窦多

C. 口腔内有牙，牙携带大量细菌

D. 口腔颌面部有口腔、鼻腔等，不能严密包扎敷料

E. 口腔和鼻腔经常活动，不断获得新细菌种植

5. 口腔颌面部创口初期清创缝合时间不超过

A. 6小时　　B. 12小时

C. 24小时　　D. 48小时

E. 只要没有明显的化脓创口，72小时以上，在清创后，仍可作初期缝合

6. 异物阻塞咽喉部导致的窒息应当

A. 迅速用手指或器材掏出或用吸引器吸出阻塞物

B. 尽快行环甲膜切开术

C. 尽快行气管切开术

D. 用大针粗线牵出舌

E. 使伤员处于头低侧卧位或俯卧位

7. 下列哪个部位的骨折最易引起呼吸道阻塞

A. 颏部正中骨折　　B. 一侧颏孔区骨折

C. 双侧颏孔区骨折　　D. 下颌角部骨折

E. 髁状突骨折

8. 上颌骨骨折块后下移位，预防窒息和急救处理的措施是

A. 紧急从鼻腔插管，保持呼吸道通畅

B. 行紧急气管切开

C. 复位上颌骨骨折块，利用压舌板等物体行颅上颌固定

D. 使用呼吸中枢兴奋剂

E. 维持患者于头低脚高位

9. 气管切开术应切开以下哪些气管环

A. 第1～2气管环　　B. 第2～3气管环

C. 第3～4气管环　　D. 第4～5气管环

E. 第5～6气管环

10. 口腔颌面部火器伤进行软组织清创缝合术时，应注意

A. 口腔颌面部火器伤常存留异物，因此清创缝合术时应注意清除异物

B. 应先处理皮肤的创面，然后缝合肌层，最后处理口腔内侧创面

C. 对深部非贯通伤，应及时关闭，一般不需放置引流，如污染较重，也可考虑放置引流

D. 由于口腔颌面部火器伤的伤情较重，组织缺损常较多，因此，清创时应比一般清创术更注意保留组织，避免缺损过多

E. 清创缝合术后应采用广谱抗生素，必要时可注射破伤风抗毒素1500U

【A3/A4型题】

（11～13题共用题干）

患者因车祸颌面部损伤2小时急诊，伤后无昏迷史和呕吐史，检查：神志清楚，脉弱速，无呼吸困难，右上侧切牙至左上侧切牙可整体摇动，后牙咬合正常，无张口受限，舌前1/3裂伤，出血明显，口底肿胀。

11. 抢救措施首先是

A. 严密观察颅脑损伤
B. 气管切开
C. 局部止血
D. 立即静脉补液
E. 应用抗菌药物和TAT

12. 止血有效的方法是

A. 结扎颈外动脉
B. 压迫出血侧颈总动脉
C. 纱布压迫止血
D. 行清创缝合术
E. 注射止血药

13. 最可能的骨折部位是

A. 上颌骨
B. 下颌骨
C. 牙槽骨
D. 下颌颏正中部
E. 下颌颏孔区

（14～17题共用题干）

患者因高速公路车祸导致口腔颌面部严重创伤，急诊入院

14. 采集病史时应特别注意询问

A. 受伤时间
B. 致伤原因
C. 昏迷史
D. 疼痛部位及性质
E. 伴随症状

15. 经检查发现双侧上颌骨可疑骨折，确诊最有价值的辅助检查是

A. 头颅正位片
B. 鼻颏位片
C. 颅底片
D. 下颌曲面体层片
E. 头颅侧位片

16. 若上颌骨确诊骨折，急救首先是

A. 止血
B. 复位
C. 镇痛
D. 防治感染
E. 保持呼吸道通畅及止血

17. 对患者上颌骨骨折诊断中最有决定意义的症状是

A. 牙折断或错位
B. 鼻孔出血
C. 面部肿胀
D. 脑震荡
E. 上颌骨出现动度及错𬌗

【B型题】

（18～20题共用备选答案）

A. 颌内动脉　　B. 颌外动脉

C. 颞浅动脉　　D. 颈总动脉

E. 唇动脉

18. 额部、头顶颞部出血时可压迫

19. 面部出血时可压迫

20. 头面部广泛严重出血时可暂压迫

二、思考题

1. 骨折的愈合可分为哪几个时期？

2. 试述常用的颌间固定方法。

第七章

口腔颌面部感染

学习目标

口腔医学专业：

1. 掌握 口腔颌面部感染的途径，常见致病菌、临床表现、诊断及治疗原则；下颌智牙冠周炎的病因、临床表现、扩散途径及治疗方法。

2. 熟悉 口腔颌面部解剖生理特点与感染的关系；常见的间隙感染及颌骨骨髓炎、颌面部疖痈、面颈部淋巴结炎的临床表现、诊断及治疗原则。

3. 了解 口腔颌面部特异性感染的临床特点及治疗原则。

4. 能通过疾病的临床表现来判断常见的间隙感染、智牙冠周炎、颌骨骨髓炎、颌面部疖痈、面颈部淋巴结炎并进行相关的治疗；能运用所掌握的口外脓肿切开引流术的指征、要求等知识来进行口外脓肿切开引流的具体操作。

5. 尊重、关心和爱护患者，具备良好的职业道德、爱伤意识、人际沟通能力、团队意识和协作精神。

口腔医学技术专业：

1.熟悉 口腔颌面部感染的途径、临床表现、诊断及治疗原则；以及常见的间隙感染及颌骨骨髓炎、颌面部疖痈、面颈部淋巴结炎的临床表现、诊断及治疗原则。

2.了解 口腔颌面部解剖生理特点与口腔颌面部感染的关系；口腔颌面部特异性感染的临床特点及治疗原则。

3. 能通过疾病的临床表现来判断常见的间隙感染、智牙冠周炎、颌骨骨髓炎、颌面部疖痈、面颈部淋巴结炎并进行相关的治疗。

4. 应具备良好的职业道德、团队意识和协作精神。

第一节 概 述

扫码“学一学”

扫码“看一看”

口腔颌面部感染是指病原微生物侵入口腔颌面部的软、硬组织并引起一系列局部及全身病理性反应的一类疾病。

一、口腔颌面部感染的病因

（一）口腔颌面部解剖生理特点与感染的关系

1. 口腔颌面部中的口腔、鼻腔、鼻窦与外界相通，其特殊的解剖结构和适宜的温度、湿度均有利于细菌的生长繁殖。因此正常时即有大量的微生物存在，当机体抵抗力下降时，更易发生感染。

2. 牙和牙周组织直接和颌骨相连，而龋病、牙髓炎及牙周炎、智牙冠周炎的发病率较高，若病变继续发展，则可通过根尖和牙周组织使感染扩散至颌骨及颌周组织而引起颌骨骨髓炎及颌面间隙感染。

3. 口腔面部存在着许多相互连通的筋膜间隙，其间含有疏松的结缔组织，这种组织的抗感染能力较弱，感染可经此途径迅速扩散和蔓延。

4. 面部毛囊、汗腺、皮脂腺丰富，且有细菌寄居，一旦机体抵抗力下降或局部有损伤的时候，即可引起感染，加之颜面部的血液循环丰富，鼻唇静脉又常无瓣膜，导致在鼻根至两侧口角区域内发生的感染常常可以逆行进入颅内海绵窦，从而引起严重的颅脑并发症，故此区域被称为面部的“危险三角区”。

5. 面颈部具有丰富的淋巴组织，口腔、颜面及上呼吸道等感染，可沿相应淋巴途径引起扩散，发生区域性淋巴结炎。特别是儿童，由于淋巴结尚未发育完善，被膜不完整，若发生淋巴结感染，极易穿破被膜向周围扩散，而形成结外蜂窝织炎。而且面颈部感染可以通过颈深筋膜沿气管前间隙、内脏血管间隙向颈部和纵隔扩散，形成更为广泛和严重的颈部及纵隔脓肿。

6. 口腔颌面部为消化道、呼吸道的起始端，且组织疏松，特别是口底及咽旁一旦发生感染，组织水肿反应快而明显，轻者影响进食、吞咽，重者影响呼吸，甚至引起窒息。

上述口腔颌面部的解剖生理特点，是容易发生感染的因素。但由于口腔颌面部血液循环丰富，抗感染能力强，这为控制感染提供了有利条件。同时由于口腔颌面部器官位置表浅，感染易被早期发现，可以得到及时治疗。

（二）口腔颌面部感染的致病微生物与感染类型

口腔颌面部的感染，可由单一致病菌引起，但临床上以多种致病菌引起的混合感染更为多见。根据致病菌的不同，可将口腔颌面部感染分为化脓性感染和特异性感染两类。其中以化脓性感染多见。

1. 化脓性感染 致病菌通常为金黄色葡萄球菌、溶血性链球菌、大肠埃希菌等，其中金黄色葡萄球菌致病力最强。它们多存在于菌斑、口腔黏膜和龈沟内，这些细菌可以导致龋齿、牙龈炎和牙周炎等疾病。当它们通过病变的牙髓或者牙周组织进一步侵入深层时，就导致了牙源性的颌面部感染。近年来由于应用了厌氧培养技术，证实了口腔面部感染存在厌氧菌属，如类杆菌属、梭杆菌属、消化链球菌属等，其检出率极高有时可达100%，它表明口腔颌面部感染多为需氧菌和厌氧菌的混合感染。在这种混合性感染的环境中，由于需氧菌对氧的消耗，使感染后期厌氧菌数量增加，在以腐败坏死为主的感染中，厌氧菌更为多见。

2. 特异性感染 是由某些特殊病原菌引起的特定类型的感染性疾病，如结核、放线菌病、破伤风、梅毒等。其病理变化、临床过程和治疗均有别于化脓性感染。

（三）感染途径

口腔颌面部感染的途径主要包括以下五个方面。

1. 牙源性 致病菌通过病变牙或牙周组织进入机体引起的感染称牙源性感染。牙髓、牙周感染可向根尖、牙槽骨、颌骨以及颌面部蜂窝组织间隙扩散。因为龋齿、牙周炎、智牙冠周炎等疾病为临床上最常见的疾病，故牙源性途径是口腔颌面部感染的主要来源。

2. 腺源性 口腔、颜面及上呼吸道感染时，细菌可经淋巴途径，引起相应区域淋巴结的化脓性感染。淋巴结感染可穿过淋巴结被膜向周围扩散引起颌面部蜂窝织炎。临床上因上呼吸道感染引起的腺源性感染，为儿童最常见的感染途径。

3. 损伤性 病原体通过损伤的皮肤、黏膜或拔牙创进入组织，如口腔颌面部的开放性损伤、颌骨的开放性骨折以及深部异物，都可能带进细菌引起感染。

4. 血源性 指机体其他部位的感染灶通过血液循环引起的口腔颌面部化脓性感染，常继发全身脓毒血症或败血症。新生儿颌骨骨髓炎常见。

5. 医源性 指医务人员进行麻醉、手术、穿刺等操作时，未严格遵守无菌技术而将细菌带入机体，造成的继发性感染。

二、致病条件及炎症转归

口腔内的正常菌群或外来病原菌的污染，不一定都会发生感染，只有当人体的防御功能削弱，或病原菌数量、毒力过大时才会发病。感染的发生一方面取决于细菌的种类、数量和毒力，另一方面还取决于机体的抵抗力、易感性、患者的年龄、营养状况以及感染发生部位的解剖特点、局部血液循环状况、有无血肿形成或异物存在等多种因素的影响。因此口腔颌面部感染的过程与转归又受患者的机体抵抗力、细菌的毒力和治疗措施三方面影响。

1. 痊愈 感染发生后，若机体抵抗力强，并得到及时合理的治疗，则感染可被局限，通过自行吸收或形成脓肿引流后痊愈。

2. 转化为慢性炎症 当机体抵抗力与病原菌毒力处于相持之势，或处理不当时则感染可转为慢性过程。

3. 感染扩散 当机体抵抗力弱，或病原体数量多、毒性大时，感染可向周围组织蔓延，并通过淋巴管及血液循环扩散，引起淋巴管炎、淋巴结炎或发生菌血症、转移性脓肿、海绵窦血栓性静脉炎、中毒性休克等严重并发症。

三、口腔颌面部感染的临床表现

（一）局部症状

化脓性炎症的急性期，病情发展迅速，病程有几天到十几天，局部反应明显。局部表现为红、肿、热、痛和功能障碍、引流区淋巴结肿痛等典型症状，这些症状也是诊断局部感染的基本依据，但其程度因发生的部位、深浅、范围大小和病程早晚而有差异。

炎症累及咀嚼肌部位会导致不同程度的张口受限；病变位于口底、舌根、咽旁可有进食、吞咽、言语甚至呼吸困难；腐败坏死性蜂窝织炎的局部皮肤弥漫性水肿、呈紫红色或者灰白色、无弹性、有明显凹陷性水肿，由于组织间隙有气体产生可触及捻发音。当急性炎症局限成脓肿后，由于主要感染菌种的不同，其脓液性状也有差异；金黄色葡萄球菌一般为黄色黏稠脓液，链球菌常常为淡黄或淡红稀薄脓液，有时由于溶血而呈褐色；铜绿假单胞菌的典型脓液一般为翠绿色，稍黏稠，有酸臭味；混合性细菌感染则为灰白或灰褐色脓液，有明显的腐败坏死性臭味；结核分枝杆菌的脓液为稀薄浑浊，暗灰色似米汤，夹杂有干酪样坏死的冷脓肿；放线菌感染的脓液中夹杂有硫磺颗粒。感染的慢性期，由于病变组织有大量的单核细胞浸润，正常组织破坏后被增生的纤维组织代替，因此局部形成较硬的炎性浸润块，并出现不同程度的功能障碍。有的脓肿形成未及时治疗而自行破溃，则形成长期排脓的窦（瘘）口。当机体抵抗力减弱或治疗不彻底时，慢性感染可再度急性发作。

（二）全身症状

全身症状因细菌的毒力及机体的抵抗力不同而有差异，其表现也有轻重之分。局部反应轻微的炎症可无全身症状；反之，局部炎症反应较重的，全身症状也较明显。全身症状包括畏寒、发热、头痛、全身不适、乏力、食欲缺乏、尿量减少、舌质红、苔黄及脉速等。化验检查白细胞总数增高，中性粒细胞比例上升，核左移。病情较重而时间长者，由于代谢紊乱，可导致水与电解质平衡失调、酸中毒，甚至出现肝和肾的功能障碍。严重感染伴有败血症、脓毒血症、脑膜炎、脑脓肿、感染中毒性休克等全身严重并发症。此时患者全身反应低下，多器官功能衰竭，如脉搏微弱、血压下降、体温和白细胞计数不升高或反低于正常时，均提示病情严重，昏迷甚至死亡。

慢性炎症的患者多表现为局部炎症久治不愈，长期排脓或反复发作，可伴有持续低热的全身症状。因长期处于慢性消耗状态，患者可表现为全身衰弱和营养不良，以及出现不同程度的贫血。

知识拓展

败血症和脓毒血症

致病菌侵入血液循环，持续存在并迅速繁殖，产生大量毒素而引起严重全身中毒症状者称败血症。一般在患者全身情况差和致病菌毒力强的情况下发生。脓毒血症是原发化脓性病灶的细菌栓子进入血液循环，并有可能带到肺、肝、肾、脑或其他部位，形成的转移性脓肿。败血症及脓毒血症的临床表现有高热、寒战、皮肤或黏膜下出血、多发性脓肿、肝脾大或出现感染性休克等。血液细菌培养阳性是诊断败血症和脓毒血症的重要依据。

四、口腔颌面部感染的诊断及治疗

（一）诊断

根据病史、病因及临床表现，并配合化验、穿刺活检、B超、X线检查及CT等，大多可做出正确诊断。如果诊断及时有效、治疗得当，可缩短病程、防止感染扩散和恶化。

炎症初期，感染区的红、肿、热、痛等是主要表现，也是诊断局部感染的基本依据。在炎症局限形成脓肿后，波动感又是诊断脓肿的重要特征，波动试验是临床上诊断浅部脓肿的主要方法（图7-1）。深部脓肿，尤其是位于筋膜下层的脓肿，一般很难查到波动感，但压痛点比较清楚，按压脓肿区的表面皮肤常出现不能很快恢复的凹陷性水肿。

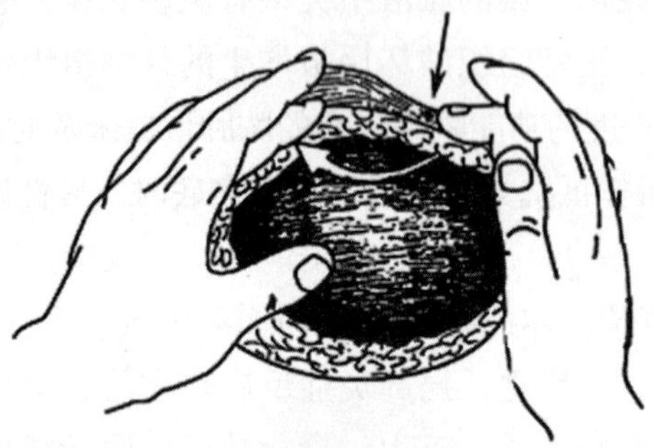

图7-1　脓肿波动感的检查方法

对于深部脓肿，为了确定有无脓肿或脓肿的部位，可以用穿刺法协助诊断，必要时还可以借助B超或CT等辅助检查，明确脓肿的部位及大小。而且可以在B超或者CT的引导下进行深部脓肿的穿刺或者局部的药物注入，进行辅助诊断和治疗；进行脓液的涂片及细菌培养可确定细菌种类，必要时可作细菌敏感试验，以选择合适的抗菌药物。如怀疑有败血症时，可多次抽血细菌培养以明确诊断，并作细菌药物敏感试验，为选择有效抗菌药物做参考。定时的外周血白细胞检测是观察感染进展的基本方法之一，在重度感染或大量抗生素应用下，白细胞计数可无明显增加，但有核左移及中毒性颗粒出现。X线片对颌骨骨髓炎的诊断、病变范围、破坏程度或形成死骨的部位等可提供可靠的依据。

对于颌骨或深部间隙感染，以及皮肤、黏膜上经久不愈的溃疡或炎性硬结等，还需同恶性肿瘤及囊肿鉴别。同时还应注意区分化脓性感染和腐败坏死性感染。

（二）治疗

口腔颌面部感染总的治疗措施应针对病原体和机体两个方面，增强机体抵抗力，调整紊乱的生理功能是治疗的基础；对病原体的治疗，清除炎症产生的毒性物质，如脓液、坏死组织，及早去除病灶，则是治疗的关键。

1. 局部治疗　某些轻度感染，有时仅用局部治疗即可痊愈。注意保持局部清洁，减少局部活动度，避免不良刺激，特别对面部疖、痈应严禁挤压，以防感染扩散。局部治疗适用于感染早期，在局部外敷中草药，散瘀消肿、镇痛或促进炎症局限。常用药物有六合丹、金黄散等。也可用0.1%依沙吖啶（利凡诺）溶液、0.1%呋喃西林溶液等局部湿敷。但急性炎症期不宜热敷，以免引起炎症扩散。

2. 手术治疗 口腔颌面部感染的手术治疗可达到脓肿切开排脓和清除病灶两个目的。

（1）脓肿切开引流术

1）目的 ①使脓液或腐败坏死物质迅速排出体外，防止感染扩散，减轻全身中毒症状。②解除局部疼痛、肿胀，预防窒息发生。③引流颌周间隙脓液，避免发生颌骨骨髓炎。④预防感染向颅内和胸腔扩散或侵入血液循环，并发海绵窦血栓性静脉炎、脑脓肿、纵隔炎、败血症等严重并发症。

扫码“看一看”

2）指征 ①急性化脓性感染经药物治疗5～7天，肿痛不消、体温不降，有明显中毒症状者；②局部疼痛加重，并呈搏动性跳痛，皮肤表面肿胀、发红、光亮、压痛明显、有波动感，或呈凹陷性水肿，经穿刺抽出脓液者；③口底蜂窝织炎，特别是腐败坏死者，应及时切开减压，防止或缓解呼吸困难及炎症的继续扩散；④脓肿已自行溃破，但引流不畅者，应扩大引流，去除感染物质；⑤结核性脓肿，经反复治疗无效或皮肤发红已经接近自溃时，可切开引流。

3）要求 ①切口应在脓肿最低处，以便引流通畅；②切口应尽量选择在隐蔽位置，一般首选经口内引流。口外引流应顺面部皮纹方向切开，同时应注意避开邻近的神经、血管、唾液腺及其导管；③口底腐败坏死性蜂窝织炎，为了充分减压，一般需要做附加切口；④手术应准确轻柔，对面部危险三角区的脓肿切开后，应严禁挤压，以防感染向颅内扩散。

4）方法 ①常规消毒铺巾后，麻醉下切开皮肤、皮下组织或黏膜组织，然后用止血钳钝性分离至脓腔，并扩大创口，如有多个脓腔存在，必须贯通，以便于彻底的引流；②用1%～3%过氧化氢液、生理盐水或抗生素液冲洗脓腔；③建立引流，一般口内多用碘仿纱条、橡皮片作引流，口外可用橡皮片、盐水纱条等作引流；④适时更换引流物，直到脓液排净为止。

（2）死骨及病灶清除术 口腔颌面部感染多为牙源性感染，感染控制后，往往忽略清除病灶牙，这样会导致感染反复发作，因此对病灶牙必须彻底处理或拔除。颌骨骨髓炎，应在急性炎症控制后，及早进行死骨及病灶清除术。

3. 全身治疗

（1）支持治疗 口腔颌面部感染并发全身中毒症状，应给予全身支持治疗，以维持电解质平衡，减轻中毒症状，提高机体抵抗力。对高热及进食困难的患者，除给予高蛋白、高热量、富含维生素B和维生素C、易消化的食物外，根据病情还应静脉输入适量葡萄糖液或葡萄糖盐水及维生素C，以补充营养。病情严重者可少量多次输给新鲜血液，增强机体抗病能力。对高热患者，可采用物理降温或慎用一些退热药物。

（2）抗感染药物治疗 一般来讲，对局限、表浅的化脓性感染，机体状况良好，无全身症状者，只需局部处理，可不用抗感染药物治疗。对于较重的深部感染或全身感染，抗感染药物的应用是治疗炎症的基本方法。必须明确，抗感染药物的应用并不能代替外科治疗的基本原则。

为制订合理、有效的用药方案，必须熟悉各种抗菌药物的性能，掌握各种抗菌药物的适应证和联合用药原则，预防可能发生的不良反应。避免长期、无针对性的大剂量广谱抗生素的滥用，以免引起耐药菌株的增加，导致更加棘手的二重感染出现。因此，临床应用抗生素应遵循以下基本原则：①诊断为细菌感染者，方有指征应用抗菌药物。②用药前尽可能明确病原菌并进行细菌培养和药敏试验。③掌握可选药物的适应证，尽量避免使用无指征或指征不强的药物。④依据患者生理、病理、免疫状态调整用药剂量或选择药物种类。⑤能用单一抗生素控制的感染，不采用联合用药；可用窄谱抗菌药物者不用广谱药物。⑥掌握适当的用药剂量：用药量过大造成药物浪费和毒副作用增加；用药量不足可造成病情迁延或细菌产生耐药性。⑦严格联合用药的指征：对病原菌尚未明确的感染，单一药物不能控制的感染，可根据作用机制的不同选择两种以上药物联合应用。⑧掌握预防用药适应证，手术前后合理应用抗感染药物。

临床治疗中，病原菌的种类并不是一开始就能确定的。因此，早期应根据临床诊断或感染来源和临床表现，以及脓液性状、颜色、黏稠度、脓液涂片革兰染色等，初步估计病原菌后选择抗菌药物。但对严重感染者，应尽早进行血液或脓液的细菌培养和药敏试验，作为临床用药的依据。一般说来，葡萄球菌属的产青霉素酶株，以苯唑西林、氯唑西林、头孢唑啉、头孢噻肟、万古霉素等有效。葡萄球菌不产酶株，则以青霉素G、林可霉素、红霉素敏感。链球菌属均以青霉素G为首选，其他大环内酯类、第一代头孢菌素类、林可霉素类有效。大肠埃希菌应选用哌拉西林、庆大霉素。铜绿假单胞菌用庆大霉素、头孢唑啉等。类杆菌选用甲硝唑、替硝唑、克林霉素、青霉素G、氯霉素等。结核分枝杆菌常以利福平、异烟肼、链霉素为首选药物，乙胺丁醇、对氨基水杨酸、卷曲霉素等作为对首选药物耐药或患者不能接受的备选药。

口腔颌面部感染多为厌氧菌和需氧菌的混合感染，宜早期有针对性地应用足量有效抗生素。在治疗中病原菌种可发生变化，如出现耐药菌株及新的混合感染菌，应将用药的种类和方法做相应调整。用药途径可口服，也可肌内注射，病情严重者应静脉滴注。

（3）激素的应用　对因局部水肿导致呼吸困难者，或合并败血症、脓毒血症以及出现感染性体克者，可在使用大剂量有效抗生素的同时，加用肾上腺皮质激素类药物。激素具有退热、消炎、抗毒、减轻水肿、升压等作用，因此可减轻病理损害和改善临床症状。常用的激素类药物有皮质醇（氢化可的松）、泼尼松、地塞米松等，使用原则是疗程短、剂量适度，对重症患者也有主张大剂量短时间应用。激素能抑制机体免疫功能，削弱机体的抵抗力，促进感染扩散和掩盖临床症状。应用过量可出现库欣综合征，长期用药后突然停药还可能发生反跳现象，对神经、消化系统和骨组织也有某些副作用，故临床上在使用时应特别慎重。

考点提示　口腔颌面部解剖生理特点与感染的关系；感染途径与常见致病菌感染的临床表现、治疗原则及脓肿切开引流的目的、指征和要求。

扫码"学一学"

第二节　智牙冠周炎

案例讨论

【案例】

患者，男，25岁。主诉：左侧咀嚼疼痛伴开口受限3天。现病史：有长期左下后牙肿痛病史，否认全身系统性疾病及药物过敏史。既往史：否认全身系统病史，药物过敏史。家族史：无特殊。检查：患者38部分萌出，远中龈瓣覆盖，周围牙龈红肿，左侧翼下颌皱襞处黏膜水肿，下颌升支前缘稍内侧可有轻度肿胀、深压痛，左侧下颌下区可触及数个直径1.0cm大小肿大淋巴结，边界清楚，无压痛，活动度良好。

【讨论】

1.该病例的诊断和诊断依据是什么？

2.该病例的治疗原则是什么？

智牙冠周炎是指第三磨牙萌出不全或阻生时，牙冠周围软组织发生的炎症。临床上以下颌第三磨牙冠周炎最常见，上颌第三磨牙冠周炎发生率相对较低，且临床症状较轻，并发症少，治疗相对简单。本节主要介绍下颌智牙冠周炎。

一、病因

人类种族在进化过程中，由于人类基本行动姿势的改变、食物性状的改变，带来咀嚼器官的退化，在咀嚼器官退化的过程中，其中肌肉退缩最明显，颌骨次之，牙再次之，造成颌骨长度与牙列所需长度的不协调。下颌第三磨牙是牙列中最后萌出的牙，因萌出位置不足，往往会导致程度不同的阻生。阻生智牙萌出过程中，牙冠可部分或全部为龈瓣覆盖，龈瓣与牙冠之间形成较深的盲袋，食物及细菌极易嵌塞于盲袋内（图7-2）；加之冠部牙龈常因咀嚼食物而损伤，形成溃疡。当全身抵抗力下降、局部细菌毒力增强时可引起冠周炎的急性发作。

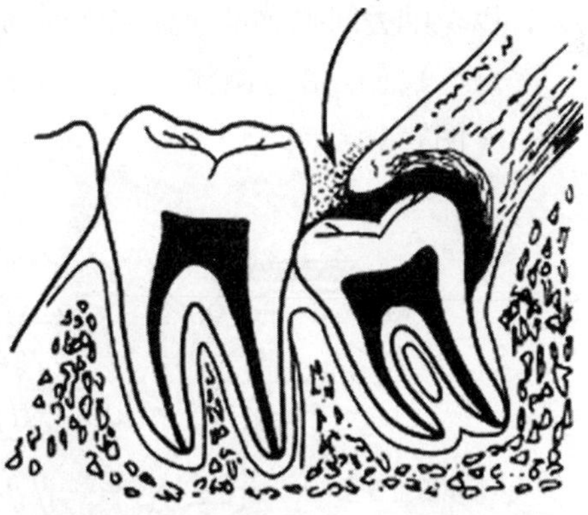

图7-2　阻生牙引起的盲袋

二、临床表现

智牙冠周炎主要发生在18～30岁智牙萌出期的青年人或阻生齿的患者。其常以急性炎症的形式出现。

急性智牙冠周炎的初期，一般全身无明显反应，患者自觉患侧磨牙后区胀痛不适，当进食咀嚼、吞咽、开口活动时疼痛加重。如病情继续发展，局部可呈自发性跳痛或沿耳颞神经分布区产生放射性痛，口内龈瓣的红肿加剧，重者可波及舌腭弓和咽旁软组织。炎症侵犯到咀嚼肌时，可引起肌肉的反射性痉挛而出现不同程度的张口受限，甚至牙关紧闭而影响进食。同时由于口腔卫生不良、口臭、舌苔变厚、患牙龈袋处有咸味分泌物溢出。

扫码"看一看"

随着局部症状加剧，全身症状逐渐明显，可出现不同程度的发热、畏寒、全身不适、食欲缺乏等。化验检查示白细胞总数升高，中性粒细胞比例上升。慢性冠周炎在临床上多无明显症状，仅局部有轻度压痛、不适。口腔局部检查，多数患者可见智牙萌出不全，如为低位阻生或牙冠被肿胀的龈瓣全部覆盖时，需用探针探查，才可在龈瓣下查出未全萌出的智牙或阻生牙；智牙周围的软组织及牙龈发红，伴有不同程度的肿胀，龈瓣边缘糜烂，有明显的触痛，或可从龈袋内压出脓液；病情严重者，炎性肿胀可波及舌腭弓和咽侧壁，伴有明显的开口困难；化脓性炎症局限后，可形成冠周脓肿，有时可自行溃破。相邻的第二磨牙可有叩击痛，有时第二磨牙远中颈部可因阻生牙等局部因素导致龋坏，在检查时应多加注意，切勿遗漏；通常有患侧下颌下淋巴结的肿胀、压痛。

三、扩散途径及并发症

冠周炎的急性期若治疗不及时，炎症可直接蔓延或经淋巴管扩散，而引起邻近组织器官或筋膜间隙的感染。其扩散途径如下：

（1）向磨牙后区扩散，形成骨膜下脓肿，脓肿继续向外穿破，可在咬肌前缘和颊肌后缘间的薄弱处形成皮下脓肿，当炎症穿破皮肤后，可形成经久不愈的面颊瘘。

（2）感染沿下颌骨外斜线向前扩散，可在相当于第一磨牙颊侧黏膜转折处形成脓肿或破溃成瘘，形成黏膜瘘。

（3）感染沿下颌支外侧面向后方扩散，可引起咬肌间隙蜂窝织炎或脓肿，并可引起下颌支外侧面边缘性骨髓炎。

（4）感染沿下颌支内侧向后扩散，可引起翼下颌间隙感染或下颌支内侧面边缘性骨髓炎，以及咽旁间隙感染或扁桃体周围脓肿。

（5）感染沿下颌体内侧、向下方扩散，可引起舌下间隙、颌下间隙甚至口底蜂窝织炎。（图7-3）

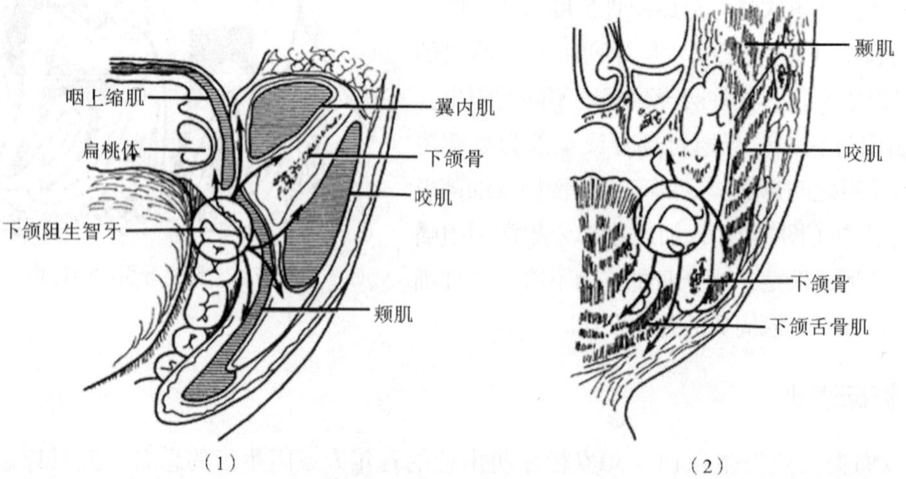

图7-3　智牙冠周炎的扩散途径

（1）水平面观：向前、后、外、内扩散；（2）冠状面观：向上、下方向扩散

四、诊断及鉴别诊断

根据病史、临床症状和检查所见，一般不难做出正确诊断。用探针检查可触及未萌出或阻生的智牙牙冠存在。X线检查，可帮助了解未全萌出或阻生牙的生长方向、位置、牙根的形态及牙周情况；在慢性冠周炎的X线片上，有时可发现牙周骨质阴影（病理性骨袋）的存在。

必须注意，在下颌智牙冠周炎合并面颊或下颌第一磨牙颊侧龈瘘时，可被误认为第一磨牙的炎症所致，特别在第一磨牙及其牙周组织存在病变时，更易误诊。此外，应与第二磨牙远中颈部深龋引起的根尖周炎、第三磨牙牙龈的恶性肿瘤相鉴别。

五、治疗

智牙冠周炎的治疗原则：在急性期应以消炎、镇痛、切开引流、增强全身抵抗力的治疗为主；当炎症转入慢性期后，若为不可能萌出的阻生牙则应尽早拔除，以防感染再发生。主要治疗措施如下：

1. 局部冲洗　智牙冠周炎的治疗以局部处理为重点，局部处理又以清除龈袋内的食物碎屑、坏死组织、脓液以及上药为主。常用生理盐水、1%～3%过氧化氢溶液或1∶5000高锰酸钾液、0.1%氯己定（洗必泰）液等反复冲洗龈袋，至溢出液清亮为止。擦干局部，用探针蘸2%碘酒、碘甘油或少量碘酚液入龈袋内，每日1～3次，并用温热水等含漱剂漱口。

2. 全身治疗　根据局部炎症和全身反应程度及有无其他并发症，选择抗菌药物及全身支持疗法。

3. 切开引流术　如龈瓣附近形成脓肿，应及时切开并放置引流条进行引流。

4. 冠周龈瓣切除术　当急性炎症消退，对有足够萌出位置且牙位正常的智牙，可在局麻下切除智牙冠周龈瓣，以消除盲袋，便于智牙正常萌出。

5. 下颌第三磨牙拔除术　下颌第三磨牙牙位不正，无足够萌出位置；对颌的第三磨牙位置不正或者已拔除者；以及冠周炎反复发作者，均应尽早拔除。伴有颊瘘者，在拔牙的同时应切除瘘管刮尽肉芽，缝合面部皮肤瘘口。

考点提示　下颌智牙冠周炎的概念、病因、临床表现、治疗方法。

第三节　口腔颌面部间隙感染

扫码“学一学”

案例讨论

【案例】

患者，女，52岁。主诉：双侧下颌下区肿胀7天。现病史：7天前左下后牙疼痛，左下颌下区肿痛。当时未给予特殊治疗，此后肿痛范围逐渐扩大，波及双侧下颌下区，并出现口底肿胀，疼痛明显，影响进食和吞咽，伴全身发热。既往史：糖尿病史15年，口服降糖药，否认药物过敏史。家族史：无特殊。检查：体温39.1℃，无呼吸困难。双侧下颌下区、刻下区肿胀明显，皮肤发红、触硬、压痛明显、有凹陷性水肿，穿刺可见黄白色脓液，张口度5mm；口底黏膜充血、肿胀，舌体抬高；左下7残冠，局部牙龈充血，触痛明显，Ⅱ度松动，叩痛（++）。X线片显示左下7根尖大面积透影区。实验室检查：血常规WBC 13.5×10^9/L，中性粒细胞0.87。

【讨论】

1. 该病例的诊断及诊断依据是什么？

2. 该病例的治疗方案是什么？

口腔颌面部间隙感染是指在口腔、颌面及颈上部各潜在筋膜间隙中发生的细菌性炎症的总称。口腔颌面部间隙是指位于筋膜间、筋膜与肌肉间、肌肉与骨膜间，以及骨膜间潜在的间隙。它们为脂肪、血管神经束、淋巴组织和疏松结缔组织所充实。一旦感染侵入，间隙内的结缔组织遭到破坏，充满炎症物质时，则间隙方始存在。在这些间隙中发生的弥散性化脓性炎症，称为蜂窝织炎。化脓性炎症局限后称为脓肿。感染易向人体解剖结构阻力薄弱的方向扩散蔓延，因此，感染起初可以局限于一个间隙，由于各筋膜间隙互相连通，也可波及相邻的几个间隙，从而形成弥散性蜂窝织炎或脓肿。若机体抵抗力降低，细菌毒力增强，感染还可向颅脑、纵隔等处发展，甚至导致全身化脓性感染等严重并发症。

口腔颌面部间隙感染均为继发性，常见为牙源性或腺源性感染扩散所致，损伤性、医源性、血源性较少见。感染多为需氧菌和厌氧菌引起的混合感染，也可为葡萄球菌、链球菌等引起的化脓性感染，或厌氧菌等引起的腐败坏死性感染。口腔颌面部间隙感染主要表现为急性炎症过程，病情发展迅速，全身和局部症状均很明显。通过认真询问病史，结合临床症状及检查，运用解剖知识，分析感染来源，再结合化验、穿刺、B超等辅助检查手段，对颌面部间隙感染部位不难做出诊断。感染的治疗原则与概论所述相同，如果经抗感染治疗及切开引流，症状不见好转，且肿胀继续增大时应注意排除恶性肿瘤继发感染的可能。以下根据感染所在解剖位置，分别就各间隙感染的特点及治疗要点分述如下。

一、眶下间隙感染

1. 解剖标志 眶下间隙位于眼眶下方、上颌骨前壁与面部表情肌之间。上界为眶下缘，下界为上颌骨牙槽突，内界为鼻侧缘，外界为颧骨。上颌骨前壁以尖牙窝为中心形成眶下间隙的底，其浅面有皮肤、表情肌等。此间隙中，有出自眶下孔的眶下血管神经及面部表情肌之间的脂肪及结缔组织。此外，该间隙内还有面动脉、面静脉经过（图7–4）。

2. 感染来源 眶下间隙感染多来自上颌尖牙及上颌第一前磨牙或上颌切牙的根尖周化脓性炎症或牙槽脓肿；此外，可因上颌骨骨髓炎的脓液穿破骨膜，或上唇底部及鼻侧部的化脓性炎症扩散至眶下间隙引起。

3. 临床特点 眶下区肿胀，肿胀区皮肤发红，张力增大，上、下眼水肿，睑裂变窄。鼻侧、上唇及颊部也出现反应性水肿，鼻唇沟消失。在口内，可见上颌前庭沟肿胀，并有明显压痛。脓肿形成后可触及波动感。少数可自行破溃，有脓液溢出，感染期由于肿胀及炎症激惹眶下神经，可引起不同程度的疼痛。

眶下间隙感染向上可向眶内直接扩散，形成眶内蜂窝织炎，亦可沿面静脉、内眦静脉、眼静脉向颅内扩散，并发海绵窦血栓性静脉炎。

4. 治疗　眶下间隙蜂窝织炎阶段可从局部外敷中药及处理感染病灶牙两个方面着手。一旦脓肿形成应及时作切开引流术。按低位引流原则常在口内上颌前牙及前磨牙区口腔前庭黏膜转折处作切口（图7–5）；横行切开黏骨膜达骨面，用血管钳向尖牙窝方向分离脓肿，使脓液充分引流，生理盐水冲洗脓腔，留置橡皮引流条进行引流。待炎症控制后应立即处理病灶牙。

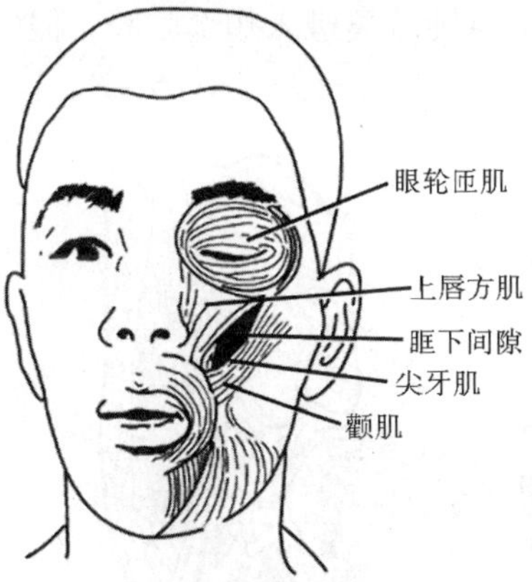

图7–4　眶下间隙解剖位置

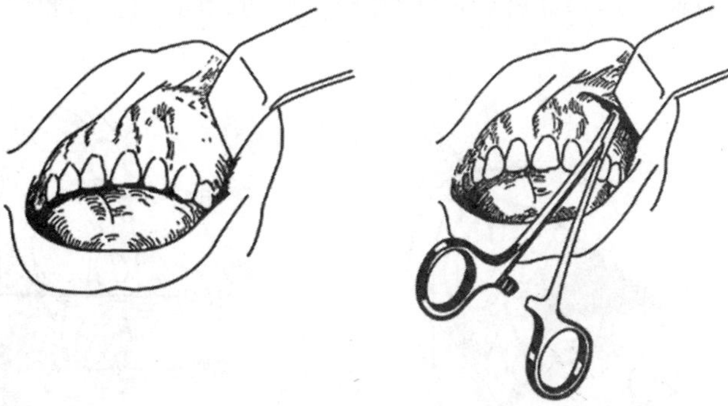

图7–5　眶下间隙脓肿切开引流术

二、颊间隙感染

1. 解剖标志　颊间隙有广义与狭义之分。广义的颊间隙是指在颊部皮肤与颊黏膜之间颊肌周围的间隙。其上界为颧骨下缘，下界为下颌骨下缘，前界从颧骨下缘至鼻唇沟经口角至下颌骨下缘的连线，后界浅面相当于咬肌前缘，深面为翼下颌韧带（图7–6）。间隙内含有颊脂垫、腮腺导管、颊淋巴结、上颌淋巴结，并有面神经分支、面动脉、面静脉通过。狭义的颊间隙系指咬肌与颊肌之间存在的一个狭小筋膜间隙，颊脂垫正位于其中。

扫码“看一看”

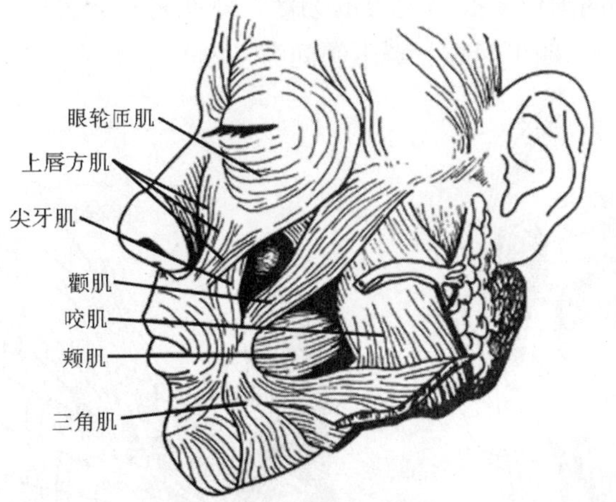

图7—6　颊间隙的解剖位置

颊间隙借血管、颊脂垫突及脂肪结缔组织与颞下间隙、颞间隙、咬肌间隙、翼下颌间隙、眶下间隙相通，成为感染相互扩散的通道。

2. 感染来源　颊间隙感染常见于上、下颌磨牙的根尖周脓肿或牙槽脓肿穿破骨膜，侵入颊间隙；也可因颊部皮肤损伤、黏膜溃疡继发感染，或颊、颌上淋巴结的炎症扩散所致。

3. 临床特点　颊间隙感染的临床特点取决于脓肿形成的部位，在颊部皮下或黏膜下的脓肿，病程进展缓慢，肿胀及脓肿的范围较为局限。但感染波及颊脂垫时，则炎症发展迅速，肿胀范围波及整个颊部，并可向相通的间隙扩散，形成多间隙感染。

4. 治疗 脓肿形成后，应按脓肿部位决定由口内或从口外作切开引流。脓肿接近黏膜侧，可做口内切开引流。切口应在脓肿的低位，即口腔前庭或龈颊沟之上切开（图7-7）。颊部皮下脓肿可在脓肿下方沿皮肤皱褶线切口。广泛颊间隙感染则应该从下颌骨下缘以下1～2cm处作平行于下颌骨下缘的切口，从切开的皮下向上潜行钝分离进入颊部脓腔。但应注意避免损伤面神经的下颌缘支及面动脉、面静脉等（图7-8）。

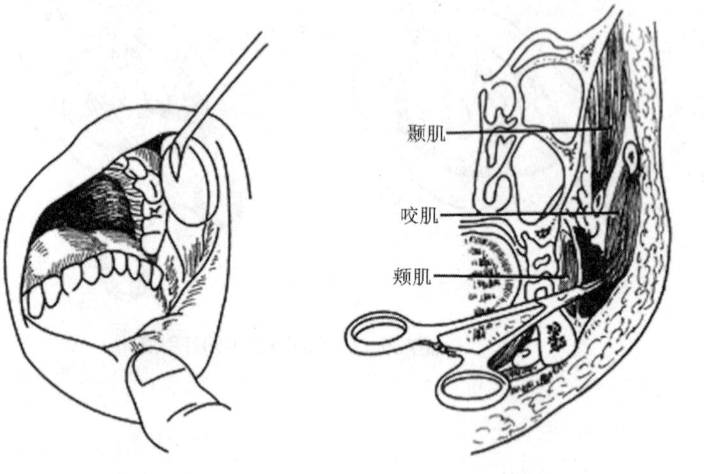

（1）　（2）

图7-7　颊间隙口内脓肿切开引流

（1）口内切口线；（2）分离脓腔

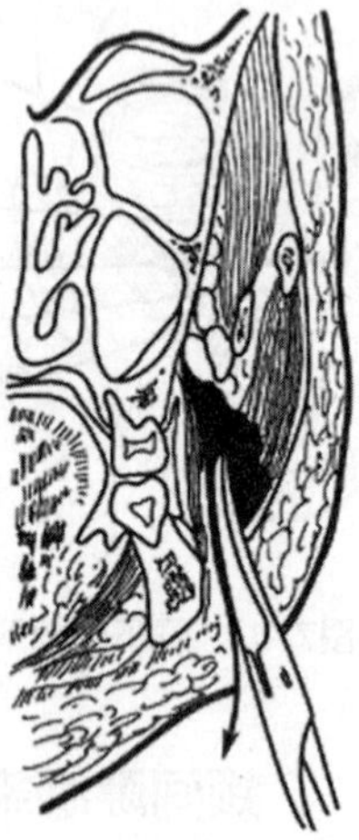

图7-8　颊间隙口外脓肿切开引流

三、颞间隙感染

1. 解剖标志 颞间隙位于颧弓上方的颞区，颞肌将其分为颞浅与颞深两间隙；通过脂肪结缔组织与咬肌间隙、颞下间隙、翼下颌间隙、颊间隙相通（图7-9）。

扫码“看一看”

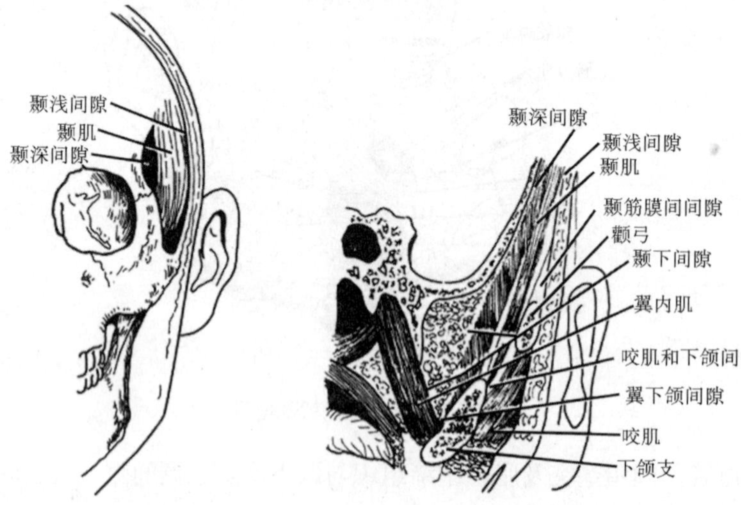

（1）　（2）

图7-9　颞间隙的解剖位置

（1）颞间隙的局部解剖；（2）颞间隙的毗邻解剖关系

2. 感染来源 颞间隙感染常由咬肌间隙、翼下颌间隙、颞下间隙、颊间隙感染扩散引起。耳源性的感染如化脓性中耳炎、颞乳突炎、颞部疖痈以及颞部损伤的继发感染也可波及颞间隙。

3. 临床特点　取决于是单纯颞间隙感染或伴有相邻多间隙感染，肿胀范围可仅局限于颞部或同时有腮腺咬肌区，颊部、眶部、颧部等区广泛肿胀。病变区表现为凹陷性水肿、压痛、咀嚼痛和不同程度的张口受限。脓肿形成后，颞浅间隙脓肿可触及波动感，颞深间隙脓肿则需借助穿刺抽出脓液才能明确诊断。

颞肌肥厚，筋膜致密，深部脓肿难以自行穿破，脓液长期积存于颞骨表面，可引起颞骨骨髓炎。颞骨鳞部骨壁薄，内外骨板间板障少，感染可直接从骨缝或通过进入脑膜的血管蔓延，导致脑膜炎、脑脓肿等并发症。

4. 治疗　继发于相邻间隙感染的颞间隙蜂窝织炎，可因其他间隙脓肿切开引流后，颞间隙内的炎症也随之消退。但颞间隙脓肿形成后则需要做切开引流，根据脓肿的深浅、脓腔的大小可采用不同形式的切口：浅部脓肿可在颞部发际内作单个皮肤切口即可；深部脓肿可作两个以上与肌纤维方向一致的直切口；当疑有颞骨骨髓炎时，可沿颞肌附着作弧形皮肤切口，切开颞肌附着，由骨面翻起颞肌，使颞鳞部完全敞开引流。需要注意的是在行弧形切口时，切忌在颞肌上作与肌纤维相交的横行切口，因为切断颞肌的同时可损伤颞肌的神经、血管，破坏颞肌的功能（图7–10）。如为多间隙感染，还应在下颌下区另作切口行上下贯通式引流（图7–11）。

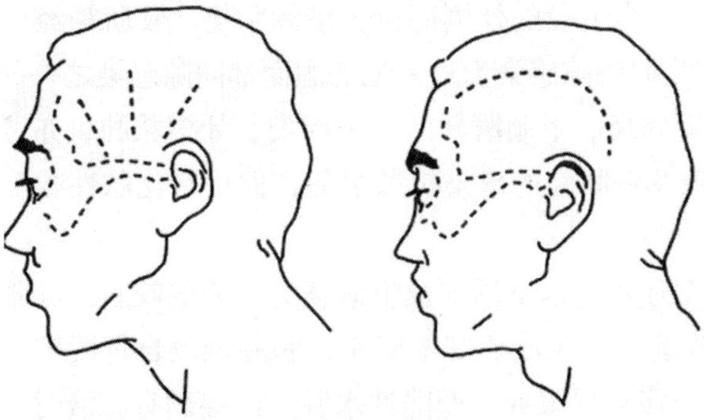

（1）　（2）

图7–10　颞间隙脓肿切开引流术切口

（1）直切口；（2）弧形切口

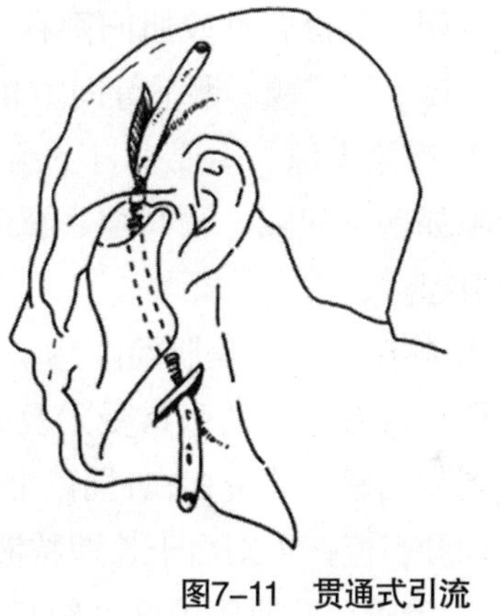

图7–11　贯通式引流

颞间隙脓肿切开引流后，如肿胀没有消退，脓液也没有减少，同时探得骨面粗糙，经X线片确定已发生骨髓炎时，应积极行死骨及病灶清除术，以免进一步发生颅内感染。

四、颞下间隙感染

1. 解剖标志　颞下间隙位于颅中窝底。前界为上颌结节及上颌颧突后面，后界为茎突及茎突诸肌，内界为蝶骨翼突外板的外侧面，外界为下颌支上份及颧弓，上界为蝶骨大翼的颞下面和颞下嵴，下界借助翼外肌下缘平面与翼下颌间隙分界。该间隙中的脂肪组织、上颌动静脉、翼静脉丛、三叉神经上、下颌支的分支分别与颞、翼下颌、咽旁、颊、翼腭等间隙相通；还可借眶下裂、卵圆孔和棘孔分别与眶内、颅内通连，借翼静脉丛与海绵窦相通。

2. 感染来源　可从相邻间隙，如翼下颌间隙等感染扩散而来；也可因上颌结节、卵圆孔、圆孔阻滞麻醉时带入感染；或由上颌磨牙的根尖周感染或拔牙后感染引起。

3. 临床特点 颞下间隙位置深在、隐蔽，故感染发生时外观表现常不明显，仔细检查可发现颧弓上、下及下颌支后方有轻微肿胀，伴有不同程度的张口受限，脓肿形成后不易触到波动感，一般需要借助穿刺抽出脓液才能明确诊断。但颞下间隙感染时常存在相邻间隙的感染，因此可伴有颞部、腮腺咬肌区、颊部和口内上颌结节区的肿胀，以及出现该合并间隙感染的相应症状。临床表现有如有同侧眼球突出、眼球运动障碍、眼睑水肿、头痛、恶心等症状时，应警惕海绵窦静脉炎的可能性。

4. 治疗 应积极应用大剂量抗生素治疗。若症状缓解不明显，经口内（上颌结节外侧处）或口外（颧弓与下颌切迹之间）途径穿刺有脓时，应及时切开引流。

切开引流途径可由口内或口外进行。口内在上颌结节外侧前庭黏膜转折处切开，以血管钳沿下颌支冠突内侧向后上分离至脓腔，口外切开多用沿下颌角下作弧形切口，切断颈阔肌后，通过下颌支后缘与翼内肌之间进入脓腔。若伴有相邻间隙感染，原则应与相应间隙贯通一并引流。

五、咬肌间隙感染

1. 解剖标志 咬肌间隙位于咬肌与下颌支外侧骨壁之间。前界为咬肌前缘，后界为下颌支后缘，上平颧弓下缘，下以咬肌在下颌支附着为界。由于咬肌在下颌支及其角部附着宽广紧密，故潜在性咬肌间隙存在于下颌支上段的外侧部位，借颊脂垫、咬肌神经、血管与颊、翼下颌、颞、颞下等间隙相通，咬肌间隙感染为最常见的颌面部间隙感染之一。

扫码"看一看"

2. 感染来源 主要来自下颌智牙冠周炎、下颌磨牙的根尖周炎、牙槽脓肿；亦可因相邻间隙如颞下间隙、颞间隙、翼颌间隙及颊间隙的感染扩散引起，偶可有化脓性腮腺炎波及者引起。

3. 临床特点 咬肌间隙感染的典型症状是以下颌支及下颌角为中心的咬肌区肿胀、充血、压痛伴有明显的张口受限及开口疼痛。由于咬肌肥厚坚实，脓肿难以自行溃破，也不易触到波动感。若炎症在1周以上，且压痛点局限或有凹陷性水肿，经穿刺有脓液时，应积极行切开引流，否则由于长期脓液蓄积，易形成下颌骨升支的边缘性骨髓炎。

4. 治疗 咬肌间隙蜂窝织炎时除全身应用抗生素外，局部可用物理疗法或外敷中药；一旦脓肿形成应及时引流。咬肌间隙脓肿切开引流的途径，虽可从口内翼下颌皱襞稍外侧切开，分离进入脓腔引流，但因引流口常在脓腔之前上份，体位引流不畅，炎症不易控制，发生边缘性骨髓炎的机会也相应增加。因此，临床常用口外途径切开引流。口外切口从下颌支后缘绕过下颌角，距下颌下缘2cm处切开，切口长3～5cm。逐层切开皮下组织，颈阔肌以及咬肌在下颌角区的部分附着，用骨膜剥离器，由骨面推起咬肌进入脓腔，引出脓液。冲洗脓腔后填入盐水纱条（图7-12）。次日换敷料时抽去纱条，换置橡皮管或橡皮条引流。如有边缘性骨髓炎形成，在脓液减少后可早期实施病灶刮除术（图7-13）。术中除重点清除骨面死骨外，不应忽略咬肌下骨膜面附着的病灶小碎片及坏死组织，以利于创口早期愈合。

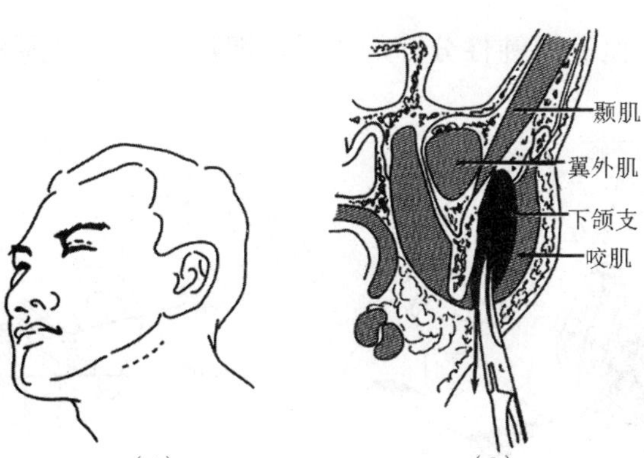

图7—12　咬肌间隙脓肿口外切开引流术

（1）口外切口线；（2）分离进入脓腔

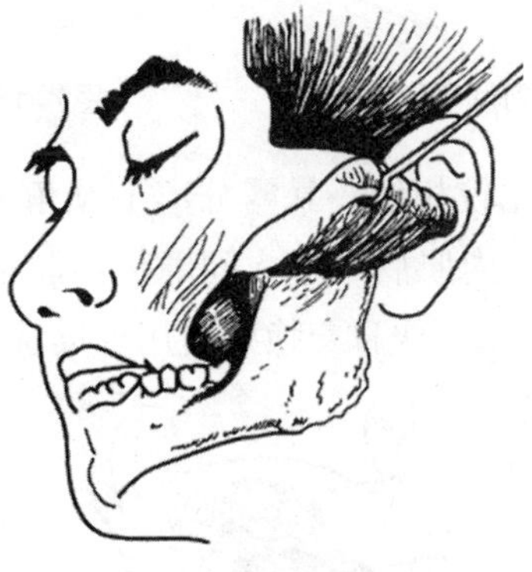

图7-13　病灶刮除术

六、翼下颌间隙感染

1. 解剖标志　翼下颌间隙位于下颌支内侧骨壁与翼内肌外侧面之间，前界为颞肌及颊肌，后为腮腺鞘，上为翼外肌的下缘，下为翼内肌附着于下颌支处。呈底在上、尖在下的三角形。此间隙中有从颅底卵圆孔出颅之下颌神经分支及下牙槽动、静脉穿过，借蜂窝组织与相邻的颞下、颞、颊、下颌下、舌下、咽旁、咬肌等间隙相通，经颅底血管、神经还可通入颅内（图7-14）。

扫码“看一看”

2. 感染来源　主要来自下颌智牙冠周炎及下颌磨牙根尖周炎症扩散所致；其次是下牙槽神经阻滞麻醉时消毒不严或拔下颌智牙时创伤过大，也会引起翼下颌间隙的感染；此外，相邻间隙如颞下间隙、咽旁间隙的炎症也可波及。

3. 临床特点　发病急，全身反应重。常先有牙痛史，伴渐进性张口受限，咀嚼食物及吞咽疼痛；继而感觉面侧深区疼痛，并放射到耳颞部。口腔检查可见翼下颌皱襞处黏膜水肿，下颌支后缘稍内侧可有轻度肿胀、深压痛。由于感染位置深在，即使脓肿已形成，面部肿胀不明显，临床难以直接触及波动感，一般需穿刺才可确定，因而常易延误诊断，致使炎症向邻近间隙扩散，可形成颞下、咽旁、下颌下等多间隙感染，导致病情复杂化。

4. 治疗　感染的初期应全身应用足量抗生素，以控制炎症的发展和扩散。脓肿的切开引流可从口内或口外进行。口内切开因受张口度的限制，较少采用；口外途径具有易于暴露间隙及有利于姿势引流的优点。口内切口在下颌支前缘稍内侧，即翼下颌皱襞稍外侧，纵行切开2～3cm，血管钳钝性分开颊肌后，即可沿下颌支内侧进入翼下颌间隙（图7-15）。

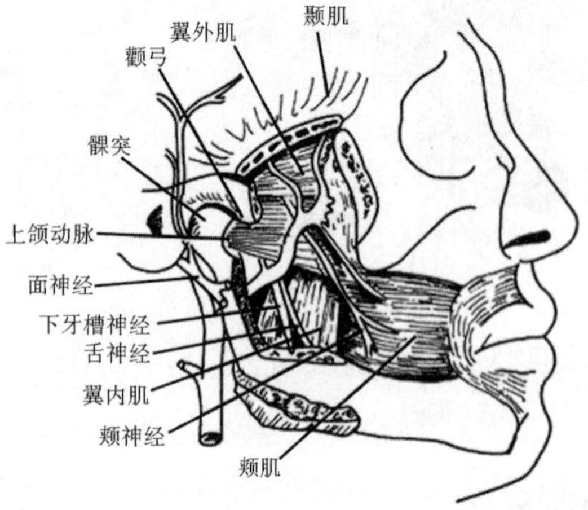

图7-14　翼下颌间隙的解剖位置

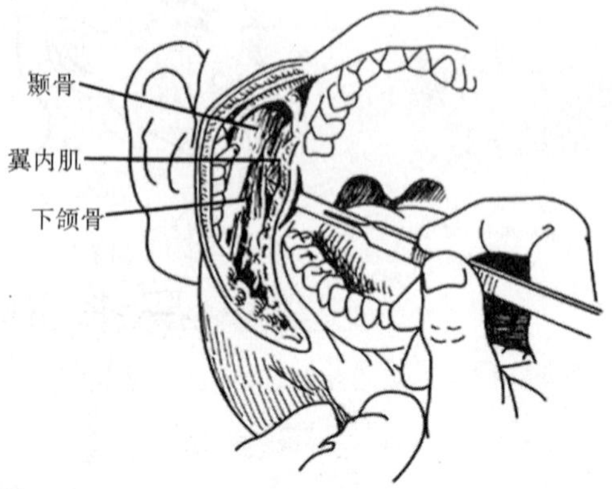

图7-15　翼下颌间隙脓肿口内切开引流术

口外切口与咬肌间隙切口比较相像，暴露分离下颌角下缘时，应将部分翼内肌附着及骨膜切开，用骨膜分离器剥开翼内肌后，进入间隙放出脓液，用生理盐水和1%～3%过氧化氢溶液冲洗脓腔以盐水纱条填塞，次日交换敷料用橡皮管或橡皮条引流（图7-16）。

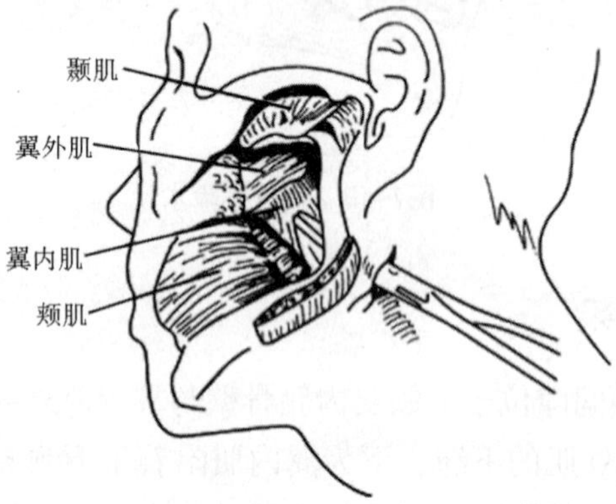

图7—16　翼下颌间隙口外切开引流术

七、舌下间隙感染

1. 解剖标志　舌下间隙位于舌和口底黏膜之下，下颌舌骨肌及舌骨舌肌之上。前界及两侧为下颌体的内侧面，后部止于舌根。由颏舌肌及颏舌骨肌又可将舌下间隙分为左右两部，二者在舌下肉阜深面相连通。舌下间隙后上与咽旁间隙、翼下颌间隙相通，后下通入下颌下间隙（图7-17）。

2. 感染来源　感染主要来自下颌牙的牙源性感染，其次为口底黏膜损伤、异物、溃疡以及舌下腺、下颌下腺导管的炎症均可引起舌下间隙感染。

3. 临床特点　临床典型表现为一侧或双侧的舌下肉阜或颌舌沟区口底肿胀，黏膜充血，舌体被挤压抬高、肿胀、僵硬，影响言语及吞咽。脓肿形成后在口底可扪及波动感，感染可经舌系带黏膜下扩散至对侧舌下间隙，严重者因口底肿胀，呈"双重舌"而不能闭口，流涎。感染波及舌根部时，可出现呼吸困难。如感染为唾液腺来源，下颌下腺导管口可有脓液排出。相邻间隙受累时可出现相应颌周及下颌下脓肿的临床症状。

4. 治疗　脓肿形成后，一般在口底肿胀最明显或波动区，与下颌体平行切开黏膜，钝性分离进入脓腔引流。注意勿损伤舌神经、舌动脉、下颌下腺导管。对已溃破者，沿溃破口稍扩大置入引流条即可（图7-18）。一旦形成下颌下脓肿，仅从口底引流则效果不好，应及时由下颌下区作切开引流。

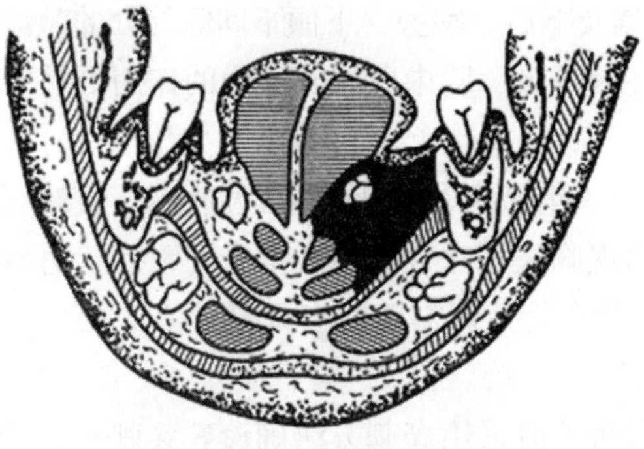
图7—17　舌下间隙解剖位置

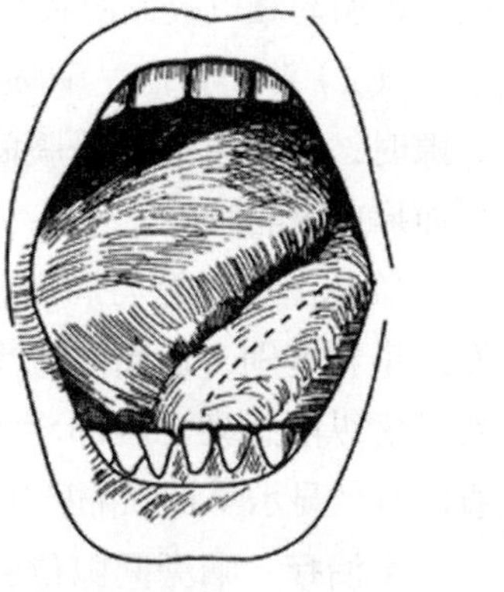
图7—18　舌下间隙脓肿口内切开引流切口

八、咽旁间隙感染

1. 解剖标志　咽旁间隙在咽腔侧方的咽上缩肌与翼内肌和腮腺深叶之间。前界为翼下颌韧带及下颌下腺上缘，后为椎前筋膜。间隙呈一个倒立的锥体形，底在上为颅底的颞骨和蝶骨，尖朝向下方止于舌骨。由茎突及附着其上诸肌将该间隙分为前后两部，前部称咽旁前间隙，后部为咽旁后间隙。前间隙小，其中有咽深动、静脉及淋巴蜂窝组织；后间隙大，有出入颅底的颈内动、静脉，第9～12对脑神经及颈深上淋巴结等。咽旁间隙与翼下颌间隙、颞下、舌下、下颌下及咽后诸间隙相通。血管神经束上通颅内，下连纵隔，可成为感染蔓延的途径（图7-19）。

2. 感染来源　多为牙源性，特别是下颌智牙冠周炎，以及腭扁桃体炎和相邻间隙感染的扩散。偶继发腮腺炎、耳源性炎症和颈深上淋巴结炎。

3. 临床特点　局部症状主要表现为咽侧壁红肿、腭扁桃体突出，肿胀可波及同侧软腭、腭舌弓和腭咽弓，腭垂被推向健侧；如伴有翼下颌间隙、下颌下间隙炎症时则咽侧及颈上部肿胀更为广泛明显。

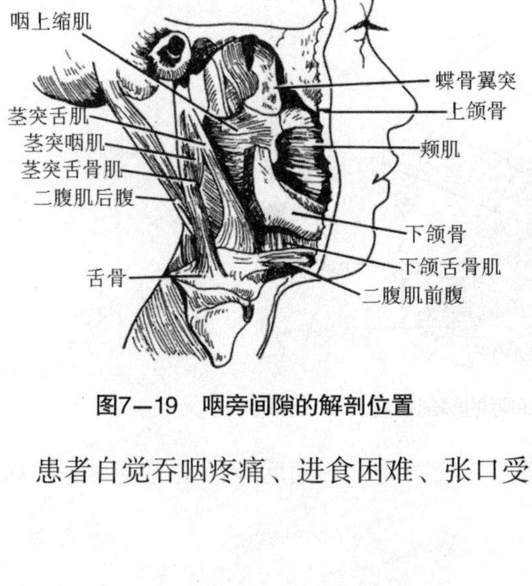

图7—19　咽旁间隙的解剖位置

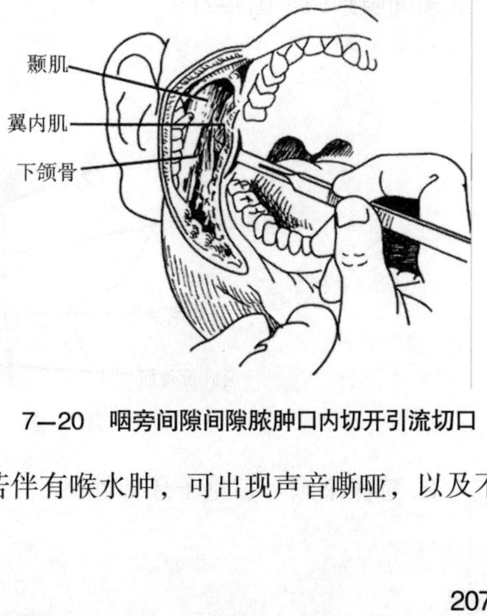

7—20　咽旁间隙间隙脓肿口内切开引流切口

患者自觉吞咽疼痛、进食困难、张口受限；若伴有喉水肿，可出现声音嘶哑，以及不同程度的呼吸困难和进食呛咳。咽旁间隙感染如处理不及时，可导致严重的肺部感染、败血症和颈内静脉血栓性静脉炎等并发症。

咽旁间隙感染还有两个特点：

（1）间隙内含有疏松结缔组织，血管丰富，一旦感染，感染性坏死物质极易扩散和吸收，可引起难以控制的致死性全身脓毒菌血症。

（2）源于口底、咽喉、中耳等处的感染累及咽后、咽旁、下颌下间隙等处的颈深筋膜间隙时，感染可通过筋膜间隙的平面扩散，并因呼吸、胸内负压及重力的作用更易向下蔓延而形成纵隔脓肿。

临床上应注意与局部表现相类似的疾病，如咽侧部发展迅速的恶性肿瘤、囊性病变继发感染相鉴别，诊断时应重视询问病史，如出现胸痛、呼吸困难，全身中毒症状明显时，要考虑纵隔感染。胸部X线片、胸部CT检查以及食管造影对诊断有重要价值；尤其是CT检查能有效显示早期纵隔感染。

4.治疗 咽旁间隙位置深在，脓肿形成与否一般采用穿刺方法确诊。穿刺系经口内翼下颌皱襞内侧进入咽上缩肌与翼内肌之间；抽出脓液后立即行切开引流。

口内途径切开引流术：张口无明显受限的患者，可在翼下颌皱襞稍内侧，纵行切开黏膜层，黏膜下用血管钳顺翼内肌内侧钝性分离进入脓腔。黏膜切口不宜过深，以防误伤大血管和神经（图7-20）。

口外途径切开引流术：以患侧下颌角为中心，距下颌骨下缘2cm作约5cm长的弧形切口；分层切开皮肤、皮下、颈阔肌后，顺翼内肌之内侧，用血管钳向前、上、内方向钝性分离进入咽旁间隙；放出脓液后以生理盐水冲洗创口，用盐水纱条或橡皮条引流。口外途径远不如口内途径易于接近脓腔，操作要求较高，除非严重牙关紧闭一般均选用口内途径。

九、下颌下间隙感染

1. 解剖标志 下颌下间隙位于下颌下三角内，周围边界与下颌下三角相同。间隙内包含有下颌下腺和下颌下淋巴结，并有面动脉、面前静脉、舌神经、舌下神经通过。该间隙向上经下颌舌骨肌后缘与舌下间隙相续；向后内毗邻翼下颌间隙、咽旁间隙；向前通颏下间隙；向下借疏松结缔组织与颈动脉三角和颈前间隙相连。因此下颌下间隙感染可蔓延成口底多间隙感染（图7-21）。

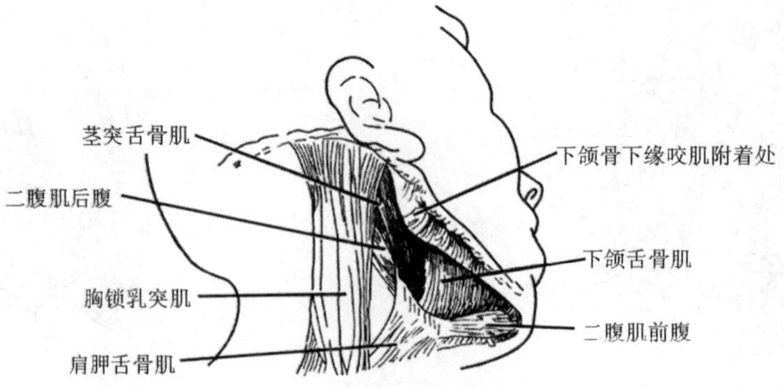

图7—21 下颌下间隙的解剖位置

2. 感染来源 多见于牙源性感染，如下颌智牙冠周炎，下颌后牙根尖周炎，牙槽脓肿等向下颌下间隙直接扩散引起；腺源性感染为另一重要感染源，尤其是婴幼儿更为多见，如上呼吸道感染引起下颌下淋巴结炎的结外感染扩散所致。此外，化脓性下颌下腺炎，下颌骨骨髓炎以及邻近间隙的感染也可波及此间隙。

3. 临床特点　多数下颌下间隙感染是以下颌下淋巴结炎为其早期表现。临床表现为下颌下区丰满，检查有明确边界的淋巴结肿大、压痛。化脓性下颌下淋巴结炎向结外扩散形成蜂窝织炎。下颌下间隙蜂窝织炎临床表现为下颌下三角区肿胀，下颌骨下缘轮廓消失，皮肤紧张、压痛，按压有凹陷性水肿。脓肿形成后，中心区皮肤充血可触及明显波动。下颌下间隙因与舌下间隙相续，感染极易向舌下间隙扩散（图7-22），此时可伴有口底后份肿胀、舌运动疼痛、吞咽不适等症状。下颌下间隙感染应注意与化脓性淋巴结炎和因导管阻塞引起的下颌下腺炎相鉴别。牙源性感染者发病较急，腺源性感染者发病较缓。

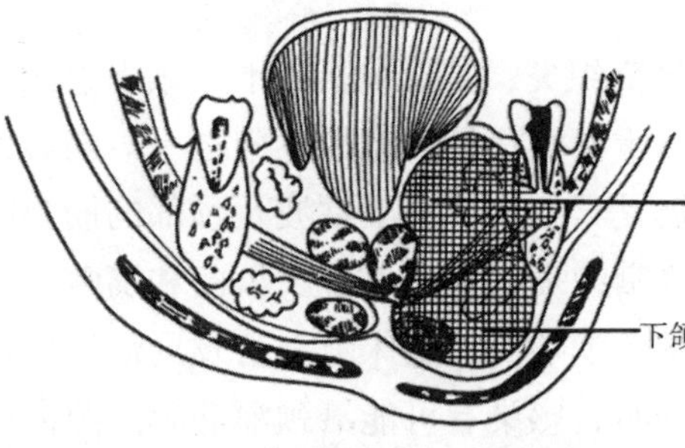

图7—22　下颌下间隙脓肿引起舌下间隙脓肿的解剖关系

4. 治疗　下颌下间隙形成脓肿时范围较广，脓腔较大，但若为淋巴结炎引起的蜂窝织炎，脓肿可局限于一个或数个淋巴结内，则切开引流时必须分开形成脓肿的淋巴结包膜方能达到引流的目的。下颌下间隙切开引流的切口部位、长度应参照脓肿部位、皮肤变薄的区域决定。一般在下颌骨体部下缘以下2cm作与下颌骨下缘平行切口；切开皮肤、颈阔肌后，用血管钳钝性分离进入脓腔。如系淋巴结内脓肿应分开淋巴结包膜，同时注意多个淋巴结脓肿的可能，术中应仔细检查，予以分别引流。

十、颏下间隙感染

1. 解剖标志　颏下间隙位于舌骨上区，为以颏下三角为界的单一间隙。间隙内有少量脂肪组织及淋巴结，此间隙借下颌舌骨肌、颏舌骨肌与舌下间隙相隔。两侧与下颌下间隙相连，感染易相互扩散（图7—23）。

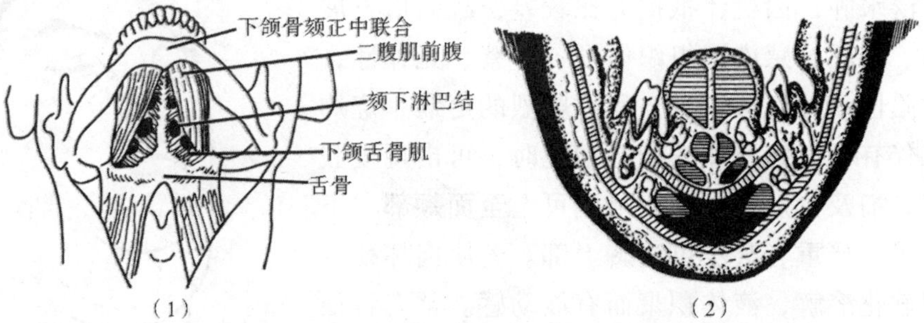

图7—23　颏下间隙解剖位置及脓肿形成

（1）解剖位置；（2）脓肿形成

2. 感染来源　主要为腺源性感染。下唇、颏部、舌尖、口底舌下肉阜、下颌前牙及牙周组织的淋巴回流可直接汇于颏下淋巴结，故以上区域的各种炎症、溃疡、损伤等均可引起颏下淋巴结炎，然后继发颏下间隙蜂窝织炎。

3. 临床特点 由于颏下间隙感染多为淋巴结炎扩散引起，故病情一般进展缓慢，早期仅局限于淋巴结的肿大，临床症状不明显。当淋巴结炎症扩散至结外后，才引起间隙蜂窝织炎，此时肿胀范围扩展至整个颏下三角区，皮肤充血、发红，有压痛，脓肿形成后局部皮肤呈紫红，扪压有凹陷性水肿及波动感。感染向后波及下颌下间隙时可表现出相应的症状。

4. 治疗 脓肿形成后，可在颏下肿胀最突出处作横行皮肤切口，分开颈阔肌达颏下间隙，建立引流。

十一、口底多间隙感染

口底多间隙感染，即口底蜂窝织炎，是指包括舌下、颌下、颏下等口底多间隙的广泛急性感染，被认为是颌面部最严重而治疗最困难的感染之一。随着诊治水平及有效抗菌药物的合理使用，近年来本病已极其罕见。其感染常波及颈部的筋膜间隙。感染可以是金黄色葡萄球菌为主的化脓性口底蜂窝织炎，也可以是厌氧菌和腐败坏死菌引起的腐败坏死性口底蜂窝织炎，后者又称卢德维希咽峡炎，临床上全身及局部反应均较严重。当口底多间隙感染没有得到及时有效的控制时，感染有可能沿颈深筋膜间隙向下扩散至颈部甚至到达纵隔形成更为严重的颈部多间隙感染或纵隔脓肿。急性下行性纵隔脓肿的病例有所增加，由于是一种发展迅速的致死性疾病，死亡率高达40%～50%，应引起临床的重视。

1. 感染来源 感染多来自下颌牙的根尖周炎、牙周脓肿、第三磨牙冠周炎、口腔及颌骨骨髓炎的感染，也可继发于下颌下、颏下化脓性淋巴结炎及扁桃体炎，还可因为口咽部感染、口腔软组织及颌骨损伤等引起。化脓性感染的病原菌以金黄色葡萄球菌和链球菌为主；腐败坏死性感染则常是厌氧性、腐败坏死性细菌的混合感染。

2. 临床特点 化脓性病原菌引起的口底蜂窝织炎，早期常在一侧舌下或颌下区出现红肿和疼痛，随着感染的扩散很快波及口底诸间隙，导致双侧舌下、下颌下及颏部出现弥漫性肿胀，口底组织抬高、流涎，舌体被压迫向后退，双侧颈上份皮肤肿胀明显，下颌下缘消失变粗呈牛颈状。患者常有吞咽、进食及呼吸困难等症状。全身症状严重者，多伴有发热、寒战，体温可达39～40℃以上，白细胞总数增多，中性粒细胞比例升高。

腐败坏死性病原菌引起的口底蜂窝织炎表现为软组织的广泛水肿，因机体抵抗力比较差，故病情发展更为迅速、广泛。感染区组织僵硬、青紫、无弹性，可出现凹陷性水肿。颌周有自发性剧烈的疼痛、烧灼感。如果伴有产气病原体感染的情况时，可出现皮肤紧张发亮，扪及捻发音。肿胀范围可上至面颊部，下至锁骨水平，严重者甚至可达胸上部。若肌肉坏死，皮下组织软化溶解，液体积聚而有波动感。常有舌根水肿、压迫会厌，容易出现呼吸困难，患者多呈半坐位，严重者可出现“三凹”征。由于全身中毒反应明显，机体防御能力下降，体温反而不高，白细胞总数

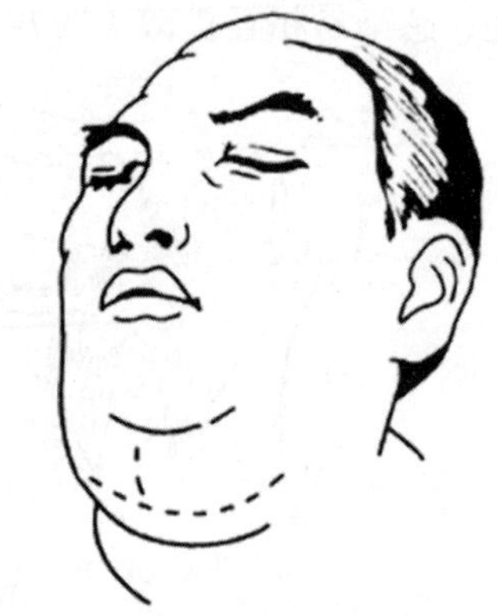

图7—24 口底蜂窝织炎广泛切开的倒T形切口（虚线示）

也不高，呼吸短促，脉快而弱，血压下降。如不及时处理，可发生窒息，或因并发败血症、感染性休克、心肌炎、纵隔炎等而危及生命。

3. 治疗　口底多间隙感染的主要危险是窒息和全身中毒，因此必须进行全面而及时的抢救。一方面要应用大剂量的广谱抗菌药物，并根据细菌培养及药物敏感试验及时调整用药，同时给予补液、输血等全身支持疗法；另一方面要及时做广泛的切开引流，以减轻组织的压力，排除毒素。若有呼吸困难症状，应尽早切开气管，防止发生窒息。早期行广泛地切开引流。切开引流时，可沿下颌骨下缘下2～3cm处做与下颌骨下缘平行切口达两侧颌下区，再沿中线由颏下到舌骨做纵切口使切口形成"⊥"形（图7—24）。切开皮肤、皮下组织及颈阔肌，钝性分离至脓腔。有时可切断部分口底肌，以保持引流通畅。

腐败坏死性感染，肌组织呈灰黑色，恶臭，脓液呈稀水状。对此，应用3%过氧化氢液或1∶5000高锰酸钾溶液反复冲洗，每日4～6次，以改变厌氧环境和充分引流为目的。创口内置橡皮管或盐水纱条填塞引流。

考点提示　口腔颌面部间隙感的感染来源、临床表现及治疗。

第四节　颌骨骨髓炎

扫码"学一学"

案例讨论

【案例】

患者，男，70岁。因左下颌反复肿胀伴开口受限2月余入院，半年前因左下颌肿痛，拍X线片发现左下磨牙残根，逐拔除后出现反复肿痛。3年前因恶性淋巴瘤局部放疗及左颈淋巴结清扫术。入院后查体：左下颌皮肤板样硬，边界不清，开口度2.5cm。X线片显示左下颌角区可见一约1.5cm×1.3cm范围骨质破坏影，中央小块死骨形成。

【讨论】

1. 该病例的诊断及诊断依据是什么？

2. 该病例的治疗措施是什么？

由细菌感染以及物理或化学因素使颌骨产生的炎性病变，称为颌骨骨髓炎。其定义不是单纯的局限于骨髓腔内的炎症，而是指包括骨膜、骨密质、骨髓以及骨髓腔中的血管、神经在内的颌骨组织炎症的总称。根据颌骨骨髓炎的临床病理特点和致病因素的不同，颌骨骨髓炎可分为化脓性颌骨骨髓炎、特异性颌骨骨髓炎以及物理和化学因素引起的颌骨骨坏死而继发感染的骨髓炎。

临床上以化脓性颌骨骨髓炎最为常见，特异性骨髓炎较少见。随着恶性肿瘤放射治疗的广泛应用，因放射性骨坏死引起的颌骨骨髓炎也相应增多。化学性因素引起的骨坏死并继发骨髓炎症者，以前多见为牙髓失活剂三氧化二砷应用不当造成。近10年来，由于双磷酸盐被应用于治疗多发性骨髓瘤、转移性骨肿瘤、Paget病、成人骨质疏松症（osteoporosis），致发生化学性骨坏死并发骨髓炎者，呈现增多趋势，所以应引起高度重视。本节重点介绍常见的化脓性颌骨骨髓炎。

一、化脓性颌骨骨髓炎

化脓性颌骨骨髓炎多发生于青壮年，男性多于女性，约为2∶1，以16～30岁发生率最高。化脓性颌骨骨髓炎约占各类型颌骨骨髓炎的90%以上。由于解剖学的特点，下颌骨骨髓炎较上颌骨骨髓炎常见，病情也比上颌骨严重。这主要是由于下颌骨骨质较致密，且周围有强大的咀嚼肌附着，一旦发生化脓性感染，不易穿破骨壁引流，致使感染沿下颌管扩散。此外由于下牙槽动脉无吻合分支，若血管栓塞，则易形成大片死骨。而上颌骨骨壁较薄、骨质疏松、营养孔较多，且附着较薄的表情肌，若发生炎症易于引流。同时上颌骨血运丰富，动脉分支多而又有侧支吻合，颌骨营养障碍及坏死的机会较少。上颌骨最为多见的是婴幼儿化脓性颌骨骨髓炎。

（一）病因

1. 致病菌　主要为金黄色葡萄球菌，其次是溶血性链球菌，以及肺炎链球菌、大肠埃希菌、变形杆菌等，临床以混合菌感染多见。

2. 感染途径

（1）牙源性感染　为最常见的感染途径，约占化脓性颌骨骨髓炎的90%，一般常在机体抵抗力下降和细菌毒力强时由急性根尖周炎、牙周炎、第三磨牙冠周炎等牙源性感染直接扩散引起。

（2）损伤性感染　因口腔颌面部皮肤和黏膜损伤；与口内相同的开放性颌骨粉碎性骨折或火器伤伴异物存留均有利于细菌直接侵入颌骨内，引起损伤性颌骨骨髓炎。

（3）血源性感染　临床上多见于婴幼儿，且上颌骨多见，同时多伴有颌面部或机体其他部位化脓性病变以及败血症等，但有时也可无明显全身病灶史。

（二）临床表现

根据颌骨骨髓炎的临床发展过程和病因、病理特点，将颌骨骨髓炎分为中央性颌骨骨髓炎和边缘性颌骨骨髓炎两种类型。

1. 中央性颌骨骨髓炎　中央性颌骨骨髓炎多在急性化脓性根尖周炎及根尖脓肿的基础上发生，向骨髓腔内发展。炎症病变始发于骨髓腔内，再由颌骨中央向外扩散而累及骨密质及骨膜，称为中央性颌骨骨髓炎。绝大多数发生在下颌骨。根据临床发展过程，常分急性期和慢性期。

扫码“看一看”

（1）急性期　由于细菌的毒性、全身状态、炎症发展的严重程度与病变的范围不同，其临床表现也有明显差异。本病起病急剧，多以患病部位剧烈的疼痛为主诉，同时伴有明显的全身中毒症状，体温可达39～40℃，白细胞总数高达20×10^9/L以上，中性粒细胞增多，并伴有头痛、食欲缺乏、便秘、嗜睡等症状。进入化脓期后，患者全身抵抗力下降，常出现中毒症状及局部症状加重，如经血行播散，可引起败血症。颌骨骨髓炎发病的初期，炎症常局限于牙槽突或颌骨体部的骨髓腔内。因为炎症被致密骨板包围，不易向外扩散，患者自觉病变区牙有剧烈疼痛，疼痛可向半侧颌骨或三叉神经分支区放射。受累区牙有明显叩痛及伸长感，不能咀嚼。

中央性颌骨骨髓炎在急性期如不能及时控制，可见受累部位牙根明显丰满、充血，有脓液从松动牙的龈袋溢出。炎症继续发展，破坏骨板，溶解骨膜。发病1周左右，颌骨内脓液可穿过骨密质至骨膜下，脓液开始由口腔黏膜和面部皮肤溃破。自行溃破或手术引流后，疼痛可迅速缓解，临床症状随之减轻。如脓液未得到引流，骨髓腔内的感染不断扩散，可形成弥漫性颌骨骨髓炎。

下颌中央性颌骨骨髓炎可沿下牙槽神经管扩散，波及一侧下颌骨，甚至越过中线累及对侧下颌骨；下牙槽神经受到损害时，可出现下唇麻木症状。如果病变波及下颌支、髁突及喙突时，翼内肌、咬肌等受到炎症激惹而出现不同程度的张口受限。少数患者，炎症还可能向颅底或中耳蔓延。上颌骨中央性颌骨骨髓炎罕见，很少形成广泛的骨质破坏。在炎症波及整个上颌骨体时，常伴有化脓性上颌窦炎致鼻腔也有脓液外溢。当炎症突破骨外板，可向眶下、颊、颧部、翼腭窝或颞下等部位扩散，或直接侵入眼眶，引起眶周及球后脓肿。

急性期持续10～14天，如炎症未能得到控制，可因颌骨内的血管栓塞，导致营养障碍与坏死，形成死骨并进入慢性期。

（2）慢性期　急性期治疗不彻底，治疗方法不得当，或因颌骨内血管栓塞导致营养障碍与坏死形成死骨，均可转为慢性颌骨骨髓炎。毒力弱的细菌在感染初期也常表现为慢性颌骨骨髓炎。慢性期病程长，可达数月乃至数年之久。患者体温正常或有低热，并可伴有贫血、消瘦。颌骨骨髓炎常在发病两周后，逐渐由急性期向慢性期过渡，并逐步进入死骨形成及分离阶段。

慢性期的临床特点，局部症状缓解，口内或颌面部病变区软组织硬结、压痛。口腔内及颌面部皮肤形成多个瘘道，长期排脓，并可有碎骨片从瘘道排出。如有大块死骨或多数死骨形成时，下颌骨可发生病理性骨折，出现咬合关系异常及面部畸形。一旦瘘管阻塞或全身抵抗力下降时，炎症又可急性发作。

2. 边缘性颌骨骨髓炎　边缘性颌骨骨髓炎，是继发于骨膜炎或骨膜下脓肿的密质骨外板的颌骨炎症，常在颌周感染的基础上发生，其感染来源多为牙源性，且又以下颌第三磨牙冠周炎最为常见。炎症首先侵犯骨膜，再损害骨密质，也偶见于中央性骨髓炎的感染扩散。下颌骨为好发部位，其中又以下颌角及下颌支多见。边缘性骨髓炎根据发病过程，也有急慢性之分。

边缘性骨髓炎的急性期特点，与颌周间隙感染症状相似。慢性期主要表现为腮腺咬肌区呈弥漫性肿胀，局部组织坚硬且轻微压痛，病程迁延或反复发作等。由于炎症侵犯咬肌，可出现不同程度的张口受限，全身症状不明显。

根据骨质病理损害特点，边缘性骨髓炎又可分为骨质增生型与骨质溶解破坏型。

（1）增生型　多发生于抵抗力较强的年轻人。由于患者抵抗力较强或致病菌毒力较弱，骨质破坏不明显，主要呈增生性病变。局部表现为患侧下颌支及腮腺咬肌区肿胀，压迫可有轻微疼痛不适。X线检查骨质呈致密影像。

（2）溶解破坏型　在急性化脓性颌周间隙蜂窝织炎之后，骨膜、骨密质已被溶解破坏，骨软化似蜡状，骨面粗糙，常在骨膜或黏膜下形成脓肿。自行溃破或切开引流后，常留下久治不愈的瘘道。治疗不当，病变可逐渐向颌骨内蔓延，而波及骨髓腔，形成广泛骨坏死。X线检查病变区可见骨质疏松。

（三）诊断

根据病史、病因、临床表现及X线检查，一般不难做出诊断。急性颌骨骨髓炎的主要诊断依据是全身及局部症状明显，病源及相邻的多数牙出现叩痛、松动，甚至牙周溢脓。患侧下唇麻木是诊断下颌骨骨髓炎的有力证据。上颌骨骨髓炎时，若波及上颌窦，可有上颌窦炎症状及患侧鼻腔溢脓。

慢性颌骨骨髓炎的主要诊断依据是瘘道形成和溢脓。死骨形成后，可从瘘道排出小块死骨，瘘道探诊，可感骨面粗糙不平。全身症状不明显。

另外还应注意，早期牙源性颌骨骨髓炎须与牙槽脓肿相鉴别。前者炎症区广泛，不但有牙痛，还伴有颌骨剧烈疼痛，多个牙松动，而且全身中毒症状严重。而牙槽脓肿主要局限在单个牙的肿痛。

中央性颌骨骨髓炎急性期（两周内）X线检查常看不到骨质破坏（一般认为骨矿物质破坏达30%～60%时X线检查才有诊断意义）。因此，X线检查不适于急性颌骨骨髓炎。发病2～4周转入慢性期，颌骨才有明显破坏，X线检查才有诊断意义。X线片可显示病变区骨密度降低。2～3个月后，可显示出骨破坏灶已局限，或死骨形成并与健康骨分离。依病程发展，颌骨骨髓炎X线片所见有4个阶段：弥散破坏期、病变开始局限期、新骨形成期、愈合期。增生型边缘性骨髓炎X线片，骨质呈致密影像。溶解破坏型边缘性骨髓炎，X线片呈骨质疏松影像，可有小片状死骨形成，但与周围正常骨质无明显界线。中央性颌骨骨髓炎与边缘性颌骨骨髓炎的鉴别诊断见表7–1。

表7–1　中央性颌骨骨髓炎与边缘性颌骨骨髓炎的鉴别诊断

	中央性颌骨骨髓炎	边缘性颌骨骨髓炎
感染来源	以根尖周炎、牙周炎为主	以下颌第三磨牙冠周炎为主
感染途径	先破坏骨髓，后破坏骨密质，再形成骨膜下脓肿或蜂窝织炎，病变可累及松质骨及密质骨	先形成骨膜下脓肿或蜂窝织炎，主要破坏密质骨，很少破坏松质骨
病变范围	可以是局限的，但弥漫型较多	为局限的，弥漫型较少
受累及牙	骨髓炎累积的牙多数松动，牙周有明显炎症	病源牙多无明显炎症或松动
病变部位	病变多在下颌体，也可波及下颌支	病变多在下颌角及下颌支，很少波及下颌体
X线表现	慢性期X线片见病变明显，可以有大块死骨形成，周围骨质分界清楚或伴有病理性骨折	慢性期X线片见皮质骨疏松脱钙或骨质增生硬化，或有小块死骨，与周围骨质无明显分界

诊断颌骨骨髓炎时，还应注意下颌边缘型骨髓炎的增生型与骨纤维瘤及骨肉瘤的鉴别；下颌骨中央性骨髓炎应注意与下颌骨中心型癌相鉴别，以及上颌骨骨髓炎应排除上颌窦癌的可能性。

（四）治疗

颌骨骨髓炎总的治疗原则是：及时控制感染，增强机体抵抗力，并适时切开引流、清除死骨和拔除患牙。

1. **急性期**　在炎症初期，即应采取积极有效的治疗，以控制感染的发展。如延误治疗，则常形成广泛的死骨，造成颌骨骨质缺损。急性颌骨骨髓炎的治疗原则，应与一般急性炎症相同。但急性化脓性颌骨骨髓炎一般都来势迅猛，病情重，并常有引起血行感染的可能。因此，在治疗过程中应首先注意全身支持及药物治疗，同时应配合必要的外科手术治疗。

（1）药物治疗　急性期应给予足量、有效的抗生素，以控制炎症的发展，同时注意全身必要的支持疗法。

（2）外科治疗　主要目的是去除病灶和引流排脓。应该尽早拔除病灶牙及相邻的松动牙，使脓液从拔牙窝内排出，这样处理既可以防止脓液扩散，加重病情，又可以减压及减轻剧烈的疼痛。若自行穿破骨板形成间隙蜂窝织炎，可以从低位切开引流。

2. 慢性期　应以手术治疗为主，药物治疗为辅。手术的目的是及时清除死骨，消除感染病灶，促进病变愈合。

（1）手术指征　①急性炎症期后，仍遗留久治不愈的瘘管，长期溢脓；②从瘘道可探及粗糙骨面或有活动死骨；③经X线片证实有骨质破坏或死骨形成；④手术一般在病程2～4周后进行；⑤患者全身健康状况能够耐受手术。

（2）术前准备　①术前1～2天配合抗菌药物治疗，手术范围小，患者全身情况较好者，按一般手术常规处理；②术前已发生或术中可能发生骨折者，术前应做颌间固定准备；③颌骨破坏大，术后可能出现舌后坠者，应做气管切开的准备；④体弱贫血，手术范围较大者，要做好输液、输血准备。

（3）麻醉方法　一般手术范围较小者，采用局部麻醉。大范围手术者，可采用全身麻醉。可能发生窒息的患者应采用气管插管麻醉。

（4）上颌骨死骨摘除术　①手术切口：一般可从口内进行，切口可与病变牙槽突平行，也可做梯形黏骨膜瓣切口。若死骨或瘘管接近眶下缘，可顺皮纹在眶下缘下方做皮肤切口。②清除死骨：分离黏骨膜或皮下骨膜，直达骨面，摘除游离死骨，刮除病理性肉芽组织，使骨面光滑。然后清洗创面，放置引流，缝合创口。如口内创口不能严密缝合，可填入碘仿纱条保护创面，具体步骤如图7-25所示。

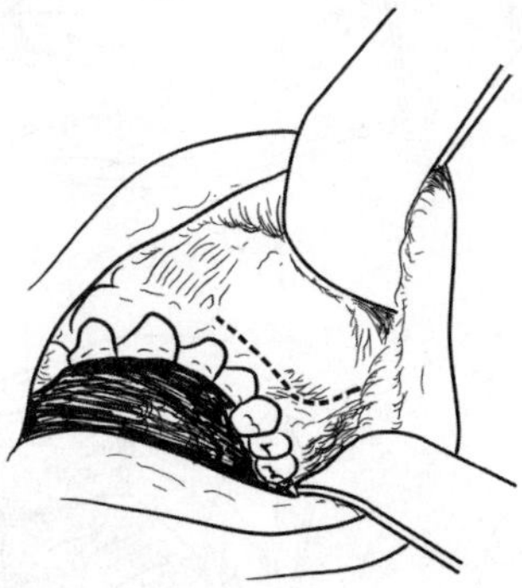
(1)

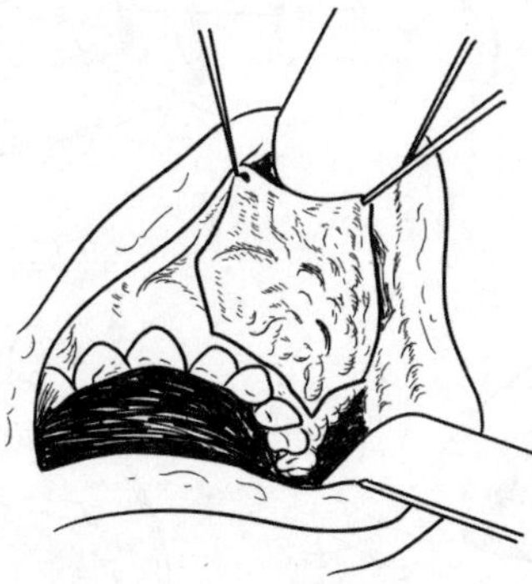
(2)

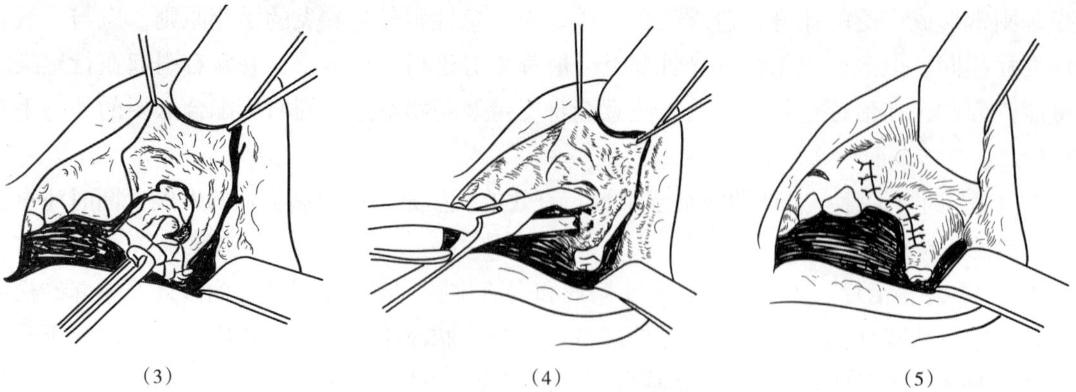

图7-25 上颌骨死骨及病灶清除术

(1)口内梯形切口;(2)显露死骨;(3)摘除死骨;(4)修整骨创;(5)创口缝合

(5)下颌骨死骨摘除术 ①手术切口:小范围且距牙槽嵴较近者,可做口内切口,方法同上颌骨。下颌骨体部、下颌角或下颌支的死骨,应按口外切口的原则,从下颌支后缘绕过下颌角,在距下颌骨下缘1.5~2cm处,做与下颌下缘平行或弧形的皮肤切口,以避免损伤面神经下颌缘支。②摘除死骨:牙槽突附近的死骨,原则上与上颌口内手术方法相同。下颌骨体部及下颌支的死骨,在切开皮肤、皮下组织和颈阔肌之后,钝性分离暴露面前静脉和颌外动脉,并结扎切断。沿下颌角及下颌下缘切断咀嚼肌附着和骨膜,以骨膜剥离器剥离骨膜,充分暴露病灶,摘除死骨。刮除碎骨屑及病理性肉芽组织后,修整锐利骨缘,清洗创面,并放置引流。最后分层缝合、包扎。如外部创口与口内相通,应严密缝合口内创口,口外建立引流;口内创口不能严密缝合时,应严密缝合口外创口,口内应填塞碘仿纱条,保护创面,直到肉芽组织生长、创口愈合为止。具体步骤如图7-26所示。

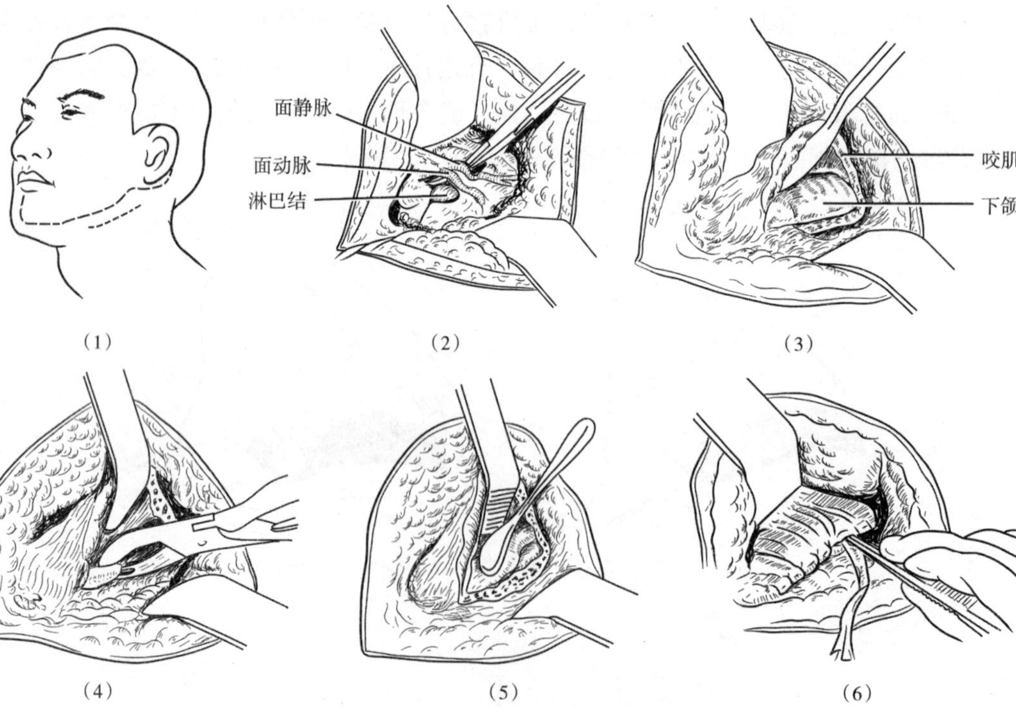

图7-26 下颌骨死骨及病灶清除术

(1)下颌下切口;(2)结扎面动脉与面静脉;(3)显露死骨与病灶;
(4)咬除死骨,清除病灶;(5)刮出死骨及炎性肉芽组织;(6)缝合肌组织及骨膜,放置引流

（6）边缘性骨髓炎的手术处理 边缘性骨髓炎多无明显死骨，病变特点是骨膜增厚或溶解，骨质粗糙或变软，有时可呈小块片状或砂石状死骨。手术应彻底刮除死骨及病理性肉芽组织，直到骨面光滑、坚硬为止，以防复发。

（7）牙源性颌骨骨髓炎的处理 引起牙源性颌骨骨髓炎的病源牙，应在清除死骨时一并拔除，以彻底清除病源。

二、新生儿颌骨骨髓炎

新生儿颌骨骨髓炎一般指发生在新生儿期的化脓性中央性颌骨骨髓炎。主要发生在上颌骨，下颌骨极为罕见，其病因、病变过程、治疗原则等均有别于以上的化脓性骨髓炎。

（一）病因

1. 致病菌 致病菌多为金黄色葡萄球菌、链球菌，也可为肺炎球菌。

2. 感染途径 感染途径多为血源性，可由脐带、皮肤等感染血行传播引起，也可因牙龈损伤或母亲患化脓性乳腺炎，哺乳时病源菌直接侵入引起，亦可在分娩时，母亲产道内的感染经患儿颜面皮肤或黏膜的微裂口直接侵入。此外，泪囊、鼻泪管及化脓性中耳炎有时也可伴发新生儿上颌骨骨髓炎。

（二）临床表现

急性期患儿突然出现高热、寒战、脉快、啼哭、烦躁不安，甚至呕吐，重者常出现意识不清、昏睡及休克等症状。局部症状主要表现为面部、眶下及内眦部红肿，以后病变向眼睑扩散，引起眼睑水肿、睑裂狭窄甚至完全闭合、球结膜充血或眼球外突等症状，提示已经发展为眶周蜂窝织炎。

由于新生儿的上颌骨未发育成熟，上颌窦没完全形成，所以感染很快波及上牙槽突，而出现上牙龈及硬腭黏膜红肿，感染向外扩散穿破骨板或骨膜，相应形成骨膜下脓肿、眶下区皮下脓肿，经切开或自溃流出脓液。脓液也常从龈缘、腭部及鼻腔破溃溢出，形成脓瘘，在脓肿切开引流后，此时全身症状可趋缓解，局部症状也可逐渐进入慢性期。

由于化脓性感染容易突破上颌骨骨壁向外发展，因此很少形成大块死骨。牙胚、眶下缘及颧骨等易受侵犯，小块死骨或坏死牙胚可自瘘管排出。恒牙胚和颌骨损害严重者，可影响颌面部发育而出现严重的牙颌畸形。

目前临床上很少能见到新生儿颌骨骨髓炎，因刚患病时多就诊于产科及小儿科，待转入慢性期后方到口腔科就诊，那时患儿多已度过新生儿期，故对这类患儿亦可称婴幼儿颌骨骨髓炎。

（三）诊断

根据患儿年龄、病史、症状特点，诊断多无困难。在发病2～3周后，X线片可显示骨质疏松、骨纹理模糊及死骨形成。

（四）治疗

新生儿上颌骨骨髓炎发病急，病情重，全身症状变化快，在治疗上应采取积极有效措施，在尽快给予大量有效抗生素的同时，应注意对症处理及全身支持治疗。一旦眶周、牙槽突或腭部脓肿形成，应及早切开引流，并注意患儿口腔的清洁和护理，避免脓液吞咽或误吸引起并发症。

对新生儿颌骨骨髓炎，不必急于施死骨清除术。因为新生儿上颌骨骨壁很薄，骨质疏松，小块死骨可随脓液排出。若需手术，一般采用从口内或扩大瘘管后进行搔刮，注意尽可能保留未感染的牙胚，并避免过度刮除骨质，以防造成牙颌面畸形与咬合关系异常。对面部遗留瘢痕及塌陷畸形，可待适当时机进行整复。

三、放射性颌骨坏死（骨髓炎）

伴随头颈部恶性肿瘤采用放射治疗越来越多，由放射线导致的放射性颌骨坏死及其继发的放射性颌骨骨髓炎也日趋增多。电离辐射对人的损伤程度与照射时间、照射剂量有关，而人体不同组织对辐射的耐受剂量也有明显的差异。生长中的骨及软骨对辐射比成人相同组织更敏感。一般认为成人骨是相当耐辐射的组织。在现代所用高能量放疗中很少产生骨坏死。但照射后的骨再生能力低下，易受创伤和感染。因此在头颈部肿瘤患者选用放射治疗时，应充分考虑其发生的可能性及采取预防和减少其发生的相应措施。

（一）病因

放射线能对恶性肿瘤细胞的分裂起到抑制作用，但也能对正常组织产生损害作用。关于放射性骨坏死的原因多年来一直崇尚血管栓塞学说，骨组织经辐射后在实质组织受损的同时，血管因辐射也发生系列形态及功能上的变化。照射后早期的形态变化可见因血管内膜肿胀而发生血供减少；晚期则因管壁增厚和内皮细胞增生突向管腔造成血管狭窄和闭塞，导致血供锐减或终止，引起局部营养障碍。但近年有研究证实，颌骨放射性骨损害主要是射线对骨细胞的直接损伤，而不是由于局部血管闭锁导致血液循环障碍的继发症，从而对血管栓塞学说提出了异议。

现代对放射性颌骨坏死的病因及发病机制的认识，推崇低细胞活性、低血管密度和低氧含量的“三低”学说。应当说放射性骨损害与血管损害应是互为因果，互有关联的。颌骨尤其是下颌骨主要为密质骨，含钙量高，吸收射线量大，因此在头颈部恶性肿瘤给予根治性照射时有发生无菌性坏死的可能。放射线引起的颌骨坏死与局部血供、个体耐受性、照射方式、局部防护，特别是与放射剂量或多次疗程等有一定关系。放射性剂量越大，次数越多，对骨的损害越大。口腔软组织对射线平均耐受量为6～8周内给予60～80Gy，但是在50Gy左右就有可能引起颌骨坏死。在此基础上，如口腔卫生不佳、牙源性感染以及损伤或施行拔牙手术等，均可导致继发感染，形成放射性颌骨骨髓炎。

（二）临床表现

放射性颌骨骨坏死发病过程缓慢，往往在放射治疗后数月乃至数十年始出现症状。有的患者是在拔牙或局部损伤后因伤口不愈合或发现骨坏死方来就诊。发病初期颌骨有持续性针刺样剧痛，由于放疗引起黏膜或皮肤破溃，致牙槽突、颌骨骨面外露，呈黑褐色；继发感染后在露出骨面的部位长期溢脓，经久不愈。病变发生于下颌支时，因肌肉萎缩及纤维化可出现明显的牙关紧闭。放射后颌骨的破骨细胞与成骨细胞再生能力低，致死骨分离的速度非常缓慢，因此死骨与正常骨质常常界限不清。面部软组织常有放射性瘢痕，有时面颊软组织可因继发感染而引起组织坏死，造成洞穿性缺损畸形。患者常有口干、口臭及口腔溃疡，也有发生猖獗龋者。因病程长患者呈慢性消耗性衰竭，常表现为消瘦及贫血。

（三）诊断

根据头颈部有放射性治疗的病史及局部表现，本病不难诊断。X线片主要显示为骨密度降低，骨小梁粗糙，病变区与正常骨界限不清。

（四）治疗

本病的治疗较为困难。放射性骨坏死或骨髓炎与化脓性骨髓炎不同，虽已形成死骨，却无明显界限，而且是慢性进行性发展。因此，治疗应考虑全身及局部两个方面。除用抗生素控制感染及全身支持疗法外，有条件时也可用高压氧和外科手术治疗。高压氧有时可以增加血管内的氧压，促进肉芽组织的生长，使死骨早日形成分离。由于死骨与健康骨质界限不清，因此在原发病灶得到控制后，应在健康骨质范围内尽早切除死骨。即使原发灶未完全得到控制，但有可能手术根治者，也可连同死骨一并进行根治性骨切除术，以中断病变的继续蔓延。口腔黏膜与皮肤被放射线累及的部分在切除颌骨的同时应一并切除，以免术后创口不愈合。

扫码"看一看"

（五）预防

根据本病发病因素，在放射治疗前、放射治疗中以及放射治疗后，应注意以下事项：

1. 放疗前　放射治疗1～2周前，要消除口腔内一切感染病灶，全口洁治，用非金属材料充填龋齿，拔除无法治愈的患牙，并拆除口内金属修复体，以避免二次射线的产生。

2. 放疗中　选择合适的放射源和照射方式，正确掌握放射剂量。治疗过程中注意加强营养，提高患者的抵抗力。放射野以外的组织应用屏障予以隔离保护。

3. 放疗后　治疗结束后，注意保持口腔清洁，一年内勿佩戴可摘义齿。定期复查，及早发现和治疗所出现的病变。尽可能避免拔牙或其他手术创伤。必须手术或拔牙时，应尽量减少手术创伤。术前术后给予有效抗生素，避免可能发生的继发感染。

随着数字科学、影像医学以及放射源、放疗器材等的发展和进步，近年来出现了肿瘤"精确"放疗的概念。由于采用了精确的固位、定位、立体定向和三维计算的方法可以使肿瘤得到更准确的照射，并避开或减少对正常组织的损伤。其中立体定向放疗、适形放疗等均属精确放疗的范畴。与常规的放疗相比，精确放疗发生放射性颌骨坏死的概率将大大降低，应是今后预防该病发生的最好措施。

考点提示　化脓性颌骨骨髓炎概念、病因及分类、临床表现、治疗原则及预防。

第五节　面部疖痈

扫码"学一学"

面部皮肤是人体毛囊及皮脂腺、汗腺最丰富的部位之一，又是人体暴露部分，接触外界尘土、污物、细菌机会多，易招致损伤，因此引起单一毛囊及其附件的急性化脓性炎症者称疖。其病变局限于皮肤浅层组织，相邻多数毛囊及其附件同时发生急性化脓性炎症者称痈，其病变波及皮肤深层毛囊间组织时，可顺筋膜浅面扩散波及皮下脂肪层，造成较大范围的炎性浸润或组织坏死。

一、病因

颜面部疖痈的病原菌主要是金黄色葡萄球菌。正常的毛囊及其附件内常有细菌存在，但只有在局部因素影响或全身抵抗力下降时，细菌才开始活跃引起炎症，皮肤不洁或剃须等原因引起皮肤的损伤均可成为局部诱因。全身衰竭、患消耗性疾病或糖尿病的患者，也易发生疖。

二、临床表现

疖初发时表现为皮肤上出现红肿、热痛的小硬结，呈锥形隆起。2～3天硬结顶部出现黄白色脓头，周围红肿，搏动性剧痛。继而硬疖中央部组织坏死软化，脓栓自行破溃脱落，疼痛缓解，炎症渐退，创口自行愈合。疖除引流区域淋巴结可轻微肿痛外，一般无明显全身自觉症状。

若处理不当，如随意搔抓或挤压排脓、热敷、药物烧灼腐蚀以及不恰当的切开等都可促使炎症扩散。如位于上下唇、鼻部的疖，可因此导致局部红、肿、痛范围增大，伴发蜂窝织炎或演变成痈。甚至并发海绵窦血栓性静脉炎、败血症或脓毒症。

痈好发于唇部，上唇多于下唇，男性多于女性。感染的范围和组织坏死的深度均较疖严重且伴剧烈的疼痛。当多数毛囊、皮脂腺及其周围组织发生急性炎症与坏死时可形成迅速增大的紫红色炎性浸润块。其后皮肤上出现多个黄白色脓头，破溃后溢出脓血样分泌物；继之脓头周围组织亦有坏死，坏死组织溶解排出后，可形成多个蜂窝状腔洞。感染可波及皮下筋膜层及肌组织，引起皮下组织坏死，致使整个痈的病变区组织呈酱紫色浸润块。痈周围和深部的组织则呈弥散性水肿。唇痈患者因唇部极度肿胀、疼痛、张口受限而导致进食、言语困难。局部区域淋巴结肿大、压痛。全身中毒症状明显，畏寒、高热、头痛、食欲缺乏、白细胞计数及中性粒细胞比例升高。唇痈较疖更易伴发颅内海绵窦静脉炎、败血症、脓毒症以及中毒性休克和水电解质紊乱，从而导致较高的死亡率。

扫码“看一看”

三、并发症

在口腔颌面部感染中，面部疖痈最易发生全身并发症。这是由于疖痈的病原菌毒力较强；上唇与鼻部“危险三角区”内的静脉常无瓣膜。以及颜面表情肌和唇部的生理性活动易使感染扩散等。当感染侵入面静脉发生静脉炎及血栓形成时，静脉回流受阻，可出现颜面广泛水肿、疼痛，感染沿无瓣膜面前静脉逆行引起海绵窦血栓性静脉炎。表现患侧眼睑水肿、眼球突出、眼压增高、运动受限、视力减退、畏光、流泪以及结膜下水肿或淤血，全身高热、头痛，至神志不清。若同时发生脑膜炎、脑脓肿，则出现剧烈头痛、恶心、呕吐、项强直、血压升高、呼吸深缓、惊厥、昏迷等脑膜激惹、颅内高压和颅内占位性病变等的体征。细菌随血液循环扩散，可引起败血症或脓毒症，表现为全身高热（常在39℃以上）、烦躁、神情淡漠、反应迟钝、嗜睡，甚至昏迷，皮肤有出血点或小脓点，白细胞总数及中性粒细胞比例明显增高。但出现中毒性休克时，则有血压下降、脉搏细速，如未及时和正确治疗可导致死亡。在脓毒症时尚可出现重要脏器（如肝、肺等）及躯干、四肢的转移性脓肿。

四、治疗

面部疖痈的治疗应局部与全身治疗相结合。①在炎症早期，无显著全身症状时应以局部治疗为主，同时选择必要的药物治疗。局部治疗宜保守。避免损伤，严禁挤压、挑刺、热敷或用苯酚、硝酸银烧灼，以防止感染扩散。②唇还应限制唇部活动，如言语及咀嚼等。进食可用管饲或鼻饲流质。③疖初起时可用2%碘酊涂擦局部，每日1次，并保持局部清洁。④痈的局部治疗宜用高渗盐水或含抗生素的盐水纱布局部持续湿敷，可促进早期痈的局限、软化和穿破。在急性炎症得到控制、局部肿胀局限、并已形成明显的皮下脓肿而又久不破溃时，才可考虑在脓肿表面中心、皮肤变薄的区域作保守性的切开引出脓液，切忌挤压分离脓腔。已破溃或切开引流后局部仍应以高渗盐水纱布持续湿敷，可收到良好的提脓效果，但已被脓液污染的盐水纱布应及时更换。

对面部疖伴有局部蜂窝织炎和面痈患者应结合全身抗菌药物治疗，最好从脓头处取脓做细菌培养及药敏试验，以供正确选用抗生素。疑有败血症、脓毒症或海绵窦静脉炎等全身化脓性感染并发症患者应反复作血细菌培养，根据结果选择用药。如致病菌一时未能确定，可暂时选用对金黄色葡萄球菌敏感的药物，如青霉素、新型青霉素、头孢菌素类及红霉素等，或两种抗菌药物的联合应用。以后根据治疗效果、病情演变及细菌培养结果，调整药物种类。

重症患者应加强全身支持疗法，包括：卧床休息，加强营养，输液或少量输血，补充电解质溶液纠正酸中毒。出现中毒性休克时，应积极采取综合措施并尽快纠正循环衰竭所出现的低血压，表现出颅内高压时应给予正确脱水疗法。患者昏迷或伴严重肺部并发症时，呼吸道分泌物多，咳嗽反射差，宜行气管切开术以利分泌物的抽吸及改善缺氧状态。临床出现全身并发症时，应采取相应针对性措施。

考点提示　口腔颌面部疖、痈的概念、临床表现、并发症及治疗原则。

第六节　面颈部淋巴结炎

扫码“学一学”

面颈部淋巴结炎是指各种感染性疾病引起的面颈部淋巴结的炎症性病理改变。面颈部淋巴组织丰富，它能将口腔颌面部的淋巴回流，汇集到所属的区域淋巴结内，最后经过颈深淋巴结及颈淋巴干进入颈内静脉。淋巴结不仅能过滤与吞噬进入淋巴液中的微生物、有害颗粒物质与肿瘤细胞，而且还能破坏毒素，是机体防御感染和阻止肿瘤细胞扩散的重要屏障。因此，口腔颌面部许多疾病所并发的淋巴结炎和肿大，对相应的疾病诊断和治疗具有重要意义。

（一）病因

1. 致病微生物　非特异性化脓感染的致病菌主要为金黄色葡萄球菌和溶血性链球菌，特异性感染中以结核分枝杆菌最多见。

2. 感染来源

（1）上呼吸道感染　常继发于扁桃体炎、咽炎、鼻炎、上颌窦炎等，为婴幼儿急性淋巴结炎的主要感染途径。

（2）口腔颌面部感染　常继发于口腔感染、冠周炎、根尖周炎、颌面部间隙感染、颌骨骨髓炎、颌面外伤感染、疖、痈等。

（3）结核病变　可继发于口腔、鼻咽部及肺结核，也可由肾、肠、骨等结核灶血行播散。

（二）分类

根据致病微生物的种类可分为化脓性淋巴结炎、结核性淋巴结炎；化脓性淋巴结炎根据病情的缓急，又可分为急性或慢性化脓性淋巴结炎。

1. 化脓性淋巴结炎

（1）急性化脓性淋巴结炎　临床以颌下淋巴结炎最为常见，由于幼儿淋巴结的屏障防御结构不完善、被膜薄、免疫力较低，所以急性化脓性淋巴结炎以婴幼儿较多见。

临床表现：急性淋巴结炎发病急、进展快。早期淋巴结肿大、压痛，可触及大小不等、界线清楚的硬结。如感染未得到控制，波及被膜及周围组织，则局部组织发红疼痛加剧。数个肿大淋巴结相互粘连，界限不清。继而淋巴结中心坏死、化脓，若穿破被膜，则导致蜂窝织炎发生。患儿早期低热不适，哭闹不安。进入化脓期，疼痛加剧、高热、寒战，白细胞总数可达（20～30）$\times 10^9$/L以上，如不及时治疗可并发脓毒血症、败血症及中毒性休克、支气管肺炎等而危及生命。临床上儿童病情较成人更为严重，必须引起高度重视。

（2）慢性淋巴结炎　多继发于慢性牙源性感染，也可继发于慢性扁桃体炎、慢性鼻炎、慢性中耳炎等。此外，急性淋巴结炎治疗不彻底亦可转为慢性。

临床表现：病程进展慢，病变常表现为慢性增殖性改变。临床特征是淋巴结内结缔组织增生形成微痛硬结，淋巴结活动，有压痛。可反复急性发作，增生长大的淋巴结，即使原发感染病灶消除，也不可能完全消退。

2. 结核性淋巴结炎　常见于儿童及青年。轻者仅有淋巴结肿大而无全身症状，重者可伴体质虚弱、营养不良、贫血、低热、盗汗、疲倦等症状，并可同时有肺、肾、肠、骨等器官的结核病史。

局部临床表现：初起为单个或多个肿大而无压痛的淋巴结，孤立而无粘连。后因炎症浸润，逐渐融合并相互粘连，形成不能移动的结节性肿块。晚期淋巴组织干酪样变性、液化，触诊有波动感。表面皮肤无充血、发热与明显压痛，故称为冷脓肿。肿胀自行溃破或切开后，排出类似豆渣样干酪物质或稀米粥样脓液，此时皮肤逐渐转变呈暗红色，形成经久不愈的瘘管。

（三）诊断与鉴别诊断

根据病史、临床表现、发病部位及原发病灶的存在，可做出诊断。但应注意慢性化脓性淋巴结炎与结核性淋巴结炎的鉴别诊断，以及化脓性颌下腺炎与结核性淋巴结炎的鉴别诊断。

结核性淋巴结炎可根据身体其他部位结核病史、脓液性状及涂片抗酸杆菌染色检查，或结核菌培养检查，与化脓性淋巴结炎和化脓性颌下腺炎加以鉴别。必要时可做淋巴结病理切片检查及结核菌素试验，协助诊断。

（四）治疗

1. 急性淋巴结炎

（1）全身治疗　应用足量有效抗菌药物控制感染，防止扩散，并给予全身支持治疗及对症治疗。

（2）局部治疗　可用中药六合丹外敷治疗，已化脓者应及时切开引流，同时进行原发灶的治疗。

2. 慢性淋巴结炎　对慢性淋巴结炎一般不需治疗，但有反复发作者，应寻找病灶予以清除。

3. 结核性淋巴结炎　应注意全身治疗，加强营养，提高机体免疫力，并给予抗结核药系统治疗。

（1）对于局限性、可移动的结核性淋巴结，或经药物治疗效果不佳者，可予以手术摘除。

（2）对已化脓的淋巴结结核或小的潜在性冷脓肿以及皮肤未破溃者，可以穿刺抽脓后，随即注入异烟肼50～100mg，隔日一次或每周2次。穿刺时应从脓肿周围的正常皮肤进针，以防造成脓肿溃破或感染扩散。

（3）对尚未形成冷脓肿的结核，可用异烟肼50～100mg加入0.25%普鲁卡因50ml中，做病灶周围环形封闭，隔日或每周一次。

考点提示　面颈部淋巴结炎病因、分类、临床表现及治疗原则。

第七节　口腔颌面部特异性感染和性传播疾病

扫码“学一学”

一、颌面骨结核

颌面骨结核是较少见的特异性感染病变，多由血行播散所致。好发于儿童与青少年，因骨发育旺盛时期骨内血供丰富，感染机会较多。病变多发生于颧骨及眶下缘部位及下颌骨的下颌支、下颌角部位。

（一）感染来源

开放性肺结核患者可随痰或唾液经口腔黏膜的创口感染，或牙及口腔黏膜结核侵入颌骨；也可因其他器官的结核病灶，由血行播散所致。

（二）临床特点

颌面骨结核发病一般较缓慢，呈渐进性、破坏性发展，早期无明显自觉症状。牙结核性溃疡病变可进而损害牙槽骨，发生干酪样变，被累及牙逐渐松动，甚至脱落。若病变继续发展，可使骨质膨隆或形成瘘管，经久不愈，并可继发化脓性感染。下颌角、颧骨及眶下缘等部位骨松质丰富，易发生血源性结核感染。

初期患部呈无痛性、弥漫性肿胀，质硬，稍有压痛。随着病情的发展，局部肿块增大，出现放射性疼痛。若病变向骨外周扩展，可波及相应部位的口腔黏膜及皮肤，形成冷脓肿，穿破后遗留不易愈合的瘘管，常有较稀薄的脓液或小死骨排出。全身症状一般只有低热，如并发化脓性感染，可出现急性颌骨骨髓炎的临床症状，脓液也变成黄色黏稠状。

（三）诊断

根据病史、临床表现以及身体其他部位有无结核病灶存在，再配合必要的辅助检查，如拍摄X线片、脓液涂片检查和结核菌培养，一般可做出诊断。必要时做活组织检查以确诊。

（四）治疗

颌面骨结核多为继发性病变，首先要重视原发灶的治疗。治疗包括全身用药和颌骨结核的病灶清除两个方面。

1. 全身治疗　增强饮食营养，提高机体抗病能力，应用异烟肼及利福平等抗结核药物，治疗过程一般需要6～12个月以上，为减少耐药菌株，一般采用两种药物的联合用药方案。

2. 局部治疗 在有效的全身抗结核治疗后，若颌骨病变已局限，可做病灶清除术，包括切除死骨、刮除结核性肉芽肿等。术后应继续进行抗结核治疗3个月左右。

二、颌面部放线菌病

颌面部放线菌病主要是由布氏放线菌引起的慢性、肉芽肿性的特异感染性疾病。布氏放线菌是人口腔正常菌群中的腐败寄生菌，故本病绝大多数是内源性感染。

（一）感染来源

感染通过龋洞、牙周袋、阻生牙的龈袋、拔牙创、口腔溃疡、面部损伤等途径侵入颌面部。

（二）临床特点

放线菌病以20～40岁男性多见，病变多发生于颌面部软组织，尤以腮腺咬肌区为多，其次是下颌下、颈部及颊部。如侵犯颌骨，其常见部位是下颌角及下颌支。

发病初期无自觉症状，局部出现无痛性硬块，患区皮肤呈紫红色，与周围正常组织无明显界限。若感染侵入咬肌、翼内肌及口底肌时，则出现明显的张口困难及咀嚼、吞咽疼痛。感染继续发展，则皮肤变软，形成多数小脓肿，溃破或切开后，常见浅黄色黏稠脓液流出，可查见硫磺颗粒。排脓后的创口经久不愈，形成互相通连的瘘管。若伴有化脓性感染，可出现急性化脓性感染的症状。

放线菌不受正常组织分层限制，可直接向深层组织扩散。颌骨遭受感染时，表现为部分骨密质被溶解破坏或增生。若病变侵入颌骨中心可在颌骨内形成囊肿样膨胀，称为中央性颌骨放线菌病。

（三）诊断

根据临床特点及细菌学检查，一般可做出诊断。但需与恶性肿瘤、结核等相鉴别。中央型放线病X线片显示的多囊性改变，需与颌骨成釉细胞瘤及黏液瘤相鉴别，必要时可做活体组织检查。

（四）治疗

1. 药物治疗 首选药为青霉素G，每日200万～500万U的大剂量肌内注射，持续6～12周。如合用磺胺类药物，有可能增强疗效。也可选用红霉素、林可霉素、克林霉素等。此外，口服10%碘化钾，皮内注射放线菌溶素的免疫疗法也有一定疗效。

2. 高压氧疗法 根据放线菌的厌氧特点，用高压氧及抗生素的综合治疗，可以提高疗效。

3. 手术疗法 已形成脓肿或留有瘘管，可分别做脓肿的切开引流及肉芽组织刮除术；若已侵入颌骨，则应做死骨刮除术。经以上治疗无效，且反复发作化脓性感染者，可考虑病灶切除，但因局部血供丰富，应有血源准备。术前给予青霉素G1000万～2000万U，术后每日给予青霉素200万～300万U，持续应用12周以上，以防复发。

三、颌面部梅毒

梅毒（syphilis）是由梅毒螺旋体引起的一种慢性感染性疾病。可侵犯皮肤、黏膜及全身各脏器，口腔及颌骨是常易遭受损害的部位之一。

（一）病因

根据传染途径，梅毒可分先天性梅毒（胎传梅毒）和后天性梅毒。先天性梅毒是由患梅毒的孕妇通过胎盘传染给胎儿的。后天梅毒绝大多数是通过性行为感染，少数可通过接吻、共用饮食器皿、玩具、哺乳等途径传播，亦有因输血而感染者。

（二）临床表现

1. 先天性梅毒　早期先天性梅毒多在出生后第三周或三个月，甚至一年后出现症状。婴儿常早产，表现为营养障碍，貌似老人。鼻腔狭窄、呼吸不畅，有带血的脓性黏液状分泌物。口腔黏膜可发生与后天性梅毒相似的黏膜。此外，梅毒性间质角膜炎出现的角膜浑浊，损害第Ⅷ对脑神经的神经性耳聋以及哈钦森牙，被称为先天性梅毒的哈钦森三联征。

2. 后天性梅毒　一期梅毒，又称硬下疳。口腔硬下疳发生在舌和唇部，病变表面或渗出液中可分离出梅毒螺旋体，有高度传染性。二期梅毒，硬下疳发生后3～8周，在口腔可出现梅毒黏膜斑或形成溃病，此期传染性也很强。三期梅毒为晚期病变，一般接触传染性不强。在口腔颌面部常侵犯鼻骨、硬腭及下颌骨。梅毒树胶样肿，为局限的炎性肉芽肿，可导致腭穿孔，也可使鼻骨破坏塌陷，形成鞍鼻。三期梅毒也可侵犯舌背，表现为舌乳头萎缩，过度角化而发生梅毒性白斑。

知识链接

先天性梅毒牙

哈钦牙又称先天性梅毒牙，是在胚胎发育后期和出生后第1个月，牙胚受梅毒螺旋体侵犯所造成的牙釉质和牙本质发育不全。10%～30%的先天性梅毒患者，牙形态可发生改变，表现为切牙呈半月形，切缘狭窄，中央部凹陷有切迹，两切角圆钝，形如新月状，故称半月形切牙，又称哈饮森牙。恒磨牙表现为殆面聚拢，牙尖皱缩，呈发育不良的结节状挤压在一起，釉质小颗粒状如桑葚，故称桑葚牙。

（三）诊断

根据详细而正确地询问病史、临床检查、病原微生物检查、X线检查，以及必要时组织病理学检查，进行综合分析，正确判断，审慎地做出诊断。

血清试验是诊断的重要手段。目前常用的有非特异性血清试验，如未灭活血清反应素试验（USR）和快速血浆反应素试验（RPR）可作为梅毒诊断的初筛试验。另有特异性梅毒血清试验，如荧光梅毒螺旋体吸收试验（FTA-ABS）及梅毒螺旋体血球凝聚试验（TPHA）等可作为诊断依据。

（四）治疗

颌面部梅毒损害无论胎传或后天受到感染，均为全身性疾病的口腔颌面部表现，因此应行全身性治疗。

青霉素是治疗的首选药物。常用青霉素G及砷铋剂联合治疗。对青霉素过敏者，可改用红霉素、头孢菌素类药物等。治愈的主要指标是病变及症状消退、血清试验等转为阴性。对缺损畸形的修复，必须在全身及局部的梅毒病变基本控制以后才能进行。

四、艾滋病在口腔颌面部的表现

艾滋病又称为获得性免疫缺陷综合征（acquired immunodeficiency syndrome，AIDS），是人类免疫缺陷病毒（human immunodeficiency virus，HIV）感染所致。艾滋病是HIV感染过程中晚期的临床表现，具有传播速度快、涉及地区广及死亡率高等特点。艾滋病的主要特点是患者的免疫功能受到严重的损坏，因此导致多种条件致病菌感染并伴发罕见的恶性肿瘤。

艾滋病的传播途径根据其传播的有效性依次为：血液传播、母婴垂直传播、性传播。

根据艾滋病的临床表现，常常将其分为4期，即急性感染期、潜伏期、艾滋病前期和典型艾滋病期。在艾滋病和艾滋病相关综合征（AIDS related complex，ARC）患者中约有95%有口腔颌面部的表现，这些患者在发展到艾滋病期之前的4年内可单独出现口腔表征，并首先就诊于口腔科，成为诊断该病的重要指征。所以要求口腔科医师必须具备这方面的知识，以尽早诊断并避免误诊和造成院内感染。

（一）口腔颌面部的表现

艾滋病和ARC患者口腔颌面的表现主要如下：

1. 白色念珠菌病 为艾滋病患者最常见的口腔感染，多出现在艾滋病确诊之前，常常为艾滋病的先兆症状。临床表现为口腔黏膜多处出现红斑或白斑，实际为红斑型白色念珠菌病或假膜性白色念珠菌病，多发生在腭部及舌背部的黏膜，表面有干酪样渗出物，自觉有疼痛及烧灼感，斑块可以擦去，留下红色区域并伴有出血。涂片及培养可发现白色念珠菌，部分患者可能出现白色念珠菌感染的口角炎。

2. 口腔黏膜毛状白斑 毛状白斑是艾滋病感染者最常见的表征和病变，是艾滋病血清学阳性的最可靠的指征，是免疫功能低下的先兆。毛状白斑只局限在口腔发病。主要表现为白色斑块，常发生在舌侧，大多数是双侧发病，可扩展到整个舌背和舌腹部，病变因过度增生表面不规则，表现为皱褶和突起，与毛发相似。还可以是小而细的皱褶，病变因过度增生有时呈现地毯样的表现。毛状白斑很少发生在唇、颊黏膜以及口底、软腭、口咽部等黏膜，更少发生在食管、喉部、肛门、阴道和皮肤。病变大小和严重程度与艾滋病感染者的病情程度无关。

3. 艾滋病相关性牙周炎 为艾滋病病毒感染者中一种特殊类型的牙周病变。主要表现为龈乳头坏死、出血及疼痛，牙周组织破坏速度快，牙松动、缺失，但牙周袋并不深。有时可发展为坏死性口炎，从而出现广泛的软组织、骨组织坏死，甚至危及生命。其原因可能是免疫功能缺损而口腔内条件致病菌感染所致。

4. 口腔疱疹 系口腔黏膜出现的小水疱样疼痛性病变。水疱破损后很快形成不规则性溃疡，两周后可以愈合，但有些患者可以反复发作。

5. 口腔肿瘤 与艾滋病有关的肿瘤有三种。

（1）卡波西肉瘤 是最常见的艾滋病相关肿瘤，好发于腭部，其次是牙龈、唇颊部、口咽部等。早期为扁平状不高出黏膜面、浅蓝色或浅红色的斑块状病变。以后逐渐发展，颜色变深，成为高出黏膜隆起的肿块，并出现分叶甚至溃疡。在出现溃疡前没有触痛，临床表现类似血管瘤。

（2）非霍奇金淋巴瘤 EB病毒可能是本病的病原体。病变多始于牙槽突，进而波及整个颌骨，出现牙松动、移位甚至脱落。肿瘤常为多发，并可波及内脏器官。

（3）鳞状细胞癌　艾滋病患者口腔鳞状细胞癌多发生在舌部。此外还可见口腔黏膜发生尖锐湿疣。

除以上症状外，艾滋病患者和艾滋病相关综合征（ARC）患者还常伴面颈部淋巴结肿大、唾液腺感染以及神经系统病变。

（二）艾滋病口腔病变的诊断

艾滋病口腔内病变常为HIV感染的首发症状。其诊断，除了详细了解病史以及全身检查外，对有淋巴结肿大、长期发热、乏力、消瘦的口腔病患者，应引起注意；有口腔明显病变者，应认真进一步检查并做相关实验室检查。

（三）防治

目前尚缺乏消灭HIV和扭转免疫缺陷的特殊方法，也没有效果确切的疫苗出现，因此预防其感染意义重大。主要预防措施如下：

1. 消除不洁性生活现象。
2. 阻断血液传播途径，如静脉注射毒品、不规范输血，进行相关宣传活动。
3. 医护人员在诊治艾滋病患者时，应采取有效的防止和控制感染措施。

艾滋病的治疗，在当前的条件下比较困难。目前的治疗主要是包括针对HIV病毒、艾滋病常见的机会性感染病原体、激活免疫抑制剂以及继发肿瘤的治疗。

本章小结

口腔颌面部感染是口腔科常见病、多发病。除具有红、肿、热、痛、功能障碍等全身各部位感染的共性外，因其解剖生理特点，又有其自身的特殊性。同时，不同的致病因素及组织结构，又可能发生病理改变和临床特征不尽相同的感染性疾病。因此，只有充分认识口腔颌面部感染的特点，认真把握口腔颌面部感染的共性，并努力区别不同口腔颌面部感染性疾病的特征，才能做到对口腔颌面部感染性疾病的正确诊断、合理治疗以及有效预防。

习　题

扫码“练一练”

一、选择题

【A1/A2型题】

1. 口腔颌面部脓肿形成后治疗的主要措施是

A. 大剂量应用抗生素　　B. 对症治疗
C. 应用激素　　D. 脓肿切开引流和抗生素应用
E. 局部外敷中药

2. 颌面部深部脓肿的特征性表现是

A. 发热　　B. 波动感
C. 局部淋巴结肿大　　D. 凹陷性水肿
E. 白细胞总数增高，中性粒细胞比例上升

3. 颌面部间隙感染最常见的原因是
A. 血源性　B. 腺源性
C. 外伤性　D. 牙源性
E. 继发于其他感染

4. 下列不属于智牙冠周炎症状的有
A. 张口受限　B. 磨牙后区肿胀
C. 局部自发性跳痛，伴放射痛　D. 下唇麻木感
E. 全身不适、发热等

5. 下颌智牙冠周炎沿下颌支外侧面向后扩散可形成
A. 翼颌间隙感染　B. 咽旁间隙感染
C. 颌下间隙感染　D. 口底蜂窝织炎
E. 咬肌间隙感染

6. 关于咬肌间隙感染下列说法错误的是
A. 感染多来源于下颌第三磨牙冠周炎和根尖周炎
B. 常伴张口受限
C. 临床表现为下颌角区红、肿、痛
D. 脓肿形成后可在下颌升支外侧触及波动感
E. 切开引流时可做下颌角下缘下1～2cm切口

7. 下列何种间隙感染最易导致呼吸困难
A. 眶下间隙　B. 翼颌间隙
C. 咬肌间隙　D. 下颌下间隙
E. 口底蜂窝织炎

8. 下列间隙感染首先表现为张口困难的为
A. 翼下颌间隙　B. 眶下间隙
C. 下颌下间隙　D. 口底蜂窝织炎
E. 舌下间隙

9. 边缘性颌骨骨髓炎死骨刮除术应在急性炎症后
A. 2～4周　B. 4～6周
C. 6～8周　D. 2个月以上
E. 半年以上

10. 下列颌骨骨髓炎中易形成大块死骨的是
A. 化脓性中央性颌骨骨髓炎急性期　B. 化脓性中央性颌骨骨髓炎慢性期
C. 化脓性边缘性颌骨骨髓炎急性期　D. 化脓性边缘性颌骨骨髓炎慢性期
E. 新生儿颌骨骨髓炎

11. 唇痈较少出现大块组织坏死，这是因为
A. 唇部组织表浅，易于早期发现病变　B. 唇部血液循环丰富
C. 感染的细菌毒力较低　D. 金黄色葡萄球菌是条件致病菌，其侵袭力弱
E. 唇部运动频繁，细菌不易滞留聚集

12. 颜面部疖、痈的治疗主张

A. 早期切开引流　　B. 局部烧灼

C. 局部热敷　　D. 保守治疗

E. 全身支持疗法

13. 结核造成的冷脓肿脓液特点是

A. 淡黄稀薄脓液　　B. 翠绿色稍黏稠脓液，酸臭味

C. 黄色黏稠脓液　　D. 灰白似米汤、内有干酪样坏死物

E. 灰白似米汤、内有硫磺颗粒样物

14. 化脓性淋巴结炎的治疗不包括

A. 切开引流　　B. 全身支持

C. 局部热敷　　D. 全身应用足量抗生素

E. 处理原发病灶

15. 有关口腔颌面部特异性感染错误的是

A. 颌骨结核应首选保守治疗

B. 淋巴结寒性脓肿必要时可切开引流

C. 全身抗感染治疗首选金黄色葡萄球菌敏感的抗生素

D. 包括梅毒感染和放线菌病

E. 不包括溶血性链球菌引起的感染

16. 患者，女，19岁。右下颌后牙出现肿痛、张口稍困难3天。口腔检查：右下第三磨牙萌出不全，龈瓣红肿覆盖大半牙冠，龈袋内有脓液溢出。右下67颊侧牙龈缘红肿。拟诊断为

A. 右下8急性冠周炎　　B. 右下7急性牙周炎

C. 右下7急性根尖周炎　　D. 右下6急性牙周炎

E. 右下6急性根尖周炎

17. 患者，男，50岁。诉左上颌后牙出现肿痛1周，张口困难3天。口腔检查：左上7残冠，叩诊（++），颊侧前庭沟稍变浅。仔细检查后发现颧弓上下及下颌支后方稍肿，有深压痛，张口受限（一横指）。拟诊断为

A. 眶下间隙感染　　B. 颞间隙感染

C. 颞下间隙感染　　D. 颊间隙感染

E. 翼下颌间隙感染

18. 患者，女，55岁。因口底癌术后行放射治疗，预防放射性骨髓炎的措施中不包括

A. 放疗前应行牙周治疗　　B. 放疗前应去除口内金属物

C. 残根、残冠应于放疗前拔除　　D. 放疗前避免局部使用氟化物

E. 暂停佩戴活动义齿

19. 患者，女，26岁。右颈部淋巴结结核，脓肿形成与周围无粘连，此时局部治疗方法中错误的是

A. 局部药物封闭　　B. 切开引流

C. 手术切除　　D. 穿刺抽脓

E. 脓腔药物注射

20. 艾滋病的患者在口腔颌面部的主要表现包括

A. 口腔白色念珠菌病　B. 口腔黏膜毛状白斑

C. 艾滋病相关性牙周炎　D. 口腔疱疹及卡波西肉瘤

E. 以上都包括

【A3/A4型题】

（21 ~ 25题共用题干）

患者，女，22岁。4天前因劳累出现左下后牙龈胀痛，进食吞咽时加重，昨天起出现局部自发性跳痛，面部肿胀，张口受限，伴发热。检查：左侧颊部肿胀，局部皮温增高，压痛明显，局限于咬肌前缘处，并及凹陷性水肿；张口度约二指，左下颌第三磨牙近中低位阻生，牙龈瓣覆盖其上，充血肿胀，并见糜烂，挤压局部少量脓液溢出。同侧第一磨牙前庭沟丰满充血，压痛存在，第一磨牙叩诊（–），无松动，无龋坏，未及牙周袋。

21. 该患者最初病变可能是

A. 左侧智牙冠周炎　B. 左侧第一磨牙牙槽脓肿

C. 左侧第一磨牙牙周脓肿　D. 左侧智牙牙龈炎

E. 左下颌磨牙后区牙龈溃烂继发感染

22. 该患者第一磨牙颊侧前庭沟处肿胀原因为

A. 根尖脓肿　B. 牙周脓肿

C. 根尖周囊肿继发感染　D. 第三磨牙冠周脓肿扩散引起

E. 颊间隙感染引起

23. 该患者左颊部皮肤肿胀原因最有可能是

A. 反应性水肿　B. 颊间隙感染

C. 颌上淋巴结炎　D. 局部皮肤感染

E. 咬肌间隙感染

24. 左侧第一磨牙前庭沟肿胀处理方法应为

A. 口内切开引流　B. 面部切开引流

C. 拔除左侧下颌第一磨牙　D. 咬肌间隙切开引流

E. 口服抗生素，局部可不处理

25. 该患者待急性炎症控制后的治疗应以下列哪一项为主

A. 拔除左侧下颌第三磨牙　B. 下颌骨死骨刮除术

C. 左侧下颌第三磨牙作牙髓治疗　D. 左侧下颌第三磨牙作牙周

E. 继续抗感染治疗

【B型题】

（26 ~ 30题共用选项）

A. 眶下间隙　B. 翼下颌间隙

C. 咬肌间隙　D. 下颌下间隙

E. 颞间隙感染

26. 可因下牙槽神经麻醉导致医源性感染的间隙为

27. 上颌尖牙根尖化脓性感染导致的间隙感染为

28. 感染形成脓肿时面部肿胀明显但不易发现波动感的间隙为

29. 最易发生腺源性感染的间隙为

30. 感染易发生骨髓炎甚至直接导致颅内感染的间隙是

（31～33题共用选项）

A. 急性化脓性骨髓炎　　B. 慢性颌骨骨髓炎

C. 放射性骨髓炎　　D. 婴儿骨髓炎

E. 亚急性骨髓炎

31. 由急性冠周炎或根尖周炎等原因引起的骨髓炎为

32. 由放射治疗引起的骨髓炎为

33. 有口内或口外或口内外瘘管形成时称

二、思考题

患者，男，20岁。主诉：左下后牙痛3天伴左侧颌下肿胀1天余。约3天前患者左下后牙出现疼痛，1天前左侧下颌下出现肿胀，并伴有剧烈疼痛，口服消炎药无明显缓解，自述有发热病史。既往健康，否认有系统性疾病史。检查：左侧下颌下区丰满，下颌下三角区肿胀，下颌骨下缘轮廓消失，皮肤紧张、压痛，按压有凹陷性水肿。左侧颌下可触及一边界清楚的肿大淋巴结，压痛。张口度约为1横指，口内38部分萌出，远中龈瓣覆盖，周围牙龈红肿，龈沟内可见少量黏稠液体流出。

1. 该患者最有可能的诊断是什么？

2. 该疾病的治疗原则是什么？

第八章

口腔颌面部肿瘤及瘤样病变

学习目标

口腔医学专业学习目标：

1. **掌握**　口腔颌面部良性肿瘤与恶性肿瘤的临床表现、鉴别诊断及治疗原则；口腔颌面部常见囊肿的分类、牙源性囊肿的临床表现、X线特点、诊断和治疗。

2. **熟悉**　口腔颌面部肿瘤的基本概念，包括临床类型、病理分类、预后、复发、转移及恶性肿瘤的TNM分期等；口腔颌面部肿瘤的诊断和治疗原则；牙龈瘤、血管瘤、脉管畸形和成釉细胞瘤的临床表现、病理分型和治疗方法。

3. 会运用口腔颌面部肿瘤患者的病史、体征和辅助检查的结果等基本信息，进行口腔颌面部肿瘤的诊断和治疗。

4. 具有口腔颌面部肿瘤诊疗的意识。

口腔医学技术专业学习目标：

1. **熟悉**　牙源性囊肿、发育性囊肿及潴留性囊肿的特点及处理。

2. **了解**　口腔颌面部良性肿瘤与恶性肿瘤的鉴别；对口腔癌前病变的认识及处理；口腔颌面部常见的良性肿瘤和瘤样病变的临床表现及治疗原则。

案例讨论

【案例】

患者，男，57岁，职业：工人。

主诉：发现右舌缘渐大包块伴疼痛半年余。

现病史：患者半年前发现右侧舌侧缘“溃疡”，疼痛不适，抗感染治疗1个月，无明显效果。包块逐渐增大，疼痛不适，伴自发出血，影响睡眠和工作，患者自患病以来，精神尚可，进食疼痛不适，大小便无明显异常。

查体：神志清楚、呼吸通畅，右侧颈上部触及一约2.5cm×2.0cm肿大淋巴结，质地硬，活动差，触痛，右侧舌缘中份见一约4.0cm×2.0cm包块，凸起于舌体表面，中央一火山口状溃疡面，边界不清，触及质地硬，不活动，深层浸润，触之易出血，舌体活动受限，舌尖稍有麻木感。

【讨论】

1.该病例首先考虑诊断是什么？

2.该病例应选择的辅助检查是什么？

3.该病例的治疗方案是什么？

4.为预防此类病例，你应提供的预防教育是什么？

口腔颌面部肿瘤及瘤样病变是口腔颌面外科学的重要组成部分，也是一名口腔医生必须掌握的基本知识。本章节主要介绍发生于口腔颌面部的特性肿瘤和常见肿瘤的诊治特点，同时也介绍一些具有肿瘤生物学特点的囊肿及瘤样病变。

第一节　概　述

扫码“学一学”

肿瘤（tumor）是严重危害人类健康的常见病和多发病，是人体组织细胞在内在和外在致病因素长时间的作用，使细胞的遗传物质——脱氧核糖核酸（DNA）产生突变，对细胞的生长和分裂失去控制而发生异常增生和功能失调所造成的一种疾病。

口腔颌面部肿瘤是头颈部肿瘤的重要组成部分，根据国际抗癌联盟（UICC）建议应用于临床的分类中，头颈部癌瘤正式分为七大解剖部位，即：唇、口腔、上颌窦、咽（口咽、鼻咽、喉咽）、唾液腺、喉和甲状腺，其中大多部位均位于口腔颌面部。在临床统计应用中，有时可将唇部肿瘤列入广义的口腔肿瘤中。一些国际上的统计资料有时也把口腔癌与咽癌放在一起一并统计，统称为口腔和口咽部癌。

囊肿和瘤样病变（quasi-tumors，tumor-like lesions）虽不是真性肿瘤，但常具有肿瘤的某些生物学特性和临床表现，故在此一并进行讨论。

一、临床流行病学

（一）发病率和患病率

不同国家、不同的肿瘤，发病率有很大差别。来自Global Cancer Statistics 2008年数据显示，头颈部恶性肿瘤的发病率较高，位居全身恶性肿瘤的第6位，其中口腔癌位于第12位。我国目前尚无很精确的全国性的口腔癌发病率或患病率的资料。上海市肿瘤研究所流行病学教研室数据，头颈部恶性肿瘤的发病率为男性11.8/10万，女性8.4/10万。

（二）构成比

在不同国家和地区，口腔颌面部肿瘤构成比有差异。在全身肿瘤中，良性与恶性的比例约为1∶1。口腔颌面部肿瘤，因包括囊肿、瘤样病变在内，一般良性肿瘤多于恶性肿瘤。上海交通大学医学院附属第九人民医院病理科90年代对15983例口腔面部肿瘤、囊肿及瘤样病变的统计分析，良性肿瘤占42.95%，恶性肿瘤占32.08%，囊肿占20.25%，瘤样病变占4.70%。据中国26个地区、36个单位统计分析，口腔颌面部肿瘤占全身肿瘤的8.2%，其构成比在全身恶性肿瘤中处于第10位之后，但由于我国人口基数大，患者的绝对数并不少。

（三）性别和年龄

口腔颌面部肿瘤多发生于男性，国内资料统计男女构成比约为2∶1。值得注意的是，近年来女性口腔癌的发病有明显增多的趋势。发病高峰年龄为40～60岁，而西方发达国家则多发生于60岁以上，其发病峰值比我国约大10岁。但在20世纪80年代以来，无论在西方国家或我国，除个别癌瘤外，口腔颌面部恶性肿瘤的患病年龄有逐渐增长的趋势，其主要原因可能与整体人群平均寿命延长有关。

女性患者的患病率增长可能和以下两种因素有关：其一是由于女性抽烟和饮酒人群有所增长；其二是更多的女性参加原本为男性所从事的职业。

（四）组织来源

口腔颌面部良性肿瘤以牙源性及上皮源性多见，如多形性腺瘤、成釉细胞瘤等；其次为间叶组织肿瘤，如纤维瘤、管型瘤等。

口腔颌面部恶性肿瘤以上皮组织来源最多，尤其是鳞状细胞癌最为常见，约占口腔颌面部恶性肿瘤80%以上；其次为腺源性上皮癌及未分化癌；来自间叶组织的肉瘤较少，主要为骨肉瘤、纤维肉瘤等。淋巴和造血组织来源的恶性肿瘤，如白血病、恶性淋巴瘤等也可首发于口腔颌面部。

（五）好发部位

口腔颌面部良性肿瘤多见于颜面部、口腔黏膜、牙龈与颌骨。恶性肿瘤以舌癌最多，依次为颊癌、牙龈癌、腭癌、上颌窦癌。需要指出的是，癌瘤的好发部位与地区、气候、种族、生活习惯等有一定关系。

二、病因及发病因素

肿瘤的致病因素与发病条件十分复杂，目前具体病因不详，是多种因素综合作用的结果。既有内因，又有外因；既有局部因素，又有全身因素，同时存在个体差异。各种因素密切联系、相互制约、综合地发挥作用。因此，目前对颌面部肿瘤病因的认识，大多都接受“癌瘤病因综合作用”的概念。随着近年来分子生物学研究的发展，证实肿瘤也是一种基因分子疾病，恶性肿瘤的发生是一个极为复杂的生物学现象。

（一）现代医学的认识

目前比较一致的看法是，绝大多数恶性肿瘤的发生与环境因素有关。根据长期的临床观察与实验研究，肿瘤的发生可能与下述致病因素有关。

扫码“看一看”

1. 外来因素

（1）物理性因素　如热、损伤、紫外线、放射线以及长期慢性刺激等都可成为致癌因素。如舌癌、颊癌可发生于残根残冠、锐利的牙尖、不良修复体等长期刺激的相应部位；过量的紫外线可导致唇癌、皮肤癌或黑色素瘤；X线及放射性物质可诱发皮肤癌及骨肉瘤。

（2）化学因素　是肿瘤病因最早受重视并被证实的因素。有致癌作用的化学物质达千余种。研究证实，口腔癌与吸烟、咀嚼烟草及槟榔有关；烟油中含有苯并芘、N-亚硝基哌啶等致癌物质，其含量跟烟草种类有一定的关系。酒精是致癌的促进剂之一，是口腔癌和食管癌的重要起因，且与烟草致癌有协同作用。

（3）生物性因素　许多研究证明某些恶性肿瘤可以由病毒引起。如鼻咽癌、恶性淋巴瘤与EB病毒有关。人乳头瘤病毒（HPV）是诱发人口腔黏膜鳞癌的相关病毒。

（4）营养因素　近年来，营养与肿瘤的关系备受关注。营养与肿瘤的关系是肿瘤学研究领域的一个热门课题。研究证明，营养不良或营养过度，包括食谱、某些维生素和微量元素的变化均与癌瘤的发生有一定关系。如维生素A和维生素B、维生素E类缺乏；硒（Se)、锗（Ge)、铜（Cu）、锌（Zn)等在体内的含量与比值变化与癌瘤的发生、发展有一定的关系。营养不良可损伤机体的免疫功能，细胞免疫和肿瘤的发生有关。

2. 内在因素

（1）神经精神因素　人类疾病有三分之二与心理刺激和生活境遇有关，其中心身疾病约占三分之一。临床观察发现，一些肿瘤患者发病前常有严重的精神创伤史或不正常精神状态。事实表明：精神过度紧张、心理状态不平衡等，可造成人体功能失调，可能加快肿瘤的发生与发展。

（2）内分泌因素　内分泌功能紊乱可引起某些肿瘤。例如患宫颈癌及乳腺癌后，发生口腔及口咽癌的机会大大增加；有学者报道女性唾液腺癌患者再发生乳腺癌的危险是正常人的8倍。

（3）机体免疫状态　在人体和动物实验癌瘤中均已证实存在着肿瘤抗原与免疫反应。机体的抗癌免疫反应是通过免疫监视（immunological surveillance）作用来实现的，以细胞免疫为主。口腔颌面部恶性肿瘤患者的免疫功能无论在早期还是晚期都有下降，而以晚期病例尤为显著。机体的免疫状态对肿瘤的发生与发展有一定的影响。

（4）遗传因素　癌症患者可有家族史，其遗传规律是以“易感性”的方式表达出来。子代遗传的并不是癌症本身，而是一种容易患癌的个体素质，还需要一定的环境因素才能作为其发病条件。

（5）基因突变　肿瘤分子生物学研究发现，在人类染色体中存在着癌基因（oncogene）和抗癌基因（anti-oncogene）。在口腔颌面部癌瘤中有C-myc、C-Ki-ras以及C-erbB等癌基因的表达。口腔抗癌基因研究主要涉及p53、p16、APC、Rb等基因。在正常情况下，癌基因和抗癌基因互相依存、互相制约，人体不会发生肿瘤；只有在外来因素作用下，癌基因被激活，或抗癌基因被抑制（失活）的情况下，人体才会出现肿瘤。认识癌基因和抗癌基因是研究细胞癌变和细胞生长调节的关键，目前口腔癌的癌基因和抗癌基因研究尚位于早期阶段，很多问题尚待探讨。进一步研究对口腔癌早期诊断、判断预后、癌发展的阻断及基因治疗方面有显著的意义。

此外，年龄、地区、民族、环境、风俗、生活习惯等内外因素与肿瘤的发生也有密切的关系。

（二）传统医学对口腔颌面部肿瘤发病的认识

中医学将口腔颌面部肿瘤描述成“茧唇”“舌菌”“舌疳”“牙岩”“翻花癌”等。一般认为肿瘤的发生主要是七情郁结和正气虚衰。此外，六淫可以使经络阻滞、气血不合、营养不良，发而为瘤。还有饮食、丹石中毒等均可成为致病因素。饮食不节、过食炙焙煎炒，不但可致脾胃积热，也是一种外在刺激因素。

口腔颌面部恶性肿瘤患者的中医辨证有其一般规律。从表里辨，几乎100%属于里证。从虚实辨，除个别早期患者外，一般均属虚证。

三、口腔颌面部肿瘤的分类与临床表现

口腔颌面部肿瘤按其生物学特性和对人体的危害可分为良性与恶性两大类。部分肿瘤具有局部浸润性，其生物学特性介于良性与恶性之间，称为临界瘤，如唾液腺多形性腺瘤、成釉细胞瘤等。在一定条件下可以转变成恶性肿瘤。

（一）良性肿瘤

良性肿瘤一般生长缓慢，能够存在几十年，如唾液腺多形性腺瘤。有的良性肿瘤呈间断性生长，偶尔会停止生长甚至退化，如血管瘤、脂肪瘤等。良性肿瘤大多呈膨胀性生长，外表形态多呈球形、椭圆形或结节状。良性肿瘤因有包膜，故与正常组织分界清楚，检查时可被推动。除骨肿瘤质地较硬外，一般质地中等。如有液化、坏死则质地较软，内出血时可变得坚硬。

良性肿瘤一般无自觉症状，但如压迫神经、继发感染或恶变时，则可出现疼痛、麻木或感觉异常。一般不发生转移，对人体危害较小。如果肿瘤生长在一些重要部位，如舌根、软腭等，增大明显时可阻塞呼吸道，影响呼吸和吞咽，甚至威胁生命。

（二）恶性肿瘤

扫码“看一看”

恶性肿瘤具有侵袭性，一般生长较快，大多数无包膜，边界不清，与周围组织粘连不能移动。初起时局限于黏膜内或表层中，称原位癌（carcinoma in situ），继而穿过基底膜侵入周围组织，成一小硬块。口腔癌在临床上可表现为浸润型、外生型（乳头状型或疣状型）及溃疡型三种（图8-1）。

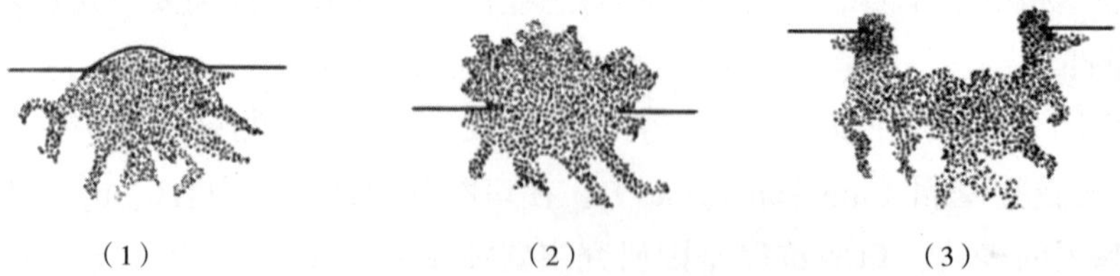

图8-1　恶性肿瘤的临床病理分型

（1）浸润型；（2）外生型；（3）溃疡型

恶性肿瘤由于生长快、有较大的破坏性，常发生表面坏死、溃烂出血、恶臭、疼痛。当肿瘤向周围组织浸润，破坏邻近组织器官，可发生功能障碍，如牙松动、张口受限、病理性骨折、面瘫、麻木、感觉异常等。口腔癌的颈淋巴结转移率较高，就诊时30%～40%已存在颈部转移。转移的发生与以下因素有关：原发灶部位、大小、原发灶分级及组织学特征。

肿瘤的迅速生长破坏而产生的毒性物质，这些有害物质引起机体代谢紊乱，加之肿瘤引起的出血、感染、疼痛、饥饿等，可使机体不断消耗，患者可出现消瘦、贫血、器官衰竭等症状，称为恶病质。

由于良性肿瘤与恶性肿瘤在治疗原则及预后等方面有很大差别，因此，临床上良性肿瘤与恶性肿瘤的鉴别极其重要（表8-1）。

表8-1 良性肿瘤与恶性肿瘤的鉴别

	良性肿瘤	恶性肿瘤
发病年龄	可发生于任何年龄	癌多见于老年人；肉瘤多见于青壮年
生长速度	较慢	较快
生长方式	膨胀性生长	浸润性生长
与周围组织的关系	有包膜，不侵犯周围组织，界限较清，可移动	侵犯、破坏周围组织，界限不清，活动受限
症状	一般无症状	常有局部疼痛、麻木、头痛、张口受限、面瘫、出血等症状
转移	无	常发生转移
对机体的影响	一般对机体无影响，如生长在要害部位或发生并发症时，也可危及生命	对机体影响大，常因迅速发展、转移和侵及重要器官及发生恶病质而死亡
组织学结构	细胞分化良好，细胞形态和结构与正常组织相似	细胞分化差，细胞形态和结构呈异型性，有异常核分裂

四、口腔颌面部肿瘤的诊断

口腔颌面部肿瘤无论是良性肿瘤还是恶性肿瘤都应早期发现、早期诊断。口腔颌面部肿瘤一般多发生于表面，只要正确掌握要点，通过视诊、触诊可得出初步诊断。然而对于原发于深部的肿瘤，如上下颌骨内、上颌窦、颞下窝、翼腭窝等部位肿瘤，早期发现和诊断还有一定的困难，需要临床医务人员有高度警惕性，配合一些特殊检查。在临床上，口腔颌面部恶性肿瘤易误诊为牙龈炎、溃疡、骨髓炎、结核等情况时有发生。因此，肿瘤诊断的一般思路是：首先，要区别肿瘤或非肿瘤疾病（如炎症、畸形、寄生虫或组织增生等引起的肿块）；其次，要鉴别良性或恶性，这二者在治疗方法上是不同的。在做出诊断之前不可轻易进行治疗，以免给患者带来危害及损失。常用的检查诊断方法有以下几方面。

（一）病史采集

在采集病史时，应当查询最初出现症状的时间、确切的部位、生长速度以及最近是否突然加速生长，有无疼痛、溃疡、出血及功能障碍，有无发热、消瘦、乏力、食欲缺乏、贫血及全身不适，作过什么检查和治疗，治疗是否有效等，这些信息可帮助医师区分良性肿瘤与恶性肿瘤，确定晚期恶性肿瘤的原发部位及选择治疗方法。在采集病史时，需仔细倾听患者的主诉和现病史。此外，还应询问患者的年龄、职业和生活习惯。既往有无损伤史、炎症史、家族史等。这些均与肿瘤诊治有关。

（二）临床检查

通过望诊、触诊，详细检查患者全身及口腔颌面部的情况，不要忽略每一个体征。望诊可以了解肿瘤的形态、生长部位、体积、表面色泽、有无出血、有无功能障碍，如张口度、张口型、舌及眼球活动度等。触诊可以了解肿瘤的边界、质地、活动度、与邻近组织的关系。怀疑恶性肿瘤时应触诊头颈部淋巴结，以便判断淋巴结有无转移。在颊部、口底、舌部等深部肿瘤应进行双指双合诊和（或）双手双合诊。听诊对血管源性或高血运肿瘤（如颈动脉体瘤、蔓状血管瘤等）的诊断有一定帮助。

全身检查方面应包括患者的精神状态、营养状态、有无远处转移、恶病质及其他器质性疾病，特别是心、肺、肝、肾等重要器官的功能状况。这些对恶性肿瘤的诊断、治疗及预后评估都有重要意义。

（三）影像学检查

1. X线检查 普通X线检查主要用以了解骨组织肿瘤的性质及其侵犯范围，对判断是原发灶还是继发灶，是良性还是恶性有一定的帮助。此外，有些肿瘤在X线片上有其特征性表现，可协助诊断。

对恶性肿瘤还应常规行胸部X线检查肺部有无转移。造影检查也可协助诊断，如颈动脉造影、唾液腺造影、瘤（窦）腔造影、数字减影血管造影（DSA）等均可协助确定肿瘤的性质、范围、与周围组织器官的关系等，为治疗提供重要参考。

计算机体层扫描摄片（CT）具有图像清晰、层面连续，便于判断病变的部位、范围、破坏性质以及与周围组织器官关系等优点。借助注射造影剂，拍摄增强片以显现某些软组织结构（肌、血管等）所出现的不同密度变化，以判断病变累及范围、大小和性质，可清晰地显示颌骨病变、颌骨畸形及软组织肿瘤对骨质的破坏，对临床诊断和治疗有重要参考价值，目前已处于普及阶段。

2. 磁共振成像（MRI） 主要优点对软组织或血管的病变显示效果好；能充分显示病变的全貌及立体定位。与CT比较，不用造影剂增强即能显示肌、血管以及肿瘤的浸润范围，无电离辐射，对人体基本无害。但其成像易受口腔内金属修复体、种植体等金属物品干扰。

3. 超声体层（UT）检查 口腔颌面外科通常采用B型超声探测仪。该检查对口腔颌面部软组织肿瘤和囊性肿物，对原发于腮腺、下颌下腺、颈部的肿瘤的诊断有帮助，能较准确地提示有无肿块的存在，以及大小。此外，由其声像图的周界清晰度和肿块内光点分布的均匀与否，可提供判断肿块属良性或恶性的依据。

4. 放射性核素检查 由于肿瘤细胞与正常细胞在代谢上有区别，核素的分布就不同。给患者服用或注射放射性核素后，可应用扫描或计数以测定放射性物质的分布情况来进行诊断和鉴别诊断。甲状腺癌及口腔内异位甲状腺可应用^{131}I或^{125}I诊断，诊断颌骨恶性肿瘤主要用^{99}Tc。近年来出现的发射型计算机断层仪（ECT）对肿瘤有无远处转移，特别是骨病变的显示良好，常常在X线检查无表现之前可出现阳性表现。

正电子发射型断层扫描（PET）和单光子放射计算机断层摄影（SPECT）可用于检查小的肿瘤病灶。

上述影像学检查在肿瘤诊治中主要用于明确肿瘤的大小、性质、侵犯范围及与周围组织器官的关系，对判断原发灶还是转移灶等也有帮助，但不应滥用。掌握各种检查方法的特点及适宜范围，了解各种疾病的共性和特点，选择正确的检查方法。

（四）穿刺及细胞学检查

对触诊时有波动感或实质性含有液体的肿瘤，可用注射针行穿刺检查，根据液体的颜色、性质判断疾病的类型。如囊性淋巴管畸形可抽出淋巴液；深部血管畸形可抽出血液；囊肿穿刺可吸出液体，涂片检查有时可有胆固醇晶体。对唾液腺或某些深部肿瘤可用6号针头行细针吸取活检（FNA），对穿刺物行细胞学检查。其区别良恶性肿瘤的准确率可达

95%，但对肿瘤组织学类型确定还不够准确。

（五）活体组织检查

简称“活检”。是指在病变部位取小块组织制成切片，在显微镜下观察细胞的形态结构，以确定病变性质、类型及分化程度等。是目前比较准确、可靠的结论性诊断方法，但有时需结合临床和其他检查方法综合分析，才能更正确地做出诊断。值得注意的是，活体组织检查必须正确掌握，不恰当的活体组织检查不但会增加患者痛苦，还可以促使肿瘤转移，影响治疗效果。组织活检可促使肿瘤细胞发生转移，所以应当缩短活检与治疗的间隔时间，争取诊断和治疗一期完成。必须先行活检明确诊断者，活检时间与治疗时间应越近越好。

有关活体组织检查方法请参考第二章。

（六）肿瘤标志物检查

肿瘤标志物是指一些主要由肿瘤细胞产生、分泌和释放，通常以抗原、激素、受体、酶、蛋白以及各种癌基因等形式出现在恶性肿瘤患者的血液、尿液或其他体液中的特殊化学物质。通过检测肿瘤患者的血液及尿液，可以协助对肿瘤的诊断。如患恶性肿瘤的患者常有血沉加快、黏蛋白增高；恶性黑色素瘤全身转移时，尿中黑色素试验可呈阳性等；多发性浆细胞肉瘤血浆球蛋白增高，尿内可发现凝溶蛋白（亦称本周蛋白）；晚期骨肉瘤患者的血清碱性磷酸酶可增高。

有些肿瘤标志物，如和骨肉瘤有关的碱性磷酸酶，还能对患者的治疗效果及其预后进行有效的监测，及时发现可能存在的复发或转移病灶。

五、口腔颌面部肿瘤的治疗

肿瘤的治疗必须注意以下几个方面：治疗方案个体化原则、综合治疗观点、多学科协作观念、患者及家属积极配合理念，并特别注重首次治疗效果及合理的随访计划。

（一）治疗原则

1. 良性肿瘤　一般以外科治疗为主，一般应在包膜外行肿瘤完整切除术。临界瘤则应切除肿瘤周围部分正常组织，术中将切除组织做快速冷冻病理检查；如证实有恶变，应扩大切除范围。良性肿瘤切除后，标本应送病理检查，如证实有恶变，应按恶性肿瘤进一步检查。腮腺良性肿瘤的处理有特殊性，一般不能行摘除术，详细内容见唾液腺疾病章节。

2. 恶性肿瘤　应根据肿瘤的组织来源、分化程度、生长部位、生长速度、临床分期、患者机体状况等综合设计治疗方案。

（1）组织来源　不同组织来源的肿瘤，治疗方法不尽相同。淋巴造血组织来源的肿瘤常为多发性并有广泛性转移，对放射和化学药物都具有高度的敏感性，故宜采用放射、化学药物和中草药治疗为主的综合疗法。骨肉瘤、纤维肉瘤、肌肉瘤（胚胎性横纹肌肉瘤除外）、恶性黑色素瘤、神经系统的肿瘤等一般对放射治疗不敏感，应以手术治疗为主，手术前后辅助化学药物治疗。鳞状细胞癌及基底细胞癌对放射线中度敏感，应根据肿瘤的大小、分化程度、生长部位及患者的全身情况，决定采用手术治疗、放射治疗、化学药物治疗或是综合治疗。

（2）细胞分化程度　高分化（细胞分化程度较好）的肿瘤一般对放射线不敏感，常采用手术治疗。低分化（细胞分化程度较差）或未分化的肿瘤对放射线较敏感，则多用放射与化学药物治疗。

（3）肿瘤生长速度　当肿瘤处于快速生长阶段，侵袭广泛时，手术前先进行放射或化学药物治疗，以缩小肿瘤。

（4）肿瘤生长及侵犯部位　唇癌或面部皮肤癌等位于表浅部位的肿瘤，手术切除较为容易，整复效果较好，故以手术治疗为主。颌骨肿瘤一般则以手术治疗为主。位置深在的肿瘤，如位于颌面深部或近颅底的恶性肿瘤，手术比较困难，手术往往给患者带来严重功能障碍，故有时不得不首先考虑应用放射治疗或化学药物治疗，必要时再考虑手术治疗。

（5）临床分期　通常早期病变不论采用何种治疗方法均可获得较满意的疗效，而晚期肿瘤多以综合治疗为主。目前常用的临床分期方法是国际抗癌协会（UICC）设计的TNM分类法。即T是指原发肿瘤、N是指区域性淋巴结、M是指有无远处转移。根据原发肿瘤的大小及波及范围可将T分为若干等级；根据淋巴结的大小、质地、是否粘连等也可将N分为若干等级；远处转移则是利用各种临床检查的结果，也可将M划分为若干等级，以上称为TNM分类。将不同的TNM分类再进行排列组合，即可以得出临床分期。这种分类便于准确和简明地记录癌瘤的临床情况，帮助指导治疗计划和预后。

（二）治疗方法

1. 手术治疗　手术目前仍是治疗口腔颌面部肿瘤主要和有效的方法。适用于良性肿瘤或放射线及化疗不能治愈的恶性肿瘤。对恶性肿瘤必须完全、彻底地切除。对可能有淋巴结转移的肿瘤，还应实施颈淋巴清扫以将其所属区域的淋巴组织彻底清除，对此，临床上称为“根治术”。

手术治疗时应严格遵循肿瘤外科原则：

（1）安全边界原则　包括肿瘤及其周围一定范围的正常组织一并切除，并确保切缘阴性，避免切破和挤压肿瘤。切除安全边界应根据肿瘤细胞的分化程度、肿瘤病理分类及所在部位来确定切除范围。如高分化的唇部鳞癌可距病变边缘5mm以上切除，而恶性黑色素瘤则必须作广泛彻底切除。

（2）“无瘤”操作原则　①保证切除手术在正常组织内进行；②防止瘤细胞播散种植；术中避免挤压、切破肿瘤，污染手术野；应行整体切除不宜分块挖出；对肿瘤外露部分应予以纱布覆盖，缝包；表面有溃疡者，可采用电灼或化学药物处理；③在处理大血管时，先结扎静脉，后结扎、切断动脉；④行联合根治术时，先清除所属区域淋巴结，后处理原发瘤；⑤缝合前应用大量生理盐水及化学药物（5%mg氮芥）作冲洗湿敷；⑥创口缝合时必须更换手套及器械；⑦为了防止肿瘤扩散，还可采用电刀，也可于术中及术后应用静脉或区域性动脉注射化学药物。⑧对可疑肿瘤残存组织或未能切除的肿瘤可辅以冷冻、激光、电灼、局部注射抗癌药物或放射等治疗。

对常规条件下不宜手术的晚期患者，可采用姑息性手术，以解除并发症，这类手术称为“救治性手术”（salvage surgery）。手术还能为化学药物治疗创造条件。凡肿瘤过于广泛或已有多处远处部位转移者一般不宜行手术治疗；对年老体弱或伴有严重全身器质性疾病的患者，手术治疗也应持慎重态度。

2. 放射治疗　放射线照射组织可引起一系列的细胞电离，使病理组织受到破坏，特别是分化较差的细胞，更容易受到放射线的影响，使肿瘤细胞凋亡。正常组织虽也可受到一定的损害，但仍可恢复其生长和繁殖能力，而肿瘤细胞则被放射所破坏，不能复生。良性肿瘤分化由于和正常细胞比较接近，一般不适用于放射治疗。

临床上，对放射线敏感的肿瘤有未分化癌、恶性淋巴瘤、淋巴上皮癌、浆细胞肉瘤、尤文（Ewing）肉瘤等；对放射线中度敏感的肿瘤主要是鳞状细胞癌和基底细胞癌；对放射线不敏感的肿瘤有：骨肉瘤、纤维肉瘤、肌肉瘤（胚胎性横纹肌肉瘤除外）、腺瘤、脂肪肉瘤、恶性黑色素瘤等。

放射治疗的方式主要有外照射及腔内照射两类。口腔颌面部肿瘤治疗的放疗，以^{60}Co及6MeV外直线加速器最常用。快中子治癌对缺氧的肿瘤细胞的杀伤能力比光子高，对腮腺肿瘤的治愈率较高。腔内照射亦称“近距离放疗”，目前多采用后装方式治疗，即将预先准备好的模型放于需要照射的腔穴病灶部位，再将放射源装入，治疗肿瘤后装技术不但可极大减轻工作人员的放射暴露，而且可以不通过皮肤、骨及其他软组织等而直接照射局部。

放射治疗前应拔除口腔内病灶及肿瘤附近的牙，拆除金属套冠及牙桥。这样既可减少感染及颌骨坏死的可能性，又可使肿瘤受到放射线的直接照射。注意口腔卫生，使用氟剂可在一定程度上预防放疗后猖獗龋的发生。

放射线可以杀灭肿瘤但同时也可以损伤正常组织或器官。放射治疗的主要不良反应有局部皮炎、口腔黏膜溃疡、口腔干燥，以及全身反应如头晕、乏力、白细胞和血小板减少、食欲缺损、恶心、呕吐等。

需要指出的是放射治疗具有“治”癌和“致”癌的双重性；近年来由于生存率的延长，口腔颌面部的放射性第二原发癌并不少见。

3. 化学药物治疗　抗癌药物的基本作用原理为直接损伤癌细胞，破坏已合成的DNA、阻止DNA的合成、阻止有丝分裂、阻止干扰转录及翻译过程、阻止蛋白质合成。化学抗癌药物根据药物的化学性质和作用原理可分为：①细胞毒素类（烷化剂），如氮芥、环磷酰胺等；②抗代谢类，如甲氨蝶呤、氟尿嘧啶等；③抗生素类，如博莱霉素、平阳霉素、阿霉素等；④激素类常用的为肾上腺皮质激素类；⑤植物类，如长春新碱、紫杉醇等；⑥其他类如甲基苄肼、顺铂、卡铂等。

根据各种抗癌药物对细胞周期的作用及其对增殖细胞和休止细胞的敏感性不同，可将现有抗癌药物分为细胞周期非特异性药物（药物可作用于细胞增殖肿瘤的各期）和周期特异性药物（药物通过抑制细胞脱氧核糖核酸的生化合成及有丝分裂而发挥作用）两大类，后者又可分为时相特异性药物和周期特异性药物。

化学药物治疗的治疗方案通常有单独化学药物治疗、化疗合并其他疗法如手术、放射治疗、热疗等。晚期口腔颌面部恶性肿瘤，先用化学药物治疗使肿瘤缩小后再手术，以期增加治愈的机会，称为诱导化疗或术前辅助化疗或新辅助化疗。这种治疗式能使60%～90%的患者肿瘤缩小。确定治疗方案后，临床上有序贯疗法、中剂量脉冲治疗、冲击疗法等给药方法。根据口腔颌面部解剖特点，肿瘤的部位、范围、性质，有无区域淋巴结转移和远处转移，以及化学药物本身的特点可选用静脉推注或滴注、颈动脉分支插管推注或滴注（称为区域性动脉化疗）或口服。

现有抗癌药物对肿瘤细胞的选择性不强，在治疗肿瘤的同时，对正常增殖旺盛的组织，如骨髓、胃肠和口腔黏膜细胞也有一定的毒性。化学药物治疗主要的不良反应是骨髓抑制。在治疗过程中，当白细胞降到3.0×10^9/L、血小板降到80×10^9/L以下时，应予以停药并应用升白药物。当白细胞严重减少时，应给予抗生素或丙种球蛋白以预防感染。必要时应输入新鲜血液或成分输血。其他的不良反应有消化道反应，如口腔炎、食欲缺乏、恶心、呕吐、腹泻、腹痛等，严重时可有血性腹泻、肝损害。引起血尿及神经毒性作用时，一般应停药，并给予对症治疗。

4. 生物治疗 肿瘤的生物治疗是目前给人以新希望的肿瘤治疗模式，被称为继手术、放疗、化疗之后的第四种抗肿瘤方法。它主要是通过调动宿主自身的各种防卫机制或者给予各种生物反应调节物，产生抗癌作用的方法。从广义来讲，生物治疗包括免疫治疗、细胞因子治疗、基因治疗等。肿瘤生物治疗还处于早期发展阶段，需要不断探索，从目前初步的研究成果看，它具有美好的前景。

免疫治疗包括特异性免疫治疗、非特异性免疫治疗及过继免疫等三类。特异性免疫治疗亦称主动免疫治疗，是将切下来的癌瘤组织（自体肿瘤或异体肿瘤）经过放射线照射或化学抗癌药物处理后，加入佐剂，注入体内后可引起患者机体免疫反应，抑制癌瘤的扩展。非特异性免疫治疗包括应用细菌菌苗、胸腺素、多糖类以及合成佐剂等，其中以卡介菌（BCG）在临床应用最多。过继免疫包括单克隆抗体、致敏淋巴细胞、淋巴因子、转移因子以及免疫核糖核酸等的应用。近年来较热门的是在细胞因子水平上进行的生物应答调节剂抗肿瘤效应的研究。

5. 低温治疗 亦称冷冻治疗或冷冻外科。是通过反复、迅速的深低温冰结和缓慢融化，引起细胞核、细胞膜的破裂、死亡。液氮为常用的制冷剂。低温治疗对表浅肿瘤的近期疗效较好，尤其是口腔黏膜恶性黑色素瘤原发病灶的首选治疗方法。对年老、体弱、严重心血管疾病及患有其他严重器质性疾病的患者，冷冻治疗作为姑息治疗方法之一。

6. 激光治疗 关于激光的生物学效应，尚不完全清楚。多数认为激光对生物组织能起到凝结、气化和切割作用。主要原理是热效应、压力效应、光效应和电磁场效应。主要适用于表浅病变，如乳头状瘤、血管瘤、基底细胞癌等等。近年来，将激光和血卟啉衍生物相结合治疗肿瘤是一种新方法，亦称光动力疗法（PDT）或光化学疗法。

7. 其他治疗方法 除前述治疗方法外，高温治疗（热疗）、栓塞治疗、营养治疗、中药治疗等亦可作为辅助疗法，有利于延长肿瘤患者的生存期。

8. 综合序列治疗 为了提高肿瘤的治疗效果，目前多倾向于综合治疗或多学科治疗，特别是恶性肿瘤。对口腔颌面部恶性肿瘤强调以手术为主的综合治疗，特别是三联疗法，即手术+化疗+放疗，当然综合治疗不是硬凑，其目的是为了提高疗效，因此，在有条件时，应请有关肿瘤专业人员共同研究讨论，根据患者全身情况，针对不同性质的肿瘤和发展的不同阶段，有计划和合理地利用现有治疗手段，才能制定出合理的个体化治疗方案。

六、口腔颌面部肿瘤的预防

目前，口腔癌患者的5年生存率在50%～60%，效果尚不能令人满意。主要是由于现在的癌症的治疗都是一种“癌后治疗”，即在癌症已形成之后。若能在癌症形成之前，发现细胞形态的某些前驱性变化或癌症生化标志物，进行积极治疗，把癌变过程阻断在癌前阶段，定能收到良好的疗效。因此，肿瘤工作必须贯彻“预防为主”的方针。

癌症的预防可分为三级：Ⅰ级预防为病因学预防，是降低发病率的最根本措施；Ⅱ级预防主要是贯彻三早，即“早发现、早诊断、早治疗”，以提高治愈率；Ⅲ级预防是指以处理和治疗患者为主，其目标是根治肿瘤、延长寿命、减轻病痛以及防止复发等。根据三级预防的观念，对口腔颌面部肿瘤的预防工作包括以下几个方面：

1. 消除或减少致癌因素　去除病因是最好的预防方法。对口腔颌面部肿瘤的预防应消除外来的慢性刺激因素，如及时处理残根、残冠、错位牙，以及磨平锐利的牙尖，去除不良修复体，避免对口腔黏膜的刺激和损伤。

注意口腔卫生，不吃过烫和有刺激的食物，戒烟酒，对在户外曝晒或接触有害物质的工作人员，应加强劳动保护措施；避免精神过度紧张和抑郁，保持身心健康，对预防肿瘤的发生均具有一定的意义。

2. 及时处理癌前病变　口腔黏膜癌前病变（precancerous lesion）是一种已发生形态学改变的组织，较其正常组织更易癌变。口腔颌面部最常见的癌前病变有白斑、红斑。最常见的癌前状态被认为有口腔扁平苔藓、口腔黏膜下纤维性变、盘状红斑狼疮、上皮过度角化、先天性角化不良以及梅毒、着色性干皮病等。

从临床角度而论，癌前状态和癌前病变都能癌变，只是在发生率及发生时间上的差别有所不同而已。及时处理癌前病变是预防和阻断发生口腔颌面部肿瘤的重要环节。

3. 加强防癌宣传　开展防癌普查或易感人群的监测：各级防治机构要加强预防口腔肿瘤的宣传和普及防癌知识，定期进行口腔颌面部肿瘤的普查，对有明显家族史或遗传因素肿瘤患者的直系亲属，要进行监测性随访，这些对预防和治疗口腔颌面部肿瘤具有十分重要的意义。

口腔科或牙科医师都应承担在日常口腔疾病的诊治中检出早期口腔肿瘤的义务。

考点提示　口腔颌面部肿瘤的概念、病因、临床表现、诊断及治疗原则。

第二节　口腔颌面部囊肿

扫码“学一学”

囊肿是指发生在机体软硬组织内的病理学囊腔，内充满囊液或半液体物质。根据囊壁有无内衬上皮，分为真性囊肿和假性囊肿。口腔颌面部囊肿较多见，根据其发生部位分软组织囊肿和颌骨囊肿两大类。

一、软组织囊肿

扫码“看一看”

口腔颌面部软组织囊肿可分为发育性囊肿和非发育性囊肿。前者包括皮样（表皮样）囊肿、鳃裂囊肿、甲状舌管囊肿等，后者包括潴留性囊肿（如皮脂腺囊肿）和外渗性囊肿（如黏液腺囊肿、腮腺囊肿、舌下腺囊肿等）。

（一）皮脂腺囊肿

1. 病因　中医称“粉瘤”。主要因皮脂腺排泄管阻塞，皮脂腺囊状上皮被逐渐增多的内容物膨胀而形成的潴留性囊肿。囊内为白色凝乳状皮脂腺分泌物。

2. 临床表现　常见于皮脂腺丰富的颜面部。囊壁与皮肤紧密粘连，中央可有一小色素点，临床上可以根据这个主要特征与表皮样囊肿作鉴别。

皮脂腺囊肿生长缓慢，呈圆形，与周围组织界限明显，质地软，无压痛，可以活动。

一般无自觉症状，继发感染时则可有疼痛、化脓。囊肿小则如豆，大则可至小柑橘样。位于皮内，并向皮肤表面突出。此类囊肿可能发生恶变，发展为皮脂腺癌。

3. 诊断 根据临床主要特征，诊断多无困难。

4. 治疗 局麻下手术切除。沿颜面部皮纹方向做梭形切口，应切除包括与囊壁粘连的皮肤。切开皮肤后锐性分离囊壁，将囊肿全部摘除，然后缝合。囊壁一般很薄，应避免破裂。如囊肿并发感染时，应切开排出脓液和豆渣样物质，待感染控制后再行手术治疗（图8–2）。

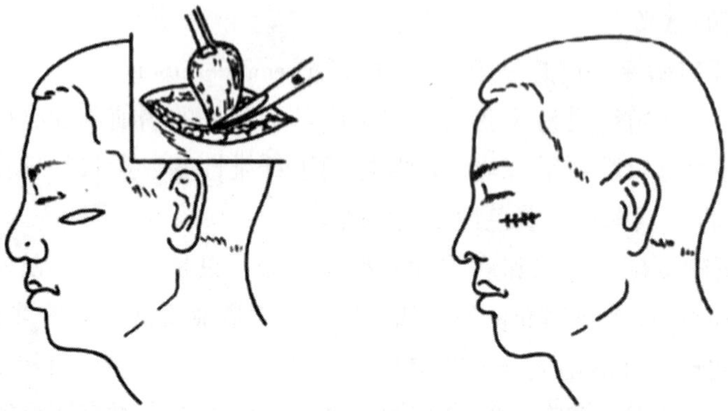

图8–2 皮脂腺囊肿的切除术

（二）皮样或表皮样囊肿

皮样囊肿囊壁较厚，由皮肤和皮肤附件所构成。表皮样囊肿囊壁较薄，无皮肤附件。

1. 病因 为胚胎发育时期遗留于组织中的上皮细胞发展而形成囊肿，表皮样囊肿也可由于手术、损伤等原因使上皮细胞植入而发展形成。

2. 临床表现 皮样、表皮样囊肿多见于儿童和青年。皮样囊肿好发于口底、颏下，表皮样囊肿好发于眼睑、额、鼻、眶外侧、耳下等部位。囊肿生长缓慢，呈圆形。皮样囊肿常位于黏膜或皮下较深的部位或口底诸肌之间（图8–3）。囊肿表面光滑，与周围组织、皮肤、黏膜均无粘连，触诊时囊肿有似面团样的柔韧感。

患者一般无自觉症状，但生长可影响受累器官的功能，如位于口底正中，下颌舌骨肌、颏舌骨肌或颏舌肌以上的囊肿，则多向口内发展。囊肿体积增大时可将舌推向后上方，使舌体抬高，形成“双重舌”，影响语言功能，甚至造成吞咽和呼吸功能障碍。位于下颌舌骨肌或颏舌骨肌以下者，则主要向颏部发展。

3. 诊断 皮样囊肿的诊断除根据病史及临床表现外，穿刺检查可抽出乳白色豆渣样分泌物，有时大体标本可见毛发。镜下可见脱落的上皮细胞、毛囊和皮脂腺等结构。

4. 治疗 手术摘除。在口底下颌舌骨肌，特别是颏舌骨肌或颏舌肌以上的囊肿，应在口底黏膜上做弧形切口，切开黏膜，显露囊壁，完整摘除囊肿。如囊肿位于下颌舌骨肌以下，则在颏下部皮肤做切口，摘除囊肿。

颜面部表皮样囊肿，应沿皮纹在囊肿皮肤上做切口，切开皮肤及皮下组织，显露囊壁，然后将囊肿与周围组织分离，完整摘除，分层缝合。

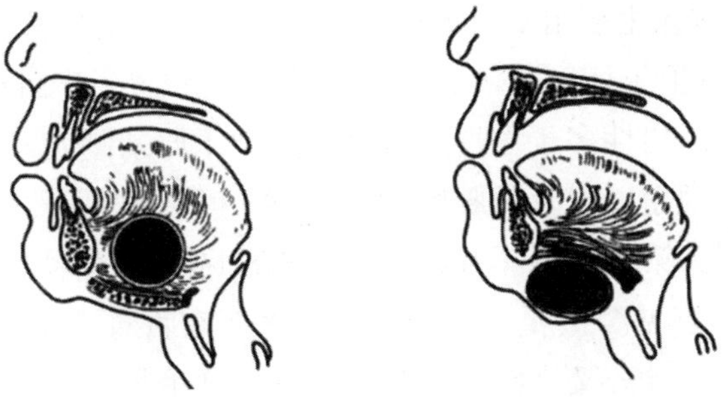

（1）　　　　（2）

图8-3　皮样或表皮样囊肿的位置

（1）口腔肌群之上；（2）口底肌群之下

（三）甲状舌管囊肿

1. 病因　源自胚胎期时退化不全的甲状舌管上皮残余。在胚胎发育第4周时，甲状腺始基借甲状舌管和咽相连，甲状舌管在胚胎5～6周时自行退化，仅在起始点处留下一浅窝，即舌盲孔。如果甲状舌管退化不完全，残余的上皮分泌物积聚可形成甲状舌管囊肿。

2. 临床表现　多见于1～10岁的儿童，亦可见于成人。囊肿可发生于颈正中线，自舌盲孔至胸骨切迹间的任何部位，但以舌骨上下部位最常见，有时可偏向一侧（图8-4）。囊肿生长缓慢、呈圆形、质软、周界清楚、与表面皮肤及周围组织无粘连。位于舌骨下方的囊肿，在囊肿与舌骨体之间，有时可扪及坚韧的索条将二者相连，因此囊肿可随吞咽及伸舌等动作而移动。患者多无自觉症状。若囊肿位于舌盲孔附近，可使舌根部抬高，发生吞咽、语言及呼吸功能障碍。囊肿可经舌盲孔与口腔相通而继发感染。囊肿感染自行破溃，或误诊为脓肿行切开引流，则形成甲状舌管瘘，亦可见出生后即存在的原发瘘。甲状舌管瘘如长期不治，还可发生癌变。

3. 诊断　根据其部位和随吞咽移动等而做出诊断。甲状舌管囊肿穿刺可抽出透明、微浑浊、黄色稀薄或黏稠性液体。对甲状舌管瘘还可行碘油造影以明确其瘘管行径。甲状舌管囊肿应与舌异位甲状腺鉴别，舌异位甲状腺简称舌甲状腺。有时，在甲状舌管囊肿中，可伴有下降不全的甲状腺组织，即甲状舌管囊肿与异位甲状腺同时存在。用核素^{131}I显像可见异位甲状腺部位有放射性核素浓聚

4. 治疗　手术彻底切除囊肿或瘘管，手术的关键是，除囊肿或瘘管外，还应将舌骨中份一并切除，以减少复发。

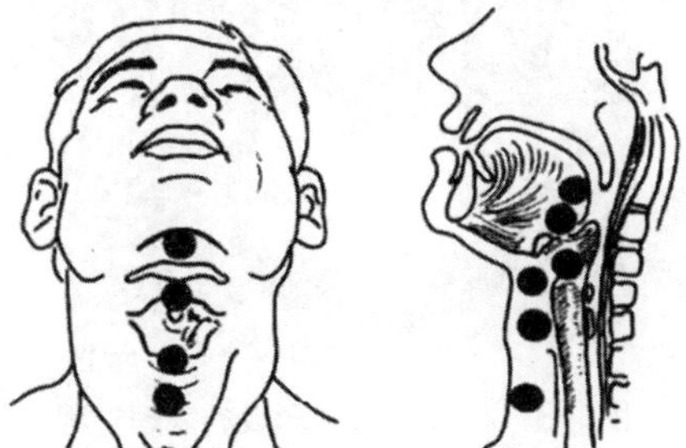

图8-4　甲状舌管囊肿的位置

（四）鳃裂囊肿

1. 病因　属于鳃裂畸形的一种，鳃裂囊肿的起源尚有不同的现点，多数认为是由胚胎

发育中的鳃裂或咽囊的残余上皮组织所形成。

2. 临床表现 可发生于任何年龄，但常见于20～50岁；来自第一鳃裂者，年龄则常更小些，多在20岁之内，男性多于女性。鳃裂囊肿位于面颈侧方，不同鳃裂来源的囊肿位于不同部位。发生于下颌角以上及腮腺区者常为第一鳃裂来源；发生于相当于肩胛舌骨肌水平以上者为中份，多为第二鳃裂囊肿；发生于颈根区者多为第三、四鳃裂来源。临床上以来自第二鳃裂的囊肿多见。主要位于颈上部，大多在舌骨水平、胸锁乳突肌上1/3前缘附近。囊肿可自颈内外动脉分叉之间突向咽侧壁。囊肿生长缓慢、表面光滑，有时呈分叶状。触诊质地柔软，有波动感，但无搏动，此可与颈动脉体瘤相区别。一般无自觉症状，如发生上呼吸道感染，囊肿可增大，并出现疼痛等炎症表现。囊肿破溃后，可长期不愈，形成鳃裂瘘；先天性未闭合者，称为原发性鳃裂瘘。

鳃裂囊肿可以癌变，或在囊壁上查到原位癌。原发性鳃裂癌极为罕见。

3. 诊断 根据反复感染的病史特点、病变的特定部位、临床表现特征及穿刺检查可做出诊断。穿刺时可抽出黄色或棕色的、清亮的、含或不含胆固醇结晶的液体。造影检查可以明确鳃裂瘘瘘管的走向，协助诊断。

4. 治疗 外科手术彻底切除。如遗留有残存组织，可导致复发。

二、颌骨囊肿

颌骨囊肿可根据组织来源和发病部位分类。由成牙组织或牙的上皮或上皮剩余演变而来的，称为牙源性颌骨囊肿，较多见；由胚胎时期的残余上皮所致的囊肿和损伤所致的血外渗性囊肿以及动脉瘤样骨囊肿等称为非牙源性颌骨囊肿，较少见。

扫码“看一看”

（一）牙源性颌骨囊肿

1. 分类

（1）根尖周囊肿 由根尖肉芽肿慢性炎症的刺激引起牙周膜内残余上皮增生而致。亦称根尖周囊肿。如果根尖肉芽肿在拔牙后未作处理仍残留在颌骨内而发生囊肿，则称为残余囊肿（图8-5）。根尖周囊肿的发病有较大的个体差异，其发生可能和免疫机制是否有缺陷有关。

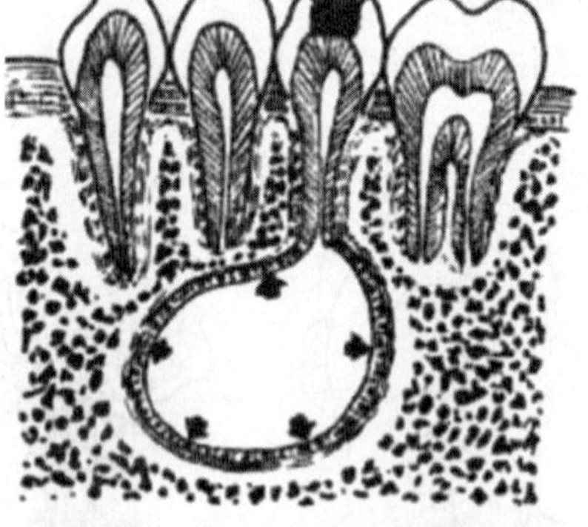

图8-5 根尖周囊肿形成的病理过程

（2）始基囊肿 发生于成釉器发育的早期阶段，在牙釉质和牙本质形成之前，在炎症或损伤的刺激后，成釉器的星网状层发生变性，并有液体渗出，蓄积其中而形成囊肿（图8-6）。

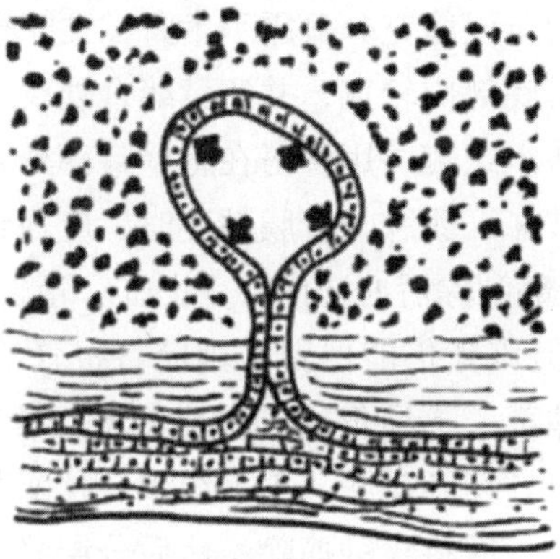

图8-6　始基囊肿形成的病理过程

（3）含牙囊肿　又称滤泡囊肿。发生于牙冠或牙根形成之后，在缩余釉上皮和牙冠之间出现液体渗出而形成含牙囊肿。囊肿可来自一个牙胚或多个牙胚（图8-7）。

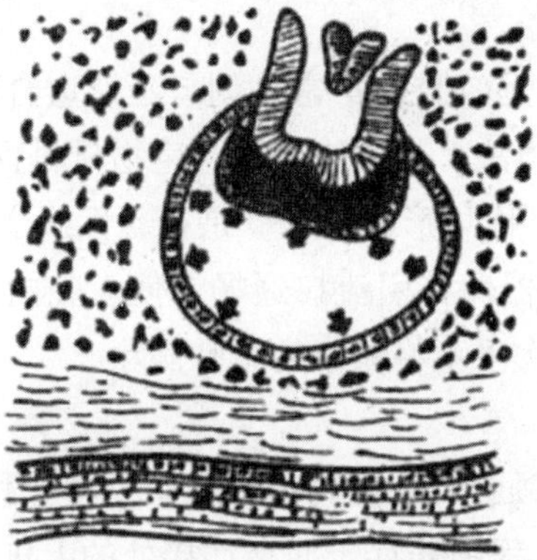

图8-7　含牙囊肿形成的病理过程

2. 临床表现　牙源性颌骨囊肿多发生于青壮年，可发生在颌骨的任何部位。根尖周囊肿多见于前牙；始基囊肿则好发于下颌第三磨牙区及下颌升支部；含牙囊肿除下颌第三磨牙区外，上颌尖牙区也是好发部位。

牙源性颌骨囊肿生长缓慢，初期无自觉症状，若继续生长，骨质向周围膨胀，则形成面部畸形。囊肿表面骨质吸收变薄后可扪及有乒乓球样的感觉，并发出所谓羊皮纸样脆裂声。最后，骨板完全吸收后可有波动感。囊肿多向唇颊侧膨胀。当下颌囊肿骨质损坏过多时可引起病理性骨折。上颌骨的囊肿侵入鼻腔及上颌窦，将眶上缘上推压迫眼球，影响视力，甚而产生复视。如邻牙受压，根尖周骨质吸收，可使牙发生移位、松动与倾斜。

除根尖周囊肿外，其他牙源性颌骨囊肿均可转变为或同时伴有成釉细胞瘤的存在。临床上牙源性颌骨囊肿可为单发，亦可为多发性。一般以单发性为多见。

3. 诊断　可根据病史、临床表现和影像学检查进行诊断。穿刺是一种比较可靠的诊断方法；穿刺可得到草黄色囊液，在显微镜下可见到胆固醇晶体。

应当指出：在临床上牙源性囊肿与成釉细胞瘤，尤其是囊肿与成釉细胞瘤同时存在的病例，有时很难区别，须借助病理检查方能最后确诊。

4. 治疗　应用外科手术治疗。如伴有感染须先控制感染后再行手术治疗。术前应摄X线片，以明确囊肿的范围与邻近组织关系。

（1）囊肿刮除术　囊肿较为局限时，手术一般可在局麻下进行。切口的大小，根据囊肿的部位及波及范围而定。切口以能充分显露手术野，便于彻底清除囊壁为原则。一般囊肿，可做弧形切口，黏骨膜瓣底部应较宽，并注意缝合处要有骨壁的支持。口内切口在前庭沟处切开黏膜及骨膜，翻转组织瓣，用骨凿在骨壁最薄处开一个小洞，然后用骨钳去除囊肿表面的骨质。如骨壁已破坏，囊肿与骨膜粘连时，应仔细分离或将粘连的骨膜一并切除，以免残留复发。将囊肿全部刮除后冲洗伤口，止血后缝合。

如囊腔内有牙根暴露，但该牙仍能保留，则应行根管治疗及根尖切除，以尽量保留患牙。如果囊肿位于下颌骨体部、下颌角或下颌升支等，累及范围较广，口内入路无法完成时应在全麻下从口外做切口。切开皮肤、皮下组织、颈阔肌，结扎面动脉、面静脉，翻起骨膜；将波及的牙拔除，去骨后将囊肿摘除；然后分层缝合，放置引流，加压包扎。手术时勿伤及下牙槽神经、血管及面神经下颌缘支。上颌囊肿如果范围较广，手术时与上颌窦穿通，或有上颌窦炎症，均应同时进行上颌窦根治术，将囊壁与上颌窦整个黏膜同时刮除，严密缝合口内切口，同时在下鼻道开窗，骨腔内填塞碘仿纱条，并从下鼻道开口处引出，3～5天后逐步抽出碘仿纱条。

颌骨囊肿摘除后所遗留的无效腔，常常是创口延期愈合的主要原因。消灭无效腔的方法一般采用碟形手术、血块充填法、囊腔植骨术、生物材料置入等方法。

（2）囊肿减压成形术　又称袋形缝合术。是在囊性病变表面开窗，局部打开骨质及囊壁，引流出囊液，并制作塞制器保持引流口通畅，使囊腔内外压力保持平衡，囊腔逐渐减小。病变显著缩小后可择期再次手术将缩小的囊肿摘除。

（二）非牙源性囊肿

又称面裂囊肿，包括球上颌囊肿、鼻腭囊肿、正中囊肿和鼻唇囊肿。

1. 病因　是由胚胎发育过程中残存于面突连接处的上皮发展而来，亦称非牙源性外胚叶上皮囊肿。

2. 临床表现　囊肿多见于青少年。可发生于面部不同部位。其症状与牙源性颌骨囊肿大致相似。

（1）球上颌囊肿　发生于上颌侧切牙与尖牙之间，由胚胎时球状突与上颌突之间联合缝处，残余上皮发展而来。牙常被推挤而移位。X线片上显示囊肿阴影在牙根之间，而不在根尖部位。

（2）鼻腭囊肿　位于切牙管内或附近，来自切牙管残余上皮发展而来。X线片上可见到切牙管扩大的囊肿阴影。

（3）正中囊肿　位于切牙孔之后，腭中缝的任何部位，由胚胎时期两侧腭突或下颌突联合处残余上皮发展而来。X线片上可见缝间有圆形囊肿阴影。亦可发生于下颌正中线处。

（4）鼻唇囊肿　位于上唇底和鼻前庭内。可能来自鼻泪管上皮残余。囊肿在骨质的表面。X线片上骨质无破坏现象，仅在口腔前庭外侧可扪及囊肿的存在。

3. 诊断　主要凭借特定的部位及与牙的关系，X线表现及囊肿内容物而做出诊断。

4. 治疗　一旦确诊，应及时早期进行手术治疗，以免引起临近牙的继续移位，造成咬合关系异常。手术方法与牙源性颌骨囊肿相同，一般从口内进行手术。

（三）血外渗性囊肿

1. 病因　与牙组织本身无关，主要为损伤引起骨髓内出血、机化、渗出后而形成。

2. 临床表现　在颌骨囊肿中，血外渗性囊肿最为少见。多发生于青壮年。好发于下颌骨体部及正中联合部。患者可有明显损伤史，但不为患者所注意的咬合创伤也可引起。牙数目正常，无移位现象。血友病也可引起颌面骨的血外渗性囊肿，称为血友病假瘤。由于囊肿无明显上皮衬里，仅为一层纤维组织，故X线片上边缘常不清楚。

3. 诊断　根据病史、临床表现和X线检查进行诊断。X线摄片可见到圆形透光区，边界不清，位于牙根之间，但牙根无吸收和分离。

4. 治疗　一般为手术治疗，其手术方法与牙源性囊肿相同。对血友病引起的血外渗性囊肿须在围手术期进行血友病的相关处理。少数血外渗性囊肿可能自行停止生长，但无法预知，一般不主张观察。

考点提示　口腔颌面部囊肿病因、分类、临床表现、诊断及治疗原则。

第三节　口腔颌面部良性肿瘤和瘤样病变

扫码“学一学”

口腔颌面部良性肿瘤和瘤样病变种类多样，其中有些肿瘤也常发生在全身其他部位，有些则发生于口腔颌面部的特定部位，其临床表现均为良性过程，但各种病变有其自身的特点，这些特征是各种病变诊断与鉴别诊断的基本依据。其治疗多以手术治疗为主。

一、色素痣

扫码“看一看”

色素痣来源于表皮基底层产生黑色素的色素细胞，属于良性色素病变。有人认为是发育上的畸形，但大多数是后天才出现。色素痣可见于人体任何部位，多发于面颈部皮肤，偶见于口腔黏膜。

1. 临床分型　根据组织病理学特点，色素痣可分为交界痣、皮内痣和混合痣三种。

（1）皮内痣　由小痣细胞组成，位于真皮内。

（2）交界痣　由大痣细胞组成，色素较深。痣细胞在表皮和真皮交界处，呈多个巢团状，边界清楚，分布距离均匀；每一巢团的上一半在表皮的底层内，下一半则在真皮浅层。

（3）混合痣　在痣细胞进入真皮的过程中，常同时有皮内痣和残留的交界痣，为上述两种痣的混合形式。

2. 临床表现　色素痣大多数后天出现。交界痣为淡棕色或深棕色斑疹、丘疹或结节，一般较小、表面光滑、无毛、平坦或稍高于皮表。一般不出现自觉症状。突起于皮肤表面的交界痣容易受到洗脸、刮须、摩擦等的刺激，并由此可能发生恶性症状：如局部轻微痒、灼热或疼痛，痣的体积迅速增大、色泽加深，表面出现感染、破溃、出血，或痣周围皮肤出现卫星小点、放射黑线、黑色素环，以及痣所在部位的引流区淋巴结肿大等。恶性黑色素瘤多来自交界痣。

一般认为，毛痣、雀斑样色素痣均为皮内痣或复合痣。这类痣极少恶变，如有恶变亦来自交界痣部分。

口腔黏膜内的痣甚是少见，而以黑色素斑为多。如果发生黑色素痣，则以交界痣及混合痣为多见。

3. 治疗　大多数色素痣不需治疗。面部较大的痣，且无恶变证据者，可考虑分期部分切除，容貌、功能保存均较好，也可采用全部切除，用邻近皮肤转移或游离皮肤移植。如怀疑有恶变的痣，应采用外科手术一次全部切除活检，手术应在痣边界以外的正常皮肤上作切口。比较小的痣切除后，可以潜行剥离皮肤创缘后直接拉拢缝合。

二、牙龈瘤

1. 病因与分型 牙龈瘤是一个以形态及部位命名的诊断学名词，为发生于牙龈组织上的炎性增生物或类肿瘤性病变，来源于牙周膜及颌骨牙槽突结缔组织。大多认为是机械刺激及慢性类症刺激形成的反应性增生物。并非真性肿瘤。但牙龈瘤有肿瘤的外形与生物学行为，如切除后易复发等。此外，牙龈瘤与内分泌有关，如妇女怀孕期间容易发生牙龈瘤，分娩后缩小或停止生长。近年来，对某些纤维性牙龈瘤也有认为系来源于牙源性上皮的真性肿瘤。

根据组织病理学表现，分为纤维性、血管性（肉芽肿性）、巨细胞性三型。

2. 临床表现 牙龈瘤以青年及中年人为常见，女性多于男性。最常见于前磨牙区。多发生于牙龈乳头部。位于唇、颊侧者较舌腭侧者多。肿块较局限，呈球形或椭圆形，有时呈分叶状，大小不一，直径为几毫米至数厘米。肿块有的有蒂如息肉状；有的无蒂，基底宽广。一般生长缓慢，但在女性妊娠期可迅速增大，较大的肿块可以遮盖一部分牙及牙槽突，表面可见咬合痕，易被咬伤而发生溃疡、伴发感染。随着肿块的增长，可以破坏牙槽骨；X线检查可见骨质吸收、牙周膜增宽的阴影，继而牙可发生松动和移位。

3. 诊断 根据病史、临床表现和影像学检查进行诊断，病理检查能确诊及区别类型。

4. 治疗 多采用局麻下手术切除。传统的观点主张将病变及所波及的牙同时拔除。手术时，在围绕病变蒂周的正常组织上做切口，将肿块完全切除，拔除波及的牙，并用刮匙或骨钳将病变波及的牙周膜、骨膜及邻近的骨组织去除，将创面缝合。如果创面较大，不能缝合，可用碘仿纱条覆盖，或在创面上用牙周塞治剂保护。

目前临床上普遍的做法是，首次治疗牙龈瘤时，尽量保留能够保留的牙，并适当磨除相应牙槽骨嵴；如果是复发病变，则按传统观点处理。

三、纤维瘤

1. 病因 起源于面部皮下、口腔黏膜下或骨膜的纤维结缔组织。主要由纤维组织构成，有少许结缔组织细胞及血管。

2. 临床表现 纤维瘤一般生长缓慢。发生在口腔黏膜下的纤维瘤多位于牙槽突、颊、腭等部位，体积较小，呈圆球形或结节状，可能有蒂或无蒂。肿瘤边界清楚。表面覆盖有正常黏膜，切面呈灰白色。口腔内纤维瘤发生于牙槽突的纤维瘤能使牙松动移位，若受到咀嚼及牙的损伤，则表面破溃、糜烂、继发感染，此时可引起疼痛或功能障碍。发生在面部皮下的纤维瘤为无痛肿块、质地较硬、大小不等、表面光滑、边界清楚，与周围组织无粘连，一般皆可移动。

3. 诊断 根据病史、临床表现进行诊断，重要的是评估有无恶变。口腔颌面部纤维瘤的临床生物学行为比身体其他部位的纤维瘤差，手术处理不当极易复发，多次复发后又易恶变。

4. 治疗 主要采用手术完整切除。发生于牙槽突的纤维瘤，除拔掉有关牙外，有时还需将肿瘤侵犯的骨膜一并切除。临床诊断为纤维瘤，术中须做快速冷冻病理检查，如证实为恶性时，应按恶性肿瘤治疗原则处理。

四、牙源性肿瘤

牙源性肿瘤是由成牙组织，即牙源性上皮及牙源性间叶组织发生而来的一类肿瘤。牙源性肿瘤绝大多数为良性，少见为恶性。牙源性肿瘤的组织学形态非常复杂。

（一）牙瘤

1. 病因 牙瘤发生于颌骨内，是由一个或多数牙胚组织异常发育增生而形成。非真性肿瘤。其中可含有不同发育阶段的各种牙胚组织，直至成形的牙。根据组织排列不同可分为组合性牙瘤和混合性牙瘤两类。

2. 临床表现 多见于青年人，女性略多于男性。生长缓慢，早期无自觉症状。往往因牙瘤所在部位发生骨质膨胀或牙瘤压迫神经产生疼痛。或因肿瘤穿破黏骨膜，发生继发感染时才被发现。牙瘤患者常有缺牙现象。

X线摄片见骨质膨胀，有很多大小形状不同、类似发育不全牙的影像，或透射度似牙组织的一团影像，在影像与正常骨组织之间有条细小清晰的密度减低影，为牙瘤的被膜。牙瘤与囊肿同时存在时称为囊性牙瘤。

3. 诊断 根据临床表现及X线表现诊断。

4. 治疗 手术刮除。注意需将被膜一并刮除，以免复发。

（二）良性成牙骨质细胞瘤

1. 病因 来源于牙胚的牙囊或牙周膜。发生的原因有人认为与内分泌和局部炎症刺激有关。

2. 临床表现 多见于青年人，男性多见，好发下颌前磨牙和磨牙的根尖部，与牙根融合。受累牙牙髓活力测验正常，此点可与根尖周囊肿和根尖肉芽肿相鉴别。肿瘤生长缓慢，一般无自觉症状，如肿瘤增大时可使牙槽骨膨胀，有时可伴有疼痛症状。常在出现神经症状、继发感染，或拔牙时始被发现。X线摄片显示根尖周围有不透光阴影，密度同牙骨质，边界尚清。

3. 诊断 根据临床表现及X线表现诊断。

4. 治疗 手术刮除。如肿瘤较小，又无症状时，可观察。

（三）牙源性角化囊性瘤

1. 病因 以前称牙源性角化囊肿。系来源于原始的牙胚或牙板残余。角化囊性瘤可以癌变，尤其是年龄40岁以上、有反复感染史、多囊性患者需要提高警惕。

2. 临床表现 多发生于青壮年。可发生在颌骨的任何部位，好发于下颌第三磨牙区及下颌升支部。可为单发，亦可以多发。一般以单发性多见。

牙源性角化囊性瘤生长缓慢，初期无自觉症状。若继续生长，骨质向周围膨胀，形成面部畸形。囊肿表面骨质吸收变薄后扪诊可有乒乓球样的感觉，并发出所谓羊皮纸样脆裂声。最后，骨板完全吸收后可有波动感。

牙源性角化囊性瘤多向颊侧膨胀，但有1/3的病例向舌侧膨胀，并穿破舌侧骨壁。当下颌骨质损坏过多时可引起病理性骨折。上颌骨的角化囊性瘤侵入鼻腔及上颌窦，将眶上缘上推压迫眼球，影响视力，甚而产生复视。如邻牙受压，根尖周骨质吸收，可使牙发生移位、松动与倾斜。角化囊性瘤如可伴缺牙或有多余牙，如因拔牙，损伤使囊肿破裂时，可以见似皮脂样物质。如继发感染，则出现炎症现象，患者感觉胀痛、发热、全身不适等。

角化囊性瘤可转变为或同时伴有成釉细胞瘤存在；生物学行为具局部侵袭性、显著的复发性和癌变能力。

多发性角化囊性瘤同时伴发皮肤基底细胞痣（或基底细胞癌）、分叉肋、眼距增宽、颅骨异常、小脑镰钙化症状时，称为痣样基底细胞癌综合征或多发性基底细胞痣综合征。如临床上仅为多发性角化囊性瘤并无基底细胞痣（癌）等症状时，也可称为角化囊性瘤综合征。基底细胞痣（癌）或角化囊性瘤综合征有时有阳性家族史，被认为常染色体显性遗传性疾病。

3. 诊断 可根据病史、临床表现及X线表现做出初步诊断。穿刺是一种较可靠的诊断方法，穿刺囊液中可见黄、白色蛋白样（皮脂样）物质混杂其中。X线检查对诊断有很大帮助。X线片可见颌骨内有低密度阴影病变，有时边缘不整齐。临床上牙源性角化囊性瘤与成釉细胞瘤有时很难区别，须借助病理检查方能确诊。

4. 治疗 角化囊性瘤容易复发，甚至可发生恶变，因此手术刮除要求更彻底；在刮除囊壁后用苯酚或硝酸银等腐蚀剂涂抹骨创，或加用冷冻疗法，以消灭子囊，防止复发。必要时还可考虑在囊肿外围切除部分骨质。如病变范围太大、多次复发的角化囊性瘤，应考虑将颌骨连同病变软组织一起切除，立即植骨。

（四）成釉细胞瘤

是颌骨中心性上皮肿瘤，牙源性良性肿瘤中最常见的一种类型。

1. 病因 成釉细胞瘤除发生于颌骨外，极少数可发生在胫骨或脑垂体内。其组织来源有以下几种可能：①大多数认为由成釉器或牙板上皮发生而来；②由牙周膜内上皮残余或口腔黏膜基底细胞发生而来；③由始基或含牙囊肿等转变而来；④发生于颌骨以外的成釉细胞瘤可能由口腔黏膜基底细胞或上皮异位发展而成。

扫码“看一看”

2. 临床表现 多发生于成年人，男女发病无明显差别。下颌骨较上颌骨多见，上下颌骨之比约为1∶8，以下颌体及下颌角部为常见。肿瘤生长缓慢，初期无自觉症状。逐渐发展，可使颌骨膨大，造成面部畸形，肿瘤侵犯牙槽突时，可使牙松动、移位或脱落，肿瘤增大到一定程度可使颌骨外板变薄，直至吸收，这时肿瘤可以侵入软组织内。由于肿瘤体积不断增大可以影响下颌骨的运动度，甚至可能发生吞咽、咀嚼和呼吸障碍，瘤体表面常见有对颌牙的压痕，如果咀嚼时发生破损，可能造成继发性感染而化脓、溃烂、疼痛。发生在上颌骨的肿瘤可影响到上颌窦、鼻泪管、鼻腔和眼的功能，引起鼻阻塞、眼球移位、突出及流泪等症状。当肿瘤压迫下牙槽神经时，患侧下唇及颏部可能感觉麻木不适。颌骨破坏吸收较多时可引起病理性骨折。肿瘤向口腔发展时可使咬合关系异常。

成釉细胞瘤典型的X线变现：早期呈蜂窝状，以后形成多房性囊肿样阴影，单房比较少，分房大小不等、相互重叠、房间隔呈半月形切迹，囊腔内可含牙，牙根尖可有不规则吸收，吸收面通常呈锯齿状或截根状。

成釉细胞瘤大多为实质性，如囊性成分较多时，穿刺检查可抽出黄褐色液体，可含有胆固醇晶体。

3. 诊断 根据病史、临床表现、X线特点，可作初步诊断。成釉细胞瘤因为多房性以及有不定程度的局部浸润性，故周围囊壁边缘常不整齐、呈半月形切迹。在囊内的牙根尖可有不规则吸收现象。最后确诊仍需依靠病理检查。

4. 治疗 主要为外科手术治疗。因成釉细胞瘤有局部浸润的特点，传统的观点是在肿瘤外正常组织0.5cm切除。在临床上应根据病变大小、部位、是否复发等因素决定具体术式：截骨植骨术、下颌骨箱状切除术。近年来亦有人主张对成釉细胞瘤行刮除术，但复发率高，应慎用。对于单囊型成釉细胞瘤可采用减压成形术，并定期随访。

如手术前不能与颌骨囊肿或其他牙源性肿瘤鉴别，可于手术时做冷冻切片检查，以明确诊断。如有恶变时，应按恶性肿瘤手术原则处理。

（五）牙源性黏液瘤

1. 病因 目前对颌骨黏液瘤的发生，多数倾向于牙源性。其组织来源可能为纤维组织基质的黏液样退行性变而来，或由胚胎细胞的残余生长而来；由于肿瘤伴有阻生牙或牙缺失，瘤内常存在牙源性上皮，因而又可能来源于牙组织。

2. 临床表现 多发生于青年人，性别无明显差异。多发生于颌骨，软组织极少见。下颌较上颌多见，磨牙及前磨牙区为好发部位。黏液瘤一般生长缓慢，无包膜，呈局部浸润性生长，切面呈胶冻状。早期无明显症状，直到肿瘤逐渐增大，颌骨呈现畸形时始被注意。常伴有未萌出或缺失牙。当肿瘤生长速度加快，且伴有疼痛时应考虑恶变可能。X线摄片显示骨质膨胀，骨质破坏呈蜂房状透光阴影，边缘不整齐，似“火焰状”。

3. 诊断 可根据病史、临床表现、X线特点可做出初步诊断。牙源性黏液瘤有时不易与成釉细胞瘤、颌骨中心性巨细胞瘤等相鉴别，最终需借助于病理检查。

4. 治疗 主要采取完整手术切除。由于肿瘤无包膜，呈浸润性生长，手术不彻底时，容易复发，因此临床上通常将其按低度恶性肿瘤处理，应施行在肿瘤外正常组织0.5cm处切除。如肿瘤较大时，须行半侧下颌骨或上颌骨切除，以防止复发。

五、脉管性疾病

血管瘤与脉管畸形是来源于脉管系统的肿瘤或发育畸形，统称脉管性疾病。约60%发生于头颈部。脉管畸形包括微静脉畸形、静脉畸形、动静脉畸形、淋巴管畸形（包含微囊型与大囊型两类）、混合畸形（包含静脉-淋巴管畸形和静脉-微静脉畸形两型）。

（一）血管瘤

1. 病因 血管瘤是婴幼儿最常见的血管源性良性肿瘤，系真性血管肿瘤。血管瘤的组织病理学特点是肿瘤内富含增生活跃的血管内皮小细胞，并有成血管现象和肥大细胞聚集。

扫码“看一看”

2. 临床表现 多发生口腔颌面部，约占全身血管瘤的60%，其中大多数发生于面颈部皮肤、皮下组织，少数见于口腔黏膜。深部及颌骨内的血管瘤目前认为应属血管畸形。血管瘤的生物学特点是可以自发性消退。其病程可分为增生期、消退期及消退完成期三期。①增生期：最初表现为毛细血管扩张，周围绕以晕状白色区域；迅速变为红斑并高于皮肤，高低不平似杨（草）梅状。较深在的病变表面为青紫色或无颜色变化。②一般在1年后进入消退期。消退的过程缓慢，病变由鲜红变为暗紫、棕色，皮肤可呈花斑状。③目前尚无任何方法判断血管瘤是否能够消退以及消退程度，大面积血管瘤消退后常遗留局部色素沉着、瘢痕、纤维脂肪块、皮肤萎缩下垂等。

（二）脉管畸形

1. 微静脉畸形 俗称葡萄酒色斑。呈鲜红或紫红色。多发生于颜面部皮肤，常沿三叉神经分布区分布，口腔黏膜少见。与皮肤表面平，边界清楚。外形不规则，大小不一，从小的斑点到数厘米的斑块，大的可以扩展到一侧面部或越过中线到对侧。以手指压迫病变，表面颜色退去；解除压力后，血液立即充满病变区，恢复原有大小和色泽。

面部微静脉畸形应与皮肤的血管痣相鉴别，血管痣是皮肤表面血管扩张，因为在皮肤内有红色素沉着，故压迫时不褪色。

2. 静脉畸形 传统分类称海绵状血管瘤，是由衬有内皮细胞的无数血窦所组成。由大小形状不一如海绵结构样的血窦组成。窦腔内血液凝固而形成血栓，并可钙化为“静脉石”。好发于颊、颈、眼睑、唇、舌或口底部。位置深浅不一，表浅病变呈蓝色或紫色；如果位置较深，则皮肤或黏膜颜色正常。边界不清，扪之柔软，可被压缩，有时可扪及静脉石。体位移动试验阳性：当头低于心脏水平时，病变区充血膨大；恢复正常位置后，肿胀随之缩小，恢复原状。穿刺可抽出血液且可凝固。

静脉畸形一般无自觉症状，继续长大可引起颜面、唇、舌等畸形及功能障碍。若发生感染，则可引起肿胀、疼痛、表面皮肤或黏膜溃疡，并有出血的危险。

3. 动静脉畸形 即传统分类中的蔓状血管瘤，是一种迂回弯曲、极不规则而有搏动性的血管畸形。主要是由血管壁显著扩张的动脉与静脉直接吻合而成，期间缺乏毛细血管。

常发生于颞浅动脉所在的颞部或头皮下组织中。病变高起呈念珠状，表面皮纹较正常皮纹高。患者能自己感觉到搏动感，扪诊有震颤感，听诊有吹风样杂音。若将动脉全部压闭，则病变区的搏动和杂音消失。病变可侵蚀基底的骨质，也可突入皮肤，使其变薄，甚至坏死、出血。

4. 淋巴管畸形 常见于儿童及青少年，实际上是淋巴管的发育畸形。好发于舌、唇、颊肌颈部。根据临床特征及组织结构，可分为微囊型与大囊型两类。

（1）微囊型 即传统分类中的毛细血管型及海绵型淋巴管瘤。由衬有内皮细胞的淋巴管扩张而成。淋巴管极度扩张弯曲，构成多房性囊腔，颇似海绵状。淋巴管内充满淋巴液。在皮肤或黏膜上呈现孤立的或多发性散在的小圆形囊性结节状或点状病变，无色、柔软，一般无压缩性，病变边界不清。口腔黏膜的淋巴管畸形有时与微静脉畸形同时存在，出现黄、红色小泡状突起，称为淋巴管-微静脉畸形，亦称毛细管型淋巴管畸形。

发生于面部，唇、下颌下区的深部淋巴管畸形，常使患处显著肥大畸形。发生于舌部者常呈巨舌症，引起颌骨畸形、咬合关系异常等，在长期发生慢性炎症的基础上，舌体可以变硬。

（2）大囊型 即传统分类中的囊肿型或囊性水瘤。主要发生于颈部、锁骨上区，亦可发生于下颌下区及上颈部。一般为多房性囊腔，彼此间隔，内有透明、淡黄色水样液体。病变大小不一，表面皮肤色泽正常，呈充盈状态，扪诊柔软，有波动感。与深部血管瘤不同的是体位移动试验阴性，但透光试验阳性。

5. 混合型脉管畸形 存在一种类型以上的脉管畸形时，都可称为混合型脉管畸形。如前述的微静脉畸形与微囊型淋巴管畸形并存、血管瘤与脉管畸形、微静脉畸形与静脉畸形并存等。

（三）诊断

根据病史、年龄、性别及病变形态，表浅脉管性疾病不难做出诊断。深部脉管性疾病可用体位移动试验和穿刺检查明确诊断。亦可采用B超、动脉造影以及病变腔造影或磁共振血管成像来协助诊断。

（四）治疗

血管瘤与脉管畸形的治疗应根据病变类型、位置及患者年龄等因素决定。常用的治疗方法有药物治疗、激光治疗、手术切除等，对于复杂病例，主张采用综合治疗，婴幼儿血管瘤处于稳定期、不影响美观和功能的中、小型病变应行观察，如发展迅速时，应及时给予一定的干预治疗。

血管瘤内皮细胞处于胚胎状态，对激素治疗比较敏感，对增生期血管瘤，过去首选口服大剂量泼尼松进行治疗，取得了一定效果，但激素治疗的不良作用显而易见。目前口服普萘洛尔（心得安）已成为治疗增生期血管瘤的一线药物。少数累及重要部位（如鼻、眼睑）或影响功能（如呼吸、视力）的巨大血管瘤，也可早期予以手术治疗。手术治疗目的是改善美观和功能，不主张追求手术的彻底性。手术后可配合其他治疗，如药物治疗、激光治疗等。

微静脉畸形主要采用脉冲染料激光治疗，国内主要使用铜蒸汽或氮激光进行光动力治疗。

静脉畸形可采用激光治疗、硬化剂注射和手术治疗，以硬化剂注射治疗为主要治疗手段，常用硬化剂为5%鱼肝油酸钠、平阳霉素、无水乙醇等。病变内注射后，血管内皮细胞被破坏，病变组织逐渐纤维化、闭锁，最终缩小或消失。注射时，可暂时压迫周围组织，阻断血液回流；3～4周注射一次，注射剂量视病变大小和静脉回流速而定。

动静脉畸形以往主要采用手术治疗，但治疗后复发率高，对外形和功能破坏大。随着介入放射学的发展，经导管动脉栓塞技术（TAE）被成功用于动静脉畸形的治疗，并成为主要的治疗手段。软组织的弥漫性动静脉畸形，一般采用无水乙醇栓塞，继而手术切除病变，修整外形。

淋巴管畸形的治疗以硬化剂注射为主，可配合手术治疗，进行病变缩小术、颌骨畸形矫正等，以改善美观和功能，提高患者的生存质量。

近年来，临床上采用平阳霉素治疗血管瘤和脉管畸形的报道愈来愈多，其主要适应证为静脉畸形和淋巴管畸形，其疗效已经得到肯定。由于平阳霉素为抗癌药物，其远期疗效和不良反应有待继续观察。

目前治疗血管瘤和脉管畸形的方法较多，但对于大的血管瘤和脉管畸形，治疗问题尚未完全解决。

六、神经源性肿瘤

来源于神经组织的良性肿瘤中以神经鞘瘤与神经纤维瘤最为常见。

（一）神经鞘瘤

1. 组织来源　来源于神经鞘膜，又称施万瘤。

2. 临床表现　多见于青中年人，男女比例约为1.5∶1。头颈部神经鞘瘤主要发生于脑神经，如听神经、面神经、舌下神经、迷走神经干；其次是周围神经，以头部、面部、舌部最为常见；交感神经发生者较为少见。

神经鞘瘤生长缓慢，病程较长，包膜完整，肿瘤为圆形或卵圆形，也可呈分叶状。质地坚韧。肿瘤可沿着神经轴向左右移动，但不易沿神经长轴活动。肿瘤愈大愈容易发生黏液性变，发生黏液性变后质软如囊肿。穿刺时可抽出褐色血样不凝固液体是其特点。

来自面神经的神经鞘瘤可表现为腮腺肿块，易被诊断为多形性腺瘤。手术时如发现肿块与面神经不能分离时，应警惕有面神经鞘瘤的可能，切勿轻易予以切断。

3. 诊断 一般可借助超声检查或穿刺液体做出诊断。有时尚需借助CT、MRI或颈动脉造影等检查方法。

4. 治疗 手术切除。手术方式应根据肿瘤的部位及大小而定。若为周围神经鞘瘤，可手术完整切除；若肿瘤位于重要神经干时，可将肿瘤上神经干外膜沿纵轴切开，小心剥开神经纤维，然后将肿瘤切除。

（二）神经纤维瘤

1. 组织来源 由神经鞘细胞和成纤维细胞两种主要成分组成的良性肿瘤。

2. 临床表现 多见于青年人，肿瘤生长缓慢。肿瘤可发生于周围神经的任何部位，口腔颌面部的神经纤维瘤位于面、颞、眼、颈、舌、腭等处。颜面部神经纤维瘤的主要表现为皮肤呈大小不一的棕色斑，或呈灰黑色小点状或片状病变。扪诊时，皮肤内有多发性瘤结节，质较硬。分为单发与多发两种，多发性神经纤维瘤又称神经纤维瘤病。神经纤维瘤病有遗传倾向，为常染色体显性遗传病。多发性瘤结节可沿皮下神经分布，呈念珠状，也可呈丛状。皮肤松弛或折叠下垂，发生功能障碍，面部畸形。肿瘤质地柔软，瘤内血运丰富，但一般不能压缩。邻近的骨受侵犯时，可引起骨发育畸形。头面部多发性神经纤维瘤还可伴先天性颅骨缺损。

3. 治疗 手术切除。对小而局限的神经纤维瘤可以一次完全切除；但对巨大肿瘤只能做部分切除，以纠正畸形和改善功能。手术时出血较多，而且不易用一般方法止血，故应做好充分备血及选择低温麻醉。

七、嗜酸性粒细胞增生性淋巴肉芽肿

又称为嗜酸性淋巴肉芽肿或嗜伊红淋巴肉芽肿。

1. 病因 尚不清楚，主要为淋巴结肿大、淋巴细胞增生或嗜酸性粒细胞浸润。可侵犯淋巴结外的软组织，淋巴结外的病变表现为肉芽肿病变。

2. 临床表现 常发生于20～40岁成年人，绝大多数为男性患者。好发于腮腺区、眶部、颧颊部、下颌下、颏下、上臂等区。主要表现为软组织肿块，偶可自行消退，但又复发，可有时大时小症状。初期为软橡皮样，日久逐渐硬韧，当肿块缓解时再度变软。肿块无疼痛及压痛，周界不清。随病程发展而逐渐加重，病变皮肤粗糙、增厚、色素沉着。化验检查见血液中嗜酸性粒细胞明显增多，可高达60%～70%（绝对计数也明显增加），淋巴细胞亦相应增多。

3. 诊断 根据病史、临床表现及化验常可做出诊断。

4. 治疗 对放射治疗敏感，首选放射治疗。激素治疗亦有明显效果。单发肿块也可以考虑部分手术切除。

八、骨源性肿瘤

（一）骨化性纤维瘤

为颌骨内比较常见的良性肿瘤。

1. 临床表现 多见于青年人，女性多见。多为单发性，下颌骨较上颌骨多见。此瘤多为实性，囊性较少见。此瘤生长缓慢，早期无自觉症状，不易被发现；肿瘤逐渐增大后，可造成颌骨膨胀肿大，引起面部畸形及牙移位。有时可继发感染，伴发骨髓炎。骨化性纤维瘤为大量的排列成束和漩涡状的纤维组织所构成，其中含有一些大小不等、排列不规则的骨小梁和钙化团块，骨小梁周围有少数成骨细胞，并含有骨样组织。

2. 诊断 需结合临床、病理和X线表现确诊。本病易与骨纤维异样增殖症相混淆。

3. 治疗 原则上应行肿瘤切除术。切除后骨缺损原则上应同期植骨。下颌骨切除后如骨质缺损过多时应立即行植骨术。上颌骨切除后也考虑同期植骨，若植骨困难也可行赝复体修复治疗。小的或局限性骨化纤维瘤更应早期手术彻底切除。大的弥散性的或多发性的骨纤维异样增殖症，一般在青春期后施行手术。手术方法主要是将病变部分切除或全部切除。

（二）骨巨细胞瘤

骨巨细胞瘤又称破骨细胞瘤，主要由多核巨细胞和较小的梭形或圆形的间质细胞所组成。

1. 临床表现 好发于20～40岁的成年人，男女无显著差别。常发生于颌骨中央部，故又称中央性巨细胞瘤。梭形或圆形的间质细胞的形态、分布和排列是确定巨细胞性质的主要依据。一般将此瘤分为三级：一级骨巨细胞瘤，间质细胞疏松，无核分裂，细胞呈梭形并排列一致，巨细胞数量多，含核也多，属于良性；二级骨巨细胞瘤，间质细胞量多而致密，常见间变，核分裂较多，巨细胞数量少，体积减小，形态不规则，细胞核数量亦减少，属于潜在恶性；三级巨细胞瘤，间质细胞极多，排列致密，排列呈不规则漩涡状，核大而明显间变，核分裂多，巨细胞数量大为减少，含核也少，常在10个以下，属于恶性。肿瘤生长缓慢，早期无自觉症状，有时会有局部间歇性隐痛。随着肿瘤的增大，出现肿胀、压痛等。肿瘤如穿破颌骨可呈暗紫色或棕色，易出血。发生在下颌骨者，可使下颌骨变形，晚期可发生病理性骨折。在上颌骨者可波及尖牙窝或全部上颌骨，引起面部畸形，牙可被迫移位、松动。拔牙时可见创口有易出血的肉芽组织。它虽属于良性，但具有侵袭性，也有明确的恶性骨巨细胞瘤。如生长较快，则可能有恶性变。

2. 诊断 根据病史、临床表现与病理间质细胞的分化程度来判断恶性程度。X线摄片可见骨质膨胀，周界清楚，病变呈囊状或肥皂泡沫状及蜂窝状阴影。

3. 治疗 手术切除。术中须行冷冻切片病理检查，排除恶性。病理属Ⅰ级者，可采用彻底刮除并在基底部烧灼，或在健康颌骨组织内切除肿瘤；属Ⅱ级或Ⅲ级者，视骨质破坏大小做颌骨部分切除，并依据情况决定是否立即植骨。

考点提示 口腔颌面部良性肿瘤（牙龈瘤、血管瘤与脉管畸形牙源性角化囊性瘤、成釉细胞瘤）病因、分类、临床表现、诊断及治疗原则。

扫码"学一学"

扫码"看一看"

第四节　口腔颌面部恶性肿瘤

口腔颌面部恶性肿瘤以来源于上皮组织的癌最常见，在癌瘤中最多的为鳞状细胞癌（简称鳞癌），约占80%以上；其次为腺性上皮癌及未分化癌；来源于间叶组织的肉瘤较少见，主要是软组织肉瘤和骨肉瘤。本章重点讨论口腔颌面部鳞癌。

一、癌

口腔颌面部鳞癌多发生于40～60岁的中老年人，男性多于女性。口腔癌中，部位以舌、颊、牙龈、腭、上颌窦等最多见，鳞癌常向区域淋巴结转移，晚期可出现远处转移。由于鳞癌的发病部位不同，其组织结构、恶性程度、转移部位及治疗方法等亦有所不同。

（一）舌癌

舌癌是最常见的口腔癌，按UICC的分类，以舌轮廓乳头为界可分为舌前2/3舌体部和后1/3舌根部。舌前2/3癌属于口腔癌范畴，舌后1/3属口咽癌范畴。舌癌男性多于女性。多数为鳞癌。

1. 临床表现　舌癌男性多于女性，多发生于舌侧缘中1/3，其次为舌尖、舌背。常为溃疡型、外生型或浸润型。一般恶性程度较高、生长速度快、浸润性较强，常波及舌肌，致舌运动受限，疼痛多较剧烈。进一步导致语言、进食、吞咽功能障碍。晚期舌癌可蔓延至口底、下颌骨，使全舌固定；向后发展可侵犯腭舌弓及扁桃体，此时上述症状更重。如有继发感染或侵犯舌根常发生剧烈疼痛，疼痛可放射至耳颞部及整个同侧头面部。

舌癌较早期即可发生颈淋巴结转移，且转移率较高，文献报告为40%～80%。因舌体组织具有丰富的淋巴和血液循环，舌体频繁运动，均为促使舌癌发生转移的因素。舌癌的颈淋巴结转移常在一侧，如发生于舌背或越过舌体中线的舌癌可以向对侧颈淋巴结转移。舌尖癌可转移至颏下或直接至颈深中群淋巴结，舌侧缘的癌多向下颌下及颈深淋巴结上、中群转移；舌根部癌可出现颌下、颈深淋巴结转移，也可见茎突后即咽后部的淋巴结转移。此外，晚期舌癌可发生远处转移，一般转移至肺部。

3. 治疗　应强调综合治疗，提高治愈率、生存率及生活质量。结合患者肿瘤大小、肿瘤厚度于浸润深度、组织病理学分化程度、颈部淋巴结及全身检查情况等确定治疗方案。早期病变（T1期）、溃疡范围局限、浸润较浅（深度＜2.0mm），可采用局部扩大切除放射治疗。中等大小病变（T2～T4期），因根据病变部分做半侧或全舌切除，一般先行诱导化疗，再手术，术后放疗或化疗。对波及口底及下颌骨的舌癌，应施行一侧舌、下颌骨及颈淋巴结联合清扫术，若对侧有转移时，应做双侧颈淋巴结清扫术。为恢复舌的功能，超过1/2以上的舌体缺损均应行一期舌再造术。由于舌癌的颈淋巴结转移率较高，并早期转移，一般主张做选择性、功能性颈淋巴结清扫术。

4. 预后　根据文献报道统计，舌癌的5年生存率约为65%左右，颈部淋巴结未转移者5年生存率可达80%，有转移者则降为30%左右。

（二）牙龈癌

牙龈癌多为鳞状细胞癌，磨牙后三角区癌属于颊癌范畴。

1. 临床表现　多见于40～60岁中老年人，男性多于女性。好发于双尖牙区及磨牙区，下颌牙龈较上颌牙龈多见，约为2∶1。牙龈癌多为分化度较高的鳞状细胞癌，以溃疡型最常见，少许为外生型。早期向牙槽突骨膜及颌骨骨质浸润，使骨质破坏引起牙松动和疼痛。病变继续发展，则向唇颊沟、口底、颊腭侧黏膜、上颌窦、下颌骨内等侵犯。当下牙槽神经受累时可致患侧下唇麻木。肿瘤侵及磨牙后区、咽部及咀嚼肌群时可引起张口受限，颌骨破坏严重者可造成病理性骨折。

下颌牙龈癌比上颌牙龈癌颈淋巴结转移早，同时也较多见。常转移到患侧下颌下及颏下淋巴结，后期累及颈深淋巴结。上颌牙龈癌常转移到患侧下颌下及颈深淋巴结。远处转移比较少见。牙龈癌颈淋巴结转移率为34.5%，下颌牙龈癌为37.1%，上颌牙龈癌为30%。

早期牙龈癌要特别注意与牙龈炎和牙周炎鉴别，晚期应与下颌骨中心性癌及原发性上颌窦癌相鉴别。

2. 治疗　以外科手术为主。根据肿瘤的大小、肿瘤侵及范围，在肿瘤周围正常软组织和骨组织内切除术（颌骨方块切除、部分切除或半侧切除），必要时行选择性或根治性颈淋巴结清扫术。只有未分化癌采用放射治疗。

3. 预后　根据文献报道统计，牙龈癌5年生存率约为62.5%。

（三）口底癌

口底癌应与舌下腺来源的唾液腺恶性肿瘤相鉴别，系指发生于口底黏膜的鳞癌。

1. 临床表现　发病年龄同其他口腔癌，早期常发生于舌系带的一侧或中线两侧，多为中度分化的鳞癌。早期鳞癌常为溃疡型，以后向深层组织（舌腹肌和口底肌群）浸润，出现疼痛、舌活动受限、语言障碍及吞咽困难；侵犯牙龈、下颌骨舌侧骨板，造成下颌骨破坏、下颌牙松动等。口底癌常早期发生淋巴结转移，区域淋巴结转移率较高，为35%～70%，转移率仅次于舌癌，并发生双侧颈淋巴结转移，一般转移至颏下、下颌下及颈深淋巴结。

2. 治疗　早期口底癌可行放射治疗。对于病变范围＜1cm、浸润厚度＜2.0cm者，可行局部扩大切除。较晚期的病例，如肿瘤侵及下颌骨，或有淋巴结转移时，应行口底部、下颌骨、颈淋巴联合根治术。对双侧颈淋巴结转移的患者，可同时或分期行颈淋巴清扫术。晚期患者可用放射治疗或化学药物行姑息性治疗。

3. 预后　口底癌的5年生存率平均约为50%。

（四）颊黏膜癌

颊黏膜癌指原发于颊黏膜的癌性病变。根据UICC的TNM分类分期规定应在上下颊沟之间、翼下颌韧带之前，并包括唇内侧黏膜。多90%以上为鳞状细胞癌，5%～10%为腺源性上皮癌。

1. 临床表现　颊黏膜癌多呈溃疡型或外生型，生长较快，向深层浸润。穿过颊肌及皮肤，可发生溃破，亦可蔓延至上下牙龈及颌骨。向后发展可波及软腭及翼下颌韧带，引起张口困难。

颊黏膜癌的颈淋巴结转移率较高，为30%～50%，下颌下淋巴结最常受累，其次为颈深上淋巴结，有时也可转移至腮腺淋巴结，远处转移较少见。

2. 治疗　以手术为主的综合治疗，早期浅表的颊黏膜癌可采用放射治疗。如对放射治疗不敏感以及较大的肿瘤，应行外科手术；术前可先用化学药物治疗。切除后如创面过大，应予组织瓣整复。疑有淋巴结转移者应行淋巴结清扫术。

3. 预后 颊癌的5年生存率平均为50%。

（五）腭癌

按UICC分类应仅限于硬腭的原发性癌；软腭癌应列入口咽癌范围。硬腭癌以来自唾液腺者为多，鳞癌少见。

1. 临床表现 发生于硬腭的鳞癌，细胞多高度分化，生长缓慢，常侵犯腭部骨质，导致腭穿孔。向上蔓延至鼻腔及上颌窦，向两侧发展可侵蚀牙龈。硬腭癌的颈淋巴结转移率在40%左右，转移主要是向颈深上淋巴结，有时双侧颈淋巴结均可累及。

2. 治疗 以手术切除为主的综合治疗，组织缺损可用赝复体和（或）皮瓣修复。疑有淋巴结转移者应行淋巴结清扫术。

3. 预后 硬腭癌的5年生存率为65%。

（六）唇癌

唇癌为发生于唇红缘黏膜的癌。唇癌主要为鳞癌，腺癌很少见。

1. 临床表现 唇癌好发于男性，男女之比为4：1。上下唇均可发生，多发生于下唇，以下唇中外1/3间的唇红缘黏膜多见。表现为外突型和溃疡型，早期为疱疹状结痂的肿块，或局部黏膜增厚，随后出现火山口状的溃疡或菜花样肿块。唇癌生长较慢，一般无自觉症状，以后肿瘤向周围皮肤和黏膜扩散，同时向深部肌组织浸润；晚期可波及口腔前庭及颌骨。唇癌的颈淋巴结转移率较低，且发生转移时间较迟，下唇癌常向颏下及下颌下淋巴结转移；上唇癌则向耳后、下颌下及颈淋巴结转移。

2. 治疗 早期唇癌采用外科手术、放射治疗、激光治疗或低温治疗，均有良好的疗效。但对于晚期唇癌及有淋巴结转移者则应用外科治疗。晚期唇癌切除原发灶后可用邻近组织瓣整复，并根据病情进行选择性或功能性颈淋巴结清扫。

3. 预后 唇癌的预后较好，下唇癌较上唇癌预后好，总的5年生存率为70%左右。

（七）面部皮肤癌

面部皮肤癌多发生于鼻部、鼻唇皱折、眼睑、上下唇、颊、耳及额部皮肤。颜面部皮肤癌主要有鳞状细胞癌及基底细胞癌，其中又以基底细胞癌较为多见。

1. 临床表现 易发生于60岁以上的老年人，男性多于女性。基底细胞癌，早期表现为皮肤呈灰黑色或棕黄色斑，生长缓慢而无自觉症状，逐渐发展致病变区皮肤糜烂、表面结痂或出血，进一步发展形成溃疡，边缘高起外翻、不规则，表面凹凸不平，略呈水珠状。有的边缘有匍行性向周围扩散，严重者可破坏骨和软骨组织。

鳞状细胞癌初起为疣状浸润区，表面有完整的正常上皮覆盖，生长速度较基底细胞癌快，常向深层及邻近组织浸润。表面皮肤组织破溃，形成火山口样的溃疡，溃疡的基底常覆盖有坏死组织，表面呈菜花样，边缘及底部都较硬，经久不愈，常渗出有特殊臭味的液体或出血。

基底细胞癌很少发生区域性淋巴结转移，鳞状细胞癌颈淋巴结转移率也较低。一般转移到耳前、下颌下或颈部淋巴结。

2. 治疗 早期病例不论采用外科手术、放射治疗、激光治疗或低温治疗，治疗效果都很好，多数患者能治愈。应根据肿瘤的范围及组织来源酌情选择合适的治疗方法。颈淋巴结转移者应行颈淋巴清扫术。

3. 预后 基底细胞癌的5年生存率在95%以上，鳞状细胞癌的5年生存率也在90%以上。

（八）上颌窦癌

上颌窦癌是常见的口腔癌之一，以鳞状细胞癌最常见，约占90%以上，偶为腺源性上皮癌。

1. 临床表现 上颌窦癌好发年龄在50～60岁，男性略多于女性。上颌窦癌因肿瘤位于上颌窦内，早期无症状，不容易发现；随肿瘤的生长破坏窦壁及周围组织时，出现较明显的症状时才被注意。根据肿瘤发生的不同部位，临床上可出现不同的症状：发生自上颌窦内壁时，常出现鼻阻塞、鼻出血、一侧鼻腔分泌物增多、鼻泪管阻塞溢泪等；发生自上颌窦外壁时，则表现为面部及唇颊沟肿胀，后期皮肤破溃、肿瘤外露，眶下神经受累可发生面颊部感觉迟钝或麻木；发生自上颌窦上壁时，常先使眼球突出、向上移位，可引起复视；发生自上颌窦下壁时，则先引起牙松动、疼痛、龈颊沟肿胀，如将牙痛误诊为牙周炎等而将其拔除时，则创口不能愈合，形成溃疡，肿瘤突出于牙槽部。发生自上颌窦后壁时，可侵入翼腭窝而引起张口困难；晚期的上颌窦癌可发展到上颌窦任何部位以及筛窦、蝶窦、颧骨、翼板及颅底部，而引起相应的临床症状。

上颌窦癌颈淋巴结转移率较少，转移率为10%～20%，常转移至下颌下及颈上部淋巴结，有时可转移至耳前及咽后淋巴结。远处转移少见。

上颌窦癌的早期诊断常常是治疗能否成功的关键。CT检查可显示癌瘤的位置、骨质破坏程度与范围及周围组织受累情况，上颌窦探查病理活检可确立诊断。

2. 治疗 最好采用综合疗法，而以外科治疗为主，尤其手术结合术前或术后放疗的综合治疗，已被认为是目前较好的治疗方案。对手术后复发的患者，可采用放射治疗或低温治疗，也可考虑颅颌面联合切除术。如发生颈淋巴结转移。一般同期行根治性淋巴清扫术。

（九）中央性颌骨癌

中央性颌骨癌是原发于颌骨内较少见的上皮性恶性肿瘤，组织类型主要为鳞癌，其组织来源为牙胚成釉上皮的剩余细胞、面突融合时的残余胚胎上皮。此外偶见腺性上皮癌。

1. 临床表现 中央性颌骨癌好发年龄在40～60岁，男性多于女性。好发于下颌骨，特别是磨牙区，易沿颌骨中央扩散。患者早期无自觉症状，以后可出现牙痛、局部疼痛，侵犯下牙槽神经出现下唇麻木。肿瘤破坏骨皮质，在相应部位颊舌侧出现肿块，或侵犯牙槽突后出现多数牙松动、脱落，肿瘤自牙槽突穿出。波及翼腭窝或咀嚼肌可至张口受限。中央性颌骨癌的颈淋巴转移率在40%左右，可向下颌下、颈深上群淋巴结转移，也可血液循环转移，预后较差。

中央性颌骨癌的早期确诊十分重要，因误诊可拖延病程，影响治疗及预后。及时的X线检查是必要的。当出现下唇麻木、多个牙松动等症状时，应注意与颌骨骨髓炎相鉴别。

2. 治疗 手术是治疗中央性颌骨癌的主要方法，一般应行选择性颈淋巴清扫术。为防止远处转移，尚应配合化疗。

3. 预后 中央性颌骨癌5年生存率在30%以下。

二、肉瘤

（一）软组织肉瘤

软组织肉瘤是一组起源于间叶组织的恶性肿瘤。好发于成年人。口腔颌面部以纤维肉瘤、恶性纤维组织细胞瘤为最常见，其次为横纹肌肉瘤，其他软组织肉瘤较为少见。

1. 临床表现 发病年龄较癌小，好发于成年人；病程发展较快；早期多呈现为实质性肿块，表皮或黏膜血管扩张充血，晚期始出现溃疡或有溢液、出血；肿瘤浸润正常组织后可引起口腔功能障碍，如呼吸不畅、张口困难等。

软组织肉瘤一般较少淋巴结转移，但常经血液循环发生远处转移；晚期肿瘤可呈巨大肿块，全身多见恶病质。

2. 诊断 根据病史、临床表现及影像学检查和病理检查，大多可以明确组织类型。

3. 治疗 绝大多数软组织肉瘤的基本治疗方法为局部根治性广泛性切除。术后辅以放射治疗和化学治疗。由于软组织肉瘤淋巴结转移率低，一般选用治疗性颈淋巴清扫术，而不用选择性颈淋巴清扫术。

（二）骨源性肉瘤

骨源性肉瘤为起源于骨间质的恶性肿瘤。口腔颌面部以骨肉瘤最为常见，其次为软骨肉瘤及恶性纤维组织细胞瘤。

1. 临床表现 发病年龄小，多为青年及儿童，以上、下颌骨最为常见。骨源性肉瘤病程较快，呈进行性颌面部骨膨胀性生长，皮肤表面常有血管扩张及充血。影像学检查可见不同程度、不同性质的骨质破坏，且呈中央性，由内向外发展；后期肿块破溃，可伴有溢液、出血；颌骨破坏可致牙松动、脱落，巨型肿块可导致患者张口、咀嚼、呼吸障碍。

骨肉瘤可循血液转移至肺、脑等，转移率在30%以上；软骨肉瘤较少转移；骨恶性纤维组织细胞瘤则常发生区域性淋巴结转移。

2. 诊断 骨源性肉瘤的诊断主要依靠X线检查和CT检查、病理检查，其影像学特征是：骨不规则破坏伴软组织阴影，牙多呈漂浮状并可有破坏征象。成骨性骨质增生，密度较高，外围典型的日光放射状排列溶骨性骨肉瘤的骨质由内向外呈不规则破坏或呈囊样，可合并病理性的骨折。其他肉瘤的类型较少见。也有类似骨肉瘤的X线表现，最终的诊断依据是病理检查。

3. 治疗 骨源性肉瘤的治疗原则是以根治性手术为主的综合治疗。手术须行大块根治性切除，特别强调器官切除的概念，以避免因管道或腔隙传播而导致局部复发。骨源性肉瘤对放射治疗不敏感，术后应辅以化学药物治疗；有淋巴结转移者可行治疗性颈淋巴结清扫术。

三、其他恶性肿瘤

（一）恶性淋巴瘤

恶性淋巴瘤为起源于淋巴系统（淋巴结和淋巴结外的淋巴组织以及单核-巨噬细胞系统）的恶性肿瘤，是一种全身性疾病，但其主要病变及临床表现可局限于某一特定部位。可分为霍奇金淋巴瘤（HL）与非霍奇金淋巴瘤（NHL）两大类。按其发生部位可分为结内型和结外型，发生于淋巴结内者称结内型，发生于淋巴结外者称结外型。颈部恶性淋巴瘤以结内型多见，口腔颌面部以结外型多见。

1. 临床表现 恶性淋巴瘤可发生于任何年龄，但以青壮年为多。结内型恶性淋巴瘤常为多发性。主要的临床表现为早期淋巴结肿大。初起时多为颈部、腋下、腹股沟等处的淋巴结肿大。肿大的淋巴结可移动，表面皮肤正常，质地坚实而具有弹性，比较饱满，无压痛，大小不等；以后互相融合成团，失去移动性。临床上易误诊为淋巴结结核或慢性淋巴结炎。

口腔颌面部发生于淋巴结外者（结外型）常常是单发病灶，可发生于牙龈、腭部、舌根部、颊部、颌骨等部位，临床表现呈多样性，有炎症、坏死、肿块等各型。后期肿瘤生长迅速可引起相应的症状，如局部出血、疼痛、鼻阻塞、咀嚼困难、咽痛、吞咽受阻、气短、面颈肿大等。有些患者在淋巴结肿大之前，伴有不规则发热，易造成诊断困难。

NT/K淋巴瘤多发生在口腔及面部中线部位，口腔中初发者多在腭咽部中线。症状以溃疡和坏死为主，常多次病检而仅报告为慢性炎症，故曾有“中线坏死性肉芽肿”之称。破坏腭骨后，可造成口鼻瘘。常伴有特殊臭味，并可伴有全身高热不适等症状。

恶性淋巴瘤常沿淋巴管扩散，如侵入血流时，称为淋巴性白血病。

2. 诊断　恶性淋巴瘤在临床上缺乏特异性表现，主要靠活体组织检查方能确诊。

3. 治疗　恶性淋巴瘤对放射治疗和化学药物治疗都比较敏感。治疗原则力求个体化，主要取决于病理类型和临床分期。早期单发病灶可采用放射治疗；晚期或病变广泛的可采用化学药物治疗。

4. 预后　HL预后较NHL好，50%以上的恶性淋巴瘤患者可生存10年以上。

（二）浆细胞肉瘤

浆细胞肉瘤来源于骨髓内浆细胞，又称骨髓瘤。

1. 临床表现　浆细胞肉瘤发病年龄较晚，多见于中老年人，30岁以内者少见。男性多于女性。肿瘤好发于胸骨、椎骨、肋骨、盆骨及颅骨，亦可单发生于颌骨、口腔、口咽部等软组织。多发性较单发性常见。

单发性可能为本病的早期表现，单发于颌骨者以下颌骨较常见，肿瘤发生于软组织的为圆形、质软的肿块；位于骨表面的可使骨质膨隆、质硬并有压痛，骨破坏严重时可发生病理性骨折。晚期病变多为多发性，患者可出现体重减轻，进行性贫血、低热或恶病质。

2. 诊断　浆细胞肉瘤除临床症状为主要诊断依据外，X线检查及化验检查有重要意义。

X线检查可见受累骨中有多个大小不等的圆形溶骨性凿孔状缺损，边缘清晰，周围无骨膜反应，较大的缺损可穿破骨密质，或伴病理性骨折。化验检查有进行性贫血、红细胞减少、血沉加快、白细胞减少、血小板减少、血浆球蛋白增加、清蛋白与球蛋白比例倒置、总蛋白量增加、血清钙增高等，尿液化验可发现凝溶蛋白，骨髓穿刺涂片发现肿瘤性浆细胞可证实诊断。

3. 治疗　对多发性浆细胞肉瘤一般采用以联合化疗为主的综合治疗。单发性浆细胞肉瘤的恶性程度较低，可采用放射治疗或手术切除后辅以放疗或化疗。

4. 预后　单发性骨髓瘤预后好于多发性，多发性浆细胞肉瘤的5年生存率在25%以下。

（三）恶性黑色素瘤

恶性黑色素瘤来源于成黑色素细胞，并可由色素痣或黏膜黑斑恶变而来，好发于皮肤及黏膜。

1. 临床表现　恶性黑色素瘤的早期表现绝大多数为皮肤痣及黏膜黑斑，发生恶变时，则出现迅速长大，色素增多，为黑色或深褐色，呈放射状扩展；在肿瘤周围及基底周围有色素沉着加剧的增生、浸润现象，病变内或周围出现结节（卫星结节)，表面发生溃疡，易出血和疼痛，并有所属区域的淋巴结突然增大。

口腔内恶性黑色素瘤较为恶性。多发生于牙龈、腭部及颊部黏膜。肿瘤呈蓝黑色，为扁平结节状或乳突状的肿块，生长迅速，常向四周扩散，并浸润黏膜下及骨组织内，引起牙槽突及颌骨破坏，使牙发生松动，甚至吞咽困难及张口受限。

2. 诊断 主要根据色素表现及临床症状，不宜活组织检查。

3. 治疗 应以综合序列为主。推荐下列方案：原发灶首选冷冻治疗+化学治疗+颈部选择性或治疗性清扫术+免疫治疗。

考点提示 口腔颌面部恶性肿瘤（舌癌、牙龈癌、颊癌、口底癌、唇癌）病因、分类、临床表现、诊断及治疗原则。

知识链接

有关口腔颌面部恶性肿瘤的TNM分类分期（供临床参考）

T：原发肿瘤 N：区域性淋巴结 M：远处转移

（一）解剖分区

唇

1.上唇，唇红表面

2.下唇，唇红表面

3.口角

口腔

1.颊黏膜

（1）上下唇内侧黏膜

（2）颊黏膜表面

（3）磨牙后区

（4）上下龈颊沟

2.上牙龈

3.下牙龈

4.硬腭

5.舌

（1）轮廓状乳头前的舌背部和舌侧缘（舌前2/3）

（2）舌腹部

6.口底

（二）临床分类

Tx—原发肿瘤无法评估。

T0—原发灶隐匿。

Tis—原位癌。

T1—肿瘤直径≤2cm。

T2—肿瘤直径>2cm，≤4cm.

T3—肿瘤直径>4cm。

T4a—局部中度浸润的疾病

唇：肿瘤侵犯穿破骨皮质，下牙槽神经、口底或面部皮肤及颏或鼻。

口腔：肿瘤侵犯邻近结构穿破骨皮质，侵犯舌深部肌层（如颏舌肌、舌骨舌肌、腭舌肌和茎突舌肌)、上颌窦、面部皮肤。

T4b—局部非常广泛浸润的疾病，肿瘤侵犯咀嚼肌间隙、翼板、或颅底、和（或)包绕颈内动脉。

注：牙龈原发性肿痛仅表浅地侵蚀骨或牙槽突，不归纳为T4。

Nx一无法评估有无区域性淋巴结。

N0—无区域性淋巴结转移。

N1—同侧单个淋巴结转移，直径3cm

N2—淋巴结转移

N2a—同侧单个淋巴结转移，直径>3cm，≤6cm

N2b—多个同侧淋巴结转移，其中最大直径≤6cm

N2c—双侧或多侧淋巴结转移，其中最大直径≤6cm

N3—转移淋巴结最大直径>6cm（中线部位转移淋巴结应列为同侧转移)

Mx—无法评估有无远处转移

M0—无远处转移

M1—有远处转移，代号如下

肺PUL；淋巴结LYM；皮肤SKI；骨OSS；骨髓MAR；肝HEP；胸膜PLE；脑BRA；腹膜PER；其他部位OTH

（三）临床分期

0期	Tis	N0	M0
Ⅰ期	T1	N0	M0
Ⅱ期	T2	N0	M0
Ⅲ期	T3	N0	M0
	T1	N1	M0
	T2	N1	M0
	T3	N1	M0
Ⅳ期A期	T4a	N0	M0
	T4a	N1	M0
	T1	N2	M0
	T2	N2	M0
	T3	N2	M0
	T4a	N2	M0
Ⅳ期B期	任何T	N3	M0

	T4b	任何N	M0
Ⅳ期C期	任何T	任何N	M1

本章小结

口腔临床医生执业须必备口腔颌面头颈肿瘤外科相关的理论和技能。本章主要介绍发生于口腔颌面部的特征性肿瘤、常见肿瘤（如鳞状细胞癌）在口腔颌面部的诊治特点，同时也讨论一些具有某些肿瘤生物学行为和临床表现的囊肿和瘤样病变。重点需要掌握口腔颌面部良、恶性肿瘤的临床表现、鉴别诊断及治疗原则，口腔颌面部常见囊肿的分类、牙源性囊肿的临床表现及其X线特点、诊断和治疗。

习　题

扫码"练一练"

一、选择题

【A1/A2型题】

1. 下列情况哪一种是皮脂腺囊肿所特有的表现

A. 常见于面部　　B. 发生缓慢

C. 囊壁与皮肤粘连，中央可有一色素点　　D. 质地软，无压痛

E. 边界清楚，可活动

2. 皮样囊肿与表皮样囊肿的主要区别是

A. 皮样囊肿的囊壁中无皮肤附件结构

B. 表皮样囊肿的囊壁中无皮肤附件结构

C. 表皮样囊肿的囊壁中有皮肤附件结构

D. 皮样囊肿不含有角化物

E. 表皮样性囊肿不含有角化物

3. 囊腔内含有皮肤附件可能是

A. 皮脂腺囊肿　　B. 始基囊肿

C. 皮样囊肿　　D. 甲状舌管囊肿

E. 表皮样囊肿

4. 皮样囊肿是由

A. 肿瘤细胞增生分裂形成

B. 胚胎发育时遗留于组织中的上皮细胞发展而形成

C. 胚胎发育时内胚叶细胞遗留发展而形成

D. 皮质腺囊肿扩展形成

E. 胚胎发育时皮脂腺、汗腺异常发育而成

5. 以下哪一项是皮样、表皮样囊肿所独有的特征

A. 生长缓慢　　B. 多见于儿童、青年

C. 触诊坚韧而有弹性，似面团样　　D. 境界清

E. 一般无自觉症状

6. 甲状舌管囊肿好发部位是颈中线的
A. 舌根部　　B. 舌骨下部
C. 舌骨上、下部　　D. 舌骨上部
E. 胸骨切迹上
7. 关于甲状舌管囊肿，哪一项是不正确的
A. 发生于颈前正中线上任何部位　　B. 囊肿与舌盲孔通连
C. 囊肿随吞咽上下移动　　D. 手术治疗应包括切除部分甲状软骨
E. 可与异位甲状腺同时存在
8. 为防止甲状舌管囊肿或瘘的术后复发，手术应
A. 完整摘除囊肿
B. 追踪瘘管到舌骨表面结扎
C. 囊肿在舌骨表面剥离干净
D. 切除囊肿及舌骨中段，并妥善处理舌骨以上部分
E. 以上都不对
9. 第二腮裂囊肿多位于
A. 乳突附近　　B. 下颌角附近
C. 颈前正中　　D. 舌骨水平，胸锁乳突肌上1/3前缘附近
E. 颈根部
10. 第二鳃裂瘘的外口常见于
A. 耳垂周围　　B. 下颌角处
C. 颈中下1/3、胸锁乳突肌前缘处　　D. 颈中上1/3、胸锁乳突肌前缘处
E. 胸锁乳突肌前缘下1/3处
11. 临床上最多见的鳃裂囊肿来源于
A. 第一鳃裂　　B. 第二鳃裂
C. 第三鳃裂　　D. 第四鳃裂
E. 胸腺咽管
12. 属于牙源性囊肿的是
A. 球上颌囊肿　　B. 始基囊肿
C. 鼻唇囊肿　　D. 上颌正中囊肿
E. 鳃裂囊肿
13. 角化囊肿属于
A. 发育性颌骨囊肿　　B. 血外渗性囊肿
C. 牙源性颌骨囊肿　　D. 胚胎性颌骨囊肿
E. 炎症性颌骨囊肿
14. 始基囊肿属于
A. 胚胎性软组织囊肿　　B. 潴留囊肿
C. 牙源性囊肿　　D. 面裂囊肿
E. 血外渗性囊肿
15. 始基囊肿好发于

A. 上颌前牙区　　B. 下颌磨牙及升支部
C. 上颌尖牙区　　D. 上颌磨牙区
E. 上下颌双尖牙区

16. 以下哪项不是多发性基底细胞痣综合征的表现
A. 多发性角化囊肿　　B. 皮肤基底细胞痣
C. 分叉肋　　D. 小脑镰钙化
E. 泛发的骨纤维异常增生

17. 哪个属于口腔颌面部潴留性囊肿
A. 皮样囊肿　　B. 甲状舌管囊肿
C. 皮脂腺囊肿　　D. 鳃裂囊肿
E. 外渗性囊肿

18. 成釉细胞瘤的好发部位是
A. 下颌前牙区　　B. 上颌后牙区
C. 上颌前牙区　　D. 下颌体及下颌角部
E. 下颌骨升支部

二、简答题

1. 简述恶性肿瘤的生物学行为及临床特征。
2. 简述口腔颌面部恶性肿瘤手术的“无瘤”操作

（张立刚）

第九章

唾液腺疾病

学习目标

口腔医学专业：

1.掌握 常见唾液腺炎症的病因、临床表现、诊断及治疗原则。舌下腺囊肿、黏液囊肿的病因、临床表现、诊断及治疗原则，能够根据病情给出合理的治疗方案。

2.熟悉 唾液腺常见肿瘤的组织学特点、临床表现、诊断及治疗原则。

3.了解 唾液腺损伤及涎瘘的临床表现和治疗原则。

4.诊疗过程中体现人文关怀，尊重、体贴患者。

口腔医学技术专业：

1.熟悉 常见唾液腺炎症的病因、临床表现、诊断及治疗原则。舌下腺囊肿、黏液囊肿的病因、临床表现、诊断及治疗原则。

2.了解 唾液腺常见肿瘤的组织学特点、临床表现、诊断及治疗原则。

案例讨论

【案例】

患者，女，48岁。右侧耳前区肿物无痛性渐进性长大2年余。查体：右侧耳前区有一2cm×3.5cm肿物，质中等，界限清楚，扪诊无痛、呈结节状，局部囊性变，双侧唾液腺导管口无红肿，唾液分泌顺畅、清亮。双侧面部表情自如，张闭口正常，闭眼可，鼓气无漏气。唾液腺造影X线片：主导管移位，分支导管移位而包绕肿瘤，边缘整齐，无中断现象，呈抱球状。

【讨论】

1. 该病例可能的诊断和诊断依据是什么？

2. 临床上应采取哪种手术方式？

扫码“学一学”

第一节 唾液腺炎症

根据感染性质，唾液腺炎症（sialadenitis）分为化脓性、病毒性和特异性感染三类。病毒性感染主要指流行性腮腺炎；特异性感染，如结核、放线菌病，非常少见。本节主要介绍唾液腺化脓性炎症的诊断与治疗。唾液腺化脓性炎症腮腺最常见，其次为下颌下腺，而舌下腺和小唾液腺极少见。

一、急性化脓性腮腺炎

急性化脓性腮腺炎（acute pyogenic parotitis）以前常见于腹部大手术之后，称之为手术后腮腺炎（postoperative parotitis）。由于医疗技术和意识的提高，加强了手术前后处理，同时加强了体液平衡和口腔清洁，以及有效的抗菌药物的应用，手术后并发的腮腺炎已很少见，而多见于慢性腮腺炎的急性发作或邻近组织急性炎症的扩散。

（一）病因

急性化脓性腮腺炎主要是由逆行感染引起，常见的病原菌主要是金黄色葡萄球菌，少数是溶血性链球菌，而肺炎双球菌、奋森螺旋体少见。这些细菌存在于口腔内，当患有严重的全身性疾病，如患败血症、急性传染病或慢性消耗性疾病时，患者机体抵抗力及口腔生物学免疫力降低，且因高热、脱水、饮食减少、咀嚼功能减退、唾液分泌量减少、自洁作用降低，易使口腔内细菌大量繁殖，也易发生逆行感染。

导管内的异物、唾液腺结石，反复炎症导致的瘢痕挛缩，使导管狭窄或阻塞，唾液排出障碍，也增加了逆行感染的机会。

邻近组织的急性炎症偶可扩散至腮腺组织引起感染，如腮腺淋巴结的急性化脓性炎症。

此外，重金属如砷、汞、铅等的中毒，引起的中毒性腮腺炎，以及流行性腮腺炎继发细菌感染，都可引起化脓性腮腺炎。

（二）病理

组织病理学检查显示急性化脓性腮腺炎以急性导管炎开始，表现为导管上皮肿胀，管腔狭窄，细菌、脓细胞及脱落的上皮细胞形成黏液栓子阻塞腺管，导管周围炎性肿胀。炎症后期，导管周围白细胞浸润，导管上皮破坏。炎症过程中，常伴腺泡的丧失及微小脓肿形成，几个小脓灶可合并成一个大脓灶。

扫码“看一看”

（三）临床表现

急性化脓性腮腺炎多见于单侧腮腺，双侧同时发生者少见。早期症状轻微或不明显，特别是并发于全身疾病或腹部大型手术后，常被全身的严重病情所掩盖而被忽视，以致病情发展，腮腺区肿痛明显时方引起患者注意。表现为腮腺区轻微的肿胀、疼痛和压痛，导管口轻度充血、红肿。如处理及时，可控制病情发展。

若早期急性炎症得不到控制，继续发展可使腺体组织坏死、化脓。腮腺区以耳垂为中心肿胀更加明显，范围扩大，疼痛加剧，呈持续性跳痛，可出现轻度张口受限。腮腺导管口此时红肿明显，轻轻按压腺体可见导管口有脓性分泌物溢出。由于腮腺被致密的筋膜所包绕，虽化脓形成脓肿，但在表面并不易扪及明显的波动，而呈硬性浸润块，只有脓肿穿破包膜后向周围组织蔓延时，才可扪到波动感。脓液在腮腺包膜内积聚增多时，压力增大，疼痛也加剧。炎症穿破腮腺包膜后，脓液进入邻近组织或间隙，引起其他间隙的蜂窝织炎或脓肿。脓肿经外耳道的软骨与骨的交界处，即Santorini裂，进入外耳道。炎症向上可达翼腭窝，并可通过颅底扩散至颅内；向内可达咽旁或咽后间隙，甚至沿颈部间隙向下扩散至纵隔而危及生命。

全身症状：炎症早期全身症状并不明显，随病情发展，发生化脓时患者全身中毒症状明显，体温可高达40℃以上，脉搏、呼吸增快，伴有食欲缺乏，白细胞总数增加，中性粒细胞比例明显升高、出现核左移及中毒性颗粒。

（四）诊断及鉴别诊断

急性化脓性腮腺炎，根据病史及临床检查，诊断并不困难，特别是全身情况衰弱或腹部外科手术后发生者。

急性化脓性腮腺炎需与以下疾病相鉴别：

1. 流行性腮腺炎　大多发生于5～15岁儿童，常为双侧发病或先后发生，由病毒感染引起，有季节流行特点及有传染病接触史，一般一次感染后可终生免疫。腮腺虽肿大、疼痛，但导管口无红肿，按摩腺体可见唾液分泌清亮、无脓液。实验室检查：白细胞正常或偏高，淋巴细胞增多；血清及尿淀粉酶可能升高。

2. 咬肌间隙感染　常有明显的牙源性感染病史，如下颌阻生第三磨牙萌出困难导致的冠周炎。张口受限明显，下颌角前上部肿胀并有明显的压痛，腮腺导管口正常，挤压腺体无脓性分泌物自导管口溢出。

3. 假性腮腺炎　是腮腺区的化脓性淋巴结炎，一般发病较慢，症状轻、肿胀局限，导管口无红肿，挤压腮腺无脓性分泌物自导管口溢出。

（五）预防

本病主要系脱水及逆行感染所致。故对接受腹部大手术及患严重全身性疾病的患者，应加强护理，加强营养及全身抗感染治疗，保持体液平衡，同时应加强口腔卫生，饮食后漱口、刷牙，并配合使用过氧化氢溶液或氯已定溶液清洗口腔。

（六）治疗

急性化脓性腮腺炎的治疗应全身抗感染，支持治疗和局部治疗相结合，诊断一旦确定，应立即采取积极有效的治疗措施。

1. 全身治疗　针对发病原因，积极治疗原发疾病，改善全身状况，特别是继发于全身严重疾病者，要纠正机体的脱水及电解质紊乱，补充营养，提高机体抵抗力。根据急性化脓性腮腺炎的致病菌主要为金黄色葡萄球菌选用有效抗生素，可及早应用大剂量青霉素或适量先锋霉素等抗革兰阳性球菌的抗生素。并从腮腺导管口取脓性分泌物作细菌培养及药物敏感试验，选用最敏感的抗生素治疗。疼痛明显者，可给适量镇痛药物。

2. 局部治疗　炎症早期可配合局部热敷、理疗、外敷中草药，以促进炎症的吸收或加速炎症局限；饮用酸性饮料或口服1%毛果云香碱，口含维生素C片等药物，促进唾液的分泌与排出；注意保持口腔清洁，使用温热消毒漱口液，利于炎症的控制。

3. 腮腺脓肿切开引流　急性化脓性腮腺炎已发展至化脓时，必须切开引流。

切开引流指征：①病程1周以上，抗感染治疗无效或疗效不明显，全身感染中毒症状明显，高热持续不退；②局部出现跳痛、局限性压痛点或凹陷性水肿明显；③腮腺导管口有脓液排出；④穿刺抽出脓液。

切开引流的方法：切开应在局部浸润麻醉下进行。在耳前及下颌支后缘，从耳屏下至下颌角做切口，依次切开皮肤、皮下组织及腮腺咬肌筋膜，用弯血管钳钝性分离进入脓腔，建立引流。由于腮腺被纤维组织分隔成许多小叶，形成的脓肿散在于各小叶内，因此切开引流应注意向不同方向分离，分开各腺小叶的脓腔（图9-1），以达到彻底引流，冲洗后放置橡皮引流条，以后每日用生理盐水冲洗，更换引流条。如脓液已穿破腮腺咬肌筋膜达皮下时，波动明显处切开。如果脓肿扩散至其他间隙时，应作附加切口引流。

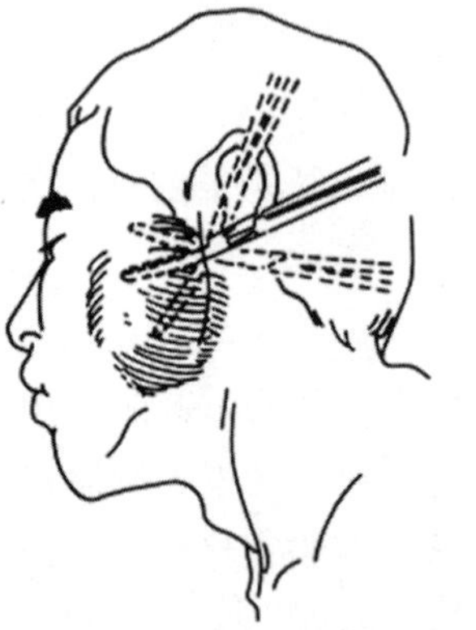

图9-1　化脓性腮腺炎脓肿切开示意

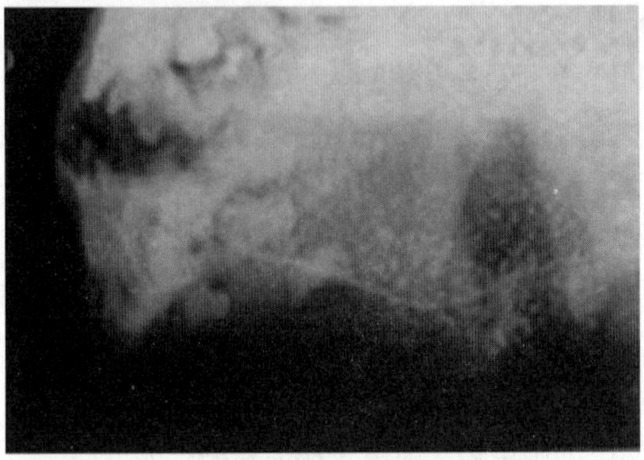

图9-2儿童复发性腮腺炎造影表现

二、慢性复发性腮腺炎

慢性复发性腮腺炎（ chronic recurrent parotitis ）以前统称为慢性化脓性腮腺炎（包括慢性阻塞性腮腺炎），临床上较常见。儿童及成人均可发生，二者的转归不相同。

（一）病因

儿童复发性腮腺炎是次于流行性腮腺炎的常见疾病。本病的病因较为复杂，发病机制尚不明确，一般认为与以下因素有关。

1. 先天性发育异常　主要是末梢导管扩张，成年后再检查，扩张的导管已消失。

2. 遗传性因素　患者有阳性家族史，可能是腺体的先天性结构异常，成为潜在的发病因素。

3. 免疫功能异常　儿童期免疫系统发育不完善，免疫功能低下，容易发生逆行性感染。随着年龄增长，免疫系统逐渐发育成熟，青春期后发作次数减少或不再复发。

4. 细菌逆行感染　儿童发病常继发于上呼吸道的感染及口腔内炎性病灶，致病菌通过腮腺导管逆行感染。

成人复发性腮腺炎为儿童复发性腮腺炎迁延不愈而来。

（二）病理

组织病理学检查显示，病变早期，主要为导管系统病变，闰管、纹管及小叶间导管轻度扩张，管腔内含浓缩的黏液分泌物及脱落的导管上皮，炎症细胞少见。病变中期，导管周围炎症反应明显，结缔组织纤维化，淋巴细胞、组织细胞及巨细胞浸润。近腺体段导管明显扩张，导管上皮出现退行性变。病变晚期，腺小叶结构逐渐破坏，被增生的间质脂肪及结缔组织所替代。终末导管增生，严重者萎缩的腺小叶完全由增生的导管、结缔组织及脂肪组织所替代。

（三）临床表现

儿童复发性腮腺炎，发病年龄从婴幼儿到15岁均可发生，以5岁左右的男童最为常见。男性多于女性，可突然发病，也可逐渐发病。间隔数周或数月发作一次不等，年龄越小，间隔时间较短；随着年龄增长，间隔时间越长，或1～2年肿胀一次。常为单侧肿胀，双侧发病时，症状也以一侧为重。一般无全身症状。腮腺区反复肿胀，伴有不适，肿胀不如流行性腮腺炎明显，仅有轻度水肿，皮肤潮红。挤压腺体可见导管口有脓液或胶冻状液体溢出，少数有脓肿形成。大多数持续1周左右。静止期多无不适，检查腮腺分泌液偶见浑浊。

青春期后逐渐痊愈，极少病例再发作。

（四）诊断及鉴别诊断

慢性复发性腮腺炎的诊断主要根据临床表现及腮腺造影。多次反复发病及导管溢出胶冻状液体，随着年龄增长，发病次数减少，症状减轻，大多在青春期后痊愈。腮腺造影显示腮腺末梢导管呈点状、球状扩张，排空延迟，主导管及腺内导管无明显异常（图9-2）。临床表现为单侧腮腺肿胀者，作双侧腮腺造影，约占半数患者可见双侧腮腺末梢导管点状扩张，故应常规作双侧腮腺造影。造影之前拍摄普通X平片是必要的，可以排除结石的存在。

一般情况下发生的慢性复发性腮腺炎需与以下疾病鉴别：

1. 流行性腮腺炎 儿童复发性腮腺炎必须和流行性腮腺炎相鉴别。流行性腮腺炎有季节流行特点及有传染病接触史，常双侧同时发生，伴发热、肿胀明显，腮腺导管分泌正常，血清和尿淀粉酶升高，无反复肿胀史。一次感染后多获终生免疫，无反复肿胀史。

2. 舍格伦综合征 成人复发性腮腺炎需与舍格伦综合征相鉴别。舍格伦综合征多见于中年女性，无自幼发病史。常有口干、眼干等症状，一般认为属自身免疫性疾病。腮腺造影显示主导管扩张不整，边缘毛糙，呈葱皮样或花边样改变。排空功能迟缓，如为碘化油造影剂可较长时间滞留于腺组织内。

（五）治疗

慢性复发性腮腺炎儿童和成人的治疗有所不同。

1. 儿童复发性腮腺炎 多有自愈性，大多在青春期后痊愈，一般主张保守治疗，以增强抵抗力、防止继发感染、减少发作为原则。嘱患者多饮水、进酸性食物刺激唾液分泌，每天按摩腺体帮助排唾。用淡盐水漱口，保持口腔卫生等。若有急性炎症表现可用抗生素。

2. 成人慢性复发性腮腺炎 治疗基本原则同上，但治疗效果并不理想。如能发现发病因素如导管结石、导管口狭窄，可先去除结石或扩张导管口（用钝头探针仔细插入导管内，先用较细者，再用较粗者逐渐扩大）。也可向导管注入药物，如碘化油等。经上述治疗仍无效，可考虑手术。腮腺造影本身对复发性腮腺炎也有一定的治疗作用。

三、慢性阻塞性腮腺炎

慢性阻塞性腮腺炎（chronic obstructive parotitis）又称腮腺管炎。过去曾与复发性腮腺炎一起，统称为慢性化脓性腮腺炎。

（一）病因

多数患者由于局部原因引起。各种因素，如导管口黏膜被咬伤，不良修复体损伤导管口黏膜，瘢痕愈合后引起导管口狭窄。少数由导管结石或异物引起。由于导管狭窄或异物阻塞，使阻塞部位远端导管扩张，唾液淤滞。腮腺导管系统较长、较窄并有转折，唾液易于淤滞，也是不可忽视的因素。

（二）病理

慢性阻塞性腮腺炎的病理改变早期主要在导管系统。导管明显扩张，内有浓缩的分泌物潴留及脱落上皮。扩张的导管周围常有明显的炎症反应，主要是淋巴细胞浸润，并有淋巴滤泡形成伴有絮状分泌物及微小结石结缔组织纤维化，导管上皮化生。炎症晚期腺小叶结构破坏，腺泡消失，被结缔组织、脂肪组织及慢性炎症细胞所置换，偶见肌上皮岛。

（三）临床表现

主要见于青壮年，男性发病略多于女性。常为单侧受累，也可为双侧。多因腮腺反复肿胀而就诊，肿胀发作有时和进食有关，并伴有轻微疼痛，这是因为进食时唾液分泌增加且黏稠，排出受阻所致。也有不少病例的腮腺肿胀和进食并无明确关系。导管口流脓和口腔有异味感，晨起感腮腺腺体部肿胀感，自己稍加按摩后即有“咸味”液体自导管溢出，局部随之松快。发作次数个体差异较大，多者每次进食都肿胀，少者一年之内很少发作。

临床检查腮腺轻微肿胀，质地中等硬度并有轻微压痛。导管口轻微红肿，挤压腺体可从导管口流出浑浊的“雪花样”唾液或为黏稠的蛋清样唾液。病程较久者扪诊腺体硬韧感，腮腺导管呈粗硬索条状。

（四）诊断及鉴别诊断

诊断主要根据临床表现和腮腺造影。进食时肿胀、挤压腺体，腮腺导管口流出“雪花样”或“蛋清样”液体，有时在颊部黏膜可扪及条索状的腮腺导管。腮腺造影表现为主导管、叶间、小叶间导管系统部分狭窄，部分扩张呈腊肠样改变。严重者导管明显增粗，主导管直径可达1cm左右，腺体区呈分布不均、大小不等的造影剂潴留。甚至只有主导管及较大的分支导管显影。部分病例有“点状扩张”表现（图9-3）。

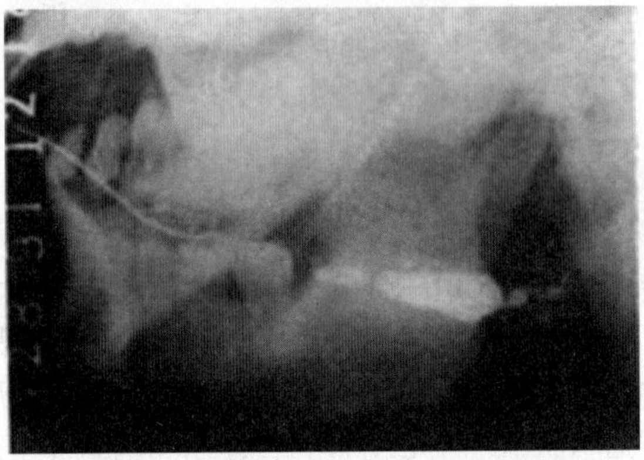

图9-3　慢性阻塞性腮腺炎 X线造影表现

慢性阻塞性腮腺炎需与以下疾病鉴别：

1. 成人复发性腮腺炎　有幼儿发病史，造影片上两者明显不同。成人复发性腮腺炎除非有逆行性感染而使主导管略扩张不规整外，叶间、小叶间导管均无变化，只是末梢导管呈散在点、球状扩张。而阻塞性腮腺炎以导管系统，即主导管、叶间、小叶间导管扩张不规整为特征。

2. 舍格伦综合征继发感染　可有腮腺反复肿胀，导管口溢脓史。鉴别在于：①多见于中年女性；②常有口干、眼干、结缔组织疾病；③腮腺造影显示主导管扩张不整，边缘毛糙，呈葱皮样或花边样改变，排空迟缓，末梢导管点、球状扩张为特征；④组织病理学表现明显不同，免疫学检查异常。

（五）治疗

慢性阻塞性腮腺炎多是由局部原因引起，故以去除病因、消除阻塞、控制感染为原则。有涎石者，先去除涎石。导管口狭窄者，可以用钝头探针扩张导管口。也可向导管内注入药物，如碘化油、抗生素等，具有一定的抑菌和抗菌作用。其他保守方法包括咀嚼无糖口香糖或含维生素C片，刺激唾液分泌；温淡盐水漱口，有抑菌作用，减少腺体逆行性感染；自后向前按摩腮腺，促进分泌物排出。经上述治疗无效者，可考虑手术治疗。

手术方式有两种，一是行导管结扎术，通过结扎导管使腮腺萎缩，从而控制炎症。手术可以从口腔内进行（图9-4）。在进行导管结扎术前，腮腺导管系统必须经过抗生素反复冲洗，等黏液脓性分泌物明显减少或停止时再结扎，术后可口服阿托品3～5天，3次/日，每次0.3mg，饭前半小时服用；腮腺区加压包扎，以促进腺体萎缩。术后并发症主要是黏液或脓液分泌物自发破溃或形成潴留脓肿。

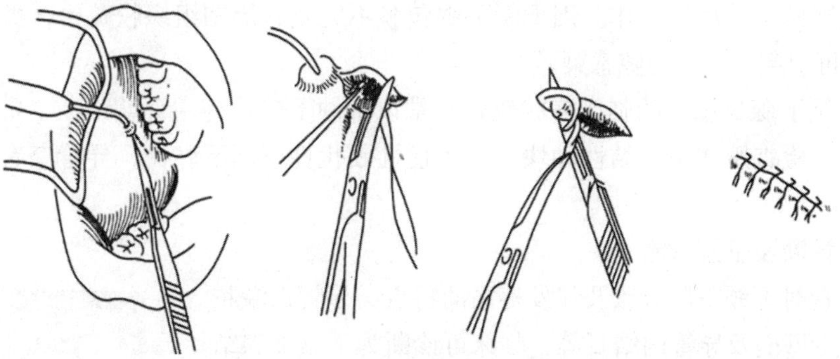

图9-4　腮腺导管结扎术

第二种手术方式，在各种保守治疗无效，导管结扎术失败，而患者有手术要求的情况下，可考虑行保留面神经的腮腺腺叶切除术。由于长期炎症的影响，有纤维组织形成，使腮腺与周围组织粘连，分离面神经较为困难。手术时应将组织尽可能摘除，并将腮腺导管全长完全切除，否则术后在残存导管段可能形成潴留脓肿。术后如有面瘫表现，可用维生素B_1及维生素B_2并配合理疗或面部表情肌功能训练，以促进面神经功能恢复。

近年来，采用唾液腺镜直视下观察导管病变，经腮腺导管冲洗，灌注药物，效果良好。

四、唾液腺结石病和下颌下腺炎

唾液腺结石病（sialolithiasis）是在腺体或导管内发生钙化性团块而引起的一系列病变。唾液腺结石85%左右多发生于下颌下腺，其次是腮腺，偶见于上唇及唇颊部的小唾液腺，舌下腺很少见。

唾液腺结石常使唾液排出受阻，并继发感染，造成腺体急性或反复发作的炎症。

扫码“看一看”

（一）病因

唾液腺结石形成的原因仍不清楚，通常认为与某些局部因素有关，如异物、炎症、各种原因造成的唾液滞留等；也与机体无机盐新陈代谢紊乱、唾液的成分、流量有关，部分唾液腺结石病患者可合并全身其他部位结石。

唾液腺结石病好发于下颌下腺，与下列因素有关：①下颌下腺为混合性腺体，分泌的唾液含黏蛋白，较腮腺分泌液黏滞，钙的含量也高出2倍，钙盐容易沉积；②腺导管长而弯曲，自后下向前上走行，腺体分泌液逆重力方向流动，这些解剖结构均使唾液易于淤滞，导致唾液腺结石形成；③下颌下腺导管口位于口底，异物易进入而形成核心，一方面刺激导管，发生炎症，另一方面易使钙盐沉积。

（二）临床表现

可见于任何年龄，以20～40岁的中青年为多见。病程长短不一，数天、数年甚至数十年不等。

小的唾液腺结石一般不造成唾液腺导管阻塞，无任何症状。导管阻塞时可出现排唾障碍及继发感染的一系列症状及体征：①进食时，腺体肿大，患者自觉胀感及疼痛，有时疼痛较剧烈，呈针刺样，称为涎绞痛。可伴同侧舌或舌尖痛，并放射至耳颞部或颈部。停止进食后不久腺体自行复原，疼痛亦随之减轻或消失。但有些阻塞严重的病例，腺体肿胀可持数小时、数天，甚至不能完全消退；②导管口黏膜红肿，挤压腺体可见少许脓性分泌物自导管口溢出；③导管内的结石双手触诊常可触及硬块，并有压痛；④唾液腺结石阻塞引起腺体继发感染，并反复发作。因下颌下腺包膜不完整，周围组织较疏松，炎症易扩散到邻近组织，可引起下颌下间隙感染。

慢性下颌下腺炎患者的临床症状较轻，常以下颌下包块为主诉就诊。主要表现为进食时反复肿胀，检查腺体呈硬结性肿块，称为慢性硬化性下颌下腺炎，导管口有脓性或黏液脓性唾液流出。

（三）诊断及鉴别诊断

根据进食时下颌下腺肿胀及伴发疼痛的特点，导管口溢脓以及双手触诊可扪及导管内结石等，临床可诊断为下颌下腺结石并发下颌下腺炎。确诊应作X线检查，下颌下腺结石应选下颌横断𬌗片及下颌下腺侧位片，前者适用于下颌下腺导管较前部的结石（图9-5），后者适用于下颌下腺导管后部及腺体内的结石。钙化程度低的结石，即所谓的阴性结石，

在X线平片上难以显示，可在急性炎症消退后做造影检查，结石所在处表现为圆形、卵圆形或梭形充盈缺损。对于已确诊为唾液腺导管结石病者不做唾液腺造影，以免将结石推向导管后部或腺体内。

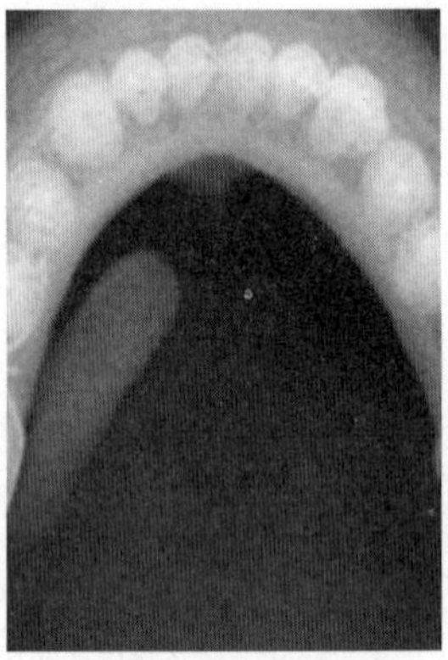

图9-5　下颌横断片下颌下腺导管前段结石

典型的涎石病诊断不难，有时需和下列疾病鉴别：

1. 舌下腺肿瘤　绝大多数舌下腺肿瘤无导管阻塞症状，故无进食肿胀和疼痛，但亦有极少数患者因肿瘤压迫下颌下腺导管出现不全阻塞症状，X线检查无阳性结石。

2. 下颌下腺肿瘤　肿瘤呈进行性肿大，患者无进食肿胀或下颌下腺炎症发作史。而慢性硬化性下颌下腺炎患者可有进食肿胀或排出唾液腺结石的病史，其肿块虽硬但一般不大，无进行性增大的表现。

3. 下颌下淋巴结炎　反复肿大，但与进食无关。多发生于儿童，常有上呼吸道感染病史，导管口无红肿，下颌下腺分泌正常。下颌下淋巴结位置较表浅，很容易扪及并常有触痛。

4. 下颌下间隙感染　常有牙痛史并可查及病灶牙，下颌下区肿胀呈硬性浸润，皮肤潮红并可出现可凹陷性水肿。下颌下腺导管分泌可能减少但唾液正常，无唾液腺结石阻塞症状。

（四）治疗

唾液腺结石病的治疗目的是去除结石，消除阻塞因素，尽最大可能地保留下颌下腺这一功能器官。但当腺体功能丧失或腺体功能不可能逆转时，则应在控制急性炎症后将病灶清除。

1. 保守治疗　很小的唾液腺结石可用保守治疗，嘱患者口含蘸有柠檬酸的棉签或维生素C片，也可进食酸性水果或其他食物，促使唾液分泌，有望自行排出。

2. 切开取石术　适用于能扪及、相当于下颌第二磨牙以前部位的唾液腺结，无下颌下腺反复感染史，腺体尚未纤维化，^{99m}Tc功能测定腺体功能存在者。对于体积较大的下颌下腺导管结石，应行下颌下腺导管取石术。

（1）适应证　①导管内唾液腺结石；②腺体尚未纤维化者。

（2）禁忌证　①急性炎症期；②腺内结石；③全身严重系统性疾病。

（3）方法　①体位选择坐位，头后仰；②一般选择局部麻醉，即舌神经阻滞麻醉加局部浸润麻醉；③确定唾液腺结石部位后，在唾液腺结石后方用缝线从导管深面穿过，提起导管，防止术中唾液腺结石向后滑动（图9-6），也可以用棉花镊或弯血管钳，其长轴与导管方向一致，在唾液腺结石的深面将其固位（图9-7）；④沿导管方向切开黏膜，分离黏膜下组织，显露导管；⑤沿长轴切开导管，取出唾液腺结石；⑥取出后切口短小者，黏膜和导管可以不予缝合，切口较长者，可将导管切口与口底黏膜切口相对缝合，形成新的下颌下腺导管开口。

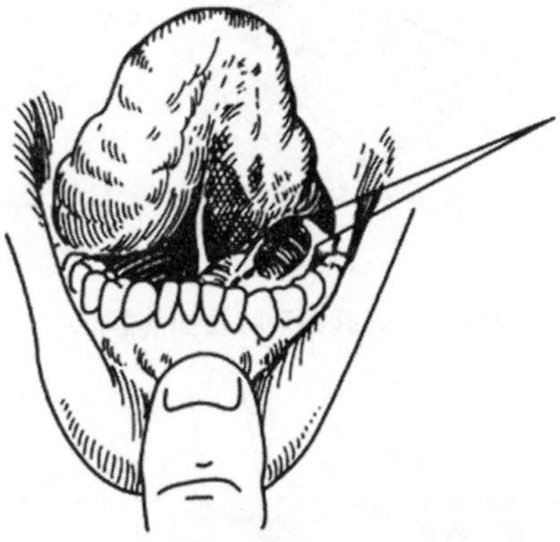

图9-6　缝线牵引固定下颌下腺导管结石

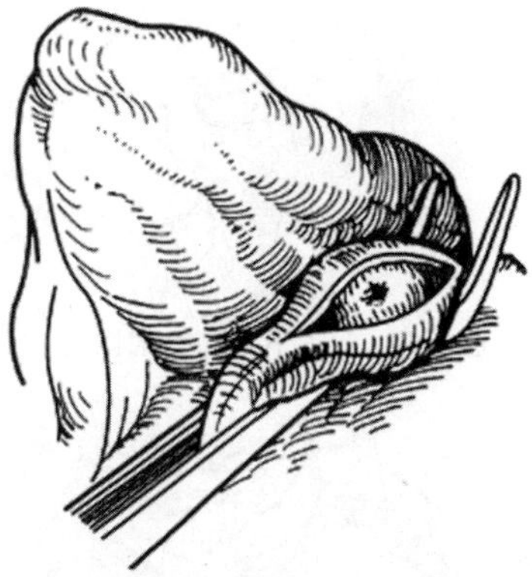

图9-7　棉花镊固定涎石

（4）注意事项　①术前应再次确认结石存在与否和部位；②术中取出结石后，应挤压腺体，以排出可能存在的深部小结石和脓性分泌物；③术后保持口腔卫生，酌情使用抗生素。④缝合线5～7天拆除。⑤适当进食酸性食物刺激唾液分泌。

3. 下颌下腺切除术

（1）适应证　适用于位于导管与腺体交界处的唾液腺结石、腺体内唾液腺结石、慢性下颌下腺炎腺体纤维化及下颌下腺肿瘤。

（2）方法　① 患者取仰卧位，肩部垫高，头偏向健侧，充分暴露下颌下区，常规术区消毒，铺无菌巾单。② 在下颌骨下缘下1.5～2cm处，平行于下颌下缘作长约6cm切口（图9-8），切开皮肤、皮下组织及颈阔肌。③ 在颈阔肌下颈筋膜上形成皮瓣并上下分离，上方皮瓣分离不应越过下颌下缘平面。在咬肌附着的前下方可见到下颌下淋巴结、面动脉及面前静脉即位于其前后缘之间。面神经下颌缘支自主干发出绕向前下方，约在面动脉及面前静脉浅面或深面越过下颌下缘绕向前上方。分离面动脉和面前静脉，钳夹、切断、双重结扎。此时应注意勿伤及面神经下颌缘支。④ 在下颌下腺的表面提起颈深筋膜的浅层并剪开，暴露下颌下腺浅面，将腺体上提，用钝、锐性交替剥离方法，分离腺体前下周围组织。在腺体后缘深部，显露出面动脉的近心端，确认无误后，钳夹、切断、双重结扎（图9-9），此时应注意勿损伤舌下神经。⑤ 提起腺体，继续由后向前分离，在腺体前叶处寻找到下颌下腺主导管（图9-10）。因舌神经与之相邻，并平行走行一小段，因此应注意与舌神经的鉴别和保护。舌神经与一扁平、白色、质韧的颌下神经节相连，并有小分支进入腺体，将进入腺体的小分支剪断，舌神经即与腺体分离。下颌下腺导管与舌神经鉴别无误后方可钳夹、切断、结扎，腺体完全游离，完整摘除（图9-11）。⑥ 腺体取出后，用温生理盐水冲洗创面，查有无活动性出血点，有时则做相应处理。皮瓣复位，分层缝合颈阔肌、皮下组织、皮肤，放置引流，加压包扎。⑦ 术后1～2天撤除引流条，5～7天拆除缝线。术后可能出现吞咽疼痛，一般2～3天可好转；由于术中对面神经下颌缘支的牵拉作用，有时可出现患侧下唇的暂时性歪斜，一般可很快恢复；如症状较重，可配合维生素B_1及维生素B_{12}等药物，辅以理疗、面肌功能训练，促进恢复。

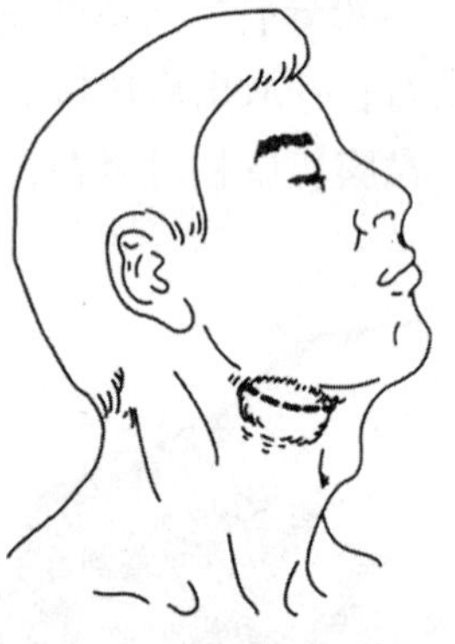

图9-8　下颌下腺切除术切口

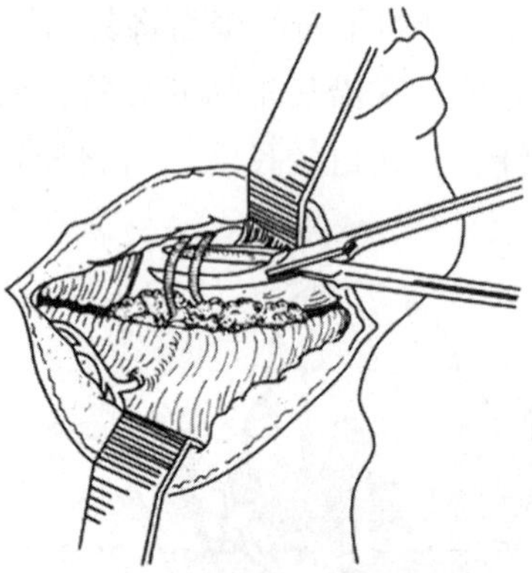

图9-9　显露面动脉及面前静脉

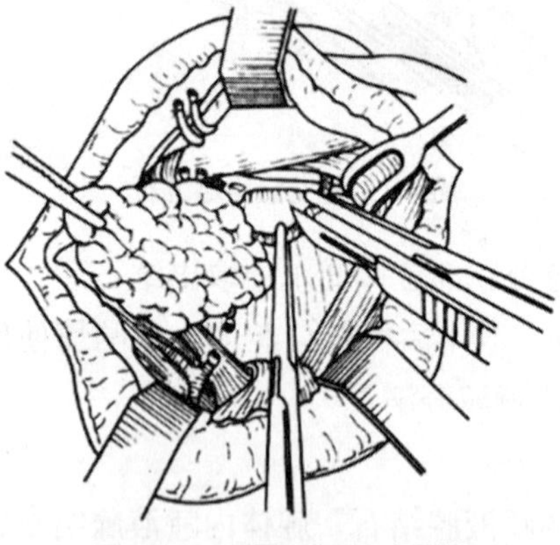

图9-10　显露下颌下腺导管

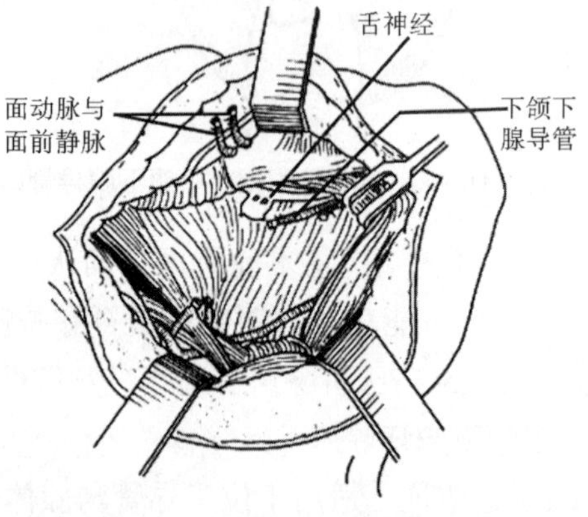

图9-11　下颌下腺摘除后示意图

4. 唾液腺镜取石术　唾液腺镜通过导管口进入下颌下腺导管，采用钳取或套石篮取出结石。适用于位于下颌下腺导管、体积不很大以及多发性结石。

5. 其他治疗方法　近年来，一些学者根据碎石机粉碎泌尿系结石的原理，设计了适用于下颌下腺结石的碎石机，利用体外冲击波粉碎下颌下腺及导管后部的结石，将唾液腺结石裂解成直径小于2mm，使其能自行或经刺激后随唾液排出体外。也采用结合唾液腺镜进入下颌下腺后激光取石，这些新技术取得了一定效果，但尚待积累更多的临床经验。

知识拓展

唾液腺特异性感染：结核

唾液腺结核主要是腮腺区淋巴结发生结核性感染，肿大破溃后累及腺实质。近年来，国内的患病率有所增高。感染的途径包括血源性、淋巴源性及导管逆行感染，绝大多数系头面部皮肤、口咽特别是扁桃体区域的结核菌经淋巴引流所致。

侵犯部位以腮腺最为常见，下颌下腺次之，舌下腺及小唾液腺较少见。淋巴结结核常无明显自觉症状，表现为局限性肿块，界限清楚，可活动，因而常被诊断为良性肿瘤。但部分病例可有消长史，轻度疼痛或压痛。腺实质结核病程较短，数天或数周，腺体弥漫性肿大，挤压腺体可见脓性分泌物从导管口流出。肿块可硬可软，也可扪及波动感，有的与皮肤粘连，或形成经久不愈的瘘管，少数病例可伴有面瘫。当肿块有明显波动时，可将吸出物作耐酸染色，以确定诊断。

如临床明确诊断为结核，可作单纯肿块摘除。如形成结核性脓肿，可抽除脓液后，向脓腔内注射抗结核药物，反复多次，可取得较好效果。对有肺或其他系统活动性结核患者，应以全身抗结核治疗为主。临床已明确为唾液腺结核而行病灶清除术者，术前亦应抗结核治疗，以防感染扩散。

考点提示　各类急慢性唾液腺炎的病因、临床表现、诊断及治疗原则；唾液腺结石病及下颌下腺炎的病因、临床表现、诊断及治疗原则。

第二节　唾液腺损伤和涎瘘

涎瘘是指唾液不经导管系统排入口腔而流向面颊皮肤表面。腮腺是最常见的部位，创伤是主要的原因。主要是由于腮腺及其导管位于面颊部皮下，表浅而易受到创伤。手术损伤腮腺或其导管，也可导致涎瘘的发生。化脓性感染或其他疾病也可能破坏腺体或导管而产生涎瘘，但少见。唾液由创口外流影响其愈合，上皮细胞沿瘘道生长，覆盖整个创面形成永久性瘘管。

扫码“学一学”

（一）临床表现

根据涎瘘发生的部位，可分为腺体瘘及导管瘘。

1. 腺体瘘　腮腺区皮肤可见小的点状瘘孔，其周围有瘢痕，瘘管的腺端通向一个或多个腺小叶的分泌管。从瘘口经常有少量的清亮唾液流出，进食、咀嚼、嗅到或想到美味食品时，唾液的流出量显著增加。口腔内由导管口流出的唾液尚正常。

扫码“看一看”

2. 导管瘘　发生于腮腺导管段的涎瘘。根据导管断裂的情况，可分为完全瘘和不完全瘘。前者指唾液经瘘口全部流向面部，口腔内导管口无唾液分泌；后者指导管虽破裂，但未完全断离，仍有部分唾液流入口腔内。由瘘口流出的唾液清亮，若伴发感染为浑浊液体。完全性瘘流出的唾液量可多达2000ml以上，瘘口周围皮肤被唾液激惹而表现为潮红、糜烂或伴发湿疹。

（二）诊断

涎瘘可根据病史和临床表现做出诊断，特别是饮食、咀嚼时唾液流出量增多是其典型表现。流出的液体作生化定性分析，其中含有淀粉酶。面颊部损伤，特别是纵裂伤患者，要注意检查有无腮腺腺体，特别是腮腺导管的损伤。检查的方法如下：

1. 从口腔内腮腺导管口插入细塑料管，如导管完全断裂，可见塑料管从损伤部位穿出。挤压腺体使唾液外排，则可发现腺体侧的断端。

2. 对不完全导管断裂，用上述方法可能漏诊，可从腮腺导管口缓慢注入1%亚甲蓝，仔细观察损伤部位，如有导管损伤，则立即停止注射，以免蓝染区域过大，影响瘘口的确定。

3. 腮腺造影有助于涎瘘的诊断，造影剂选择碘化油。如腮腺导管口未萎缩，可从导管口注入造影剂。涎瘘形成较久者，腮腺导管口常萎缩，则可从瘘口注入造影剂。腮腺腺体瘘者可见腺体某处有造影剂外溢，而导管系统显示良好。导管瘘则可见主导管上口处有造影剂外溢，在其后方可见导管扩张，系瘘口处狭窄或继发感染所致。

（三）治疗

1. 腺体瘘的治疗 腺体瘘唾液分泌量少者，新鲜创口直接加压包扎。陈旧者用电凝固器烧灼瘘道口及瘘口周围上皮组织，加压包扎，同时用副交感神经抑制剂阿托品，限制唾液分泌，避免进食酸性或刺激性食物，大多可以愈合。如果失败，则需行瘘道封闭术（图9-12）。

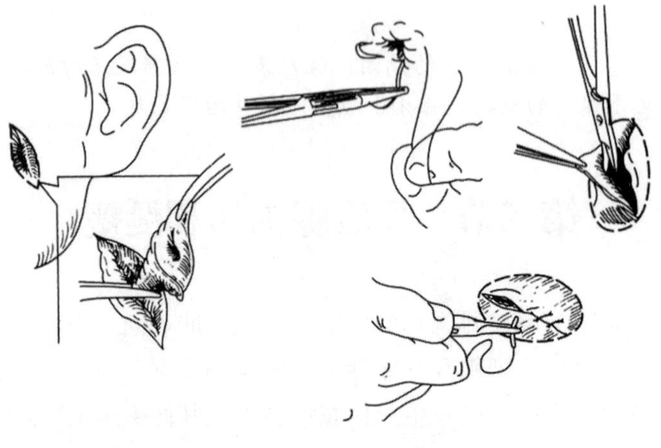

（1）　　　　（2）

图9-12　腮腺腺体瘘道封闭术

（1）瘘道切除、结扎；（2）荷包缝合，潜行分离及缝合皮肤

3. 腮腺导管瘘的治疗

（1）导管端-端吻合术　新鲜的腮腺导管断裂伤可作导管端-端吻合术（图9-13）。

（2）导管改道术　断裂处接近口腔，则可行导管改道术（图9-14），即游离导管后将其开口移置于口腔内，变外瘘为内瘘。陈旧性导管损伤已形成导管瘘者，由于纤维性瘢痕粘连，很难做导管吻合术。如瘘口接近口腔，可行导管改道术。

（3）瘘道封闭术　瘘口靠近腺门且为不完全瘘者，可作瘘道封闭术。

（4）导管再造术　腮腺导管完全瘘且缺损较多，残留导管较短，既不能作导管吻合，又不能作导管改道者，可利用口腔黏膜或静脉移植作导管再造术。

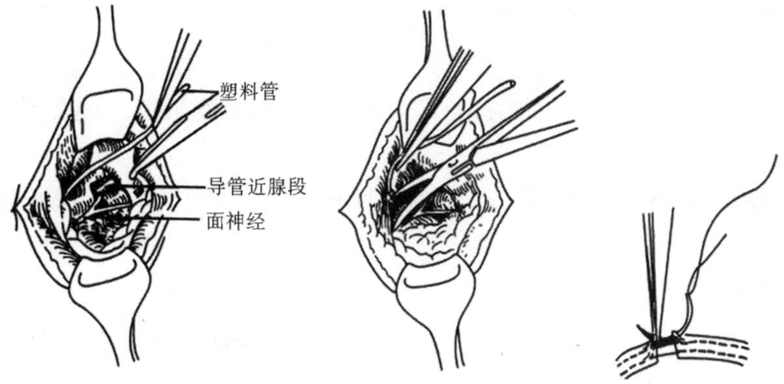

（1）　　　　（2）　　　　（3）

图9-13　腮腺导管瘘端-端吻合术

（1）游离导管近腺段；（2）游离导管近口腔段；（3）端-端吻合

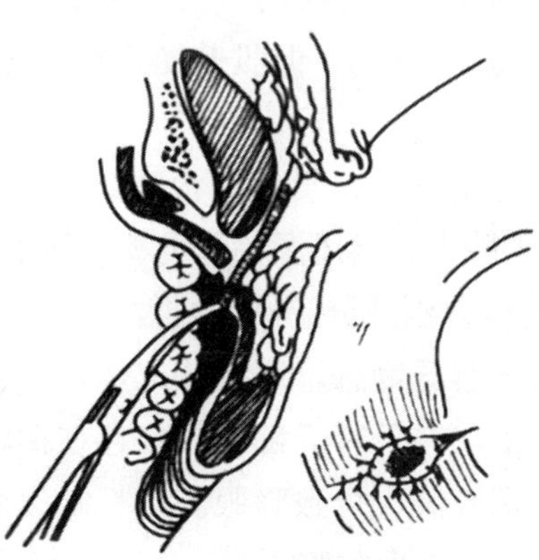

图9-14　腮腺导管改道术将导管引入口腔

（5）导管结扎术　同时伴有局部广泛而深的瘢痕组织，可在控制炎症后作腮腺导管结扎，令腺体自行萎缩，失去功能。

（6）腮腺切除术　腺体有慢性炎症，其他手术方法失败，则可考虑作腮腺切除术。

考点提示　涎瘘的病因、临床表现、诊断及治疗原则。

第三节　舍格伦综合征

舍格伦综合征（Sjögren syndrome，SS）又称干燥综合征，是一种自身免疫性疾病（autoimmune disease），其特征表现为外分泌腺的进行性破坏，导致黏膜及结膜干燥，并伴有各种自身免疫性疾病。病变限于外分泌腺本身者，称为原发性舍格伦综合征（primary Sjögren syndrome，PSS）；伴发于其他自身免疫性疾病，如类风湿关节炎等，则称为继发性舍格伦综合征（secondary Sjögren syndrome，SSS）。

（一）病因

舍格伦综合征的确切病因及发病机制尚不十分明确，根据一些研究结果表明，以下三种情况可能与发病有关。

1. 免疫调节缺陷 一种是细胞免疫系统异常活跃，表现为以激活的T细胞为主的单核细胞浸润。另一种是多源性的B细胞激活，引起γ-球蛋白血症，循环免疫复合物升高和产生自身抗体。

2. 病毒性疾病 改变细胞表面的抗原性，成为获得性抗原刺激，刺激B细胞活化，产生抗体，引起炎症反应。

3. 前两种情况共同作用的结果 既有获得性外源刺激的外因，又有易于感染的特异性遗传因子的内在因素。

（二）病理

组织病理学表现有三大特点：腺实质萎缩，间质淋巴细胞浸润，肌上皮岛形成。

根据炎症的严重程度，可将病变分为三期：①早期为导管周围淋巴细胞浸润，局灶性腺泡萎缩。②中期淋巴细胞浸润及腺实质萎缩更为明显，导管系统出现上皮化生及肌上皮细胞增生。③肌上皮岛形成：开始时上皮岛内遗留导管腔，随着淋巴细胞浸润增加，残留的导管腔消失，上皮岛出现玻璃样变，外层的基底膜逐渐破坏，即为末期病变。除大唾液腺以外，小唾液腺也出现类似的病理变化，但肌上皮岛的形成罕见。

（三）临床表现

舍格伦综合征多见于中年以上女性，出现症状至就诊时间长短不一。患者的主要症状有：眼干、口干、唾液腺及泪腺肿大、类风湿关节炎等结缔组织疾病。

1. 眼部表现 由于泪腺受侵，泪液分泌减少或停止，角膜及球结膜上皮破坏，引起干燥性角膜炎或结膜炎。患者眼部有异物感、摩擦感或烧灼感，畏光、疼痛、视物疲劳。情绪激动或受到刺激时少泪或无泪。在下穹隆部结膜常存在稠厚的黏液状胶样分泌物，可用细小的镊子夹持而拉成细条。泪腺肿大可致睁眼困难，睑裂缩小，特别是外侧部分肿大明显，因而呈三角眼。肿大严重时，可阻挡视线。

2. 口腔表现 由于唾液腺腺泡细胞萎缩，唾液分泌减少，出现口干。轻者无明显自觉症状，重者感舌、颊及咽喉部灼烧，口腔发黏，味觉异常。严重者言语、咀嚼及吞咽均困难。干性食物不易咽下，进食时需饮水，说话久时，舌运动不灵活。如患者戴有全口义齿时，常影响其就位。

口腔检查可见口腔黏膜干燥，口镜与口腔黏膜粘着而不能滑动。唇黏膜干燥、脱屑。口底唾液池消失。唇舌黏膜发红，舌表面干燥并出现裂纹，舌背丝状乳头萎缩，舌表面光滑潮红呈“镜面舌”。部分患者出现口腔黏膜病，口腔白色念珠菌感染率明显增加。由于失去唾液的清洁、稀释及缓冲作用，龋病的发生率明显增加，且常为猛性龋。

3. 唾液腺肿大 以腮腺最为常见，也可伴下颌下腺、舌下腺及小唾液腺肿大。多为双侧，也可单侧发生。腮腺呈弥漫性肿大，边界不明显，表面光滑，与周围组织无粘连。无继发感染时，触诊韧实感而无压痛，挤压腺体，导管口唾液分泌很少或无分泌。由于唾液减少，可引起继发性逆行感染，腮腺反复肿胀，有轻微压痛。挤压腺体，有浑浊的“雪花样”唾液或脓液流出。少数病例在腺体内可触及结节状肿块，一个或多个，或呈单个较大肿块，质地中等偏软，界限常不甚清楚，无压痛，此类为结节型舍格伦综合征。

4. 其他外分泌腺受累的表现 除眼和口腔黏膜干燥外，尚可有上、下呼吸道分泌腺及皮肤外分泌腺受累。鼻腔黏膜干燥、结痂，甚至出现鼻中隔穿孔。喉及支气管干燥，出现声音嘶哑及慢性干咳。汗腺及皮脂腺受累则出现皮肤干燥或萎缩。

5. 结缔组织疾病 约占50%的患者伴有类风湿关节炎，约占10%的患者伴系统性红斑狼疮。此外，还有硬皮病、多发性肌炎等。

6. 其他合并症 肾间质淋巴细胞浸润可致肾小管功能不全，尿浓缩能力下降，产生低渗尿。肌酐清除率降低，发生肾小管酸中毒，但极少出现慢性肾衰竭。耳咽管阻塞可引起中耳炎，病变也可累及神经、肌肉、血管，出现感觉神经的末梢神经炎，表现为麻木，针刺感或感觉过敏，肌肉病变表现为多发性肌炎或重症肌无力。血管病变有小动脉炎、手足发绀、雷诺现象等。

（四）诊断

除询问病史和一般体检外，可做下列检查以帮助诊断。

1. 施墨试验（Schirmer test） 用于检测泪腺分泌功能。用5mm×35mm的滤纸两条，置于睑裂内1/3和中1/3交界处，闭眼夹5分钟后检查滤纸湿润长度，低于5mm则表明泪液分泌减少。

2. 四碘四氯荧光素（rose bengal）染色 又称玫瑰红染色。用一滴1%四碘四氯荧光素滴入眼结膜囊内，随即以生理盐水冲洗，可在暴露的睑裂角膜部位发现鲜红的染色，是角膜上皮干燥状态的典型表现。

3. 唾液流量测定 唾液分泌受诸多因素的影响，方法及标准不一样。可用收集器专门收集腮腺唾液或简单地收集全唾液。最简单的方法为取5g白蜡请患者咀嚼3分钟，全唾液量低于3ml为唾液分泌减少。

4. 唾液腺造影 为舍格伦综合征主要诊断方法之一。常规拍摄充盈期侧位片及5分钟功能片。主要表现为唾液腺末梢导管扩张，排空功能减退。

5. 核素功能测定 病变较轻时，放射性核素摄取功能无明显改变，只有分泌功能迟缓；病变较重时，摄取和分泌功能均低下。

6. 实验室检查 可有血沉加快，血浆球蛋白主要是γ球蛋白增高，血清IgG明显增高，IgM和IgA可能增高。自身抗体，如类风湿因子、抗核抗体、抗SS-A抗体、抗体SS-B抗体等可能阳性。

7. 唇腺活检 主要表现为腺小叶内淋巴、浆细胞浸润，腺实质萎缩，导管扩张，导管细胞化生。与大唾液腺不同的是，肌上皮岛少见。需要注意的是，唇腺也是除舍格伦综合征以外免疫性疾病的靶组织之一，故在类风湿关节炎、系统性红斑狼疮时，亦可出现类似表现，诊断时应紧密结合临床。

（五）治疗

舍格伦综合征的治疗目前尚无最佳的治疗方法，一般应积极治疗全身疾病，局部对症处理。全身治疗主要是处理结缔组织疾病及其他并发症，可在内科医师指导下进行。免疫抑制剂应慎用。

局部对症治疗主要是处理外分泌腺功能障碍所致症状。眼干可用0.5%甲基纤维素滴眼，每日4～6次以缓解眼干症状。口干可用人工唾液湿润口腔，缓解不适感。亦可用催唾剂，刺激唾液分泌，如口服茴三硫，3次/日，每次1片。注意口腔卫生，减少逆行性感染的机会。伴发急性炎症时可用抗生素治疗。对于结节型舍格伦综合征，可采用手术治疗，切除受累腺体，以防止恶变。

中药治疗亦可缓解症状，阻止病变进展，需辨证论治，常为“养阴生津，清热润燥”。药物可用柴胡、山栀、麦冬、生地、沙参、桑叶、菊花及甘草等。

免疫抑制剂，如氯化喹啉、泼尼松、雷公藤等，对继发性舍格伦综合征有类风湿关节炎或结节型舍格伦综合征患者可考虑应用，但病情时有反复，且不良反应大。有报道使用环磷酰胺后，使假性淋巴瘤转变为恶性淋巴瘤。

舍格伦综合征一般呈良性过程，极少数患者可发生恶变。其淋巴样成分和上皮成分均可发生恶变，前者多恶变为非霍奇金淋巴瘤，后者恶变为未分化癌，淋巴样成分恶变明显多于上皮成分恶变。Chused等报道，伴有腮腺肿胀、不含抗唾液腺导管抗体、原发性舍格伦综合征患者，发生恶性淋巴瘤的比例明显高于无腮腺肿胀、含抗唾液腺导管抗体、继发性舍格伦综合征患者。对于原发性舍格伦综合征、腮腺肿大、抗唾液腺导管抗体阴性，原有高丙种球蛋白血症及IgM进行性下降，各种血清抗体逐渐消失者，需警惕恶性淋巴瘤的发生。

扫码“学一学”

扫码“看一看”

第四节　唾液腺瘤样病变

一、唾液腺黏液囊肿

广义的唾液黏液腺囊肿包括小唾液腺黏液囊肿及舌下腺囊肿，是较为常见的唾液腺瘤样病变。

（一）病因病理

唾液腺黏液囊肿根据其病因及病理表现的不同，可分为外渗性黏液囊肿和 潴留性黏液囊肿。

1. 外渗性黏液囊肿　占黏液囊肿的80%以上，一般认为系导管破裂、黏液外漏入组织间隙所致。组织学表现为黏液性肉芽肿或充满黏液的假囊，无上皮衬里。

2. 潴留性黏液囊肿　远不如外渗性黏液囊肿常见。发病原因主要是导管系统的部分阻塞，可由微小唾液腺结石、分泌物浓缩或导管系统弯曲等原因所致。组织学表现有三个特点：有上皮衬里、潴留的黏液团块及结缔组织被膜。

（二）临床表现

1. 黏液囊肿　为最常见的小唾液腺瘤样病变，好发于下唇及舌尖腹侧，这是因为舌体运动常受下前牙摩擦以及自觉或不自觉地咬下唇动作使黏膜下腺体受伤。囊肿位于黏膜下，呈半透明、浅蓝色的小泡，大多为黄豆至樱桃大小、质地软而有弹性。囊肿很容易被咬伤而破裂，流出蛋清样透明黏稠液体，囊肿消失。破裂处愈合后，又被黏液充满，再次形成囊肿。反复破损后不再有囊肿的临床特点，而表现为较厚的白色瘢痕状突起，囊肿透明度减低。

2. 舌下腺囊肿　以舌下腺囊肿最常见，好发于青少年。囊肿生长缓慢，一般无自觉症状。临床上可分为三种类型。

（1）单纯型　为典型的舌下腺囊肿表现，占舌下腺囊肿的大多数。囊肿位于下颌舌骨肌以上的舌下区，由于囊壁菲薄并紧贴口底黏膜，囊肿呈浅紫蓝色，扪之柔软有波动感。囊肿常位于口底的一侧，有时可扩展至对侧，较大的囊肿可将舌抬起，状似“重舌”。囊肿因创伤而破裂后，流出黏稠而略带黄色或蛋清样液体，囊肿暂时消失，但创口愈合后，又复出现。囊肿发展很大时，可引起吞咽、语言及呼吸困难。

（2）口外型　囊肿主要表现为下颌下区肿物，而口底囊肿表现不明显。触诊柔软，与皮肤无粘连，不可压缩，低头时因重力关系，肿物稍有增大。穿刺可抽出蛋清样黏稠液体。

（3）哑铃型　为上述两种类型的混合，即在口内舌下区及口外颌下区均可见囊性肿物。

（三）诊断与鉴别诊断

根据临床表现，囊肿发生的位置，基本可以做出诊断。舌下腺囊肿需与口底皮样囊肿、颌下区囊性水瘤相鉴别。

1. 口底皮样囊肿　位于口底正中，呈圆形或卵圆形，边界清楚，表面黏膜及囊壁厚，囊腔内含半固体状皮脂性分泌物，扪诊有面团样柔韧感，无波动感，可有压迫性凹陷。肿物表面颜色与口底黏膜相似而非浅紫蓝色。

2. 下颌下区囊性水瘤　常见于婴幼儿，穿刺检查见囊腔内容物稀薄，无黏液，淡黄清亮，涂片镜检可见淋巴细胞。

（四）治疗

1.小唾液腺黏液囊肿　可在抽尽囊液后，向囊腔内注入2%碘酊或20%氯化钠0.2～0.5ml，停留2～3分钟，再将药液抽出。目的是破坏上皮细胞，使其失去分泌功能而不再形成囊肿。注射过程中应严防外漏，以免因药物腐蚀性较强而造成周围组织的坏死。

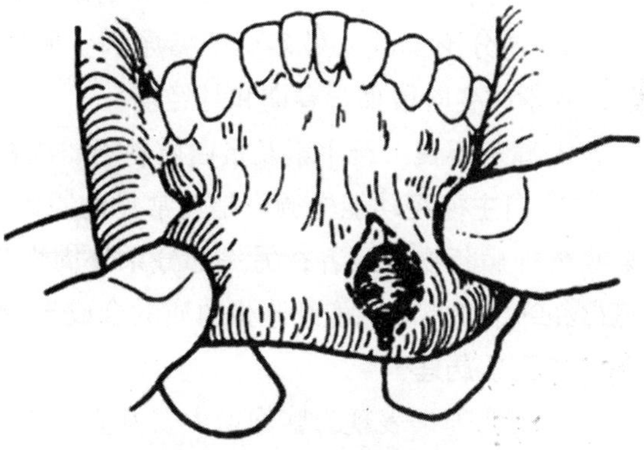

图9-15　下唇黏液腺囊肿切除

但最常用的治疗方法仍为手术切除。手术方法：局部浸润麻醉下，纵向切开黏膜（图9-15）。在黏膜下，囊壁外面钝性、锐性分离囊壁，取出囊肿。周围腺体组织应尽量减少损伤，和囊肿相连的腺体应与囊肿一并切除，以防复发。反复损伤的黏液囊肿可形成瘢痕并与囊壁粘连，不易分离。此类病例可在囊肿两侧作梭形切口，将瘢痕、囊肿及其邻近组织一并切除，直接缝合创口。

对于切除术后多次复发者，可在切除囊肿后，将手术创面用CO_2激光处理，创面不缝合，令其上皮化后自然愈合。

2. 舌下腺囊肿　根治舌下腺囊肿的方法是完整切除囊肿和舌下腺。

二、腮腺囊肿

腮腺囊肿分潴留性和先天性两大类，前者很少见。

（一）病因

腮腺囊肿可能是由于腮腺分支导管阻塞引起。

（二）临床表现

腮腺囊肿较少见，男性患者多见。临床上为腮腺区无痛性肿大，生长缓慢，不引起功能障碍。当面部发生变形时引起患者注意而就诊。扪之肿块柔软，有波动感，与周围组织无粘连。因囊肿多发生在腺体内，故界限欠清楚，基底部活动度较差。

穿刺抽出无色透明稀薄液体，含有淀粉酶。

超声检查有助诊断，表现为形态规则、圆形、轮廓完整、界限清楚、边缘整齐、表面平滑的影像；表面界限清晰，甚至可见轮廓线，囊内为均匀无回声区、透声性良好，囊后方回声增强。

（三）诊断

根据囊肿部位、临床表现及穿刺抽出液体的性状，可以做出诊断。

（四）治疗

手术摘除囊肿。如已发生粘连，则应在保护面神经的前提下将部分腮腺组织一并切除。

三、唾液腺良性肥大

唾液腺良性肥大又称唾液腺肿大症或唾液腺退行性肿大，是一种非肿瘤、非炎症性、慢性复发性、无痛性肿大的唾液腺疾病。

（一）病因

唾液腺良性肥大的确切病因尚不清楚，其可能的病因如下：

1. 内分泌紊乱 最多见于糖尿病、肥胖症等；也可见于甲状腺疾病、性腺功机能障碍，激素改变阶段如青春期和月经期。

2. 营养不良 维生素及蛋白质缺乏、酒精中毒或肝硬化等。

3. 自主神经功能失调 是较常见的原因，其中部分系中枢性功能失调，如心理因素及某些精神病药物所致者；另一部分系外周性功能失调，如某些抗高血压药物可破坏外周交感神经纤维，影响腺泡细胞蛋白质的合成与分泌。

（二）病理

组织病理学表现为腺泡增大，其直径为正常腺泡的2～3倍，胞核被推挤至细胞的基底侧，细胞明显肿胀，胞浆内可见PAS阳性的酶原颗粒。

（三）临床表现

唾液腺良性肥大发病部位绝大多数在腮腺，少数在下颌下腺。多为双侧肿大，偶见单侧。多见于中老年人。腮腺逐渐肿大呈弥漫性，触诊柔软并均匀一致，无压痛，导管口无红肿，挤压腺体有清亮液体分泌。有时大时小的病史，病程较长。患者无明显口干表现。

（四）诊断及鉴别诊断

唾液腺造影显示体积明显增大，排空功能稍迟缓。B超检查腺体弥漫性增大，无局限性回声异常。

唾液腺良性肥大有时需与唾液腺肿瘤及舍格伦综合征相鉴别。

舍格伦综合征也可有唾液腺肿大，但唾液腺造影显示，末梢导管扩张，排空功能迟缓，远较唾液腺良性肥大明显，免疫学检查多有异常。

（五）治疗

目前尚无特殊治疗。有全身性疾病者，经过系统治疗后，部分患者的腺体可能恢复正常。有肿胀症状者，可嘱患者自行按摩腺体，促使腺体排空唾液。咀嚼无糖口香糖，或用匹罗卡品等催唾剂，刺激唾液分泌。

考点提示 舌下腺囊肿、唾液腺囊肿病因、临床表现、诊断及治疗原则。

第五节　唾液腺肿瘤

唾液腺肿瘤在口腔颌面部的肿瘤中发病率较高。绝大多数为上皮性肿瘤，少数是间叶组织来源的肿瘤。不同解剖位置的唾液腺，其肿瘤的发生率是不同的。其中腮腺肿瘤的发病率最高，约占80%。下颌下腺肿瘤占10%，舌下腺肿瘤占1%，小唾液腺肿瘤占9%。小唾液腺肿瘤以腭腺多见。同样不同位置的腺体，发生良、恶性肿瘤的比例也不相同。腮腺肿瘤中良性肿瘤约占80%，恶性肿瘤占20%；下颌下腺肿瘤中良性肿瘤占55%，恶性肿瘤占45%；而舌下腺肿瘤中，良性肿瘤占10%，恶性肿瘤占90%；小唾液腺肿瘤中，良性肿瘤占40%，恶性肿瘤占60%。

不同组织类型的肿瘤在各个部位的唾液腺中发生的相对比例也不一样。沃辛瘤、嗜酸性腺瘤几乎仅发生于腮腺；腺泡细胞癌、唾液腺导管癌、上皮-肌上皮癌多见于腮腺；多形性低度恶性腺癌多见于腭部小唾液腺；管状腺瘤90%发生于唇腺。磨牙后区腺源性肿瘤以黏液表皮样癌最为常见。舌下腺肿瘤很少见，但一旦发生，很可能是腺样囊性癌。

任何年龄均可发生唾液腺肿瘤。成人唾液腺肿瘤良性多于恶性，但儿童唾液腺肿瘤恶性多于良性。

有些唾液腺肿瘤有明显的性别差异，多形性腺瘤和黏液表皮样癌女性多见于男性，沃辛瘤男性明显多于女性。

（一）临床表现

不同部位的唾液腺肿瘤有其共同的临床特点。良性肿瘤多为生长缓慢的无痛性肿块，常系无意中发现，可活动，无粘连，无功能障碍，表面光滑或呈结节状。恶性肿瘤多有疼痛症状，生长较快，呈浸润性生长，与周围组织有粘连，甚至浸润神经组织并导致神经功能障碍。但有些低度恶性肿瘤在早期也可呈良性表现，且病程较长，易与良性肿瘤相混淆。

不同部位的唾液腺肿瘤又具有其各自的临床特点。腮腺肿瘤80%以上位于腮腺浅叶，表现为耳垂下、耳前区或腮腺后下部的肿块。良性肿瘤即使体积巨大，也不出现面瘫症状。恶性肿瘤则可出现不同程度的面瘫症状，有的以面瘫为主诉就诊，经医师检查才发现腮腺肿瘤。有的侵及皮肤，出现表面破溃。侵犯咬肌时，常可致张口受限。少数病例出现颈部淋巴结肿大。腮腺深叶肿瘤突向咽侧时，可表现为咽侧膨隆或软腭肿胀。肿瘤位于下颌支后缘与乳突之间时，由于受到骨性结构的限制，触诊肿块不活动，界限亦不甚清楚，不应视为恶性标志。偶有肿瘤发生于副腮腺者，表现为颊部肿块，多位于颧弓或颧突下方。

下颌下腺肿瘤表现为下颌下三角区肿块。良性肿瘤除肿块外，常无自觉症状。恶性肿瘤侵犯舌神经时出现舌痛及舌麻木，舌下神经受累时出现舌活动受限，伸舌时歪向患侧，也可出现舌肌萎缩及舌肌震颤。肿瘤侵及下颌骨骨膜时，与下颌骨体融合一体而不能活动。侵及皮肤者，呈板样硬。部分肿瘤出现颈淋巴结肿大。

舌下腺肿瘤由于位置关系，不易为患者所察觉。部分病例无任何自觉症状，常规检查时方被发现；或因舌下肿块妨碍义齿戴入时才被患者所注意。但有部分病例，患者自觉一侧舌痛或麻木，或舌运动受限，影响说话及吞咽。触诊检查可及舌下腺硬性肿块，有时与下颌骨舌侧骨膜相粘连而不活动，口底黏膜常完整。

小唾液腺肿瘤以腭部最为常见，一般发生于一侧腭后部及软硬腭交界区，而不发生于中线及硬腭前部，因此处不含腭腺。硬腭肿瘤因腭黏膜较厚，腭腺腺叶间的纤维直接与骨膜相连，故肿瘤固定而不活动，不能依此而判断其良恶性。恶性肿瘤，特别是腺样囊性癌，可伴有疼痛或灼痛感，顺腭大神经向上累及眶下神经，除上腭麻木不适外，常伴有患侧眶下区或上唇麻木。当肿瘤侵及翼肌时，常致张口困难。向口内突出生长者，肿物可充满口腔，造成进食困难。良性肿瘤对腭骨及牙槽突产生压迫性吸收，恶性肿瘤对骨质呈侵蚀性破坏。磨牙后腺肿瘤以黏液表皮样癌为多见，因肿瘤含黏液性分泌物，易被误诊为黏液囊肿，或因伴发炎症而误诊为冠周炎或骨髓炎。

舌腺肿瘤多位于舌根部，以恶性肿瘤多见。主要症状为疼痛、异物感及吞咽困难。触诊可扪及肿块，但表面黏膜完整。舌根部唾液腺肿瘤有以下特点：①病变位于黏膜下，位置较靠后，临床不易发现，加之患者早期常无自觉症状，因而被发现时肿瘤常较大。②舌部血液及淋巴循环较丰富，加之局部运动频繁，易发生淋巴结和远处转移。

唇腺肿瘤较少见，上唇明显多于下唇，多为良性肿瘤，尤其基底细胞腺瘤及管状腺瘤为常见，表现为界限清楚的肿块。

（二）诊断

1. 临床诊断 通过详细询问病史，了解患者的年龄、病期、症状，结合患者的性别以及肿瘤的部位，并通过望诊、触诊等细致的临床检查，常可初步判断肿瘤的性质。

2. 影像学诊断 腮腺和下颌下腺肿瘤禁忌做活检。因为无论良、恶性肿瘤，均有发生瘤细胞种植的危险。影像学检查有助于术前诊断。B超可以判断有无占位性病变以及肿瘤的大小，并估计大致的性质，当临床上腮腺良性肥大、腮腺或下颌下腺炎性肿块等与肿瘤难以区别时，可首选B超检查。CT检查对肿瘤的定位十分有益，可确定肿瘤的部位以及与周围组织，包括重要血管之间的关系，特别适用于腮腺深叶肿瘤，尤其是与咽旁肿瘤难以区分者，以及范围非常广泛的肿瘤。唾液腺造影对于唾液腺炎症及舍格伦综合征的诊断价值很高，但在肿瘤方面，其诊断价值已逐渐被B超、CT及MRI等所取代。^{99m}Tc核素显像对瘤表现为“冷”结节或“温”结节，无诊断意义。对于软组织的分辨率，MRI高于CT，肿瘤与血管的关系也能很好地显示。良性肿瘤在T_1显像时为等信号，T_2加权像为强信号，呈类圆形，界限清楚。恶性肿瘤形态多不规则，界限不清。

3. 细针吸活检 采用外径为0.6mm的针头，吸取少量组织，涂片做细胞学检查，定性诊断的准确率较高。一些炎性肿块，临床上不易确定是否为肿瘤，细针吸活检常可结合临床做出明确诊断，从而避免不必要的手术。细针吸活检也具有其局限性，针吸组织是肿物的某一点，获取组织很少，少量组织的涂片难以概括全貌。位置深在的小肿瘤可能漏诊，如能在B超引导下进行针吸，则可避免误诊。唾液腺肿瘤的组织学表现非常复杂，有时难以做出明确的组织学分类，而只能确定良恶性。因此，作细胞学诊断时，一定要强调经验的积累，并紧密结合临床综合考虑。

4. 组织病理诊断及分类 唾液腺肿瘤的确切诊断常依赖于石蜡切片诊断。唾液腺肿瘤的突出特点是组织学形态多种多样，因此组织学分类非常复杂。

根据肿瘤的生物学行为，大致上可将唾液腺恶性肿瘤分为三类。①高度恶性肿瘤：包括低分化黏液表皮样癌、腺样囊性癌、唾液腺导管癌、非特异性腺癌、鳞状细胞癌、肌上皮癌及未分化癌。这类肿瘤颈淋巴结或远处转移率较高，术后易于复发，患者愈后较差。②多形性低度恶性腺癌、上皮-肌上皮癌等。这类肿瘤颈淋巴结及远处转移率较低，虽可出现术后复发，但患者的预后相对较佳。③中度恶性肿瘤：包括基底细胞腺癌、乳头状囊腺癌、多形性腺瘤恶变等。其生物学行为及患者预后介于上述两者之间。

（三）治疗

唾液腺肿瘤的治疗以手术为主，多数肿瘤，即使是良性肿瘤，包膜也不完整，采用单纯沿包膜剥离的方法，常有复发，故手术原则应从包膜外正常组织进行，同时切除部分或整个腺体。如位于腮腺浅叶的良性肿瘤，作肿瘤及腮腺浅叶切除、面神经解剖术。位于腮腺深叶的肿瘤，需同时摘除腮腺深叶。腮腺肿瘤除高度恶性肿瘤外，如果肿瘤与面神经无粘连，应尽可能保留面神经并尽量减少机械性损伤。如果与面神经有轻度粘连，但尚可分离，也应尽量保留；反之，应牺牲面神经，然后作面神经修复。一般来说，唾液腺恶性肿瘤的颈淋巴结转移率不高，在15%左右。因此，对低度恶性肿瘤，当临床上出现肿大淋巴结，并怀疑有淋巴结转移者，才选择治疗性颈淋巴结清扫术；当颈部未触及肿大淋巴结或不怀疑有转移者，原则上不作选择性颈淋巴清扫术。

唾液腺恶性肿瘤有可能发生远处转移，特别是腺样囊性癌及唾液腺导管癌，远处转移率在40%左右，因此，术后还需配合化学药物治疗加以预防，但目前尚未发现有效的化疗药物。

（四）预后

唾液腺癌患者治疗后的近期生存率较高，但远期生存率持续下降，3年、5年、10年及15年生存率呈明显递减。唾液腺癌患者的预后观察，5年是不够的，宜在10年以上。

多形性腺瘤

多形性腺瘤（pleomorphic adenoma）又称混合瘤（mixed tumor），是唾液腺肿瘤中最常见者。

（一）病因病理

多形性腺瘤由肿瘤性上皮组织、黏液样或软骨样间质所组成，根据其根据其成分比例，可分为细胞丰富型和间质丰富型。一般认为，细胞丰富型较易恶变，间质丰富型相对较易复发。多形性腺瘤处理不当，很易复发，造成复发的原因与肿瘤的病理性质有关：①包膜不完整，或在包膜中有瘤细胞，甚至在包膜以外的腺体组织中也可有瘤细胞存在；②肿瘤的包膜与瘤体之间黏着性较差，容易与瘤体相分离，如采用剜除术，则包膜很容易残留。手术中肿瘤破裂，往往造成种植性复发，种植性复发的肿瘤常为多发性结节。

在大唾液腺中，腮腺是好发部位，其次为下颌下腺，舌下腺极少见。发生于小唾液腺者，以腭部为最常见。任何年龄均可发生，但以30~50岁为多见，女性多于男性。

（二）临床表现

多形性腺瘤生长缓慢，常无自觉症状，病史较长。肿瘤界限清楚，质地中等，扪诊呈结节状，高起处常较软，可有囊性变，低凹处较硬，多为实质性。一般可活动，但位于硬腭部或下颌后区者可固定不动。肿瘤长大后除表现畸形以，一般不引起功能障碍。

扫码“看一看”

当肿瘤在缓慢生长一段时期以后，突然出现生长加速，并伴有疼痛、面神经麻痹等症状时，应考虑恶变。但有的肿瘤生长速度快慢不等，可突然生长加快。因此，不能单纯根据生长速度来判断有无恶变，应结合表现综合考虑。

唾液腺造影X线片显示主导管移位、拉长或被推成屈曲状；分支导管移位而包绕肿瘤，但边缘整齐，无中断现象，呈抱球状或被肿瘤压迫至一侧呈线束状；腺泡充盈缺损处，系肿瘤所在之位置，即占位性病变。

超声检查对多形性腺瘤有助诊断。

（三）诊断

通过详细询问病史，临床检查结合影像学检查以及细针吸活检常可做出明确诊断。

（四）治疗

手术切除，不能做单纯肿瘤摘除，即剜除术，而应作肿瘤包膜外正常组织处切除。腮腺肿瘤应保留面神经，下颌下腺肿瘤应包括下颌下腺一并切除。

沃辛瘤

沃辛瘤（Warthin tumor）又名淋巴瘤（adenolymphoma）或乳突状淋巴囊腺瘤（papillary cystadenoma lymphomatosum）。

沃辛瘤的组织发生与淋巴结有关。常认为是腺体组织迷走到淋巴组织中，这种迷走的腺体组织发生病变，即为沃辛瘤。

（一）临床表现

95%以上发生于腮腺，发病率仅次于多形性腺瘤。本病中老年男性多发，男女比例约为6∶1；好发年龄在40～70岁；患者常有吸烟史，其发病可能与吸烟有关；可有消长史，这是因为沃辛瘤由肿瘤性上皮和大量淋巴样间质所组成，淋巴样间质很容易发生炎症反应；绝大多数肿瘤位于腮腺后下极，可能系该部位分布的淋巴结较多所致；扪诊肿瘤呈圆形或卵圆形，表面光滑，质地较软，有时有弹性感；肿瘤呈多发性，约有12%患者为双侧腮腺肿瘤，也可以在一侧腮腺出现多个肿瘤。有些患者术后又出现肿瘤，不是复发而是多发；术中可见肿瘤呈紫褐色，剖面可见囊腔形成，内含干酪样或黏稠液体，易被误诊为结核和囊肿，^{99m}Tc核显像呈热结节，具有特征性。

扫码“看一看”

（二）治疗

手术切除。由于肿瘤常位于腮腺后下级，可考虑行连同肿瘤以及周围0.5cm以上正常腮腺切除的部分腮腺切除术。这种手术方式不同于剜除术，不会造成复发，但可保留腮腺导管及大部分腮腺的功能。术中应切除腮腺后下部及其周围淋巴结，以免出现新的肿瘤。

黏液表皮样癌

黏液表皮样癌（mucoepidermoid carcinoma）在1991年修订后的组织学分类中，明确为恶性肿瘤，称为黏液表皮样癌，是唾液腺恶性肿瘤中最常见者。根据黏液细胞的比例、细胞的分化、有丝分裂象的多少，以及肿瘤的生长方式，分为高分化或低分化两类。分化程度不同，肿瘤的生物学行为及预后不一样。

扫码“看一看”

（一）临床表现

黏液表皮样癌患者，女性多于男性，多发生于腮腺，其次是腭部和下颌下腺，也可发生于其他的小唾液腺，特别是磨牙后腺。

高分化黏液表皮样癌的临床表现与多形性腺瘤相似，呈无痛性肿块、生长缓慢。肿瘤体积大小不等，边界可清或不清，质地中等偏硬，表面可呈结节状。位于腭部及磨牙后区的高分化黏液表皮样癌，有时可呈囊性，表面黏膜呈浅蓝色，应与囊肿相鉴别。在手术中可以发现，肿瘤常无包膜或包膜不完整，与周围腺体组织无明显界限。有时可见面神经与肿瘤粘连，甚至被肿瘤包裹，但很少出现面瘫症状。黏液表皮样癌如手术切除不彻底，术后可以复发，但很少发生颈淋巴结转移，血行转移更为少见。患者术后生存率较高，预后较好。

与高分化相反，低分化黏液表皮样癌生长较快，可有疼痛，边界不清，与周围组织粘连，腮腺肿瘤常累及面神经，淋巴结转移率较高，且可出现血行转移，术后易于复发，患者预后较差。

因此，高分化黏液表皮样癌属低度恶性肿瘤，而低分化黏液表皮样癌则属高度恶性肿瘤。前者较常见，后者少见。

（二）治疗

以手术为主，高分化者应尽量保留面神经，除非神经穿入肿瘤或与肿瘤紧密粘连。分离后的神经可加用术中液氮冷冻及术后放疗，以杀灭可能残留的肿瘤细胞。高分化者如手术切除彻底，可不加术后放疗，而低分化者宜加用术后放疗。高分化者不必作选择性颈淋巴清扫术，低分化者则可考虑选择性颈淋巴清扫术。因此，对于黏液表皮样癌，病理分级是指导治疗的重要指标。

腺样囊性癌

腺样囊性癌（adenoid cystic carcinoma）又称圆柱瘤（cylindroma），是最常见的唾液腺恶性肿瘤之一。腺样囊性癌根据其组织形态学可以分为腺样/管状型及实性型，前者分化较好，后者分化较差。

（一）临床表现

腺样囊性癌可发生于任何年龄，但中年以上多见。多发于腭部小唾液腺及腮腺，其次为下颌下腺。发生舌下腺的肿瘤，多为腺样囊性癌。

腺样囊性癌，生长缓慢，病程较长。肿瘤没有包膜，侵袭性强，易沿神经扩散，因此常有神经症状，如疼痛、面瘫、舌麻木或舌下神经麻痹。腭部肿瘤可沿腭大神经扩散到颅底，下颌下腺肿瘤可沿舌神经扩散。晚期肿瘤易侵入血管，造成血行转移，转移率高达40%，为口腔颌面部恶性肿瘤中血液行转移率较高的肿瘤之一。转移部位以肺部为最多见。可在患者就诊时即有转移，但多数在原发灶手术切除以后。大多在原发灶有复发的情况下出现转移，也可在原发灶无复发的情况下出现转移。出现转移时间可早可晚，最晚者可在原发灶治疗后3～5年，甚至更长时间。出现肺转移者，除非侵犯胸膜，出现胸水，一般无明显自觉症状。因此，应常规定期作胸片检查，以确定有无肺转移。术后可采用化疗，以预防血行转移。

（二）诊断

根据病史、症状和体征，结合造影检查，超声检查可做出临床诊断。

（三）治疗

主要是手术切除，配合放疗，有远位转移加以化疗。单纯放疗不能达到根治，但配合术后放疗可明显降低术后复发率、提高生存率。腺样囊性癌常不易手术切净，致瘤细胞残存。因此，术后常需配合放疗。

考点提示 多形性腺瘤的病因、临床表现、诊断及治疗原则。

本章小结

本章主要介绍的唾液腺疾病包括各类唾液腺炎、唾液腺损伤和涎瘘、舍格伦综合征、唾液腺瘤样病变、唾液腺肿瘤，着重介绍了唾液腺炎症、唾液腺瘤样病变及唾液腺肿瘤。

唾液腺炎根据炎症感染的性质分为化脓性感染、病毒性感染和唾液腺特异性感染。其中以化脓性感染最为多见，包括急性化脓性腮腺炎、慢性复发性腮腺炎、慢性阻塞性腮腺炎、唾液腺结石病和下颌下腺炎，其诊断除了进行详细的病史询问、局部和全身的检查外，必要时需要结合X线检查、腺体造影检查、CT检查、B超及病理检查协助诊断。

唾液腺瘤样病变包括黏液囊肿、腮腺囊肿及唾液腺良性肥大。唾液腺黏液囊肿大多为外渗性黏液囊肿，一般认为是由于导管的创伤、断裂，黏液流入组织间隙内而引起，多见于下唇和舌尖腹侧。舌下腺囊肿根据囊肿的位置临床上分为三型，其中口外型易与下颌下腺囊肿相混淆，应注意鉴别。

唾液腺肿瘤在口腔颌面部的肿瘤中发病率较高，腮腺肿瘤的发生率最高。唾液腺肿瘤有良性、低度恶性及恶性之分，混合瘤（又称多形性腺瘤）最常见，虽属良性，但也可以恶变。良性肿瘤为生长缓慢的无痛性肿块，有活动，无粘连，无功能障碍；恶性肿瘤多有疼痛表现，生长较快，呈浸润性生长，与周围组织有粘连，甚至浸润神经组织而导致面瘫、舌肌瘫痪；某些低度恶性肿瘤早期可以似良性肿瘤，但病程较长。

习　题

扫码“练一练”

一、选择题

【A1/A2型题】

1. 唾液腺结石病的典型症状是

A. 炎症症状　　B. 阻塞症状
C. 神经症状　　D. 全身症状
E.口干症状

2. 临床上唾液腺结石病最常见于

A. 颌下腺腺体　　B. 腮腺导管
C. 颌下腺导管　　D. 腮腺腺体与导管交界
E. 颌下腺腺体与导管交界处

3. 唾液腺炎最主要的感染途径是

A. 血源性　　B. 逆行性
C. 淋巴源性　　D. 损伤
E. 邻近组织炎症波及

4.颌下腺炎长期反复发作，保守治疗无效，颌下能触及硬块，导管及腺体交界处证明有结石，应采取

A. 结石摘除　　B. 颌下腺摘除
C. 全身抗生素应用　　D. 拔除邻近龋坏及松动牙

E.物理疗法

5. 急性腮腺炎最常见的病原菌是

A. 金黄色葡萄球菌　　B. 链球菌

C. 肺炎球菌　　D. 奋森螺旋体

E.厌氧菌

6. 流行性腮腺炎的好发年龄

A. 婴儿期　　B. 5～15岁

C. 中年人　　D. 老年人

E.无明显年龄差异

7. 最容易发生囊肿的唾液腺是

A. 腮腺　　B. 颌下腺

C. 舌下腺　　D. 唇腺

E. 腭腺

8. 舌下腺囊肿的处理目前常用

A. 袋形缝合　　B. 尽可能摘除囊肿

C. 完整摘除囊肿　　D. 摘除舌下腺

E. 引流囊液

9. 多形性腺瘤的好发部位依次是

A. 腭腺、腮腺、舌下腺、颌下腺　　B. 腮腺、腭腺、颌下腺、舌下腺

C. 腮腺、颌下腺、唇腺、腭腺　　D. 颌下腺、腭腺、腮腺、唇腺

E. 腮腺、舌下腺、颌下腺、腭腺

10.治疗腮腺浅叶混合瘤应采用

A. 肿瘤剜出术　　B. 保留面神经、腮腺浅叶摘除术

C. 腮腺全切术　　D. 放射治疗

E. 化学治疗

11. 单侧腮腺无痛性进行性肿大，有类风湿关节炎史，γ球蛋白升高。下唇腺活检有大量淋巴细胞，应诊断为

A. 慢性化脓性腮腺炎　　B. 舍格伦综合征

C. 腮腺混合瘤　　D. 腮腺淋巴结核

E. 腺淋巴瘤

12. 急性化脓性腮腺炎的切开引流指征，下列哪项不是

A. 局部有跳痛及压痛　　B. 局部有明显的凹陷性水肿

C. 腮腺导管口有脓液排出　　D. 穿刺抽出脓液

E. 腮腺区红肿发热

13. 唾液腺结石病多发生于颌下腺的原因，下列哪项除外

A. 颌下腺分泌量小

B. 颌下腺分泌的唾液较腮腺分泌液黏滞

C. 分泌液钙的含量高，钙盐容易沉积
D. 颌下腺导管自下向上走行，腺体分泌逆重力方向流动
E. 导管长，全程较曲折

二、简答题

1. 简述急性化脓性腮腺炎的临床表现。
2. 多形性腺瘤为什么属于临界瘤?

第十章

颞下颌关节疾病

扫码“学一学”

学习目标

口腔医学专业：

1.掌握 颞下颌关节紊乱病的病因、临床表现、治疗原则；颞下颌关节脱位的分类、临床表现和复位方法。

2.熟悉 颞下颌关节强直的定义、临床表现、分类及影响颞下颌关节强直手术效果的因素。

3.了解 颞下颌关节内强直和外强直的鉴别诊断与治疗。

4.能运用所学进行专科检查及病历书写；学会颞下颌关节前脱位的手法复位方法。

5.加强沟通、聆听等人文素养。

口腔医学技术：

1.熟悉 颞下颌关节紊乱病、颞下颌关节脱位、颞下颌关节强直的病因与分类。

2.了解 颞下颌疾病的临床表现与治疗原则；颞下颌关节脱位的手法复位方法。

3.学会颞下颌关节检查方法。

4.加强沟通交流、聆听、协作等职业人文素养。

颞下颌关节由颞骨的关节面、下颌骨的髁突、介于两者之间的关节盘以及包绕周围的关节囊和关节韧带组成，是颌面部具有转动和滑动运动的左右联动关节。其主要功能是参与咀嚼、语言、吞咽和表情诸多精细功能。咀嚼运动时，关节要承受压力，而在言语、歌唱、表情时，关节运动又需要非常灵活，因此颞下颌关节要既稳定又灵活，其解剖和运动都是人体最复杂的关节之一。

本章主要介绍颞下颌关节疾病中较为常见的疾病——颞下颌关节紊乱病、颞下颌关节脱位和颞下颌关节强直。这些疾病均会影响颞下颌关节正常功能及颌面部的正常发育，导致口腔颌面部功能障碍和面部畸形等。

第一节　颞下颌关节紊乱病

案例讨论

【案例】

患者，女，23岁。因“双侧耳前弹响半年”就诊。既往工作忙，压力大，喜食硬食。查体：开口度4.8cm，开口型呈“↓”，开口末期双侧颞下颌关节区发生弹响声，侧方运动和前伸运动无弹响，关节区无压痛。双侧下颌第三磨牙萌出，位置不正。余未见异常。

【讨论】

1. 该病例可能的诊断及诊断依据是什么？
2. 建议进一步做什么检查来确诊？
3. 初步处理措施有哪些？

一、概述

颞下颌关节紊乱病（temporomandibular joint disorder，TMD）是口腔颌面部常见病、多发病之一，在颞下颌疾病中此病最为常见，好发于中青年，女性较为多发，男女比例大约为1∶2.75，以20～30岁患病率、就诊率最高。就其患病率来说，国外统计资料达28%～88%，国内统计资料在18.3%～75.78%。近年来患病率、就诊率呈增高趋势。病变常开始发生在一侧，可逐渐累及双侧，多数为功能紊乱，也可出现关节结构紊乱甚至器质性破坏。

因本病的病因至今尚未完全清楚，故其命名也较混乱。如柯斯顿综合征、疼痛功能紊乱综合征、肌筋膜疼痛功能紊乱综合征、颞下颌关节应激综合征、颅下颌关节紊乱综合征、颞下颌关节紊乱综合征、颞下颌关节内紊乱或颞下颌关节内错乱等。随着对本病的认识不断深入，目前国内外广为接受和应用的名称为颞下颌关节紊乱病。

扫码“看一看”

颞下颌关节紊乱病并非指单一的一个病，而是指与咀嚼肌和颞下颌关节有密切关系，具有共同发病因素及相同或相似临床主要症状的一组疾病的总称。一般表现为颞下颌关节区及其周围软组织包括肌肉在内的疼痛、下颌运动功能障碍以及关节杂音等三类症状。本病可单独累及颞下颌关节或关节周围肌群，也可两者同时受累。颞下颌关节紊乱病不能用单一因素作为病因，与那些具有上述症状但病因清楚的疾病不同，如类风湿性颞下颌关节炎、感染性颞下颌关节炎、颞下颌关节肿瘤等。颞下颌关节紊乱病是一种慢性疾病，病程可几年或十几年，经常反复发作，但一般都有自限性，预后一般良好，不会发生关节强直，随着患者年龄增加，病情逐渐减轻。

（一）病因

颞下颌关节紊乱病的病因学说很多，多数学者认为本病是多因素发病，一般与以下因素有关。

1. 心理社会因素　颞下颌关节紊乱病的患者常有焦虑、精神紧张、容易激动及失眠等症状。有的患者存在明显的精神情绪因素与发病之间的因果关系；在慢性迁延性的患者中，也可以发现精神心理因素对症状反复出现的影响。美国学者Laskin经过研究，在1969年提出了本病的生理心理病因学说，认为𬌗和关节的改变都是继发的，强调咀嚼肌的痉挛与精神紧张、疲劳等因素有关。Clark在检查中发现患者尿中儿茶酚胺的浓度比正常人高；夜磨牙程度与症状相关，而夜磨牙又与白天精神紧张有明显的关系。不少调查研究也证明患者有个性和情绪方面的特点，如神经质、猜疑、情绪不稳定、激动易怒、焦虑等。国内张震康等应用明尼苏达多项人格问卷调查（MMPI）和生活事件体验问卷（LEES）调查，结果说明颞下颌关节紊乱病患者MMPI异常者占70%，其中以抑郁、癔症量表分值显著增高。通过逐步回归分析发现生活事件的有无与患者的就诊与否呈正相关，说明在颞下颌关节紊乱病的发病过程中有心理社会因素参与。近年来，国内研究报道，机体在情绪激动及精神紧张情况下，可使关节囊、肌肉内释放神经肽，如P物质等。这些物质可导致血管扩张、自由基释放、出现炎症反应等，从而引起疼痛。

2. 𬌗因素　正常情况下，关节的负荷一方面使软骨表面组织不断磨损，另一方面又刺激关节软骨中心不断增生，使关节保持一定厚度，从而达到功能与形态的协调一致并持续于人的一生。这种持续一生的磨损与增生变化，称为关节的改建。异常情况（异常咬合关系）关节承受异常负荷，关节的磨损与增生失去平衡，最后出现骨结构的改变。临床资料证明，颞下颌关节的运动和关节的负荷均与咬合密切相关。各种错𬌗在关节运动中使关节承受不同负荷。在长期的异常负荷作用下，致使关节发生骨结构的变化。

对颞下颌关节紊乱病患者的临床检查中，常常发现明显的𬌗因素，如早接触、𬌗干扰、严重的锁𬌗、深覆𬌗、多数后牙缺失及𬌗面过度磨损，有时一旦消除这些因素，症状就可缓解或消失。如临床上第三磨牙错位萌出，可造成𬌗创伤，引起颞下颌关节紊乱病，而一旦拔出该牙后，症状可消失。临床研究也证实，错位的第三磨牙可导致髁突移位。当一侧下颌第三磨牙反𬌗时，同侧髁突前移而对侧髁突后移，导致关节结构紊乱。

肌电图研究也证明由于咬合关系异常可引起关节周围肌群的痉挛，而当咬合关系异常消除后，肌痉挛亦可缓解。目前，许多学者认为单纯的𬌗因素仅是颞下颌关节紊乱病的一种易感因素，而能否导致颞下颌关节紊乱病可能取决于促发因素的存在。

3. 免疫因素　正常关节软骨表面为致密的胶原纤维网状结构，具有阻止大分子物质进出软骨的功能，起到屏障保护作用。关节囊内衬的滑膜能分泌滑液，有润滑和减少关节运动中的摩擦作用，还有营养软骨和关节盘的作用。但软骨血液供应很差，软骨细胞仅占软骨体积的0.01%～0.1%，周围被基质包绕，远离免疫系统的监视，成为封闭抗原，不能被自身免疫系统识别。当软骨表面由于某种原因（如外伤、感染等）发生破坏时，使这些封闭抗原暴露于免疫系统，则可引起自身免疫反应。滑膜分泌滑液的保护作用也将减弱或消失。近年来研究进一步证明了颞下颌关节紊乱病存在局部自身免疫反应。张震康等许多学者应用免疫荧光、免疫组化等技术发现颞下颌关节紊乱病患者的髁突软骨均有荧光着色，以IgG着色最深，越往表层越深，骨关节病比结构紊乱更深。在软骨细胞膜、胞浆和核膜上有金粒和金银颗粒沉积。应用人Ⅱ型胶原为抗原，对颞下颌关节紊乱病患者的关节液做间接血凝法，滴定量阳性反应。再通过对颞下颌关节患者关节液的肿瘤坏死因子（TNF）、白细胞介素1（IL-1），白细胞介素6（IL-6）活性进行检测，结果发现这类细胞因子的活性水平明显升高。说明颞下颌关节紊乱病患者也有细胞免疫参与。IL-1动物实验可造成类似颞下颌关节紊乱病的改变。

4. 关节负荷过重 颞下颌关节是一个负重关节，适度的负重对维持关节的正常结构、功能和生理改建是必需的。但超出生理承受范围的过度负重，可直接引起咀嚼肌的疼痛和疲劳；并可作用于颞下颌关节使之发生退行性改变甚至关节器质性的损害。造成关节负荷过重的因素主要有𬌗创伤、偏侧咀嚼、夜磨牙、紧咬牙、关节手术、髁突骨折、下颌骨发育不对称，另外喜食硬物、长时间嗑瓜子及嚼口香糖等均可使关节负荷增加，引起关节内持续微小损伤，这种微小损伤的长期作用可引起关节的改变。

5. 关节解剖因素 随着人类的进化、食物的精细化、前额的突起、颏部的后退，使颞下颌关节和颌骨变得更加灵巧，以适应更为复杂的语言和表情等下颌运动的需要。其特点如下：

（1）上下颌骨明显变小，使下颌骨更为轻便，利于运动。

（2）关节结节变低，关节窝变浅，而前后径变长，使髁突能更多地向前滑动。

（3）髁突明显变小，髁突颈部变细，髁突相对明显小于关节窝，使髁突不仅可以向前自由滑动，也可做侧方、后退运动。

因此，从解剖结构来看，现代人颞下颌关节、肌肉韧带明显变弱，关节的承重力也相应降低，以致颞下颌关节在没有外力作用下就可以发生完全性脱位，成为人类关节中发生半脱位和脱位率最高的关节。颞下颌关节的过度活动，如张口过大和大张口时间过长等，也可诱发颞下颌关节紊乱病。

6. 其他因素 职业性劳损及不良姿势，如无意识地咬牙过紧，职业性吹奏乐器、练习唱歌时间过长、教师讲课说话过多、习惯于用手支撑下颌和长期低头伏案工作等，可造成头颈部肌肉的肌张力不平衡，引起肌功能紊乱而诱发颞下颌关节乱病；另外，寒冷刺激可引起头面部血管肌肉收缩，产生肌痉挛和疼痛，因而天气寒冷常成为颞下颌关节紊乱病的发病诱因。医源性因素如矫治过程中出现的𬌗干扰，拔牙时张口时间过长、张口过大等也可引起颞下颌关节紊乱病。

颞下颌关节紊乱病的发病机制目前尚未清楚，多数学者认为该病是在多因素相互作用下发生的。而且多因素之间的重叠因素越多，引起本病发作的可能性就越大。

（二）临床表现

颞下颌关节紊乱病的发展一般有三个阶段：功能紊乱阶段、结构紊乱阶段和关节器质性破坏阶段。这三个阶段显示了疾病的早期、中期和后期，但不同个体，其各期症状及病情轻重程度并不一致。早期的功能紊乱阶段可以自愈或经过治疗痊愈；有的即使发展到功能紊乱阶段甚至到结构紊乱阶段，但经过治疗后仍然可以恢复到病变的早期阶段；有的则逐步发展到关节器质性破坏阶段。此外，也可以有两个阶段的症状同时或交替出现。其临床表现主要有以下几方面：

1. 下颌运动异常 成人正常的自然开口度平均为3.7～4.5cm，开口型不偏斜，呈“↓”，标志着双侧颞下颌关节和肌肉的平衡与协调。下颌运动异常包括如下方面：

（1）开口度异常（过大或过小）　如两侧翼外肌功能亢进，在开口运动时，髁突越过关节结节，而发生半脱位，使开口度过大。慢性滑膜炎时则使开口度过小。

（2）开口型异常（偏斜或歪曲）　主要指在开闭口运动中下颌出现偏斜，主要为咀嚼肌张力不协调所致。如一侧翼外肌痉挛或不可复性关节盘前移位，可出现开口型偏向患侧。

（3）关节绞锁　如关节盘移位、穿孔、破裂，使关节运动受到障碍，在开口运动时，须用手指按压髁突或左右摆动下颌，绕过关节盘的障碍才能继续完成开口运动，称为关节绞锁。

2. 疼痛　主要表现在开口和咀嚼运动时关节区或关节周围肌群的疼痛。一般无自发痛。但急性滑膜炎发作时，偶尔会有自发痛。如关节器质性破坏或肌痉挛时，其相应的部位有压痛。有的患者有肌肉和肌筋膜的疼痛的扳机点，压迫扳机点可引起远处的牵涉区疼痛。此外，一些经久不愈、病程较长的患者，关节区常有发沉、酸胀、咀嚼肌容易疲劳，以及面颊、颞区、枕区等可有慢性疼痛和感觉异常。

3. 杂音　正常关节的运动是一个连续、顺滑、无声的过程。本病常见异常声音如下。

（1）弹响音　开口运动中有“咔、咔”的声音，多为单音，有时为双音，如可复性关节盘前移位时可出现这类声音。

（2）破碎音　开口运动中有“咔吧、咔吧”的破碎音，多为双声或多声，关节盘穿孔、破裂或移位可出现这类杂音。

（3）摩擦音　在开口运动中有连续的似揉玻璃纸样的摩擦音，如关节骨表面破坏、骨面粗糙可出现这类杂音。

4. 头痛　近年来，国内、外的许多学者发现咀嚼肌疼痛与头痛有明显关系，紧咬牙也与头痛有明显关系。Pullinger研究报道，头痛在女性患者中占89.1%，男性患者中占83.3%。徐樱华统计头痛在患者中占56.3%。因此，有的学者把头痛列为本病的第四主要症状。

此外，本病还常伴有许多其他症状，如各种耳症、各种眼症以及吞咽困难、言语困难、慢性全身疲劳等，这也是不少颞下关节紊乱病患者以耳痛、眼痛、肩颈痛等就诊本病的原因。

（三）诊断及鉴别诊断

根据病史和临床检查表现，诊断颞下颌关节紊乱病并不困难。常用的辅助检查：①X线平片（关节许勒位和髁突经咽侧位）：可发现关节间隙改变和骨质改变，如骨破坏、增生、硬化等。②关节造影后CBCT检查（以关节上腔造影多用）：可发现关节盘移位、穿孔、关节囊附着的改变以及软骨的变化。③关节内镜检查：可发现本病的早期表现。④MRI：可检查关节盘的位置、形态有无异常、有无关节渗出和有无骨关节炎等，有助于本病的早期诊断。

本病有很多类型，治疗方法各异，因此应做出具体类型的诊断。

由于很多其他疾病也常出现颞下颌关节紊乱病的主要症状，必须与以下疾病进行鉴别。

1. 肿瘤　颞下窝、翼腭窝、上颌窦后壁、腮腺、鼻咽及颞下颌关节等部位的肿瘤可侵犯翼外肌等肌群，常常出现开口困难或牙关紧闭等类似颞下颌关节紊乱病的症状，而被误诊为颞下颌关节紊乱病，应予以鉴别诊断。此外，还要注意与髁突良性肥大、髁突骨瘤、滑膜软骨瘤病、纤维骨瘤等疾病进行鉴别。

2. 颞下颌关节炎

（1）急性化脓性颞下颌关节炎　关节区可见红肿，压痛明显，尤其后牙稍用力咬合时可引起关节区剧痛。极少见，常有感染及外伤病史。

（2）类风湿性颞下颌关节炎　常常伴有全身游走性、多发性关节炎，尤以四肢小关节最常受累，晚期可发生关节强直。

3. 耳源性病　耳部疾病，如外耳道疖和中耳炎时，其疼痛放射到关节区并引起开口和咀嚼障碍。可通过耳科检查进行鉴别。

4. 颈椎病　该类患者常常出现颈、肩、背、耳后区以及面侧部疼痛。但疼痛与开口咀嚼无关，而常与颈部活动和姿势有关，并可有手的感觉和运动异常。颈椎X线检查可协助鉴别诊断。

5. 茎突过长症　患者除有吞咽时咽部明显疼痛和异常感觉外，常常在开口、咀嚼时引起髁突后区疼痛以及关节后区、耳后区和颈后区牵涉痛。影像学检查可观察到过长或钙化的茎突。

6. 癔症性牙关紧闭　此病多发于女青年，既往有癔症史。病前常有精神诱因，然后突然发生开口困难或牙关紧闭，常与全身其他肌痉挛或抽搐伴发。此病用暗示疗法常能奏效。

7. 破伤风牙关紧闭　此病是由破伤风杆菌引起的一种以肌阵发性痉挛和紧张性收缩为特征的急性特异性感染，一般都有外伤史。痉挛通常从咀嚼肌开始，先是咀嚼肌少许紧张，即患者感到张口受限；继之出现强直性痉挛呈牙关紧闭状；同时表情肌紧缩形成“苦笑”面容可伴有面肌抽搐。由于破伤风初期症状可表现为开口困难或牙关紧闭，常首先到口腔科就诊，应特别注意与颞下颌关节紊乱病鉴别，以免延误早期治疗。

（四）防治原则

颞下颌关节紊乱病的治疗方法很多，以下防治原则被广泛接受。

1. 以保守治疗为主，采取对症治疗和消除或减弱致病因素相结合的综合治疗。

（1）减少和消除各种可造成关节内微小创伤的因素。如偏侧咀嚼、创伤䆂、喜食硬物。

（2）减弱和消除自身免疫反应。如关节内冲洗治疗和注射药物疗法。

2. 关节局部症状的治疗，配合改进全身情况和患者的精神状态，包括积极的心理支持治疗。

3. 开展健康教育，帮助人们了解本病的性质、相关的发病因素以及下颌运动常识，促进自我防护、自我治疗，改善生活习惯。

4. 遵循科学的治疗程序。先用可逆性保守治疗，如理疗、封闭等；然后用不可逆性保守治疗，如调䆂等；最后选用关节镜外科和各种手术治疗。如患者明显是由咬合不平衡引起的，则首选调䆂，故应严格掌握适应证。

二、临床分类、分型和治疗要点

颞下颌关节紊乱病是一组疾病的总称。国内外不少学者对其分类进行了研究，并提出很多分类方法。本节重点介绍1997年全国第二届颞下颌关节紊乱综合征专题研讨会上提出的新的临床分类。此分类为我国迄今为止应用最多的分类标准。

根据临床特点、病变部位和病理改变，颞下颌关节紊乱病在临床上可分为四类，每一类有若干分型。

（一）咀嚼肌紊乱疾病类

此类以咀嚼肌的神经-肌肉调节紊乱为主要特点，为关节外疾病，关节的结构和组织基本正常，但咀嚼肌的功能不协调，可表现为功能亢进、痉挛以及肌筋膜痛。主要临床表现为开口度异常、开口型异常以及受累肌痛。关节运动时无破碎音和摩擦音，但可有弹响发生，弹响多发生于开口末和闭口初。影像学检查无骨质改变，可伴有或不伴有关节间隙异常。这类疾病经过适当治疗可以痊愈，不少患者表现为一过性功能紊乱，短期可以自愈；但也可进一步发展为结构紊乱或器质性病变。常见分型如下：

1. 翼外肌功能亢进

（1）临床特征　主要症状是弹响和开口过大，呈半脱位。其主要机制是翼外肌功能亢进，下颌运动过度，患者在最大开口位时，翼外肌下头强力收缩，把髁突连同关节盘过度地牵拉过关节结节。弹响多发生在开口末期，也可发生在开口末和闭口初期，侧方运动和前伸运动时无弹响。在开口末发生的弹响，开口过大，可呈半脱位状。弹响发生在一侧时，开口型在开口末偏向健侧；两侧均有弹响者，开口型不偏斜或偏向翼外肌收缩力较弱一侧。关节区无自觉疼痛，也无压痛。

（2）治疗要点　调整翼外肌功能，可用2%利多卡因2ml做翼外肌封闭，每日1次，5～7次为一疗程。每次封闭的量和间隔时间可根据开口度、弹响消失情况和程度进行调整。如应用不当可发展为翼外肌痉挛和持续性开口困难。为巩固疗效，应配合康复训练，最大开口位时加强舌骨上诸肌的力量，而减弱翼外肌收缩力量。

2. 翼外肌痉挛

（1）临床特征　主要症状是疼痛和开口受限。在开口、咀嚼食物时，患者自觉关节区或关节周围区域深部疼痛，性质为钝痛，能指出疼痛部位，但不能触及。一般无自发痛。开口中度受限，为2～2.5cm，但被动开口度可大于自然开口度。在翼外肌相应面部，相当于下关穴处和上颌结节后上方有压痛，无红肿，一般关节本身无压痛，运动无弹响。单侧患病开口时下颌偏向患侧。翼外肌痉挛严重者，可出现急性殆紊乱。一旦肌痉挛解除，以上症状均可消失。

（2）治疗要点　主要是解除肌痉挛，同时消除或尽可能减弱引起肌痉挛的因素。

1）理疗　用15%氯化钙溶液做两侧关节区及咀嚼肌区钙离子导入，每日1次，7～10次为一疗程。症状重者，可在患侧先用红外线照射15分钟后再做钙离子导入。也可选用磁疗、超短波、激光等其他温热理疗。

2）封疗法　用2%利多卡因2～3ml进行翼外肌封闭。如封闭后疼痛减轻，开口度增大，则可每日1次或隔日1次，5次为一疗程；如封闭后疼痛无明显减轻，则应停止封闭治疗，否则反而加重病情。

3）中药局部热敷　把中药包好，加工后湿热敷于关节区，每日1～2次，每次15分钟。热敷同时进行有节律的开闭口运动。

参考处方：当归15g、白芷9g、薄荷6 g、乳香9g、没药9g、制川乌6g、香附9g、三七9g、细辛3g、丝瓜络15g。

4）其他　也可以采用按摩、推拿、针灸等方法进行治疗。

3. 咀嚼肌群痉挛

（1）临床特征　主要是闭颌肌痉挛，有时是单一闭颌肌痉挛，更为多见的是闭颌肌群的痉挛。主要症状为严重开口受限，开口度仅为0.5～1.5cm，开口痛和咀嚼痛反而不明显，也无弹响和杂音，不少患者常伴有头痛。常有不自主肌肉收缩，检查时可触到相应的肌痉挛处发硬，有压痛；在静止期，用听诊器可听到有肌杂音。病期较长，症状可持续数周、数月甚至一年。如长期得不到适当的治疗，功能性肌痉挛可以发展成肌纤维变性挛缩，以致难以完全恢复正常。此型的诊断应注意与肿瘤、癔症、破伤风等疾病引起的开口受限加以鉴别。

（2）治疗要点　治疗方法同翼外肌痉挛，但以温和的物理疗法为宜，精神要放松，注意休息。可服用镇静、肌松弛剂，如地西泮。

4. 肌筋膜痛　又称肌筋膜疼痛功能紊乱综合征。

（1）临床特点　主要由殆因素、精神心理紧张、咀嚼肌承受负荷过大、外伤后以及寒冷刺激等引起单一或多个咀嚼肌和肌筋膜疼痛。疼痛性质为局限性持久性钝痛，定位明确，并有扳机点，压迫扳机点可引起远隔部位的牵涉痛和不适感。开口轻度受限，用力张口可达到正常开口范围，但可引起疼痛。一般晨起时疼痛比较明显，随一天的活动而逐渐减轻。

（2）治疗要点　可服用镇静剂和镇痛剂，如地西泮和肠溶阿司匹林。对压痛点的肌肉和肌筋膜用2%利多卡因进行封闭治疗，每日1次，每次注射1～2ml，5次为一疗程。

（二）关节结构紊乱疾病类

又称关节内紊乱症或内错乱症，指髁突、关节盘和关节窝之间正常结构紊乱，特别是关节盘-髁突（盘、突关节）复合体出现结构关系的异常改变。主要包括各种关节盘移位、关节盘各附着松弛或撕脱、关节囊扩张等。临床上常伴有关节半脱位。以关节运动时弹响和破碎音为主要特征，可伴有不同程度的疼痛及开口度、开口型异常。该类疾病常继发于咀嚼肌紊乱，有的可以治愈，有的可发展成关节器质性改变。X线检查可见关节间隙异常，但无骨质改变。造影后CBCT检查、MRI检查有助于诊断各类关节盘移位，关节盘各附着松弛或撕脱、关节囊扩张等。该类疾病临床常见的有以下三型：

1. 可复性关节盘前移位

（1）临床特征　主要表现为开口初期弹响。正常的开口运动中，髁突、关节盘在翼外肌作用下协调运动，使之保持稳定和同步运动。当髁突-关节盘运动失调时，髁突可能与关节盘的前带发生挤压使之变形，当关节盘恢复原来形状而伸直时发出弹响。也可能是由于关节盘向前移位，髁突的横嵴撞击关节盘后带的后缘而发出弹响。随着关节盘前移程度的加重，关节弹响次数增多，程度加重，开口初期的弹响可发展为开口中期甚至开口末期的弹响。开口型异常表现为弹响发生前偏向患侧，弹响发生后回到中线，开口型偏斜是翼外肌痉挛所致。本病除弹响和开口型异常外，可伴有关节区的压痛，且疼痛随关节运动而加重。X线片（许勒位）可见关节后间隙变窄，前间隙变宽。关节造影、MRI检查可证实关节盘移位。

（2）治疗要点　弹响发生在开口初期的患者，可用复位殆板治疗，以矫正髁突-关节盘的关系，消除弹响。可通过对患者进行健康教育，消除患者疑虑并使其接受关节所存在的状况。对是否行关节盘复位手术的问题，长期以来国内外学者争议较大，近年来趋于一致，认为既无必要也不可靠。

2. 不可复性关节盘前移位

（1）临床特征　其机制同可复性关节盘前移位。不同的是，在开口运动时，髁突挤压变形的关节盘不能复位，不能恢复髁突–关节盘的关系。临床大多数患者有典型的关节弹响病史，继之有间断性关节绞锁史，进而弹响消失，出现开口受限及明显的关节区疼痛，开口时下颌偏向患侧。症状似翼外肌痉挛，但测量被动开口度时，开口度不能增大。X线片（许勒位）见关节前间隙增宽，关节造影或MRI检查可证实为不可复性关节盘前移位。

（2）治疗要点　首先可采用简单的手法复位，使患者的开口度恢复正常，将不可复性关节盘前移位转变为可复性关节盘前移位，然后按可复性关节盘前移位进行治疗。如不能手法复位，可戴用枢轴殆板（pivot splint)，扩大关节间隙，使之复位。关节冲洗治疗对减轻疼痛、改善张口受限有明显的效果，但对关节盘复位无直接作用。对重症患者，经上述治疗仍不能复位者可行关节镜外科治疗，同时进行关节内粘连松解，增加患者开口度，改善关节功能。对极个别临床症状严重的病例，患者生活质量受到明显影响时，方可采用开放外科手术治疗。

3. 关节囊扩张伴关节盘附着松弛

（1）临床特征　此型可以由翼外肌功能亢进所致；也可由于开口运动过度，造成关节前脱位、关节韧带撕裂，未经适当治疗而使关节囊及关节盘诸附着松弛。主要症状是开口度过大，并且均有半脱位或复发性关节脱位。本型常伴有慢性关节滑膜炎。造影、MRI检查可证实有关节囊扩张和关节盘附着松弛的表现。

（2）治疗要点　主要是采用硬化剂治疗，使之发生轻度粘连，从而缩小关节腔和关节活动度。可用5%鱼肝油酸钠0.25 ~ 0.5ml做关节腔内注射。为减少硬化剂对组织的刺激，在注射前先用2%利多卡因1ml行关节囊内注射，避免将硬化剂注射到关节囊外，以免伤及面神经。硬化剂注射后局部水肿反应一般在1周左右逐渐消退，开口度缩小，半脱位和弹响也消失。注射后1周还应配合康复治疗。如复发可再次注射硬化剂，但不宜多次注射。还可采用关节镜做关节上腔滑膜下硬化剂注射、电凝或牵引缝合等，也有一定的疗效。但应严格选择适应证，考虑到硬化剂可能对关节组织造成的损害，权衡利弊，慎重决定。

（三）炎症性疾病类

1. 临床特征　此类疾病并非由细菌引起的感染性疾病，而是指由各种原因造成的开口过大或外伤，引起滑膜或关节囊的无菌性急性炎症；也可由殆因素等引起滑膜或关节囊的慢性炎症。有时关节结构紊乱病、骨关节病可继发或并发滑膜炎。过去称它为关节后区损伤。在急性炎症期如得到及时治疗，发病因素消除后可以痊愈。慢性炎症则常反复发作，病程较长。炎症疾病可并发关节结构紊乱病，主要表现为关节局部疼痛，并随功能活动加重，特别是髁突后方尤为明显，并且有明显的压痛，一般无红肿。急性炎症时部分患者可因关节腔内积液导致关节区出现轻度肿胀和明显的压痛，有时可出现自发痛，由于疼痛可造成同侧后牙咬合困难。单纯的滑膜炎或关节囊炎影像学检查应无骨关节病改变。

2. 治疗要点　进行局部组织封闭、关节冲洗治疗，关节冲洗后关节腔内可注射肾上腺皮质激素类或透明质酸类药物，同时限制下颌运动，以利于改善疼痛、炎症消退及关节修复和改建。关节区超声药物导入、红外线、超短波、磁疗、热敷等疗法也有一定疗效。

知识拓展

颞下颌关节冲洗治疗

在关节后区及穿刺部位局麻后进行关节上腔穿刺，注入2%利多卡因2～2.5ml，麻醉关节腔并使关节腔扩大，便于套管针穿刺。然后穿刺点皮肤做小切口，嘱患者大张口，套管针经切口刺入关节上腔，建立关节上腔冲洗系统。冲洗液常用0.9%氯化钠溶液、乳酸盐林格液。冲洗后关节腔内还可注射透明质酸类或肾上腺皮质激素类药物。此方法操作简单易行，近年来应用于颞下颌关节紊乱病治疗中，对减轻疼痛、改善张口受限、消除炎症、减少关节内摩擦等起到一定疗效。

（四）骨关节病类

这类疾病曾称关节器质性改变。通过X线片、关节造影、MRI和关节镜等检查可以发现关节骨、软骨和关节盘有器质性改变。骨关节病患者的主要症状除了可同时出现关节区及关节周围咀嚼肌疼痛、关节运动障碍和关节内弹响外，关节运动时可闻及连续摩擦音或多声破碎音。这类疾病在病情稳定期自觉症状不明显，也无明显功能障碍，有的经过治疗或经过几周到几个月自然病程，破坏的骨质可以恢复。同时伴有滑膜炎或关节囊炎的患者，其自觉症状明显且反复发作，这时可称骨关节炎。主要包括关节盘穿孔或破裂和髁突、关节结节的骨质改变。临床常见的分型如下：

1. 关节盘穿孔、破裂

（1）临床特征　本病常由关节盘移位发展而来。常见的关节盘穿孔、破裂部位为关节盘双板区。主要临床表现为关节各种方向运动的各个阶段都出现多声破碎音，开口时常有嵌顿，开口型歪斜，开口、咀嚼时关节区不同程度疼痛，并常伴有翼外肌痉挛及关节滑膜炎的临床特征。

（2）治疗要点　应遵循以保守治疗为主的综合治疗。经过综合治疗后，患者仍存在严重的反复发作的疼痛、开口受限等症状，并影响功能者可采取手术治疗。对穿孔部位位于双板区的患者，可行关节盘修复术；对穿孔不能修复的患者，可采用关节盘摘除术。

2. 骨关节病

（1）临床特征　主要表现为开口、闭口运动中，关节有连续的摩擦音，有的似捻发音，有的似揉玻璃纸音。常由关节结构紊乱病发展而来，可伴有其他相关的关节症状。不少患者的症状长期保持稳定，关节功能代偿良好。有滑膜炎的患者，常有反复发作的开口受限、开口痛、咀嚼痛等症状。X线片可见关节骨硬化破坏、囊样变、骨质增生、骨赘形成等。

（2）治疗要点　与关节盘穿孔、破裂型相同。经保守的综合治疗后，仍反复发作，影响功能者，可采用关节镜外科治疗或髁突高位切除术。

3. 关节盘穿孔、破裂伴骨关节病　其临床表现和治疗方法为前两型的综合，不再赘述。

上述各型颞下颌关节紊乱病的鉴别诊断要点如表10-1所示。

10–1　常见各型颞下颌关节紊乱病的鉴别诊断要点表

分型	鉴别诊断要点						
	主诉	杂音时间及性质	张口咀嚼痛	压痛点	张口度	张口型	影像学检查
翼外肌功能亢进	弹响	张口末，闭口初，单声清脆音	无	无	过大	偏向健侧或不偏（双侧患病）	髁突明显超过关节结节
翼外肌群痉挛	疼痛	无	明显	下关穴部、上颌结节后部	中度受限	偏向患侧	髁突滑动度减小
咀嚼肌群痉挛	张口受限	无	轻度	受累区	明显受限	–	髁突无明显动度
滑膜炎、关节囊炎	疼痛	无	明显	髁突后区	中度受限	偏向患侧	髁突滑动度减小
可复性关节盘前移位	弹响	张口初或中，单声清脆音	无或轻度	关节结节处	基本正常	先偏向患侧，后恢复正常	关节间隙比例失调，关节盘前移位
不可复性关节盘前移位	张口受限疼痛	无	明显	关节结节处	中度受限	偏向患侧	关节囊扩张、关节盘附着松弛
关节囊扩张、关节盘附着松弛	弹响	张口末，闭口初，单声清脆音	无	关节结节处	过大呈半脱位	偏向健侧或不偏（双侧患病）	关节囊扩张、关节盘附着松弛
关节盘穿孔、破裂	疼痛弹响	多声破碎音	反复发作	无	正常或受限	偏向患侧或歪曲	关节上、下腔相通
骨关节病	疼痛弹响	连续摩擦音	反复发作	关节结节处	正常或受限	偏向患侧	关节间隙比例失调，髁突骨质破坏，形态改变

考点提示 颞下颌关节紊乱病的病因、主要临床表现、各类型的诊断要点、治疗原则。

扫码“学一学”

扫码“看一看”

第二节 颞下颌关节脱位

案例讨论

【案例】

患者，男性，40岁。运动时下颌受外力撞击致嘴不能闭合1小时。检查：下颌前伸，面下1/3变长，后牙早接触，前牙开殆，唾液外流，双侧耳屏前凹陷。X线检查显示：双侧髁突位于关节结节前斜面的上方。

【讨论】

1. 该病例可能的诊断及诊断依据是什么？
2. 该病例如何治疗？

颞下颌关节脱位（dislocation of condyle)指髁突超过正常运动范围，滑出关节窝外，并且不能自行回复原位的一类关节疾病。

颞下颌关节脱位按部位可以分单侧脱位和双侧脱位；按性质可分急性脱位、复发性脱位和陈旧性脱位；按髁突脱出的方向、位置又可分为前方脱位、后方脱位、上方脱位以及侧方脱位。临床上以急性和复发性前脱位最为常见。关节上方脱位、后方脱位和侧方脱位比较少见，多见于外伤患者，并常伴有下颌骨骨折和颅脑损伤。

一、急性前脱位

急性前脱位是临床最常见的颞下颌关节脱位类型。

（一）病因

正常情况下，在大开口末，髁突和关节盘从关节窝向前滑动，止于关节结节之下方或稍前方。而当开口过大时，翼外肌继续收缩，把髁突过度地向前牵拉致超过关节结节；同时闭口肌群发生反射性收缩，将髁突脱位于关节结节的前上方，而不能自行回位，导致前脱位。另外，在开口状态下，颏部受遭受外力打击，使开口过大，髁突越过关节结节不能自行回位也可使关节前脱位。

引起关节脱位的因素很多，明确病因和诱发因素对临床诊断和治疗是非常重要的。常见的关节急性前脱位的因素如下：

1. 外力 由下颌骨外伤、遭受外力打击引起脱位。

2. 过度大张口 如打哈欠、大笑、唱歌、咀嚼大块食物、医源性（如长时间的牙科手术等)、暴力开口等均可造成关节脱位。

3. 关节解剖因素 如关节囊松弛、关节窝过浅（发育不良），在张口运动中发生前脱位。有学者指出，关节结节过高、关节结节前斜面过陡也是前脱位的解剖因素。

4. 咀嚼肌功能紊乱　翼外肌功能失调（上、下两头，左、右两侧），功能亢进，强力收缩，使下颌过度前伸，造成脱位。

（二）临床表现

急性前脱位可为单侧，亦可为双侧。双侧脱位临床表现如下：

1. 下颌向下前伸，使面下1/3变长，颏部前突，双侧颊部变平，鼻唇沟消失。

2. 下颌运动异常，出现咬合关系异常或不能咬合，前牙呈开𬌗及反𬌗状，语音模糊，唾液外溢，不能闭口，咀嚼和吞咽均有困难等。

3. 耳屏前触诊有凹陷，在颧弓下可触及脱位的髁突。

单侧脱位与双侧脱位的症状类似，只是以上症状出现在患侧，患者不能闭口，颏部中线偏向健侧，健侧后牙反𬌗。

（三）诊断

急性前脱位根据病史和临床表现比较容易诊断。X线检查可见髁突脱位于关节前斜面上方。应注意与下颌骨骨折，特别是髁突颈部骨折鉴别。

（四）治疗原则

颞下颌关节急性前脱位后，应及时复位，以免脱位致周围纤维组织增生，发生粘连而难以复位。复位后应限制下颌运动。

1. 复位　复位前，对患者进行心理疏导治疗，解除心理紧张状态。可行局部肌肉按摩，使肌肉放松，便于复位顺利进行。必要时给予镇静剂。复位方法包括口内法、口外法及手术复位。

（1）口内法　常规手法复位临床最常用。患者端坐于手术椅上（普通椅子也可，但头后部须有支撑），下颌𬌗平面的位置应低于术者两臂下垂时肘关节水平。术者站立于患者的前方，两拇指用纱布缠紧，伸入患者口内，放置在两侧的下颌磨牙𬌗面上，其余手指握住下颌体部下缘。复位时，术者两拇指施以使下颌骨向下的力量，并逐渐增大，而其余手指则将颏缓慢上推，当髁突降至关节结节水平以下时，再将下颌骨向后、上推动，使髁突滑入关节窝内而复位（图10-1）。在关节复位瞬间可听到弹响声。为防止复位时咀嚼肌反射性的收缩而咬伤术者手指，术者应在复位的瞬间将两拇指迅速沿下颌磨牙颊侧滑向口腔前庭沟。也有报道一些改良口内手法复位法，如腕转轴法、双手同侧法、杠杆法等。

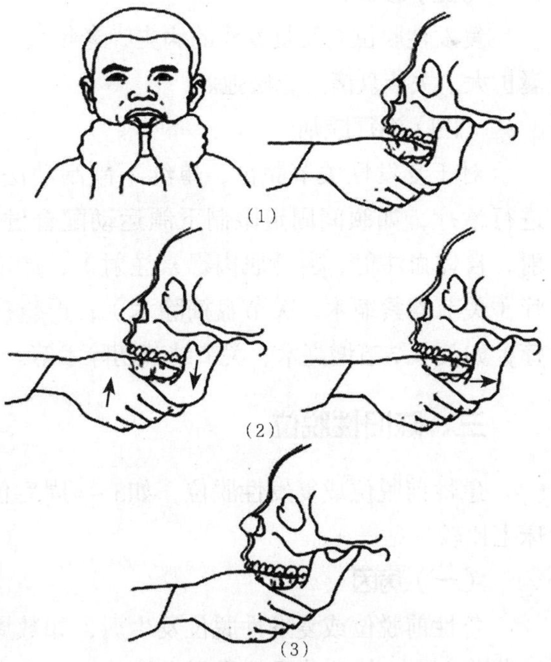

图10-1　颞下颌关节前脱位口内复位法
（1）术者手指位置；（2）用力方向；（3）复位

（2）口外法　患者和术者的体位同口内法。复位时，术者的两拇指放在患者两侧突起的髁突前缘，用力将髁突向下、向后推压，同时用两手的示指、中指托住双侧的下颌角，无名指、小指托住下颌体下缘，当髁突下降至关节结节下方时，各指协调配合，将下颌角部和下颌体部推向上前方，髁突下降滑入关节窝内而复位。

如脱位时间较长，咀嚼肌存在严重的痉挛，出现关节部水肿、疼痛等症状致手法复位困难者，局部热敷或咀嚼肌封闭，解除痉挛后再行复位。

2. 限制下颌运动 为使脱位时因牵拉过度而损伤的韧带、关节盘诸附着和关节囊得到修复，应在下颌复位后限制下颌运动2～3周，可采用颅-颌弹性绷带固定。

二、复发性脱位

复发性脱位是指下颌关节前脱位反复频繁发作，又称习惯性脱位。脱位的反复发作易造成患者语言、进食等功能障碍及精神心理方面不利影响。

（一）病因

复发性脱位常由急性前脱位治疗不当引起。如复位后未行制动、制动方法不当或制动时间较短，受损伤的关节韧带、关节盘诸附着、关节囊还未修复，以至于脱位时受强力牵拉的关节韧带、关节囊仍处于松弛状态而引起复脱。其次，长期的翼外肌功能亢进，髁突运动过度，使附着于关节盘的韧带、关节囊松弛也可造成复发性脱位。另外需注意的是，一些患长期慢性消耗性疾病的老年人、系统性疾病患者（如癫痫、不自主肌收缩等)，由于肌张力失常，也可发生复发性脱位。

（二）临床表现

复发性脱位的临床表现与急性前脱位相同。复发性脱位可为单侧，亦可为双侧。通常在进食、大笑、打哈欠及口腔治疗等大开口时发生。患者突然感到下颌运动失常，不自如运动，前牙不能闭合。其发作频率不一，有时几个月发作一次，有时一个月发作几次，甚至一日发作数次。顽固性复发性关节脱位者，由于害怕关节脱位，以至于不敢张口说话，常常用手托住下颌。

（三）诊断

复发性脱位有反复发作的病史，老年人、重症患者容易发生。关节造影、MRI可见关节囊扩大，关节盘诸附着松弛。

（四）治疗原则

对于复发性关节脱位，单纯下颌制动法往往不能达到良好的效果。可采用多种方法进行治疗，如颌间固定限制下颌运动配合健康教育、中医疗法、注射治疗法（硬化剂注射、自体血注射、翼外肌肉毒素注射），如以上保守治疗效果不佳，可采用关节镜手术治疗（关节囊紧缩术、关节盘摘除术）；严重病例及其他治疗方法失败时才采用开放手术治疗，如关节结节增高术、关节结节切除术等。

三、陈旧性脱位

急性前脱位或复发性脱位，如3～4周后仍未能恢复者，称陈旧性脱位。陈旧性脱位临床上比较少见。

（一）病因

急性前脱位或复发性脱位发生后，如数周后仍未能复位者，由于髁突长期脱位于关节结节前上方，使关节局部受到牵拉的一方造成组织撕裂伤，而受挤压的另一方则可造成组织挤压伤，两者均可引起咀嚼肌群的痉挛、关节周围组织纤维化与关节窝及髁突的改建。

脱位时间越长，这些病变越严重，复位亦更加困难。

（二）临床表现

陈旧性脱位临床表现与急性前脱位相似，所不同的是下颌有一定的活动度，可进行一定程度的开闭口运动。

（三）诊断

陈旧性脱位病程较长，无牙颌患者、婴幼儿、重症患者容易发生。关节X线片可见髁突脱位于关节结节前上方。

（四）治疗原则

陈旧性脱位因已发生组织学变化，复位比较困难，但首先还应进行手法复位。治疗时，可在全身麻醉下给予肌肉松弛剂后，先行手法复位，如失败再进行手术复位。手术方法应根据临床特征，选用直接暴露关节复位术、髁突切除术、升支切除术等。术后配合颌间牵引，复位后下颌应制动2～3周。

考点提示 颞下颌关节脱位的分类、临床表现及前脱位的诊断与处理。

第三节　颞下颌关节强直

扫码“学一学”

扫码“看一看”

案例讨论

【案例】

患者，男，18岁。进行性开口困难8年。检查：颌面部呈小颌畸形，颏部明显后缩，开口度不到一指，髁突动度弱。牙列拥挤，咬合关系异常。X线检查见双侧关节间隙消失，关节部融合呈骨球状。余无明显异常。

【讨论】

1.该病例可能的诊断及诊断依据是什么？

2.该病例鉴别诊断有哪些？

3.治疗建议有哪些？

由关节及关节周围组织器质性病变导致长期开口困难或完全不能张口者，称为颞下颌关节强直。临床上可根据病变部位分为：①关节内强直，又称真性关节强直，是指一侧或两侧关节内发生病变，造成关节内纤维性或骨性粘连；②关节外强直，又称假性关节强直，亦称为颌间挛缩。指病变发生在关节外，纤维或骨性粘连位于上下颌间皮肤、黏膜或深层组织；③混合性强直，指关节内强直和关节外强直同时存在者，在临床少见。

（一）病因

关节内强直多见于儿童。

以往常见的原因主要是炎症，多由于邻近器官的局部感染扩散而来，以化脓性中耳炎最常见。由于儿童的中耳与颞下颌关节紧密相邻，岩鼓裂处只有很薄的软组织相隔，当患急性化脓性中耳炎时，炎症可穿破岩鼓裂处薄层软组织直接扩散到关节。下颌骨骨髓炎、化脓性腮腺炎等也可扩散至关节。身体其他部位的感染引起的毒血症、败血症等，也可造成血源性化脓性关节炎而继发关节强直，但较少见。此外，类风湿关节炎亦偶尔可导致关节强直。

目前多认为下颌关节区或下颌骨创伤是造成关节强直的最多见病因，如婴儿产钳伤、颏部外伤及下颌骨髁突颈部骨折等。外伤后引起关节内血肿形成，当血肿较大时，不易被吸收而发生机化，导致纤维组织增生，最后形成关节强直。

关节外强直常见的病因，过去以坏疽性口炎（走马牙疳）多见，但现已极罕见。目前，颜面部各种软组织损伤（如物理或化学的烧伤）、颧弓骨折等为常见病因。此外，口腔内手术创面处理不当、鼻咽部与颞下窝肿瘤放射治疗后、颌面组织的纤维变性等，也可以造成颌间瘢痕挛缩。

（二）病理

关节内强直的病理变化为颞下颌关节的纤维软骨及骨质逐渐破坏，被有血管的结缔组织所替代，最后形成纤维性愈合，并可见关节骨面有不同程度的骨质破坏，最后完全被纤维组织长入骨腔。关节周围可有大量结缔组织增生。纤维性强直进一步骨化，使关节窝、关节结节、关节盘和髁突之间发生骨性愈合，关节形态逐渐消失，融合成一致密骨痂。骨痂的范围不断扩大，可波及下颌乙状切迹，甚至使整个下颌升支与颧弓完全融合。

关节外强直的病理变化是由于上下颌间软组织在损伤、愈合过程中，大量结缔组织增生而导致瘢痕痕缩。由于颜面部组织损伤的深度和广度不同，形成瘢痕的范围大小不一，形态可为条索状或片状，波及上颌结节和下颌支处，甚至整个下颌下间隙和口咽部均有广泛的瘢痕。有的瘢痕内还有不同程度骨化现象。

（三）临床表现和诊断

1. 关节内强直

（1）开口困难　关节内强直的典型表现是渐进性开口困难，病史较长，一般在几年以上。随着纤维性粘连的改变，开口困难呈进行性加重，直至形成骨性强直而完全不能张口。单侧关节强直时，患者靠对侧髁突的代偿性活动仍有一定的开口度，张口时下颌偏向患侧。儿童患者靠下颌骨的弹性来克服双侧关节的骨性强直，用力张口时，仍可有几毫米的开口度。

（2）髁突活动度减弱或消失　检查者将两手小指末端放入患者的双侧外耳道内，做外耳道前壁触诊，同时请患者用力做开闭口运动和侧方运动，判断髁突有无动度和对比两侧髁突运动的差别。双侧关节内强直髁突动度减弱或消失；单侧骨性关节强直患者开闭口运动时，可清楚触及健侧髁突的活动度。

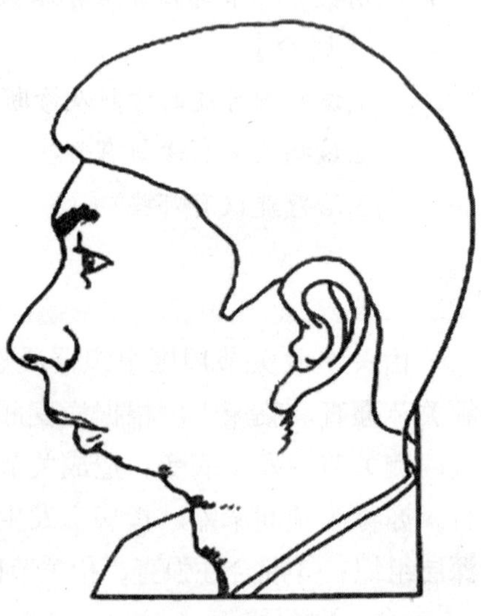

图10-2　双侧颞下颌关节强直的小颌畸形

（3）面下部发育障碍畸形　多发生在儿童。下颌畸形一般随着年龄的增长而日益明显。单侧关节强直患者表现为面部两侧不对称，患侧下颌体及下颌支短小，颏部及整个下颌骨偏向患侧，患侧面部丰满；健侧下颌由于生长发育基本正常，相应面部反而扁平狭长。双侧关节强直患者，由于髁突生长发育中心的破坏，使整个下颌发育障碍，造成下颌体内收、颏部明显后缩，严重者颏颈角几乎呈一直线。而正常上颌却显得前突，形成特殊的小颌畸形面容（图10-2），又称鸟喙畸形。发病年龄越小，颜面下部发育障碍畸形越严重。

（4）殆关系错乱　儿童期发病的患者，下颌骨发育障碍，造成面下部垂直距离变短，牙弓小而狭窄，上下牙列拥挤，下颌磨牙向舌侧倾斜或萌出不全，下前牙在舌的作用下唇向倾斜形成扇形，殆关系错乱。发生于青春发育期以后或成人的关节强直，由于恒牙殆已建立，所以无明显的面部畸形和殆关系紊乱，仅有开口受限。

（5）呼吸结构紊乱　儿童由于下颌发育障碍，下颌极度后缩，舌骨位置下移，导致舌骨上、下肌群张力失调及固有口腔变小，舌及舌根后坠，与咽后壁距离变得窄小。一些患者软腭及腭垂长度增加，睡眠时肌肉松弛，上呼吸道更加狭窄，通气量不足，打鼾并有呼吸暂停，称为阻塞性睡眠呼吸暂停综合征（OSAS）。这种情况一般发生在双侧颞下关节强直患者。

（6）X线检查　表现有三种类型：①纤维性关节强直表现为正常关节解剖形态消失，关节间隙模糊，关节囊及髁突表面骨质有不规则破坏；②骨性关节强直表现为关节间隙消失，髁突与关节窝融合成致密团块，形成骨球状；③致密的骨性团块可波及下颌乙状切迹，使正常喙突、颧弓、下颌乙状切迹影响消失，下颌支和颧弓融合呈T形。

2. 关节外强直

（1）开口困难　关节外强直的主要症状为不同程度的开口困难或完全不能张口。患者常有因坏疽性口炎引起的口腔溃烂史，上、下颌骨损伤史或放射治疗等病史。开口困难的程度取决于关节外瘢痕粘连的程度。由于下颌骨的生长发育中心未受侵犯，故患者的面下部发育障碍畸形和殆关系错乱程度均较关节内强直为轻。

（2）口腔或面部瘢痕挛缩或缺损畸形　颌间瘢痕常致患侧口腔前庭沟变浅或消失，并可触到范围不等的条索状瘢痕区。由坏疽性口炎引起的患者，常伴有口颊部软组织缺损畸形，牙排列错乱。由损伤或灼伤引起的患者，颜面部相应部位可见明显的瘢痕或缺损畸形。

（3）髁突活动减弱或消失　多数患者用力做开闭口运动时，患侧可触及髁突的轻微动度，在侧方运动时动度更为明显；但如颌间瘢痕已发生骨化，则髁突动度可消失。

（4）X线检查　可以观察到清晰的髁突、关节窝和关节间隙。但是，有些病例可见到上颌与下颌之间的颌间间隙变窄，密度增高，有时可见大小不等的骨化灶，甚至上、下颌骨之间或下颌与颧骨、颧弓之间形成骨性粘连，称为骨性颌间挛缩。

3. 混合性强直　指临床上同时存在关节内、外强直的病例，其症状具有两者的综合表现。

4. 真性强直与假性强直的鉴别诊断　由于关节内、外强直的手术治疗方法不同，所以必须鉴别清楚。鉴别诊断要点见表10-2。

10–2 关节内强直和关节外强直的鉴别诊断要点表

鉴别要点	关节内强直	关节外强直
病史	化脓性炎症病史、损伤史等	口腔溃疡、上下颌骨骨折、烧伤及放射治疗史等
颌间瘢痕	无	有
面下部发育	严重畸形（成年后患病不明显）	畸形较轻（成年后患病无影响）
殆关系	严重错乱（成年后患病不明显）	轻度错乱（成年后患病无影响）
X线表现	关节间隙消失，关节部融合呈球状（纤维性强直的关节间隙存在但模糊）	骨关节部正常，上颌与下颌支间间隙可以变窄，密度增高

（四）治疗原则及方案

颞下颌关节强直一般均需采用手术治疗。但在实施手术前，必须进行明确诊断，确定关节强直的类型是关节内强直还是关节外强直或混合性强直；强直的性质是纤维性还是骨性；病变是单侧还是双侧以及病变的部位和范围，这样才能制订正确的手术计划。手术一般在全麻下进行，也可在局麻下进行。全麻手术时，为了防止患者麻醉后发生舌后坠引起窒息，危及生命，应采取气管内插管，术后在患者完全清醒后方可拔除气管插管。

1. 关节内强直手术方法 有髁突切除术和下颌关节成形术（arthroplasty of temporomandibular joint）。髁突切除适用于纤维性强直的病例。下颌关节成形术又称假关节形成术，适用于骨性强直病例。手术原则如下：

（1）截骨的部位 即形成假关节的位置，应尽可能选择在下颌支接近原来关节活动的部位，以利于手术后恢复较好的关节功能。截骨的部位分为：①高位：在髁突部乙状切迹之上，形成假关节；②中位：在乙状切迹之下、下颌孔之上；③低位：下颌角上、下颌孔之下，因手术后功能恢复很差，临床已不用。

（2）截开形成的骨断面，应做适当的修整，使之形成一个小的圆形骨突，形成点与面的接触且表面光滑，以有利于下颌运动，减少再次骨性粘连的机会。

（3）保持截开的间隙在0.5～1cm，在此间隙内插入各种组织或代用品，如采用自体骨（带软骨的肋骨、髂骨等）游离移植，行关节重建术，可有效防止骨断面再次粘连而复发。近几十年来有学者采用人工关节置换术来治疗下颌关节强直，取得了良好的效果。

（4）双侧关节内强直最好一次手术，以便术后能及时进行开口功能训练；如必须分两次手术，相隔时间不应超过2周，以免第一次手术处发生瘢痕挛缩，造成手术失败。

（5）手术年龄以12～15岁以后为宜。目前多主张早期手术；对伴有阻塞性睡眠呼吸暂停低通气综合征的儿童则应及时手术。

（6）在行关节成形术的同时应矫正小颌畸形。这样，不但有利于扩大咽腔，改善呼吸，而且可以矫正下颌后移引起的牙颌畸形，更有利于改善因长期慢性缺氧造成的心肺功能障碍和儿童全身发育不良。但应严格掌握适应证，必要时手术可分期进行。

2. 关节外强直 关节外强直手术治疗的原则是切断和切除颌间挛缩瘢痕，凿开颌间粘连的骨质，恢复开口度。如颌间挛缩的瘢痕范围较小，可用游离皮片移植，消灭瘢痕被切除、松解后遗留的创面。如果挛缩的范围较大或伴有唇颊软组织缺损畸形，则应采用额瓣或游离皮瓣移植修复。

3. 混合性强直　混合性强直治疗原则是关节内、外强直手术的综合应用，应根据不同病情决定手术方案。多采取假关节成形术，凿开下颌与上颌间骨性粘连，并结合游离植皮或皮瓣移植术。

知识拓展

人工关节置换术

人工关节置换术是指采用金属、高分子聚乙烯、陶瓷等材料，根据人体关节的形态、结构及功能制成人工关节假体，通过外科手术植入人体内，代替患病关节，达到缓解关节疼痛，恢复关节功能的目的。关节置换术的发展进步依赖于新材料和科技的发展，如生物陶瓷、高交联聚乙烯、新型钛合金等物理性能、生物学性能更好的新材料正在应用于关节假体制作中。同时，人工关节置换术更加精确化，如3D打印技术、机器人手术等新技术正不断被应用到人工关节置换中。颞下颌关节置换术主要适用于关节强直、严重的骨关节病和肿瘤术后髁突缺失。

（五）预后

颞下颌关节强直术后的复发问题一直是学者研究和关注而尚未解决的中心课题。国内外资料显示，术后复发率在10%～55%；真性与假性强直的复发率基本一致，混合性强直的远期疗效则更差一些。减少和预防术后复发的主要措施如下。

1. 年龄因素　儿童期比成人期手术复发率高，有人主张15岁以后手术为佳。也有观点认为早期手术能及早恢复咀嚼功能，有利于颌面下部的发育。目前，多数学者主张早期手术。

2. 切骨的范围　切骨的范围应在0.5～1cm，过多会造成开𬌗，过少容易复发，两个断端应修整成点面接触且表面光滑。外伤所致的关节强直，对粘连较轻者，术中保留关节盘，可明显降低复发率。

3. 插补物的作用　假关节间隙内插补物的放置可以降低复发率。

4. 骨膜对复发的作用　手术中应切断或尽可能切除内侧骨膜，并选用电刀热凝，既可破坏骨膜，又可热凝止血，阻止关节成形后形成新的骨膜导致复发。

5. 术后开口练习　术后7～10天进行开口练习（同时行植骨或下颌前移术者应推迟至2周以后）。开口练习时间至少应坚持6个月以上，一般在术后1～2月内，应日夜使用开口器。根据开口度的不同，可采用适当厚度的楔形硬橡皮块或阶梯形木块做开口器。

6. 关节强直程度和手术操作　关节强直严重程度、骨痂范围的大小与复发密切相关。手术中尽量减少创伤，完善止血，消灭无效腔；术后进行良好包扎、防止感染，对减少复发均非常重要。

总之，如何进一步降低颞下颌关节强直术后的复发率，有待进一步研究。

考点提示 颞下颌关节强直的病因、临床表现及治疗原则。

本章小结

本章讲述颞下颌关节疾病中的三类临床较为常见的疾病：颞下颌关节紊乱病、颞下颌关节脱位和颞下颌关节强直。这些疾病都会影响颞下颌关节的正常功能以及颌面部正常发育，导致口腔颌面部功能障碍和面部畸形。

颞下颌关节紊乱病的发病原因尚不明确，多数学者认为本病与心理社会因素、𬌗因素、免疫因素、关节负荷过重、关节解剖因素等有关。TMD主要临床表现为颞下颌关节区及其周围软组织的疼痛、下颌运动功能障碍及关节杂音等三类症状。其被广泛接受的防治原则以保守治疗（心理支持治疗、理疗、封闭等）为主，采取对症治疗和消除或减弱致病因素相结合的综合治疗。治疗程序宜先用可逆性保守治疗，然后用不可逆性保守治疗，最后选用关节镜外科和各种开放手术治疗。

颞下颌关节脱位是指髁突超过正常运动范围，滑出关节窝外，并且不能自行回位者。双侧脱位临床表现为面下1/3变长，髁部前突，双侧颊部变平，鼻唇沟消失，下颌运动障碍，咬合关系异常或不能咬合，不能闭口，语音不清等。耳屏前凹陷，颧弓下突起。单侧脱位时，髁部中线偏向健侧，健侧后牙反𬌗。急性前脱位应及时复位并限制下颌运动。复发性脱位复位后行颌间固定以限制下颌运动，同时配合中医疗法、注射疗法等，如保守治疗效果不佳，可采用手术治疗。

颞下颌关节强直是指由关节及关节周围组织器质性病变导致长期开口困难或完全不能张口者。临床上可根据病变部位分为关节内强直、关节外强直、混合性强直。临床表现为张口困难，髁突动度减弱或消失。三种类型的鉴别需要借助X线检查。治疗一般均需采用手术治疗。复发是尚未完全解决的问题。

习 题

扫码“练一练”

一、选择题

【A1/A2型题】

1. 关于颞下颌关节紊乱病描述不正确的是

A. 并非指单一个疾病，而是指一组关节疾病的总称

B. 是一组发病原因已完全阐明的关节疾病

C. 一般有颞下颌关节区及相应的软组织的疼痛，下颌运动异常和伴有功能障碍，关节弹响、破碎音及杂音等症状

D. 一般都有自限性

E. 多数为功能紊乱性质，也可累及关节结构紊乱甚至器质性破坏

2. 在颞下颌关节紊乱病发病的多因素中，主要致病因素是

A. 人类关节进化的解剖结构减弱和关节运动类型、灵活性和范围的增加之间的矛盾

B. 单侧咀嚼、夜磨牙和白天紧咬牙

C. 关节软骨中封闭抗原的暴露
D. 关节内持续的微小创伤和精神心理因素
E. 不良姿势造成头颈部肌链的肌张力不平衡
3. 颞下颌关节紊乱病三大主要症状不包括
A. 开口度和开口型异常
B. 如症状严重或发展到器质性破坏阶段可出现关节区或关节周围肌群自发痛
C. 开口运动中常有异常音如弹响音、破碎音和摩擦音
D. 下颌运动时关节区或关节周围肌群疼痛，有的可有扳机点
E. 开闭口运动出现关节绞锁
4. 诊断颞下颌关节紊乱病的主要依据为
A. 关节薛氏位
B. 髁突经咽侧位
C. 关节造影
D. 病史和临床检查
E. 关节内镜检查
5. 颞下颌关节紊乱病防治原则不正确的是
A. 微创关节镜外科具有微创、直视等优点，常作为治疗颞下颌关节紊乱病的首选方法
B. 治疗关节局部症状的同时改进全身状况和精神状态
C. 以保守治疗为主
D. 遵循一个合理的合乎逻辑的治疗程序
E. 自我保护关节和改变不良生活行为
6. 急性颞下颌关节前脱位复位后，限制下颌运动最为简便、适用的方法为
A. 牙弓夹板颌间固定
B. 颅颌绷带
C. 仅需避免大张口和大口咬硬食物
D. 简单颌间结扎固定
E. 头颏石膏绷带固定
7. 关于一侧急性颞下颌关节前脱位临床表现描述正确的是
A. 耳屏前、颧弓下不能触及髁突
B. 下颌中线偏向患侧
C. 下颌中线偏向健侧
D. 下颌中线不偏
E. 双侧后牙早接触
8. 真性颞下颌关节强直诊断的主要依据是
A. 髁突的动度减弱或消失
B. 开口困难
C. 关节邻近区域炎症史
D. X线检查正常关节解剖结构消失，如关节间隙消失，关节区融合成致密团块影
E. 小下颌畸形、殆关系错乱

9. 儿童期颏部对冲伤致单侧颞下颌关节强直，关于其伴发面下部发育畸形描述不正确的是

A. 健侧下颌相对较长

B. 颏点偏向患侧

C. 患侧下颌体及升支短小

D. 患侧面部扁平

E. 患侧角前切迹加深

10. 颞下颌关节内强直术后开口练习至少应在

A. 1个月以上　　B. 2个月以上

C. 3个月以上　　D. 6个月以上

E. 1个年以上

二、思考题

1. 不可复性盘前移位的临床表现和治疗原则分别是什么？

2. 真性关节强直和假性关节强直的鉴别诊断要点有哪些？

第十一章

口腔颌面部神经疾病

扫码"学一学"

学习目标

口腔医学专业：

1.掌握 原发性三叉神经痛的临床表现、检查方法、诊断要点、鉴别诊断及常用治疗方案；贝尔麻痹的临床表现、诊断、治疗原则。

2. 熟悉 面肌痉挛的临床表现和诊断要点。

3. 了解 原发性三叉神经痛的发病原因；永久性面神经麻痹、面肌痉挛的治疗。

口腔医学技术专业：

1.掌握 原发性三叉神经痛的临床表现、检查方法、诊断要点及鉴别诊断；贝尔麻痹的临床表现、诊断及治疗原则。

2. 熟悉 面肌痉挛的临床表现和诊断要点。

口腔颌面部神经包括三叉神经、面神经、舌咽神经、舌下神经、迷走神经及副神经。其中两对较大的脑神经——三叉神经和面神经，支配口腔颌面部的感觉与运动。面部的感觉及咀嚼肌运动主要由三叉神经支配。面部表情肌运动主要由面神经支配。常见的口腔颌面部神经疾病主要是三叉神经痛和面神经麻痹，而面肌痉挛和舌咽神经痛较为少见。

案例讨论

【案例】

患者，女，48岁，工人。左上唇阵发性剧烈疼痛半年就诊。半年前，患者自感左上唇阵发性剧痛，持续时间2～3秒，时轻时重。开始每日发作2～3次，以后症状加重，次数增多。口腔检查：全口牙龈充血、肿胀，口腔卫生差，开口度1.5cm。检查三叉神经上颌支区域：左眶下孔、下眼睑、鼻唇沟、鼻翼、口角区、上颌结节或腭大孔等部位未见疼痛发作。刺激左上唇、鼻孔下方可引起疼痛发作，行局部麻醉，即刻疼痛缓解。

【讨论】

1.根据疾病所述，可能的诊断及诊断依据？

2.该病例可选用的治疗方法有哪些？

第一节　三叉神经痛

三叉神经痛（trigeminal neuralgia）是指在三叉神经分布区域内反复突然发作的电击样、阵发性剧烈疼痛，持续数秒至数分钟，周期性发作而间歇期无症状的一种疾病。多数为单侧性，多发生于中老年人，女性多见。

临床上通常将三叉神经痛分为原发性（真性或特发性）和继发性（症状性）两种。原发性三叉神经痛是指应用各种检查并未发现明显和发病有关的器质性病变者，且无神经系统体征，如三叉神经分布区的感觉、运动正常。而继发性者有明确病因可查，三叉神经痛只是某种疾病引起的一种临床症状表现。一般由于机体的其他病变如炎症、肿瘤、多发性硬化等疾病侵犯三叉神经所致。此型除表现疼痛症状外，可伴有神经系统体征，如在三叉神经分布区域内出现持续性疼痛和感觉减退和麻木、角膜反射迟钝或消失等，并常合并其他脑神经病变症状。

扫码“看一看”

一、病因

目前三叉神经痛的病因及发病机制尚未完全明确，有待于进一步探索和研究。

1. 原发性三叉神经痛病因　主要集中于中枢性病变学说与周围性病变学说。

（1）中枢性病变学说　该学说认为三叉神经痛由中枢神经病变引起。有学者认为三叉神经痛是一种特殊类型的感觉性癫痫发作，骤起骤止、时间短暂、用抗癫痫药物有效等，因此推测三叉神经痛是由于三叉神经的传出机制失控，导致神经中枢出现癫痫样放电的结果。也有人认为三叉神经痛与脑干中三叉神经感觉的兴奋性改变有关。还有人认为三叉神经痛与丘脑损害相关。但中枢病变学说并不能解释临床上的某些现象，如三叉神经痛的表现往往仅限于某一分支，其他分支分布区域并不受累等。

（2）周围性病变学说　此学说认为某些周围性病变刺激三叉神经引起疼痛。可能引起三叉神经痛的因素如下：

1）机械性压迫　近年来通过大量病理解剖、动物实验、临床实践、颅脑手术等，国内外学者提出血管神经压迫学说，认为微血管压迫邻近神经感觉根是引起三叉神经痛的主要病因。也有专家推断局部硬脑膜增厚、岩嵴过高、神经分支经过的骨孔因骨膜炎相对狭小等可能压迫三叉神经半月节或感觉根，产生三叉神经痛。临床上根据这些推论，应用各种减压手术治疗三叉神经痛，收到了较好的疗效。

2）炎症　有学者研究发现“扳机点”处的颌骨内存在着区域性炎性病变，手术清除病变骨腔后可使疼痛消失，故推论局部性的颌骨病变可能为三叉神经痛的病因。

3）三叉神经中枢及周围的动脉硬化狭窄　本病多见于老年人，患者常伴有高血压，且使用降压或血管扩张药有一定的疗效。由此推测三叉神经中枢及周围的动脉可能有硬化狭窄，致使血供缺乏，进一步诱发三叉神经痛。

4）其他因素　面部遭受寒冷刺激、遗传等可能是三叉神经痛的重要病因。

2. 继发性三叉神经痛的病因　可能为颅中窝和颅后窝的颅内病变，如原发性或转移性颅底肿瘤、多发性硬化、耳源性和鼻源性的颅底蛛网膜炎、脑血管动脉瘤等。在颅内肿瘤中，特别是位于三叉神经根部及半月节、脑桥小脑三角部的肿瘤，均可引起三叉神经分布区的疼痛。常见的三叉神经半月节肿瘤有神经节细胞瘤、脊索瘤等，脑桥小脑三角部的肿瘤有胆脂瘤、脑膜瘤、听神经瘤、血管瘤等。

二、病理

有关三叉神经痛组织形态学改变的意见目前并不统一。有的学者认为无明显的神经组织的病理性改变，而多数倾向于认为在半月神经节及感觉根内有明显的变化。

近年来的研究证明：电子显微镜下，在半月神经节和感觉根内可观察到节细胞的消失、炎性浸润、动脉粥样硬化改变及脱髓鞘样改变等。主要变化为髓鞘的病变，表现为节细胞的轴突上常有不规则的球状茎块，这是由于髓鞘的不正常染色所形成。这种变化常沿神经束分布，并发生于相邻的几束上。受损的髓鞘明显增厚，失去原有的层次结构。有的髓鞘破碎形成椭圆形颗粒，甚至成粉末状。其内的轴突显得不规则并且出现节段性的断裂改变，有的发生退行性变，有的轴突只剩残余物甚至完全消失。

目前已公认引起三叉神经痛的主要病理变化是脱髓鞘改变。动物试验发现，脱髓鞘纤维处产生异常冲动，证实了脱髓鞘是三叉神经痛的病理基础。并进一步推测颅内脱髓鞘后的三叉神经触觉纤维和痛觉纤维发生“短路”，轻微的触摸“扳机点”便可引起剧烈的疼痛。

三、临床表现

三叉神经痛以中老年多见，临床表现为疼痛剧烈，久治不愈，在极大程度上影响患者的生活与工作，甚至丧失劳动能力及生存的欲望。典型特点如下：

1. 疼痛位置 疼痛区域与受累的三叉神经分布范围相同。单侧发病，很少超过中线。临床上以三叉神经第Ⅱ支、第Ⅲ支单独发病最常见，也有上述两支同时发病。第Ⅰ支或Ⅰ、Ⅱ、Ⅲ支同时受累极为少见。

2. 诱因及扳机点 自发疼痛很少，疼痛多在白天，晚上安静状态下时极少发作。疼痛可由口、舌运动或刺激到“扳机点”而诱发。如洗脸、刷牙、漱口、吃饭、说话、打哈欠、微风吹拂，甚至表情肌的运动等。

颌面部三叉神经分支区域内的某一固定的局限的小块皮肤或黏膜，稍加刺激可致使疼痛发作，这个激发疼痛的敏感点称为“扳机点”。疼痛由“扳机点”开始，立即扩散至整个神经分支区域。“扳机点”往往是固定的，可有一个或多个。

3. 疼痛性质 三叉神经痛的疼痛为刀割样、电击样或撕裂样的阵发性剧烈疼痛。发作时，患者疼痛难忍，甚至产生轻生念头。

4. 特殊动作 疼痛发作时，有的患者为缓解疼痛常用力揉搓患区皮肤，可导致皮肤粗糙、增厚或色素沉着，也可造成皮肤损伤而继发感染。还有的患者试图用各种动作来减轻疼痛，如咬牙、叩齿、摇头、咬唇、伸舌、咂嘴等。

发作时常伴有颜面部表情肌的痉挛性抽搐，还可出现痛区潮红，患侧鼻腔黏液增多、结膜充血、流泪、出汗、流涎等症状，称为痛性抽搐。

5. 疼痛持续时间 患者疼痛初期持续时间极短，约数秒至数分钟，反复发作，每天发作次数不等。两次发作之间称为间歇期，无任何症状。随着疾病的加重，发作持续时间延长，间歇期缩短。

6. 周期性发作 疼痛发作呈周期性，即在一段时间内疼痛频繁发作，而后一段时间疼痛缓解或消失。部分病例的发作与气候有关，一般在春季及冬季容易发病。

7. 拔牙史 三叉神经痛常被误认为牙痛，患者多有拔牙史。

原发性三叉神经痛患者一般不影响患侧神经的功能，神经系统检查无阳性体征发现。继发性三叉神经痛可因病变部位的不同，伴有不同程度的功能减退，如面部感觉减退、角膜反射减退、运动功能减退等。

四、检查

三叉神经痛可以分为临床检查和影像学检查。临床检查主要目的是确定发生疼痛症状的分支。通过检查其他伴随症状和体征，结合拍摄X线片、CT、MRI等影像学检查来明确是原发性还是继发性三叉神经痛。

1. 定分支检查 各分支的常见“扳机点”的部位如下。

（1）眼支 上眼睑、眶上孔、眉、前额及颞部等部位。

（2）上颌支 下眼睑、眶下孔、鼻翼、鼻唇沟、上唇、鼻孔下方、口角区、上颌结节、腭大孔等部位。

（3）下颌支 下唇、口角区、耳屏部、颊黏膜、颊脂垫尖、颏孔、舌颌沟等。

对上述常见“扳机点”按顺序进行检查，刺激强度由轻至重。①拂诊：用棉签或示指轻拂可疑“扳机点”；②触诊：示指触摸“扳机点”；③压诊：示指加压触诊；④揉诊：对可疑“扳机点”做回旋式重揉，每次回旋稍作停顿，这种检查方法多用于眶下孔和颏孔区。

2. 三叉神经功能检查 原发性三叉神经痛一般并不影响患侧神经的功能，功能检查是为了解神经径路是否正常。尤其是青壮年初发患者，伴第Ⅲ支三叉神经痛，应怀疑胆脂瘤的可能。

（1）感觉功能 用探针轻划（触觉）和轻刺（痛觉）局部皮肤和黏膜。若痛觉丧失，再用0～10℃的冷水和40～50℃的温水检查患者的温度觉。若痛觉和温度觉均丧失而触觉存在，可能是三叉神经脊束核受损。

（2）角膜反射 患者向一侧注视，用棉絮由外向内轻触角膜，出现直接和间接闭眼动作。如一侧三叉神经受损，刺激患侧角膜双侧均无反应，而刺激健侧角膜，可引起双侧的反应。

（3）腭反射 棉签轻划软腭边缘可引起软腭上提，当一侧反射消失，表明该侧上颌神经的分支腭后神经或蝶腭神经损伤。

（4）运动功能检查 运动支功能障碍表现为紧咬牙时，咬肌松弛，咀嚼肌麻痹。

出现上述神经功能改变的患者，说明神经径路上有损害，需进一步检查以明确诊断。

五、诊断与鉴别诊断

（一）诊断

根据病史、症状及体征，诊断原发性三叉神经痛不难，但要排除继发性三叉神经痛，应进一步了解疼痛的分支及疼痛涉及的范围。可根据主诉的疼痛区域及查体所见和“扳机点”的位置，初步了解三叉神经的受累区域，再用阻滞麻醉的方法进一步确定受累支。

具体方法：由痛区三叉神经末梢开始，用1%～2%利多卡因行阻滞麻醉，逐段向中枢注射，如疼痛停止，一小时内不再发作，所麻醉区域即为疼痛相应分支。

第Ⅰ支痛时，应封闭眶上孔及其周围。第Ⅱ支痛时，可据疼痛部位将麻药选择性地注入切牙孔、腭大孔、眶下孔、上颌结节部或圆孔。第Ⅲ支痛时应作颏孔、下颌孔或卵圆孔的阻滞麻醉。当“扳机点”位于颊神经或者舌神经分布区域时，还应作此两神经的封闭。

继发性三叉神经痛其疼痛可不典型，常呈持续性，病程短，发病年龄较小，故对年轻患者的不典型三叉神经痛，特别是双侧性应怀疑多发性硬化。检查时，在三叉神经分布区域内出现病理症状，如角膜反射减低或丧失，常提示为症状性或器质性三叉神经痛。此外，也常伴有三叉神经分布区的痛觉、温度觉与触觉障碍，还可出现咀嚼肌力减弱与肌萎缩。

怀疑为继发性三叉神经痛时，应进一步作详细的临床检查，按需拍摄颅骨X线片（特别是颅底和岩骨），并作腰椎穿刺和脑超声波检查以及特殊造影、CT、MRI检查等以明确诊断。

（二）鉴别诊断

1. 舌咽神经痛 舌咽神经分布区域内的突发剧烈疼痛，男性多见，疼痛性质与三叉神经痛极为相似，易与三叉神经痛第Ⅲ支的舌神经痛混淆。疼痛部位多见于咽后壁、扁桃体、软腭、舌根、外耳道等，说话、咳嗽、吞咽等可诱发，睡眠时也可发作。用表面麻醉剂喷涂咽部、扁桃体及舌根部，疼痛即可消失。舌咽神经痛和三叉神经痛可同时发病。

2. 蝶腭神经痛 蝶腭神经节受刺激而引起的一种阵发性剧烈疼痛，多见于女性，夜间发作，常有周期性。疼痛的部位主要分布在鼻根、内眦、上颌，并向腭、牙龈、颧部放射，疼痛呈刀割样、烧灼样。发作时可持续几分钟至几小时。多伴有鼻塞、流涕、流泪、耳鸣、畏光等症状。无明显的“扳机点”，但饮酒或服用血管扩张药物常可诱发此病。用局麻药物麻醉蝶腭神经节可缓解。

3. 牙源性疾病 急性牙髓炎、髓石等疾病症状与三叉神经痛极为相似，容易误诊而给予不当治疗，故三叉神经痛患者常有拔牙史。牙髓炎引起的疼痛多为短期内的阵发性或持续性疼痛，夜间痛，冷热刺激后加重，而说话、洗脸等肌肉活动或触摸刺激并不引发或加重疼痛；在口内可查到病牙及相关体征，面部无“扳机点”。髓石引起的疼痛多由体位改变而发生，一般需通过拍摄X线片进行鉴别。此外，牙病引起的疼痛在开髓或相应治疗后迅速缓解或消失。

4. 非典型面痛 病因不明，其主要特点是疼痛不局限于某一感觉神经支配区内，不易定位，疼痛范围广泛、深在，无“扳机点”。疼痛发作时常伴有自主神经症状。

5. 鼻窦炎 多继发于上呼吸道感染之后，常有流脓涕的病史。原因是分泌物潴留及窦内黏膜肿胀压迫神经末梢。疼痛为局限性、持续性钝痛，体位改变时头痛加重，常伴鼻塞、流脓涕、发热及嗅觉减退，鼻窦区有压痛。三叉神经痛（第Ⅱ支）易与上颌窦炎混淆，后者可有眶下区压痛、中鼻道脓性分泌物、久坐头痛加重等，抗感染治疗有效。鼻窦X线检查有助于鉴别。

6. 颞下颌关节疾病 颞下颌关节紊乱病等引起的疼痛，部位多限于颞下颌关节区域，呈持续性，并在咀嚼及大张口等关节运动时诱发疼痛，但多数患者能够忍受。颞下颌关节疾病患者在关节区常有关节弹响或杂音、开口型偏斜、张口受限或开口过度等下颌运动障碍。必要时行X线检查及专科检查可以协助诊断。

六、治疗

原发性三叉神经痛首选药物治疗，如无效再考虑针灸疗法、理疗、局部注射、射频温控热凝术或手术治疗。临床上，应根据患者病情、治疗效果及医疗技术和条件，来选择、调整或联合应用不同的治疗方法，以取得最佳疗效。三叉神经痛属继发性者，应针对病因治疗，如为肿瘤应作切除。

（一）药物治疗

1. 卡马西平 或称酰胺咪嗪、痛痉宁等，是一种抗癫痫药物，镇痛效果较好，是目前治疗三叉神经痛的首选药物。用药方法是从小剂量开始，并逐渐加至理想剂量，达到既能控制疼痛又不引起其他不良反应。轻症或早期患者，每次100mg，每日2次，无效可增至每次200mg，一般为300～800mg/d，最大剂量为1200mg。副作用有眩晕、嗜睡、复视、共济失调或恶心、呕吐、粒细胞减少、心脏传导障碍等；严重不良反应有再生障碍性贫血、剥脱性皮炎及致畸作用。患者初次服药后，嘱减少活动以防摔倒或发生意外。疼痛完全消失达4周，可试探减至维持量至停药。长期服药者，应定期检查血、尿常规及肝功能。

2. 苯妥英钠 亦称大仑丁，为一种抗癫痫药物。用法：每次100mg，每日2～3次；疗效差者可增量至200mg，每日3次，极限量为500mg/d。该药小剂量效果差，而大剂量应用副作用明显，可出现如眼震、眩晕、疲倦、共济失调以及牙龈增生，偶见周围神经病、剥脱性皮炎、再生障碍性贫血等。此药对三叉神经痛治疗效果不如卡马西平，但当卡马西平疗效降低时与其合用，能提高疗效，出现明显牙龈增生时更换其他药物治疗。

3. 镇静剂、中草药等其他药物 可根据情况配合使用。

（二）针刺治疗

按循经穴及神经分布的解剖位置相结合的原则，选择邻近神经干的穴位进行针刺。每天1次，每次选一组穴位，针刺后留针20～30分钟，可配合电针和穴位红外线照射，亦可强刺激后不留针。可在“扳机点”进行阿是穴针疗，也可直接针刺神经干，如眶下孔、颏孔、圆孔、卵圆孔等。常用的针刺穴位见表11-1。

表11-1 三叉神经痛针刺治疗选用穴位

神经分支	主穴	配穴
第Ⅰ支	下关、阳白、鱼腰	合谷、太阳、攒竹
第Ⅱ支	下关、四白、迎香	合谷、太阳、攒竹
第Ⅲ支	下关、承浆、颊车	合谷、地仓、东风

（三）局部注射治疗

1. 封闭疗法 常用1%～2%普鲁卡因或者1%～2%利多卡因，方法与相应的阻滞麻醉相同。每日1次，10次为一疗程。如加入维生素B_1、维生素B_{12}，可提高疗效。多用于重度疼痛、药物治疗无效初发患者的短期治疗。应注意无菌操作，防止感染。

2. 注射疗法 采用95%酒精或无水酒精，方法同相应区域神经干的阻滞麻醉。局麻下，将0.5ml酒精注射于受累支的神经干处。酒精可起到破坏神经组织，阻断其传导的作用而达到镇痛目的。此法疗效一般为6～12个月，复发后仍可再用。但注射后，神经分支相关区域痛感消失的同时，感觉也会消失且恢复较慢。故酒精封闭适用于药物治疗效果不佳而又不愿手术治疗，或年老体弱不宜手术者。对于三叉神经痛（第Ⅰ支）者，尽量不用，以免引起眼神经的损害导致失明。

（四）射频温控热凝治疗

原理是通过高频电流有选择地使感觉神经组织产热，传导痛觉的神经细胞的蛋白质凝固、变性，保留对热抵抗力较大的传导触觉的神经纤维，从而阻断神经传导而达到镇痛的目的。操作方法为：在放射影像引导下，将射频针经卵圆孔刺入半月神经节及其感觉根后通电热凝，关键在准确地穿刺和定位，术后给予抗生素和激素，以预防感染。此法较开颅手术简便、安全，但需要较贵的医疗设备和娴熟的操作技术，且并发症及不良反应较多，其应用受到一定限制。

（五）手术治疗

非手术治疗无效时，则考虑手术治疗。方法如下：

1. 颌骨病变骨腔清除术　根据“扳机点”的位置和X线检查发现颌骨病变，确定手术部位。手术方法：①设计适当的切口，暴露骨腔所在处的骨皮质；②用骨凿去除皮质骨，找到病变骨腔；③刮除病变骨质；④冲洗止血，缝合创口。一周左右拆线。

2. 周围神经撕脱术　将三叉神经病变所在部位的三叉神经周围支离断并将其远心段撕脱的手术方法称周围神经撕脱术。如眶上神经撕脱术（第Ⅰ支）、眶下神经撕脱术（第Ⅱ支）、下颌神经、颏神经撕脱术（第Ⅲ支）等。这些方法安全、镇痛效果可靠，术后复发率较高。其平均镇痛时间为1年左右。

（1）眶下神经撕脱术（图11-1）　①行眶下神经阻滞麻醉及唇颊沟局部浸润麻醉；②在术侧上中切牙至第二双尖牙唇颊沟黏膜移行皱襞处做弧形切口；③分离黏骨膜及皮下组织，暴露眶下孔及眶下神经；④仔细分离眶下神经及周围血管，用止血钳在眶下孔处夹住眶下神经，轻轻旋转，同时向外牵拉，尽量靠近心端切断眶下神经，以血管钳缠绕撕脱眶下神经远心端各分支尽可能自皮下撕脱；⑤冲洗止血，眶下孔出血明显者可使用骨蜡止血；⑥缝合创口，面部加压包扎，术后1周左右拆线。

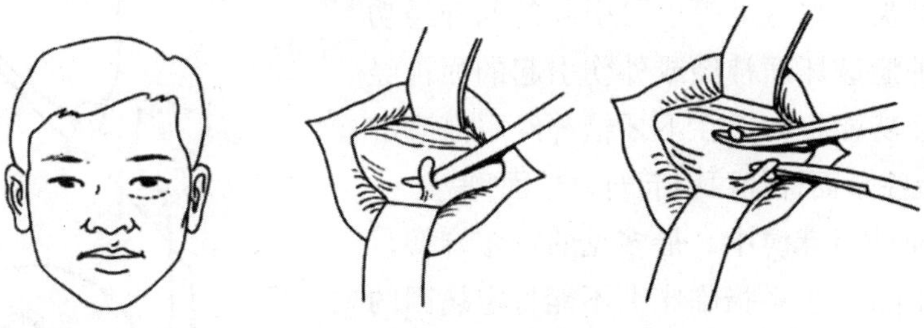

（1）　　（2）　　（3）

图11-1　眶下神经撕脱术

（1）口外切口；（2）显露眶下血管、神经；（3）切断神经并撕脱其远端

（2）颏神经撕脱术（口内法）　①行下牙槽神经阻滞麻醉及唇颊沟局部浸润麻醉；②在患侧下颌侧切牙至第二双尖牙唇颊沟黏膜移行皱襞处做弧形切口；③分离黏骨膜，暴露颏孔及颏神经；④分离、撕脱、止血、缝合等同眶下神经撕脱术。

3. 颅内手术　三叉神经感觉根切除术、微血管减压术等。其他治疗方法无效时可施行此类手术进行治疗。

选择三叉神经痛的治疗方法时，应本着循序渐进的原则。首选对机体无损害或损害性较小的治疗方法。一般先从药物治疗、封闭治疗等开始。如无效，再依次选择半月神经节温控热凝术、注射疗法、周围神经撕脱术等。只有当这些方法均无效时才考虑做颅内手术。

考点提示 三叉神经痛的病因、临床表现、诊断及治疗原则。

第二节　面神经麻痹

面神经麻痹（facial paralysis）是指以面部表情肌群运动障碍为主要特征的一种疾病，也称为面瘫。根据临床的病变部位，可分为中枢型面神经麻痹和周围型面神经麻痹。

中枢型（核上型）面神经麻痹：病变部位位于面神经核以上至大脑皮质之间。由于面神经核上部细胞接受两侧皮质脑干束的纤维，故当一侧皮质脑干束受损时，仅表现为对侧面下2/3（即睑裂以下）的表情肌麻痹，如鼻唇沟变浅或消失，不能上提口角，食物易存留于口腔前庭等。面上1/3的表情肌并不出现麻痹现象，由于其同侧的皮质脑干束的传导仍可达到面神经核上的细胞，即不影响闭眼、皱额（图11-2）。另外，常出现与面瘫同侧的肢体瘫痪和舌肌麻痹，但无味觉和唾液腺分泌障碍。

扫码"看一看"

周围型（核型或核下型）面神经麻痹：病变在面神经核以下部位，面神经运动纤维发生病变。面神经支配面部表情肌的运动，并在不同的部位与支配泪腺及唾液腺的分泌纤维及味觉纤维和听神经并行。所以周围型面神经麻痹表现为病变侧全部表情肌麻痹（上睑提肌除外），如眼睑不能闭合，额纹消失，不能蹙眉，可伴有味觉、听觉异常及唾液腺、泪腺的分泌障碍。

周围型面神经麻痹的发病原因多样。化脓性感染（化脓性中耳炎、腮腺炎等）可引起的面神经功能障碍；恶性肿瘤破坏面神经或外伤引起的面神经断离导致面神经功能丧失；在下牙槽神经阻滞麻醉时，麻醉药物流注至面神经可引起暂时性面瘫等。

在周围性面神经麻痹中，最多见的贝尔麻痹。贝尔麻痹（Bell palsy）系指临床上不能肯定病因的不伴有其他体征或症状的单纯型周围面神经麻痹，现常认为是由于周围面神经急性非化脓性炎症引起的面部表情肌瘫痪。

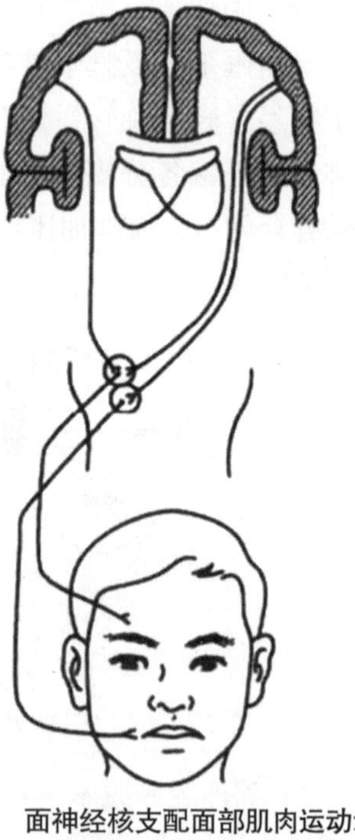

图11-2　面神经核支配面部肌肉运动示意

一、病因与病理

（一）病因

目前病因尚不明确。中医学认为本病是由于人体气血亏损，面部、耳部受风寒侵袭，使局部经络淤滞，经脉失养所致。

与本病发生可能有关的疾病及原因如下。

1. 病毒感染　患者发病前常有感冒史，少数患者可伴有鼻塞、肌痛、咽痛等病毒感染症状。有的患者化验检查发现血清中含有单纯疱疹病毒抗体。当感染发生在狭窄而曲折的面神经管内，会导致神经水肿受压、循环功能障碍，而使面神经损伤。

2. 风湿性疾病　风湿性疾病为全身性疾病，可累及不同的机体组织。当疾病侵犯面神经或茎乳孔的骨膜时，便会产生风湿性面神经炎，继而致病。

3. 遗传因素　此病在临床上有家族聚集性，且难以发现其他诱因，故有学者认为可能与遗传有关。

4. 其他　部分患者因局部受冷风吹袭或着凉而起病。也有的患者因悲哀、忧伤等精神创伤导致发病。

从发病机制来看，贝尔麻痹是由于局部营养神经的血管先发生痉挛，致使该神经组织缺血水肿；或者面神经肿胀、受压而导致其营养血管的血液循环障碍。二者互为因果，形成恶性循环，使得面神经受压愈发严重，最终面神经功能障碍，出现面肌瘫痪。

（二）病理

本病的病理变化主要是面神经水肿，髓鞘或轴突出现不同程度的变性，尤其是在茎乳孔和面神经管内的部分。少数患者乳突和面神经管的骨细胞也有变性。

二、临床表现

本病多见于20~40岁的中青年，男性多于女性，大多为单侧发病。患者发病前通常无任何自觉症状。

贝尔面瘫起病急骤，往往在清晨洗漱时，感觉面颊部活动不便，不能含漱和饮水，照镜时发现口角歪斜。症状较轻者常被他人先发现。有的患者病情停留在初发状态，也有患者面肌瘫痪可在数小时内达到高峰。

检查可见面部表情肌瘫痪，主要表现为患侧额纹消失、睑裂扩大、鼻唇沟变浅、口角下垂、饮水漏水、鼓腮漏气等。面部表情肌的瘫痪致使患侧不能作抬眉、龇牙、鼓腮、噘嘴等动作。当眼轮匝肌瘫痪后，失去了受动眼神经支配的上睑提肌保持平衡协调的随意动作，患者用力闭眼时，上下眼睑不能闭合，眼球转向外上方而露出结膜，此现象称为“贝尔征”（Bell sign）。患者正常说笑时，由于面肌运动不均衡，口角偏向健侧。上下唇因口轮匝肌瘫痪，不能紧密闭合。如病程较长，患者眼结膜由于缺乏泪液润滑而呈现无光泽、充血，或因下睑外翻导致泪液不能正常引流而外溢。

除上述症状和体征外，如病变侵犯面神经管，还可出现下列表现：①影响鼓索神经时，可出现患侧舌前2/3味觉障碍；②波及支配镫骨肌神经分支时，出现听觉过敏；③膝状神经节受累时，患侧乳突部、外耳道、耳廓感觉迟钝，可伴有外耳道疱疹；④膝状神经节以上损害时，岩浅大神经受侵，可出现患侧泪腺分泌减少和面部出汗障碍等。上述表现随着病变部位由面神经周围向中枢方向推进而逐渐累加。上述出现的症状对损害的定位具有重要意义。

因此，在临床上还需进行下列检查：

1. 味觉检查　伸舌，擦干唾液，棉签蘸取糖水或盐水涂于患侧舌前2/3，检测有无味觉。舌背区域对不同味觉的敏感性不同，如甜味检查可涂于舌尖，咸味稍偏后，依次向后为酸和苦味。

2. 听觉检查 检查镫骨肌的功能状态。用听音叉进行健患侧对比，以了解患侧听觉有无改变。若镫骨肌神经麻痹，可造成低音性过敏或听觉增强。

3. 泪液检查 也称Schirmer实验。用于观察膝状神经节是否受损。取两条滤纸，一端在2mm处弯折，将其放置在两侧下睑结膜囊内，5分钟末观察滤纸浸湿长度，正常情况下约为2cm。若膝状神经节以上，岩浅大神经受损，患侧泪液量显著减少。

贝尔面瘫多在1~4个月内恢复。恢复不全者，可产生面肌痉挛，此时切不可将健侧误认为患侧。

三、诊断与鉴别诊断

贝尔面瘫具有突然发病的病史及典型的周围型面神经麻痹体征，诊断并不困难。依据味觉、听觉及泪液检查结果，可明确面神经损害部位，继而做出相应的损害定位诊断。

贝尔麻痹应注意与其他原因引起的面神经麻痹相鉴别：

1. 中枢型面神经麻痹 病变部位在面神经核以上，脑出血、脑肿瘤、脑外伤等可引起。鉴别要点：中枢型面神经麻痹的患者面肌麻痹仅限于面部下2/3；伴有同侧肢体瘫痪；由于舌肌麻痹常致语言不清，伸舌时舌尖偏向健侧；重症者可出现昏迷等。

2. 肿瘤 多为位于面神经干周围的恶性肿瘤或面神经鞘瘤，主要表现为缓慢进展的面肌瘫痪，常伴有相应症状及体征，X线检查可见占位性改变或局部破坏征象。

3. 损伤 患者常有外伤或手术史，导致面神经离断，如颞骨骨折或腮腺区、乳突、中耳、内耳手术等，其特点是损伤时立即发生面肌瘫痪。

4. 化脓性感染 常见化脓性中耳炎、腮腺炎。临床上有中耳或腮腺区疼痛史。检查时，化脓性中耳炎引起者，可见中耳积脓、鼓膜充血或穿孔、外耳道溢脓等；腮腺炎引起者，可有腮腺区红肿，挤压腮腺可见导管口有脓液溢出。

四、治疗与预防

贝尔麻痹起病急骤，如治疗及时得当，多数患者的面神经功能可在2~3个月内逐渐恢复，预后较好；但如治疗不及时，面神经功能在近期内不能恢复，则日后治疗效果差，甚至留下不同程度的后遗症。贝尔面瘫的治疗可分为急性期、恢复期、后遗症期三个阶段。

（一）治疗原则及方法

根据各阶段选择合适的治疗方法。急性期（1~2周内）以改善局部血液循环，消除炎性水肿，减少神经受压为主，同时要注意保护眼睛，防止患侧角膜受损并预防感染，嘱患者常滴眼药水，夜间涂眼药膏并佩戴眼罩；恢复期（2周末~2年）应尽快恢复神经传导功能和加强肌收缩训练；2年之后无恢复迹象，即为后遗症期，可按永久性面神经麻痹处理进行手术治疗。

1. 药物治疗 可选用的药物有激素、血管扩张剂、抗风湿药、脱水剂、肌兴奋剂、维生素等。①急性期可静脉点滴地塞米松5~10mg/d，连续7~10天，或口服泼尼松30mg/d，连服5天，逐渐减量，疗程为10~14天，最好联合抗病毒药物应用，阿昔洛韦或利巴韦林口服或静滴；②恢复期可给予烟酸，每次50~100mg，3次/天，服药后，面颈部潮红似醉酒貌最好；水杨酸钠0.3~0.6g，3次/天；③维生素B_1 100mg、维生素B_{12} 500mg，肌注或穴位封闭，每日1次。

2. 针刺治疗　常用穴位有地仓、太阳、四白、翳风、颊车、耳门等。每日1次或隔日1次，交替取穴。

3. 物理治疗　急性期要注意耳周保暖，可局部热敷，每次15分钟左右，或用红外线、超短波治疗，改善血液循环，促进炎症吸收。恢复期，可给予肌电刺激、电按摩等，以加快神经功能的恢复。

4. 中药治疗　以活血、祛风、通筋络为主。基本方：赤芍9g、红花9g、桃仁9g、蜈蚣6g、全虫9g、川芎6g、僵蚕9g、钩藤12g、薄荷6g，根据辨证适当加减。

5. 局部肌肉锻炼　患者应常用手按摩瘫痪的面肌，对镜练习各瘫痪肌的随意运动，以促进面部血液循环，维持肌张力。

6. 手术治疗　上述各方法治疗无效，病程超过2个月或发现面神经开始出现变性迹象者，应行手术治疗，而且手术施行愈早效果愈好。常用术式有面神经减压术和面神经修补术，对病程长者应施行神经移植术。

（二）预防

应避免面部及耳后部长时间受风寒，注意保暖，及时治疗风湿性疾病和病毒感染性疾病。平时坚持冷水洗脸，加强身体锻炼，可以增强面部耐寒能力及对疾病的抵抗力。

考点提示　周围型面神经麻痹的病因、临床表现、诊断及治疗原则。

第三节　面肌痉挛

面肌痉挛（facial spasm）又称面肌抽搐症或半面痉挛，是指面部肌群不由自主的阵发性、不规则抽搐或痉挛，通常发生于一侧面部，以口角和眼角处多见。

一、病因

面肌痉挛的病因目前尚不明确。有学者认为此类患者是由于面神经核或核上部分受刺激引起的神经冲动下传，导致出现表情肌抽搐；另外，对部分面肌痉挛的患者做探查手术，发现患者的面神经受压变形，借此推断可能是受压的神经髓鞘脱失，使传入和传出的神经发生短路，引起面肌痉挛；还有些病例属于面神经麻痹的后遗症，若面神经麻痹未能完全恢复，常可产生瘫痪肌的痉挛或连带运动。

二、临床表现

原发性面肌痉挛多见于中、老年女性。主要表现为面部表情肌不自主的抽搐，常先发生于眼轮匝肌，抽搐轻微，历时数秒或数分钟，无其他不适。随着病情的加重，抽搐范围逐渐扩大，可累及口角及中下面部的表情肌（其中以口角肌的抽搐最为明显），抽搐幅度增大，发作时间延长，且常见于精神紧张和劳累时发作，睡眠时发作停止。患者可伴有头痛、患侧耳鸣，随着病情的加重，可出现患侧面瘫和舌前2/3味觉改变。神经系统检查无其他阳性体征。晚期可伴有面肌轻度瘫痪。本病为缓慢进展性疾病，通常不会自愈。

三、诊断与鉴别诊断

根据本病特点，临床检查无其他神经系统的阳性体征，脑电图正常，肌电图出现肌纤维震颤和肌束震颤波，可确定诊断。但应注意与下列疾病相鉴别：

1. 癔症性眼睑痉挛 常见于中年女性，可有独特的精神、性格特征或癔症史，只发生于眼睑且为双侧。此病无任何阳性特征，肌电图和脑电图均正常，易受暗示。

2. 三叉神经痛 三叉神经痛患者常伴有面肌痉挛，其主要症状为三叉神经分布区域的阵发性剧烈疼痛，发作时可伴有面肌抽搐；面肌痉挛的患者先发生面肌抽搐，很少有疼痛，只在严重时才有轻微的疼痛，但能够忍受，查体无“扳机点”。

3. 舞蹈病及手足徐动症 主要表现为四肢、躯干的不自主运动，可同时伴有面肌痉挛，均为双侧的，注意观察全身表现，易于鉴别。

4. 其他 颅内某些病变可引起面部痉挛，但可有脑神经异常症状和体征，如同侧面部感觉减退等，脑电图、颅脑影像学检查可发现异常。

四、治疗

面肌痉挛患者病情对社会交往及心理影响较大，通常治疗要求迫切。由于病因不明确，目前尚无理想的治疗方法，可进行对症治疗。治疗方法如下。

1. 药物治疗 应用药物为抗癫痫类药物和镇静类药物，主要用于症状较轻的面肌痉挛。常用药物有苯妥英钠、卡马西平、地西泮等。

2. 针灸治疗 祛风活络、平肝解痉。常用穴位有合谷、太冲、百会、风池、迎香、四白、风府等。

3. 封闭治疗

（1）轻症患者可用局麻药物利多卡因加维生素B_1、维生素B_{12}，于面神经主干或分支周围进行封闭，以阻断异常的冲动刺激，可获得一定疗效。

（2）肉毒杆菌毒素A局部注射可以干扰神经末梢释放乙酰胆碱，使面肌痉挛缓解，且缓解时间较局麻药物长得多，可用于病情稍重的患者，复发者可反复使用。

（3）对于重症患者，可用50%酒精和5%酚甘油注射于面神经分支上。此法解痉效果好，在制止痉挛的同时可产生不同程度的面肌瘫痪，对面容和功能也有一定的影响。在治疗前，需向患者交代清楚。

4. 射频温控热凝治疗 适用于痉挛较重者，可根据面肌痉挛的程度掌握热凝的温度和范围，保留面神经的部分功能。此法也是以面瘫取代抽搐，应事前向患者讲明，以便患者权衡利弊，慎重选择。

5. 手术治疗 手术方法有显微外科面神经分束术和微血管减压术。面神经干分束术的机制是通过将神经分束，破坏面神经的完整性，在保持面神经连续性的同时，减弱其传导性，继而缓解面肌痉挛。微血管减压术对面肌痉挛的效果非常好，目前已成为治疗的首选方法。

本章小结

支配口腔颌面部的感觉与运动功能的主要脑神经是三叉神经和面神经。三叉神经病变在临床上主要表现为剧烈的阵发性疼痛，称为三叉神经痛；其他的感觉功能障碍表现为痛觉、温度觉、触觉的减退或丧失，即出现不同程度的麻木。面神经的病变主要表现为面部表情肌的瘫痪，称为面神经麻痹，其中最为常见的是贝尔麻痹。此外，较少见的神经疾病还有面神经痉挛、舌咽神经痛等。

习　题

扫码“练一练”

一、选择题

【A1/A2型题】

1. 三叉神经痛的特点为

A. 持续性疼痛，夜间加重

B. 疼痛一般与咀嚼和张闭口运动有关

C. 骤然发生的阵发性电击样剧烈疼痛

D. 临床上常有先兆期和头痛期

E. 每次发作持续数小时

2. 治疗三叉神经痛的首选药物为

A. 神经营养药　　B. 苯妥英钠

C. 激素类　　D. 卡马西平

E. 山莨胆碱

3. 三叉神经功能检查不包括的项目是

A. 泪液检查　　B. 温、痛觉检查

C. 角膜反射　　D. 腭反射

E. 运动功能检查

4. 三叉神经痛的疼痛部位位于颞下颌关节区，应属于三叉神经的哪一支疼痛

A. 第Ⅰ支　　B. 第Ⅱ支

C. 第Ⅲ支　　D. 第Ⅰ、Ⅱ支

E. 第Ⅱ、Ⅲ支

5. 鉴别中枢性面神经麻痹与周围性面神经麻痹的主要依据是

A. 额纹是否消失、能否皱眉　　B. 眼睑能否闭合

C. 能否耸鼻　　D. 能否鼓腮

E. 有无口角歪斜

6. 患者，女，45岁。由于天气闷热，风扇直对面部吹一上午。午睡后，刷牙时发觉口角漏水，含漱不便；照镜时发觉右侧口角下垂，左侧向上歪斜。其最可能的诊断是

A. 右侧中枢性面神经麻痹　　B. 左侧核上性面神经麻痹

C. 右侧贝尔麻痹　　D. 左侧贝尔麻痹

E. 右侧面肌痉挛

7. 支配口腔颌面部感觉的主要脑神经是

A. 舌神经
B. 舌咽神经
C. 面神经
D. 三叉神经
E. 迷走神经

8. 患者，男，50岁。诊断为三叉神经痛。定分支检查为第Ⅲ支，“扳机点”在右下后磨牙区相对的颊黏膜处；口内检查，右下后磨牙均已拔除；X线检查，拔牙区相应的下颌骨内可见界限清楚的散在透光区。请问此患者首选的的治疗方法是

A. 病变骨腔清除术
B. 下牙槽神经切断撕脱术
C. 颏孔无水酒精注射法
D. 理疗
E. 半月神经节射频温控热凝术

9. 患者，男，20岁。近1月内，右侧下颌区间断性发生刀割样剧烈疼痛，持续时间不等，最短约几秒钟，最长约2小时，自觉口服镇痛药后症状略减轻。口内检查右下颌牙未发现明显龋齿和牙周疾病；X线全景片示右侧下颌骨未见明显病变。那么最有可能的诊断是

A. 急性牙髓炎
B. 脑桥小脑角胆脂瘤
C. 原发性三叉神经痛
D. 下颌骨中央性颌骨癌
E. 舌咽神经痛

10. 患者，女，55岁。1年来右眶上缘、鼻翼旁因触摸多次发生刀割样剧痛，每次最长持续2～3分钟，则该患者诊断可能为

A. 三叉神经第Ⅰ支痛
B. 三叉神经第Ⅱ支痛
C. 三叉神经第Ⅲ支痛
D. 三叉神经第Ⅰ、Ⅱ支痛
E. 三叉神经第Ⅱ、Ⅲ支痛

11. 患者，男，50岁。2年前因右眶下区、下颌后磨牙前庭沟颊黏膜因触摸等诱因可诱发电击样剧痛，诊断为三叉神经第Ⅱ、Ⅲ支痛。给予卡马西平治疗，初起有效，近半年来，自觉发作频繁，虽不断加大药物剂量，效果仍差。全身检查未发现明显心血管疾病。根据目前病情首选哪种治疗方案

A. 病变骨腔清除术
B. 半月神经节射频温控热凝术
C. 继续加大卡马西平药物剂量
D. 2%普鲁卡因病变支封闭
E. 三叉神经周围支切断撕脱术

12. 贝尔面瘫急性期治疗不正确的是

A. 口服阿司匹林
B. 给予大剂量糖皮质激素（如地塞米松、泼尼松）
C. 给予强烈的针刺治疗，避免面肌失用性萎缩
D. 肌注维生素B_1和维生素B_{12}
E. 保护眼睛，防止角膜损害

13. 最能有效证明贝尔麻痹时是否累及膝状神经节的检查方法是

A. 泪液检查（Schirmer试验）
B. 味觉检查
C. 角膜反射检查
D. 咀嚼运动功能检查
E. 听觉检查

【B型题】

A. 面部抽搐　　B. 面部阵发性剧痛

C. A与B均有　　D. A与B均无

E. 面瘫

14. 三叉神经痛表现为

15. 面神经麻痹表现为

16. 面肌痉挛表现为

17. 颞下颌关节紊乱病表现为

A. 面瘫　　B. 额纹消失

C. A与B均有　　D. A与B均无

E. 面部痉挛

18. 中枢性面神经麻痹可出现

19. 周围性面神经麻痹可出现

二、简答题

1. 如何判断原发性三叉神经痛疼痛的分支和范围?

2. 简述贝尔面瘫的治疗原则。

第十二章

先天性唇裂与腭裂

扫码"学一学"

学习目标

口腔医学专业：

1.掌握 唇、腭裂的致病因素、分类、临床表现。

2.熟悉 唇、腭裂的治疗原则，唇腭裂的序列治疗。

3.了解 唇裂整复术的术前、术后处理，腭裂手术的基本方法及术后护理。

4.具备对唇腭裂患儿进行初步诊断和及时转诊的能力。

5.尊重唇腭裂患儿及家属，并进行有效沟通，实施人文关怀。

口腔医学技术专业：

1.掌握 唇腭裂的临床分类；手术年龄。

2.熟悉 唇、腭裂的治疗原则，唇腭裂的序列治疗；腭护板的制备。

3.了解 唇手术方法及术后处理。

唇裂（cleft lip）和腭裂（cleft palate）是口腔颌面部最常见的先天性畸形，常由胚胎发育异常所导致，其发病率因国家、地区、城乡、性别、种族的不同而有所差异。唇裂及腭裂为口裂畸形（oral cleft），与面裂畸形（facial cleft）一起被称为口面裂。唇腭裂严重影响患儿面部美观；口腔既是咀嚼器官，直接影响患儿营养吸收及身体发育；口腔是发音的辅助器官，常导致患儿发音异常；口腔与耳、鼻腔在鼻咽和口咽处互通，进食时食物反流或发生呛咳，常常导致上呼吸道感染，并发中耳炎。因患儿严重营养不良、容貌不佳、发音障碍等，给儿童和家长的心理上造成巨大的创伤。

第一节 概 述

口腔颌面部在受精卵着床后的第4周开始发育，唇的形成始于胚胎第5周左右，腭的形成始于胚胎第8周左右，任何外界环境的不良刺激或遗传因素等均有可能造成面突的融合障碍，进而导致唇腭裂的发生。

一、胚胎的发育

口腔颌面部发育的可以分为两步：一是面部各突起的生长分化；二是各突起的联合和

融合。

口腔颌面部的发育开始于胚胎发育的第3周。此时，出现了口腔的前身——口凹，是由额鼻突、上颌突（左右各一）、下颌突（左右各一，位于上颌突之下）共五个突起围成一个的凹陷，将来发育为原始口腔。额鼻突在前脑的下端膨大呈圆形，在额鼻突形成的同时，两侧下颌突在中缝处联合，形成下颌弓，在其两侧上缘处出现两个向前生长的突起，形成上颌突。口凹与前肠之间有口咽膜相隔。第4周口咽膜破裂，口腔与前肠相通。

大约在胚胎发育的第5周，额鼻突的末端生长形成三个突起，两侧的突起称为侧鼻突，中间的突起称为中鼻突。此时，中鼻突生长迅速，在其末端形成两个突起，称为球状突。上述突起的形成是由于神经嵴外胚层间充质的迁移、分裂及增生而导致，这一过程受基因调节控制。口腔颌面部是由上述侧鼻突、球状突、上颌突和下颌突联合而形成。

胚胎发育至第6周，已形成的突起在继续生长的同时与相邻或对侧的突起联合。侧鼻突与上颌突联合形成鼻背的侧面、鼻翼和部分面颊；球状突形成上颌骨及上颌切牙，此外，球状突与同侧的上颌突联合形成上唇，两个球状突在中线处联合形成人中；上颌突和下颌突联合形成颊部，两侧两个突起联合的终点即是口角，与此同时，口凹逐渐缩小至正常口裂的大小；中鼻突将形成鼻背、鼻尖、鼻中隔；侧鼻突将形成鼻侧面、鼻翼、部分面颊、上颌骨额突和泪骨；上颌突将形成大部分上颌软组织、上颌骨及其上颌尖牙和磨牙；下颌突将形成下颌的软硬组织。

在第8周时，胎儿面部发育初步完成。同时，两侧上颌突向口凹内面各长出一块板状突起称为继发腭突。两侧继发腭突在中线融合，形成腭的大部分，并与原发腭突（由额鼻突前部形成）相结合，结合处即为切牙孔。至胚胎发育第9周，在融合的组织内，其前部分骨化后形成硬腭；第12周左右，腭突后部分不骨化，继续生长并在中线处融合形成软腭，此时，腭的发育也全部完成，腭使鼻腔与口腔逐渐完全隔离分开。

随后，各部分软硬组织发育不断完善，在胚胎发育的第12周左右，胎儿的口腔、鼻腔、颊部

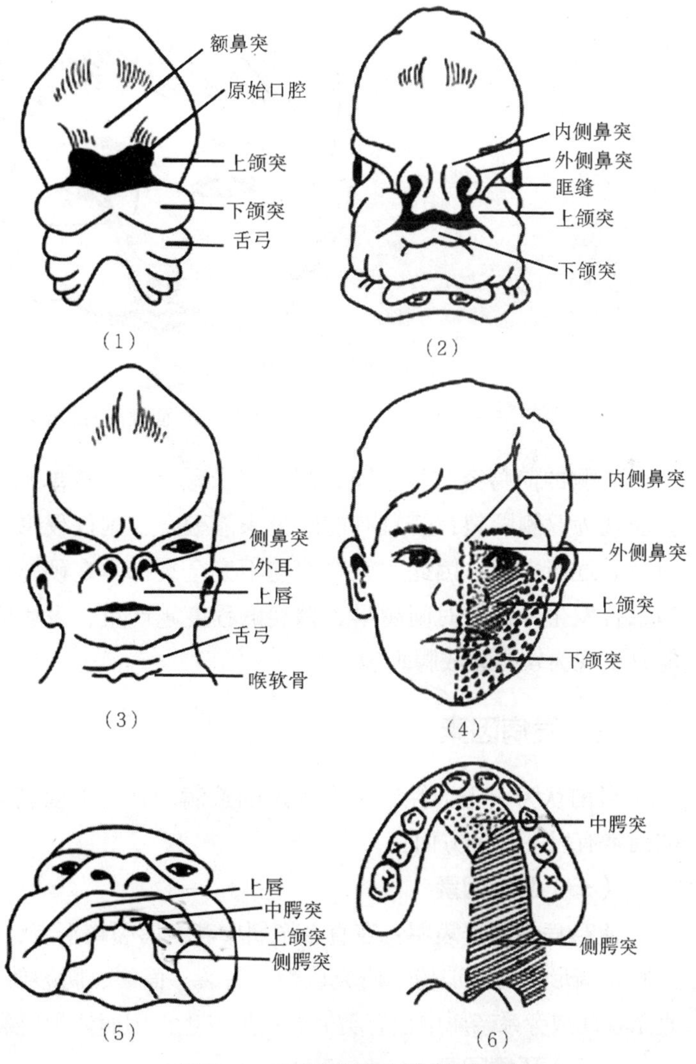

图12-1　口腔颌面部胚胎发育过程

（1）胎儿5周以后；（2）胎儿6周时；（3）胎儿8周时；（4）面部与胚突的关系；（5）胎儿6周时的腭部；（6）腭部与胚突的关系

等各部位基本具备了成人的形态结构（图12–1）。

二、唇裂和腭裂的形成

胚胎在发育过程中，尤其是妊娠前3月，若外界环境或内在因素干扰了上述胚胎发育过程的任何一个环节，均可使各部分突起不能联合或融合，进而导致颌面部的发育畸形。

同一侧的上颌突与侧鼻突未联合，形成面斜裂；同侧的上颌突和下颌突不能联合，则出现面横裂；当两侧的下颌突不能在中线处正常相互融合时，则出现下颌裂或下唇正中裂；双侧的球状突未能在中线联合，可发生上唇正中裂；同一侧的上颌突与球状突未联合，会发生单侧完全性唇裂或伴牙槽裂突；一侧上颌突与球状突部分联合，则出现单侧不完全性唇裂；如果双侧的上颌突与同侧的球状突均不能联合，则出现双侧完全性唇裂或伴牙槽突裂；一侧的上颌突与球状突不联合，而另一侧的部分联合，则出现混合性唇裂（图12–2）。

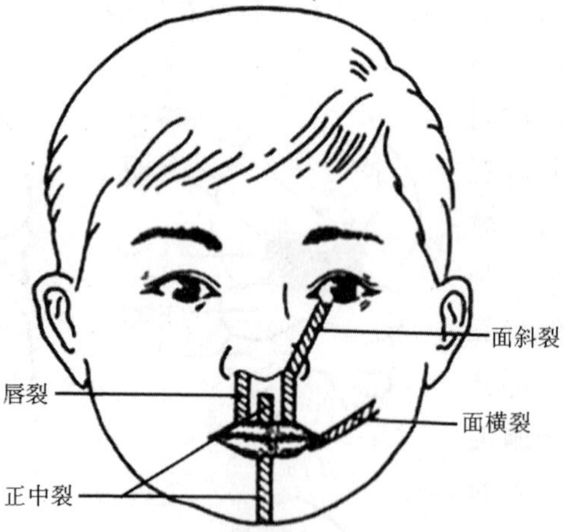

图12–2　面裂形成的部位

一侧的前腭突与鼻中隔、侧腭突未融合，出现单侧腭裂；如果双侧的融合均发生异常会表现为双侧腭裂；若只有前部分未能融合，则仅仅形成牙槽突裂。腭部突起的融合是由前向后逐渐进行，因此，软腭裂与不完全裂都是在硬腭已经完全或部分融合后才发生的。当融合发生异常的时间越早，腭裂的程度越严重，发生时间越晚，则腭裂的程度越轻，可能只表现为软腭裂或腭垂裂。

三、发病因素

目前认为，先天性唇腭裂畸形的致病因素是多因素导致，根据大量的研究表明，可能的因素有以下几个方面：

（一）遗传因素

流行病学调查表明：在直系亲属中若有唇裂畸形者，其后代的唇裂发生的概率比亲属中无唇裂畸形者高。遗传学研究认为：唇裂、面裂、腭裂属于多基因遗传性疾病。在唇裂患者直系亲属或旁系亲属中也有类似的畸形发生，因而认为唇裂畸形与遗传有一定的关系。

（二）环境因素

主要指胚胎生长发育的环境而言，尤其是怀孕前3个月，因此，当母体正常的生理状态受到侵袭或干扰时，就可能影响胚胎颌面部的生长发育。包括以下几个方面：

1. 营养缺乏　众多的原因可以导致母体维生素的缺乏。在实验动物研究中发现小鼠缺乏维生素A、维生素B及叶酸等时，可以产生唇裂等各种畸形，而人类是否也会因缺乏此类物质而导致先天性畸形的发生还未完全证明。

2. 感染和损伤　临床发现，母体在怀孕初期如遭受某种损伤，特别是能够引起子宫及其邻近部位的损伤，如不正规的药物堕胎或不全人工流产等，都能影响胚胎的发育而造成畸形。母体患有病毒感染性疾病如风疹病毒等，也能影响胚胎的正常发育而成为唇腭裂畸形发生的可能诱因。

3. 内分泌因素　小鼠动物实验表明，给怀孕早期的小鼠注射一定剂量的激素，如地塞米松或肾上腺素，则该母鼠生产的幼鼠中可出现唇腭裂。当孕妇出现忧虑、急躁、恐惧、愤怒等不良情绪时，导致体内肾上腺皮质激素分泌增加，阻碍胚胎某些突起的融合，最终可能造成胎儿唇裂或腭裂。此外，在唇腭裂患儿家族史的调查中，也发现有的母亲在妊娠早期曾受过各种明显的精神创伤，推论可能由此产生应激反应，导致体内肾上腺皮质激素分泌增加从而诱发先天性畸形。

4. 药物因素　目前已知有：抗肿瘤药物（如环磷酰胺、甲氨蝶呤等），抗惊厥药物（如苯妥英钠），抗组胺药物，皮质类固醇激素，治疗妊娠性呕吐的敏克静、沙利度胺等药物均可以增加唇腭裂畸形发生的风险。患有癫痫的孕妇同正常孕妇相比，其后代患有唇腭裂畸形的风险高4～11倍。但是到目前为止，尚不清楚这种畸形是由于癫痫本身还是治疗癫痫的药物所造成。

5. 物理因素　如在胚胎发育早期，孕妇频繁接触微波或放射线等均可能影响胎儿的生长发育而成为唇腭裂畸形发生的可能诱因。

6. 烟酒因素　流行病学调查研究表明，妊娠早期大量吸烟及酗酒的妇女，其子女的唇裂发生率比无烟酒嗜好的妇女要高，因此，妊娠早期频繁大量摄入烟酒也是导致胎儿发生唇腭裂畸形可能的因素之一。过度饮用咖啡对唇腭裂发生的影响在各种研究文章中的结论并不一致。

四、预防与治疗

优生优育是提高全民健康水平和人口素质的一项重要措施，应从孕前知识普及、有计划地妊娠开始做起。避免近亲结婚，婚前应进行健康检查，积极治疗相关疾病，从而保证受孕及胎儿的发育环境正常。

（一）预防

尽管唇裂和腭裂的病因尚未完全明确，但针对可能相关的致病因素采取积极有效的预防措施也是十分必要的。因此，在妊娠早期应提高疾病预防意识，做到以下内容：

1. 营养平衡　胎儿唯一的营养来源是母体。在妊娠期间，均衡合理膳食是非常重要的。要多吃含高蛋白的食物、新鲜的蔬菜和水果，少吃含糖分、盐分和色素添加剂的食物。如孕期呕吐明显或偏食时，应在专科医生及药剂师的指导下积极补充各种维生素A、维生素B、维生素C、维生素E及钙、磷、铁等矿物质。切勿盲目补充维生素，尤其是叶酸，若剂量过大，在体内不易吸收，甚至有害，出现不良反应。

2. 情绪调节　妊娠早期女性容易有不良的情绪，如易怒、忧虑、恐惧等导致内分泌发生改变，干扰胚胎的正常发育，可能导致唇腭裂的发生。家人要多多给予关心关怀，孕妇自己也要学会调节压力，保持愉悦的心情，避免过度劳累，为胎儿正常发育提供健康的母体环境。

3. 疾病防治 有糖尿病、甲状腺功能减退、妇科病及贫血等疾病的孕妇，务必要积极治疗，并在医生的指导下有计划的妊娠。对于孕期可能发生的疾病，应当做到提前预防，孕早期减少去人多的地方，减少病毒性感染得机会，如流行性感冒、风疹病毒感染等。

4. 用药慎重 妊娠期间避免使用皮质类固醇激素或抗肿瘤药物、抗组胺药物等一切可能导致胎儿畸形的药物。如果一定要用药，必须在专科医生的指导下合理安全用药。如果某些严重疾病必须使用可能致畸形的药物时妇女应该积极采取避孕措施。

5. 远离辐射 夫妻双方在决定怀孕前3个月，要尽量避免频繁接触放射线和微波，如医院X射线、CT扫描等，其对胎儿发育十分不利。

6. 戒除烟酒 孕妇应该尽早彻底戒烟，严禁酗酒。

考点提示 唇裂的致病因素及预防。

（二）治疗

由于唇腭裂畸形对患者造成多方面的影响伴随生长发育而不断出现的，患儿在不同年龄阶段出现相对应的问题，因而相关的治疗也应是循序渐进的，而不是某一阶段的一个手术可以彻底完成的。唇裂和腭裂的患者均须进行以手术治疗为主的多学科综合序列治疗。

知识链接

唇腭裂的序列治疗

唇腭裂的序列治疗（ multidisciplinary treatment for cleft and palate ）是指针对患儿从出生到成年的每一个生长发育阶段，有计划地治疗其相应的形态、功能和心理缺陷，采用最恰当的方法，最佳时期给予最佳的预防或治疗措施，以便获得最佳的治疗效果。治疗过程中由相关专家组成的治疗组对唇腭裂患儿不同时期的状况做评估和诊断，制订有可行性的治疗方案并予以实施。治疗组的医生包括口腔颌面外科医生、正畸医生、语言语音专家，有时还需要口腔内科医生、口腔修复科医生、耳鼻喉科专家、矫形修复专家、妇科专家，儿科专家，以及护理学、社会学、心理学、遗传学等学科专家的积极配合，最终让患儿最大限度地恢复正常的解剖形态及美观效果，同时口腔颌面部的功能也能得到最大限度的恢复。

案例讨论

【案例】

患儿，男，6个月。出生时家长发现其唇部畸形，伴进食呛咳、吮吸困难、食物常经由鼻腔反流，曾来我院就诊，医生建议手术，患儿家长因个人原因拒绝手术。今日复诊，患儿家长要求手术，由门诊收入院。出生以来精神、食欲尚可，大小便未见异常。面型左右不对称，右侧上唇至鼻底全层裂开，鼻小柱偏斜，鼻翼塌陷，悬雍垂至左右牙槽突未见异常，软腭活动度可。辅助检查：暂缺。

【讨论】

1.该病例诊断及诊断依据是什么？

2.该病例治疗原则是什么？

第二节　唇　裂

唇裂是口腔颌面部最常见的先天性畸形，常常与腭裂伴随发生。唇裂的解剖结构异常导致唇的吸吮、语音等功能障碍，且严重影响患儿的美观，容易引起患儿的心理问题。

一、唇裂的临床分类

国际上常用的分类法一般根据裂隙部位进行分类：

单侧唇裂：不完全（裂隙未裂至鼻底）、完全（整个上唇至鼻底完全裂开）（图12-3）。

双侧唇裂：不完全（双侧裂隙均未裂至鼻底）、完全（双侧上唇至鼻底完全裂开）、混合（一侧为完全性唇裂，一侧为不完全性唇裂）（图12-4）。

扫码"看一看"

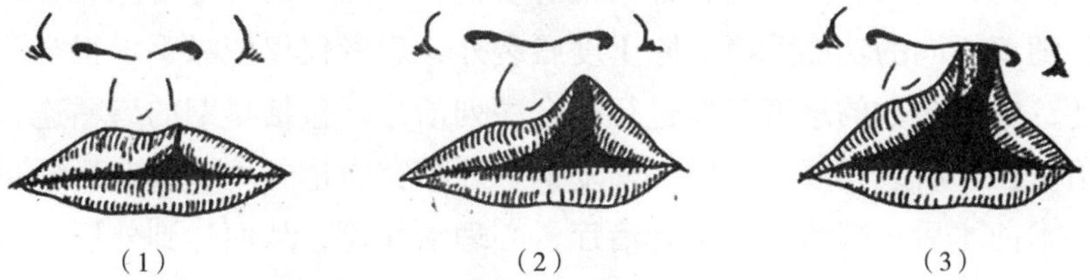

（1）　（2）　（3）

图12-3　单侧唇裂类型

（1）不完全性（Ⅰ度）；（2）不完全性（Ⅱ度）；（3）完全性（Ⅲ度）

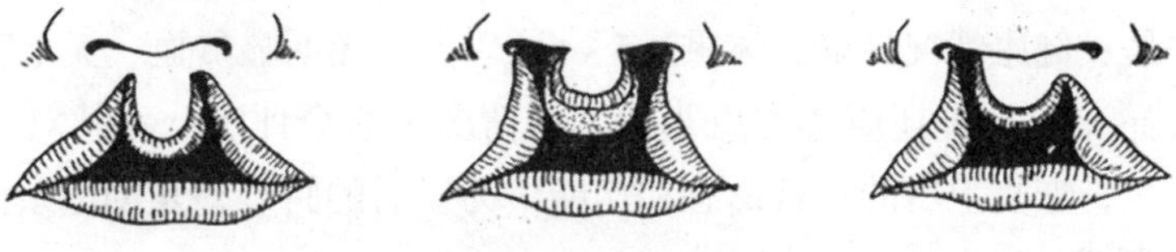

（1）　（2）　（3）

图12-4　双侧唇裂类型

（1）不完全性；（2）完全性；（3）混合性

国内常用的分类法一般根据裂隙程度进行分类：

Ⅰ度唇裂：仅限于红唇部的裂开。

Ⅱ度唇裂：上唇部分裂开，但未至鼻底。

Ⅲ度唇裂：上唇至鼻底完全裂开。

临床上还可见隐形唇裂，即仅为皮肤和黏膜下方的肌层未能联合或者错位联合，而皮肤和黏膜无裂开。

扫码“看一看”

二、唇裂的手术治疗

对正常的唇部解剖形态的掌握对于唇裂的手术治疗中定点设计是十分必要的。正常的唇部解剖形态如图12-5。唇裂裂隙的程度不同，选择手术的方式也不同。不完全裂主要是上唇的红唇和白唇部分不同程度的裂开，人中嵴和唇峰消失，但鼻底完整。完全裂则除以上畸形外，还有牙槽突裂及鼻翼塌陷伴鼻翼外侧脚下移，且鼻底不完整，鼻小柱偏斜，前唇及牙槽向前上翘起。唇裂患者可出现吸吮和语言等功能障碍。单侧唇裂部解剖标志见图12-6。

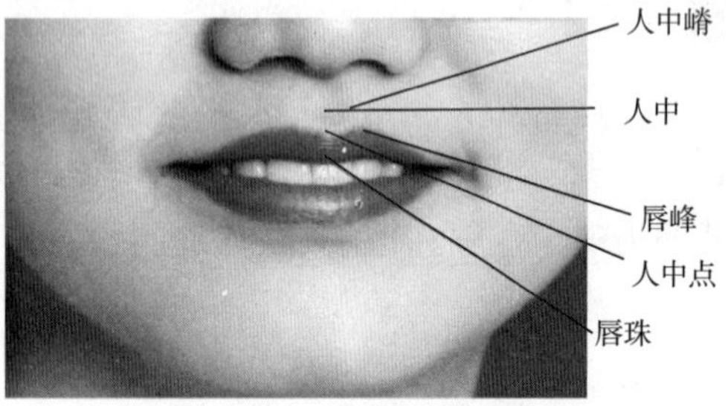

图12-5　正常唇部解剖标志

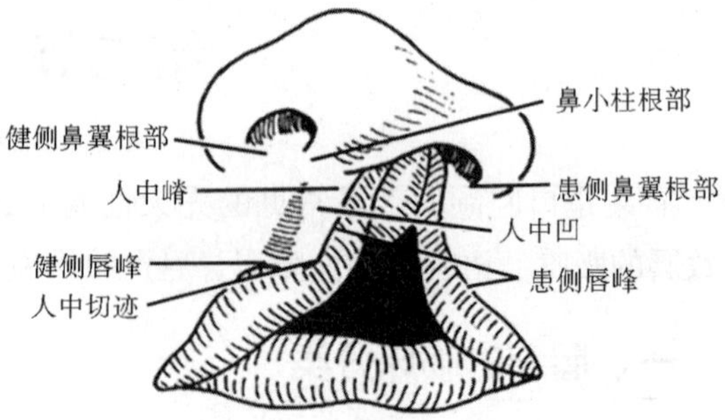

图12-6　单侧唇裂部解剖标志

唇裂的手术原则是：恢复上唇的解剖形态和生理功能。

对唇裂的修复手术要求极高，正常情况下，上唇的口轮匝肌与邻近的面部表情肌有着固定的联系，借此行使唇、面部的各种精细的表情、吞咽、语言等功能。唇裂导致的畸形程度不同，伴随着不同的功能障碍。除Ⅰ度唇裂外，患者仅仅依靠手术很难获得理想的治疗效果。因此，对大多数的患者需要进行综合序列治疗，包括早期的唇粘连、唇裂整复前的牙槽突矫治复位、唇裂整复术、腭裂整复术、牙槽突裂植骨术、鼻畸形矫正术、正颌外科术及相关的术前术后正畸治疗、语音治疗、心理治疗等，从而达到外形与功能的完美统一，提高患者身心健康和生活质量。

（一）手术时机

一般认为单侧唇裂在3～6个月手术为宜，双侧唇裂则为6～12个月最合适。患儿适应于手术的基本条件是：健康情况良好，体重达5～6kg以上，无明显贫血，无上呼吸道感染，局部及周围组织无感染。此外还应考虑患儿的其他情况来综合评定。尤其对唇裂伴腭裂的患者，早期进行手术，恢复上唇的正常形态和功能，为以后的腭裂整复创造条件。

（二）基本要求

唇裂修复手术的基本要求是尽量恢复唇、鼻部的正常外形和功能。正常的唇、鼻部有如下特点：两侧鼻孔等圆等大，鼻尖及鼻小柱居中，鼻翼不塌陷，上唇两侧高度相等、对称，红唇丰满、唇珠微突、唇红缘呈弓背形。上述解剖特点可作为唇裂修复手术设计的依据。

（三）术前准备

术前应对患儿进行全面检查，以评估是否适合手术治疗。检查的重点内容：患儿的体重、营养发育状况；手术区及周围皮肤有无感染、湿疹；有无上呼吸道感染及心肺功能是否正常；常规胸透或胸部摄片，特别注意有无先天性心脏病、胸腺肥大等；血、尿常规及相关的化验检查，以确定血液各种成分、凝血功能、肝肾功能等是否正常。如发现异常，应给予适当的治疗，待恢复正常后再行手术。术前3天起，停用母乳，改汤匙或滴管喂养，以免术后饮食方法的改变引起患儿哭闹，导致创口裂开。术前1天备皮，鼻腔滴用含抗感染药的滴鼻液。成人应洁牙及剃须。全麻的患儿，术前6～8小时禁食水，术前30分钟肌注阿托品。医师术前应对唇裂的具体情况进行详细观察，对重要数据进行测量，设计合适的手术方案，并拍正、侧位面部X线片，以留记录。

（四）麻醉选择

成人或年龄较大能配合手术的儿童，可在局部麻醉（眶下孔阻滞麻醉）下进行。婴幼儿多采用全麻，常采用较为安全的气管内插管。

（五）手术方法

唇裂修复手术的基本步骤为定点设计、切开和缝合。定点时要注意正常的解部形态及功能，切开时要垂直皮肤、准确、整齐，缝合时要确保无组织张力，必要时松弛切口，缝合应选用细针、细线，对位准确。

1. 单侧唇裂修复术　常用旋转推进法和三角瓣法。

（1）三角瓣整复法（Tennison法）（图12-7）。

优点：能够恢复应有的唇高，保持唇弓的自然形态，定点明确，初学者易掌握。缺点：切除部分唇组织，有损人中下 1/3形态。不完全唇裂常可发生患侧唇高过长，横向过紧，使人中嵴形态受损。

1）定点设计：在健侧唇峰定为“1”、人中切迹定为“2”，在健侧裂隙唇缘上定为“3”点，使“2”-“3”的长度等于“1”-“2”的长度。在健侧鼻底线中点定为“4”点，“4”-“1”的距离即健侧上唇的高度，也是修复后患侧的高度。以健侧鼻翼根部及鼻小柱根部为标志，测得健侧鼻底的宽度，再在患侧两旁鼻底线上定出“5”点和“6”点。“5”点至鼻小柱根部的距离与“6”点至鼻翼根部的距离相加应等于健侧鼻底的宽度，如此则手术后两侧鼻孔大小可以相等。

2）切开：按设计好的定点连线切开白唇全层组织，切开时用手指捏紧上唇外侧以减少出血。术中一般行钳夹止血，如遇有明确的出血点，特别是上唇动脉也可结扎止血，但结扎越少越好。可在患侧前庭沟处行减张松弛切口，如裂隙较大可在双侧作，唇颊沟创面可缝合或压迫止血。具体操作：在口腔前庭沟处作一水平的切口，切口应透过黏膜和肌肉，直达骨膜上，然后用骨膜分离器将唇颊部软组织与上颌骨骨膜分离，分离的范围应视裂隙大小、患侧鼻翼移位程度而定。一般裂隙越宽，鼻翼愈平塌，分离范围就应越广泛。

3）缝合：经减张松弛切开分离后，双侧组织就易拉拢缝合，张力大大减小。将三角组织瓣如图所示分层对位缝合。两侧唇红部组织常常厚薄不等，应根据情况采用嵌入或“Z”形对偶三角黏膜瓣修整缝合，勿遗留缺口。

手术完毕，包扎创口，第二日去除包扎，暴露疗法。

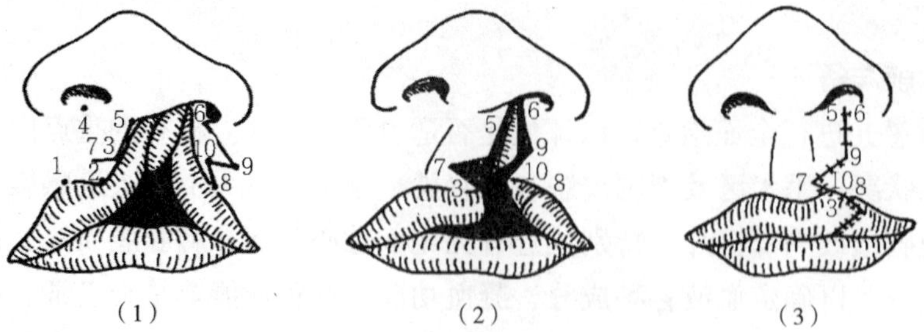

(1)　(2)　(3)

图12-7　单侧唇裂三角瓣整复法

(1)定点设计；(2)切开；(3)缝合后

(2)旋转推进整复法(Millard 法)(图12-8)

优点：鼻底封闭好，切除组织少，形态恢复好。缺点：定点灵活、不易掌握，完全性唇裂唇高恢复不足。因此，不适合于兼有牙槽突裂和全腭裂的Ⅲ度唇裂的修复。

1)定点设计：在唇红缘定4个点，包括健侧唇峰定点“1”，人中切迹定点“2”，健侧裂隙唇缘上定点“3”(“2-3”等于“1-2”)，在患侧裂隙唇缘上红唇最厚处定点“4”。在鼻底处定4个点：即在健侧鼻小柱根部定点“5”，患侧裂隙鼻底上定点“6”和点“7”，点“6”至鼻小柱根部的距离与点“7”至患侧鼻翼根部的距离等于健侧鼻底的宽度。在患侧鼻翼根部相当于鼻底水平线之稍外下方定点“8”，此点位置高低关系到术后上唇的长度，应根据裂隙大小灵活掌握，一般裂隙越大，此点宜高；裂隙较小，可以稍偏下。然后从点“5”横过鼻小柱根部下方向点“3”划一弧线，此线的下段应与健侧人中嵴平行。再从点“3”皮肤黏膜交界线向上至点“6”连线，如此在切开后健侧唇部成“A”和“C”两个唇瓣。连线“8”-“7”-“4”，切开后在患侧唇部形成一个单独的唇瓣“B”。

2)切开：先将健侧“6”-“3”之裂隙边缘组织切开翻转，继之沿“5”-“3”弧线全层切开。此时健侧上唇“A”瓣可下降至正常位置，下降位置若不足，可将鼻小柱基地“5”点的切口向健侧延伸，直至“A”瓣下降到正常位置为止。再在患侧沿“8”-“7”-“4”连线全层切开，并在点“4”处切断唇红，此时“C”瓣即可向下旋转。如为完全性唇裂，仍需按“Tennison法”中所述进行松弛切口与剥离以减少缝合张力。若组织张力大仍需要行减张松弛切口。

3)缝合：将“C”瓣向上旋转并推进嵌入“7”-“8”切开后的三角间隙内，将“B”瓣向下旋转并推进嵌入“5”-“3”切开后的三角间隙内，分层缝合。

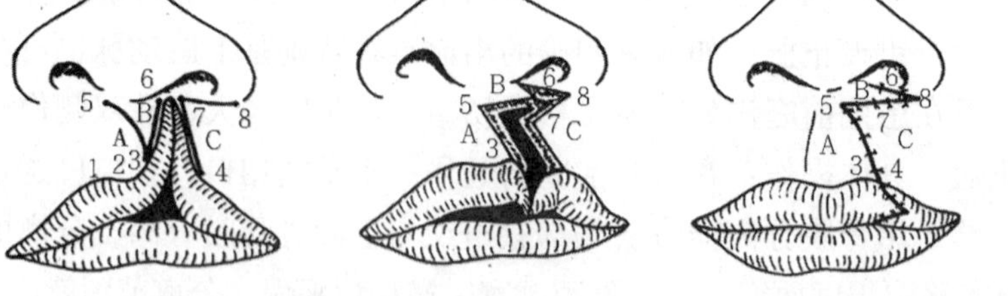

(1)　(2)　(3)

图12-8　单侧唇裂旋转推进法

(1)定点设计；(2)切开；(3)缝合后

2. 双侧唇裂修复术　双侧唇裂采用前唇原长修复术和前唇加长修复术。

(1)前唇原长整复术　保留了前唇的原有长度和组织，修整后短期内可能上唇稍短，但上唇的横向松弛度更好，随着上唇的发育，其长度逐渐趋于正常。

1）定点画线　定点“1”为人中切迹，其余的定点两侧相同。以一侧为例：在前唇红的边缘定点“2”为唇峰，鼻小柱根部稍外近裂隙处定点“3”，“2”－“3”的连线位置即为修复后的人中嵴，可根据前唇的情况按正常的形态进行调整；在侧唇的丰满处定点“4”，使点“4”至口角的距离大约相当于下唇宽度的一半，否则应适当左右调整；在裂隙侧唇红缘平鼻底处定点“5”，连接“2”－“3”、“4”－“5”。另一侧定点相同。

2）切开　沿“2”－“3”画线切开至皮下，锐性剥离切口外侧的皮肤黏膜瓣翻转至口腔侧：再沿“4”－“5”画线切开侧唇，上端与鼻底断开，尽量使转下的唇瓣带多一点红唇，以便用于红唇的修整。另一侧切法相同。

3）缝合　将“3”与“5”，“2”与“4” 对位，分别缝合黏膜、肌层、皮肤。同法缝合另一侧。

4）适当修整红唇，缝合并形成唇珠（图12-9）。

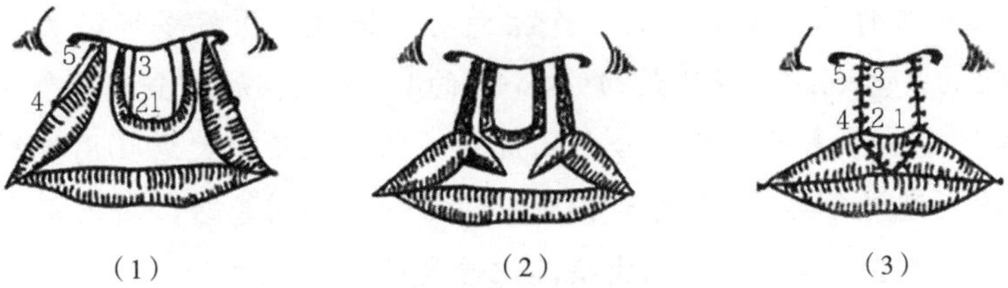

图12-9　双侧唇裂前唇原长整复术

（1）定点设计；（2）切开；（3）缝合后

（2）前唇加长整复术　利用侧唇的皮肤来加长前唇的长度，故术后唇下部的组织横向较紧，远期可出现上唇过长、上颌发育受限等。所以此法只适用于前唇过于短小，无法用原长法修复者。目前已较少采用（图12-10）。

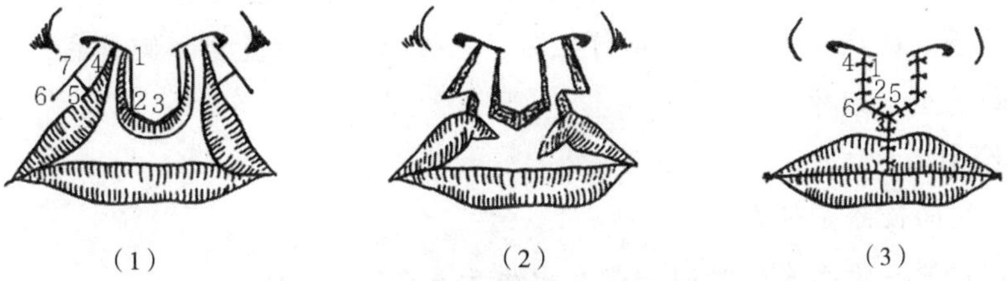

图12-10　双侧唇裂前唇原长整复术

（1）定点设计；（2）切开；（3）缝合后

考点提示　唇裂的临床分类及治疗原则。

（六）术后注意事项

1. 患儿全麻未醒前，取平卧、头侧位，避免渗出物阻塞呼吸道，导致呼吸困难；清醒后4小时给予少量葡萄糖水，若无呕吐，可以喂乳或流质饮食，认真指导家属用滴管或小汤匙喂饲，尽量不碰触创口，以免引起创口感染。术后10天才能吮吸母乳或奶瓶。

2. 保持手术创口清洁、干燥，术后第二天即可去除敷料，暴露创口。可用3%硼酸酒精清洗创口，分泌物较多或有血痂形成者，可用3%过氧化氢溶液或生理盐水清洗创口，防止感染。

3. 可预防性使用抗生素。

4. 创口张力较大时，使用唇弓固定，松紧度适当，术后10天左右去除唇弓。

5. 术后5～7天拆线，拆线后应叮嘱患儿家长注意护理，防止摔倒引起创口裂开。

知识链接

微笑列车

“微笑列车”是美籍华人王嘉廉先生于1999年在美国发起并正式注册的非营利性慈善组织。这个组织的宗旨是为贫困的唇腭裂患者实施矫治手术。具体工作有三个方面：1.出资培训当地医生；2.为患者提供手术费用；3.为唇腭裂研究提供一定的资金。美国“微笑列车”组织的目标是最终消灭唇腭裂。

目前，此项工作已经发展成为一个集慈善、民政、医疗多部门大协作的全国性慈善项目。它的手术地区已经从最初的4个省的4家医院拓展到全国30个省、市、自治区的140多家医院，手术患者的年龄也从最初的贫困儿童扩大到40周岁的贫困成年患者。救助范围：患者年龄为3个月至40周岁的贫困唇腭裂患者。矫治范围：唇裂，腭裂，唇腭裂，包括唇、腭隐裂以及需要二次修复的唇腭裂患者。

案例讨论

【案例】

患儿，女，1个月，足月剖宫产。出生后发现左侧上唇及腭部均有一裂隙，患儿喂养情况较差。临床检查见患儿左侧上唇有一裂隙，裂隙直至左侧鼻底，腭部有一裂隙，裂隙向前至上颌牙槽突。

【讨论】

1.该患儿的诊断是什么？

2.该患儿第一次手术的时间一般在出生后多久？

3.根据唇腭裂序列治疗的概念，应该按照怎样的程序进行？

第三节　腭裂

腭裂较为常见，常伴发唇裂，也可单独发生。腭裂既有软组织畸形，大部分腭裂患者还可伴有不同程度的骨组织缺损和畸形。腭裂导致患者的吮吸、进食及语言等生理功能障碍远比唇裂严重。颌骨生长发育障碍常导致面中部塌陷，严重者呈“碟形脸”，咬合关系异常。因此，腭裂畸形造成咀嚼和语言功能障碍以及颜面部美观问题，对患者的日常生活、学习均带来不利影响，患者易出现心理问题。

一、腭裂的临床分类

根据硬腭和软腭部的骨质、黏膜、肌层的裂开程度和部位，多采用下列临床分类方法（图12–11）。

软腭裂（Ⅰ度腭裂）：仅软腭裂开，有时只限于腭垂。不分左右，一般不伴唇裂，临床上以女性比较多见。

不完全性腭裂（Ⅱ度腭裂）：又称部分腭裂。软腭完全裂开伴有部分硬腭裂；有时伴发单侧不完全唇裂，但牙槽突常完整。无左右之分。

单侧完全性腭裂（Ⅲ度腭裂）：裂隙自腭垂至切牙孔完全裂开，并斜向外侧直抵牙槽突，与牙槽裂相连；健侧裂隙缘与鼻中隔相连；牙槽突裂有时裂隙消失仅存裂缝，有时裂隙很宽；常伴发同侧唇裂。

双侧完全性腭裂（Ⅲ度腭裂）：常与双侧唇裂同时发生，双侧裂隙自腭垂至牙槽突完全裂开，各向两侧斜裂，鼻中隔、前腭及前唇部分孤立于中央。

扫码"看一看"

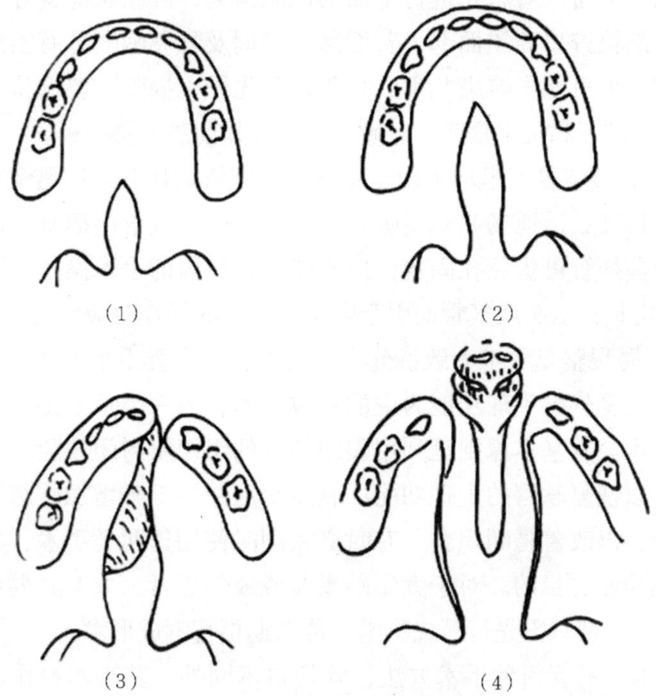
（1）　（2）　（3）　（4）

图12–11　腭裂的临床分类

（1）Ⅰ度腭裂；（2）Ⅱ度腭裂；（3）Ⅲ度腭裂；（4）双侧完全性腭裂

此外，部分患者软腭或硬腭的表面完整，但软腭口、鼻腔黏膜之间的肌层在中线处断裂或硬腭在中线处缺少骨组织而只有黏膜层，此种情况称为腭隐裂。

二、腭裂的手术治疗

（一）治疗原则

应采取综合序列治疗来恢复腭部的形态和功能。伴有面部畸形、牙列不齐和咬合关系异常者应尽量予以纠正，以改善其面容和恢复正常的咀嚼功能，同时重视对有心理障碍患者的心理治疗，从而使腭裂患者达到身心健康。治疗方法除外科手术以外，还需配合其他治疗：正畸治疗、修复治疗、语音训练等。

由于腭裂的手术复杂，出血较多，多需全麻并行气管内插管。腭裂的手术年龄，由于患者的情况和各地的条件不同，尚无公认的统一标准。手术以恢复腭部的形态和功能为原则，常用的有腭成形术和咽成形术。无论采用哪一种术式，均应重视术前和术后的治疗和护理，防止术后感染和复裂的发生。由于习惯的影响，语音功能多需术后的肌功能训练和发音习惯的纠正，方能达到满意的效果。

扫码“看一看”

（二）手术方法

1. 手术目的和要求　腭裂整复手术的目的主要是：整复腭部的解剖形态；恢复腭部的生理功能，重建良好的“腭咽闭合”，为正常吞咽、语音创造条件。为了达到上述目的，对于所选用的手术要求应是：封闭裂隙；将移位的组织结构复位后准确对位缝合；减少手术创伤；要妥善保留与腭部的营养和运动有关的血管、神经和肌肉的附着点；术后的软腭要有适当长度、相当高度以及灵活的动度；手术方法简便，确保患儿的安全。

2. 术前准备　腭裂整复术操作较难、创伤较大、失血较多且术后并发症也较严重，所以术前必须进行周密准备。对患儿进行全面的健康检查，健康状况良好方可进行手术，否则应推迟手术。仔细检查口腔颌面部，若面部、口周及耳鼻咽喉部有疾病时，须提前给予积极治疗，扁桃体肥大可能影响患儿术后呼吸，应先予以摘除；要保持口鼻腔清洁。腭裂手术事先要做好输血准备和抗生素药物过敏试验，并提前制备腭护板。

3. 麻醉选择　腭裂整复手术均采用全身麻醉、气管内插管，以避免血液和口内的分泌物流入气管，且保持呼吸道通畅和氧气吸入。腭裂手术的气管内插管可以经鼻腔插管也可以经口腔插管。经鼻插管可借鼻孔固定，但不能干扰口内的手术操作。幼儿的喉腔黏膜脆弱，气管内插管可能损伤喉头或气管而引起喉头水肿，故操作时应轻柔、细致、准确。

4. 手术方法　腭裂整复手术大致可分为两大类：一大类手术方法是以封闭裂隙，延伸和保持软腭长度、恢复软腭生理功能为主的腭成形术；另一类手术是缩小咽腔、增进腭咽闭合为主的咽成形术。其基本原则是利用裂隙邻近的组织瓣封闭裂隙，延长软腭，将错位的组织结构复位，以恢复软腭的生理功能；利用咽后壁组织瓣增加软腭长度，利用咽侧组织瓣缩小咽腔宽度，以改善腭咽闭合。有时必须同时使用这两类手术，才能达到恢复腭部的解剖形态和生理功能之目的。对于大年龄患儿或成年患者，如有必要可两类手术同时进行。年龄较小的患者一般只需先行腭成形术，待二期再行咽成形术。

（1）腭成形术　不管何种手术方法，除切口不同外，其基本操作步骤大致相同（图12-12）。

1）切口　首先在腭部用含适量肾上腺素的利多卡因进行局部浸润注射，以减少术中出血且利于黏骨膜的剥离。切口位于腭部黏膜上距牙槽龈缘1～2mm处。从侧切牙向后直到上颌结节部时转向外后方，到达舌腭弓外侧部分为止。在硬腭，切口应直抵腭骨骨面，注意不可损伤腭降血管神经束，也勿超越翼下颌韧带外侧，以免颊脂垫露出。

2）剥离黏骨膜瓣　用剥离器将硬腭的黏骨膜瓣从骨面迅速准确翻起，直抵裂隙边缘。剥离时应及时吸净血液，保持术野清晰，并随时用盐水纱布压迫止血，以减少术中的出血量。

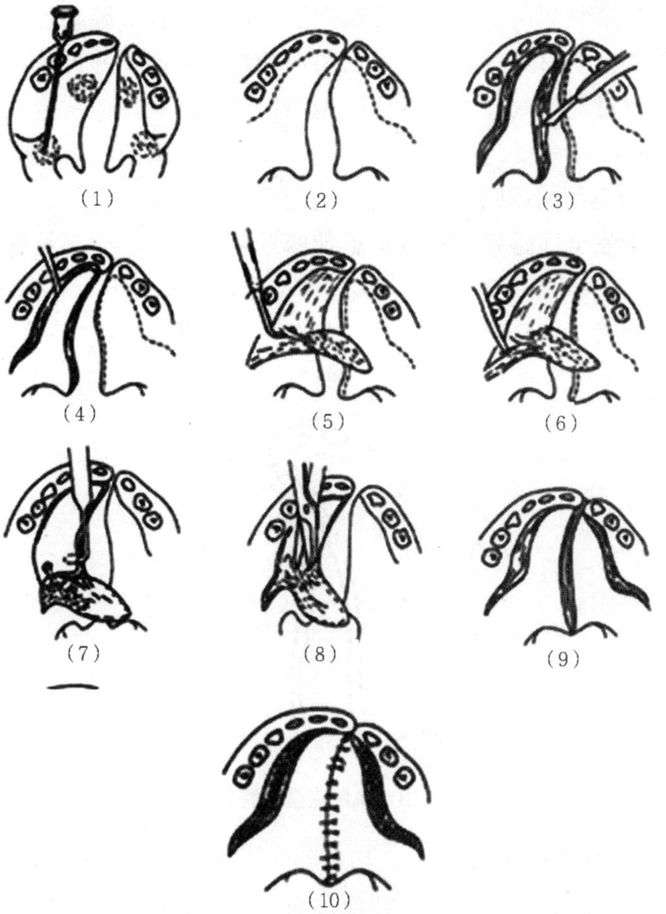

图12-12　腭成形术的基本操作步骤

（1）局部浸润；（2）切口；（3）剖开裂隙边缘；（4）分离黏骨膜；（5）游离血管神经束

（6）拔断翼钩；（7）分离鼻腔黏膜；（8）剪断腭腱膜；（9）分层缝合；（10）松弛切口和填塞

3）剖开裂隙边缘　用11号尖刀片，将裂隙边缘组织自前方直抵悬雍垂末端小心剖开，因软腭边缘特别是悬雍垂部分组织十分脆弱，极易造成撕裂，剖开时要轻柔仔细。

4）拔断翼钩　在侧切口的后端、上颌结节内上方，扪及翼钩位置，用剥离器拔断或用骨凿凿断翼钩，使腭帆张肌失去原有张力，两侧腭瓣组织则可松弛。

5）剥离血管神经束　掀起黏骨膜瓣，显露两侧腭大孔，顺血管神经束走行方向，沿其两侧切开骨膜，小心游离血管神经束1～2cm，以消除其对软腭的牵制。

6）分离鼻腔黏膜　把弯剥离器沿硬腭鼻侧面插入，广泛分离两侧鼻腔黏膜，使之松弛，以便于在中央缝合。

7）切断腭腱膜　将黏骨膜瓣拉向外后侧，显露软硬腭交界处的腭腱膜，然后沿腭骨后缘切断腭腱膜。再根据裂隙大小及需要松弛的程度决定是否切断鼻腔黏膜。这样可使软腭及鼻黏膜充分游离。

8）缝合及创口处理　将两侧腭黏骨膜瓣和软腭在中线相对缝合。缝合时先由前向后缝合鼻腔黏膜，再由悬雍垂起向前缝合软腭肌肉层，最后缝合口腔黏膜。缝合完毕后，把碘仿油纱布塞入两侧松弛切口中，以防止术后出血和保护创面，并可减小组织张力，以利于创口愈合。注意不可过度填塞，以防造成松弛切口创缘外翻。但翼钩处应紧密填塞，以防翼突移位或创口出血。

两瓣术：此法为定型的成熟手术，此法适用于各种类型的腭裂，特别适用于完全性腭裂及程度较严重的不完全性腭裂。缺点是单纯修复裂隙而达不到延长软腭的目的，因而术后发育不够理想。

修复完全性腭裂时，切口从翼下颌韧带内侧绕过上颌结节后方，于内侧牙龈缘1～2mm处向前直达裂隙边缘并与其剖开创面相连（图12-13）。

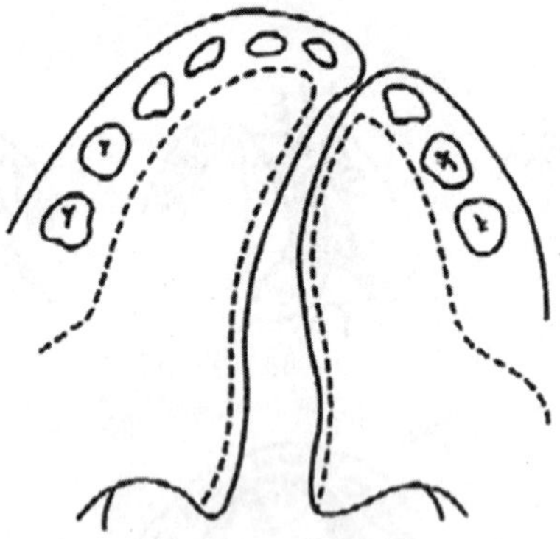

图12-13　单侧完全性腭裂切口

修复不完全腭裂时可根据组织多少，切口到尖牙或侧切牙处即斜向裂隙顶端使呈“M”形切口，然后剥离黏骨膜组织瓣，剖开裂隙边缘，凿断翼钩，剪断腭腱膜，最后缝合（图12-14）。

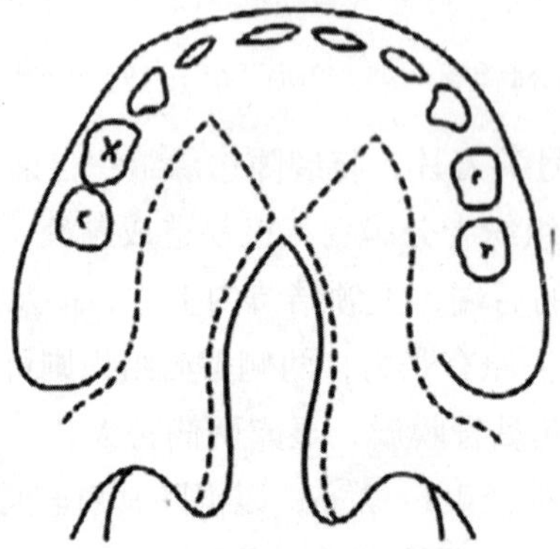

图12-14　不完全性腭裂切口

单侧完全性腭裂，由于健侧与鼻中隔犁骨紧连，不可能在该侧显露和分离鼻腔黏膜。此时，硬腭鼻侧面的关闭就不可能是两侧鼻黏膜相对缝合，而必须将健侧犁骨膜瓣向上翻转，使创缘与患者鼻腔黏膜缝合以封闭鼻腔面，称犁骨黏膜瓣手术。

目前，犁骨黏膜瓣手术常作为腭裂手术关闭鼻腔创面的组成部分，很少单独进行。犁骨黏膜瓣手术的方法是：在健侧腭瓣形成后，沿裂隙边缘的切口，用扁平剥离器直插入犁骨骨面，可容易地将犁骨黏膜瓣分开；再在犁骨后缘颅底方向作斜形切口，则犁骨黏膜瓣可翻转向对侧接近，与对侧鼻黏膜缝合，关闭鼻腔面（图12-15）；修复双侧完全性腭裂时，在犁骨上作双“Y”形切口，剥离形成双侧犁骨黏膜瓣与两侧裂隙之鼻腔黏膜相对缝合，关闭鼻腔面（图12–16）。如为单独施行犁骨瓣手术，则需先在健侧腭部与犁骨交界处切开，以后步骤与上述相同；缝合时，患侧裂隙边缘亦需剖开并稍加分离，然后将犁骨黏膜瓣插入此间隙中与患侧腭瓣边缘相对缝合几针。

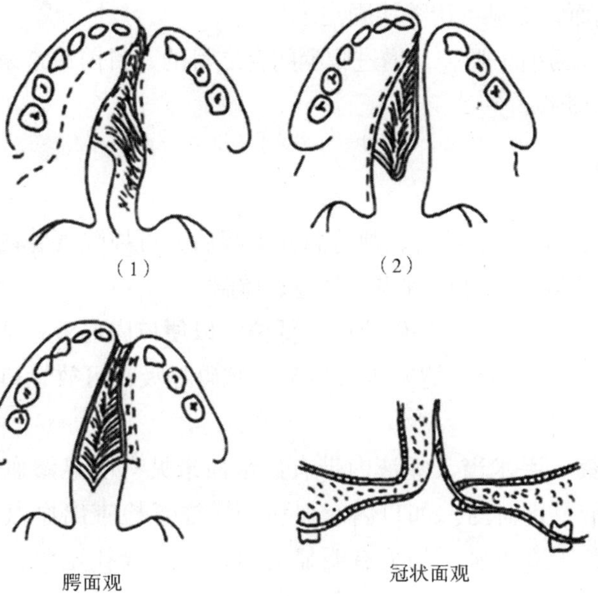

图12–15　单侧犁骨瓣手术

（1）犁骨黏骨膜瓣切口；（2）剥离犁骨黏膜瓣

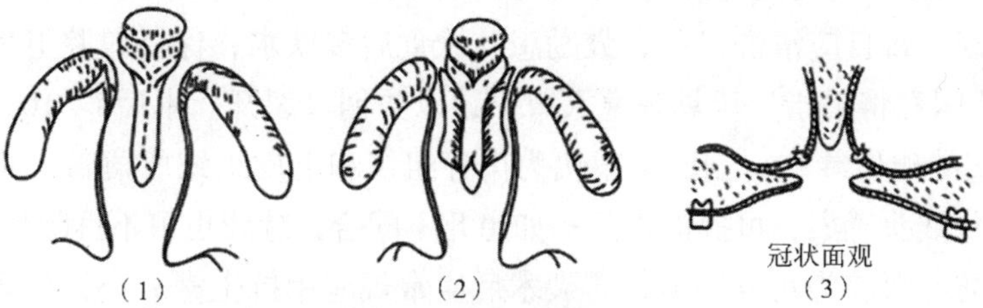

图12–16　双侧犁骨瓣手术

（1）犁骨黏膜瓣切口；（2）剥离犁骨黏膜瓣；（3）犁骨黏膜瓣与鼻腔黏膜缝合

单瓣术：亦称后推或半后推术，适用于软腭裂。先在一侧翼下颌韧带稍内侧起，绕过上颌结节的内后方，距牙龈缘的2～5mm处沿牙弓弧度作一弧形切口，至对侧翼下颌韧带稍内侧为止。然后剥离整个黏骨膜瓣。此种切口，只能游离腭前神经、腭降血管束。如前端的弧形切口在乳牙尖牙部位（成人在前磨牙部位）即弯向对侧，称为半后推切口（图12–17），此种切口，由于腭瓣较小，故将神经、血管束切断并结扎之。

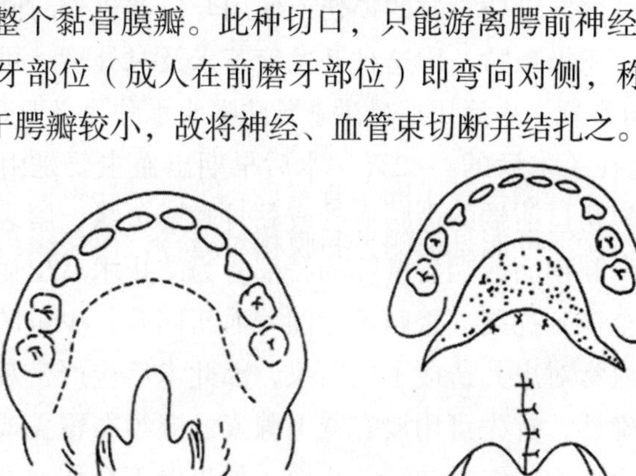

图12–17　半后退术

（1）切口；（2）后推缝合

依法凿断翼钩，并将腭腱膜或连同鼻侧黏膜剪断，这时整个上腭黏骨膜瓣就可以向后方推移，而达到了增长软腭的目的。最后将腭裂边缘剖开形成创面，分层缝合软腭。再将黏骨膜瓣与腭骨后缘的膜性组织缝合数针，以固定黏骨膜组织瓣。用碘仿纱布填塞两侧切口及腭骨组织暴露创面，敷料可用缝线固定。

（2）咽成形术　为缩小咽腔，增进腭咽闭合之目的，目前最常采用的有咽后壁组织瓣转移术和腭咽肌瓣转移术。

三、术后处理

1. 生命体征观察　腭裂手术后，须待患儿清醒后方可拔除气管内插管；拔管后回到病室或复苏室后，应严密观察患儿的呼吸、脉搏、体温。

2. 体位护理　体位宜平卧，头侧位或头低位，以便口内血液、唾液流出，并防止呕吐物逆行性吸入。患儿在嗜睡时可能发生舌后坠，妨碍呼吸，可放置口腔通气道；必要时给氧气。

3. 术后出血观察　手术当天唾液内带有血水而未见有明显渗血或出血点，局部无需特殊处理，全身可给予止血药。如口内有血块则应注意检查出血点。少量渗血无明显出血点者，局部用纱布压迫止血。如见有明显的出血点应缝扎止血；量多者应回手术室探查，彻底止血。

4. 饮食护理　患儿完全清醒4小时后，可喂少量糖水，观察半小时，没有呕吐时可进流质饮食。患儿术后2～3周内应进流食，以后改为半流食，1月后可进普食。

5. 创口护理　每日应清洗口腔，鼓励患儿饮食后多饮水，保持口腔卫生和创口清洁。严禁患儿大声哭叫和将手指、玩具等塞入口中，以防创口裂开。术后8～10天可抽除两侧松弛切口内所填塞的碘仿纱布；创面会很快为肉芽组织和上皮组织所覆盖。腭部创口缝线于术后2周拆除；如线头感染，可提前拆除；如患儿不配合，缝线也可不拆除任其自行脱落。

6. 感染预防　口腔为污染环境，腭裂术后应常规应用抗生素3～5天预防创口感染；如高热不退或已发现创口感染，抗生素的使用时间可适当延长。

四、术后并发症

1. 喉水肿和窒息　在严重的腭裂畸形被矫正以后而发生呼吸道的阻塞，导致窒息甚至危及生命。喉头水肿偶可因气管插管时的损伤或使用开口器过长时间的压迫舌根所致，虽极少发生但应提高警惕，积极预防。因这种并发症若未及时处理，可能危及生命。术后应密切观察呼吸道情况，可常规在术后用适量激素预防喉头水肿，必要时需行气管切开。

2. 出血　一般发生在手术后的1～2天。术后早期出血主要是由于术中止血不完善所致。出血部位常见于腭裂切口前端的鼻腭血管或黏骨膜瓣边缘，唇裂切口的鼻底部，也可来自断裂的腭大血管、鼻腔创面或咽后壁瓣的蒂部。为防止术后出血，术中出血必须在完成手术进入复苏室前完全得到控制，否则术后随着血压回升，少量的渗血可能发展为活动性出血。唇腭裂术后出血常对患儿造成不良后果，因此术后应严密观察出血情况并及时止血。出血部位一般不难确诊，首先可用浸有肾上腺素的湿纱布覆盖或止血海绵填塞，并用手指加压。如有活动性出血应行缝扎或结扎止血。如患者不合作或有鼻腔、咽后部出血止血困难时，可在全麻下检查出血部位并止血。必要时需输血，并注射止血剂。

3. 感染 感染部位多发生在鼻底、硬软腭交界处及鼻腔侧创面或黏骨膜瓣远端，其主要原因是局部张力过大或供血不足、硬软腭局部组织较薄。预防方法除注意手术操作技术，保证组织瓣血供、减小局部张力及尽量消灭鼻腔创面外，还应注意口鼻腔的卫生，并在围手术期应用抗生素。

4. 打鼾及暂时性呼吸困难 多见于咽成形术，可随组织肿胀消退，呼吸逐渐恢复正常。

5.创口裂开、穿孔 常位于硬软腭交界处。原因：①两侧黏骨膜瓣松解不够，在有张力的情况下进行缝合；②术后感染；③术后营养不良和过早进食硬质食物等。

减张的方法：血管神经束游离，剪断腭腱膜及行翼钩、腭帆张肌处理。穿孔的处理：8~12个月后二期处理。

考点提示 腭裂的临床分类及腭裂整复手术的目的。

知识链接

腭咽闭合与腭裂

软腭是发音和言语、吞咽等功能的重要解剖结构，主要由腭咽肌、腭舌肌、腭帆张肌腭帆提肌和腭垂（悬雍垂）肌组成，形成一个完整的肌环。正常人在发音时，由于这些肌群的收缩，使软腭处于抬高（向上后延伸）状态。软腭的中、后1/3部分向咽后壁、咽侧壁靠拢；再由咽上缩肌活动配合，使口腔与鼻腔的通道部分或全部暂时隔绝，形成“腭咽闭合”。当正常发音时，随着软腭和咽上缩肌有节奏的运动、收缩，使气流有控制地进入口腔，再通过舌、唇、牙等器官的配合，能发出各种清晰的声音和言语。

腭裂患者缺乏腭咽部完整的肌环，使腭裂患者无法形成腭咽闭合，造成口、鼻相通，同时也影响咽鼓管功能，导致吸吮语音、听力等多种功能障碍。

习 题

扫码“练一练”

一、选择题

【A1/A2型题】

1. 口腔颌面部的发育始于胚胎发育的第几周

A. 3周　　B. 5周
C. 8周　　D. 4周
E. 12周

2. 腭的形成在胚胎发育的第几周

A. 3~5周　　B. 5~8周
C. 8~12周　　D. 12~16周
E. 16~18周

3. 面部发育初步完成，是在胚胎发育的第几周

A. 3周　B. 5周

C. 8周　D. 10周

E. 12周

4.单侧唇裂整复术的较合适的年龄在

A. 1～2月龄　B. 3～6月龄

C. 1～2岁　D. 3～6岁

E. 6～8岁

5. 唇裂手术患儿在全麻清醒后几小时可进流质

A. 清醒后即可　B. 1小时

C. 2小时　D. 3小时

E. 4小时

6. 腭裂患儿的正畸治疗是在

A. 新生儿无牙期　B. 乳恒牙交替期

C. 恒牙列期早期　D. 贯穿以上三个时期

E. 成人期

7. 目前，多主张在什么年龄行腭裂整复术

A. 6月龄　B. 18个月左右

C. 3岁左右　D. 5～6岁

E. 8～12岁

8. 单侧唇裂是由于

A. 上颌突与球状突融合障碍　B. 上颌突与内侧鼻突融合障碍

C. 两侧内侧鼻突融合障碍　D. 上颌突与下颌突融合障碍

E. 原发腭突与继发突融合障碍

9. 腭裂是由于

A. 上颌突与外侧鼻突融合障碍　B. 上颌突与内侧鼻突融合障碍

C. 两侧内侧鼻突融合障碍　D. 上颌突与下颌突融合障碍

E. 前腭突与侧腭突融合障碍

【X型题】

10. 不完全性唇裂是指

A. Ⅰ度唇裂　B. Ⅱ度唇裂

C. Ⅲ度唇腭裂　D. 隐性唇裂

E. 只有唇裂不伴腭裂及牙槽突裂

11. 完全性Ⅲ度唇裂是指

A. 红唇完全裂开　B.红唇及白唇完全裂开，但鼻底未裂

C. 红唇、白唇及鼻底全部裂开　D. 红、白唇、鼻底、牙槽突全部裂开

E. 红、白唇皮肤、黏膜虽完整，但肌肉层连续中断

12. 唇腭裂“序列治疗”的内容包括

A. 唇、腭裂整复术　　B. 中耳功能障碍的治疗

C. 咬合关系异常的矫正　　D. 语言障碍治疗

E. 心理障碍治疗

13. 唇裂的术后护理哪些是正确的

A. 全麻未醒前，患儿仰卧

B. 全麻清醒后4～6小时，方可给予少量流质

C. 唇部伤口暴露，不覆盖敷料

D. 唇部伤口应用敷料覆盖，可减少衣物污染和感染机会

E. 伤口用生理盐水或1%过氧化氢清洗

二、思考题

说一说你对唇腭裂综合序列治疗的理解？

扫码"学一学"

第十三章

牙颌面畸形

学习目标

口腔医学专业

1. **掌握** 牙颌面畸形和正颌外科的概念；牙颌面畸形的检查方法。
2. **熟悉** 牙颌面畸形的治疗程序
3. **了解** 临床常用的正颌手术的方法。
4. 能够对牙颌面畸形患者进行正确诊断分析。
5. 具有以患者为中心的人文关怀精神的意识。

口腔医学技术专业

1. **掌握** 牙颌面畸形和正颌外科的概念。
2. **熟悉** 牙颌面畸形的治疗设计。
3. **了解** 牙颌面畸形的检查方法。
4. 能够对牙颌面畸形患者进行正确诊断分析。
5. 具有以患者为中心的人文关怀精神的意识。

案例讨论

【案例】

患者，女性，21岁。主诉地包天，要求矫治。

1. 临床检查

（1）颌面部检查 正面观上下唇不能完全闭合，颜面基本对称；侧面观面型凹，下唇前突。

（2）口内检查 恒牙列期，前牙反殆，右侧第一磨牙近中关系，左侧第一磨牙基本中性关系，双侧尖牙近中关系，13/44、14/45对刃；上牙列拥挤，排列不齐；前牙反覆殆、反覆盖；上下中线不齐，下颌中线正，上颌中线左偏约1mm，下颌不能自行后退至前牙切对切关系。

（3）颞下颌关节检查 开口度开口型正常，颞下颌关节区无压痛及弹响。

2. X线检查 曲面断层片显示恒牙萌出，牙根发育无异常。

头影测量分析：结果显示SNA角为82°，SNB角为83°，ANB角为−1°。

【讨论】

1. 导致此畸形可能的原因有哪些？

2. 简述此畸形的治疗程序与步骤？

牙颌面畸形（dento－maxillofacial deformities）主要是指先天性或后天性因素影响了颌骨正常发育而出现的颌骨畸形、𬌗关系异常及颜面畸形等。颌骨发育异常会引起颌骨体积、形态异常，上、下颌之间及其与颅颌面其他骨骼之间的关系异常，随之伴发𬌗关系异常、口颌系统功能异常及颜面形态异常。以研究和诊治牙颌面畸形为主要内容的学科称为正颌外科学（orthognathic surgery），它是一门新兴的综合性交叉学科，也是口腔颌面外科学的一个新的分支。它集口腔颌面外科学、口腔正畸学、美学、心理学、解剖学、生理学以及麻醉学等有关学科的新理论、新进展和新技术为一体，特别是采用现代外科手术与口腔正畸治疗相结合的方式，并应用新型专用手术器械，矫治通常用单独的正畸治疗或手术治疗均难达到满意效果的骨性牙颌面畸形。

第一节　病因及临床分类

一、发病原因

（一）先天性因素

颌骨发育畸形是个体生长发育过程中逐渐显现的一类病变，先天因素中，可由于基因遗传或胎儿发育期的母体内环境影响，如母体妊娠期营养不良、内分泌紊乱、损伤或感染性疾病，均可影响牙颌系统的正常发育而导致畸形。

1. 遗传因素　颅面形态是由遗传基因控制，因而具有显著的遗传特征，表现为种族和家族的颅面畸形特点，即个体的面型具有同一家族所共有的基本特征。因此，某些牙颌面畸形，如下颌发育过度（骨性下颌前突）、下颌发育不足（骨性下颌后缩）畸形等均可由遗传因素引起。

2. 胚胎发育异常　在口腔颌面部的胚胎发育过程中，由于某些因素，特别是胎儿发育期母体内环境异常，如母体妊娠期营养不良、内分泌紊乱、损伤、感染，或某些致畸药物的影响，均可导致各面突的发育或连接融合发生障碍，进而引起牙颌面系统的相应畸形，最常见的此类畸形为先天性唇裂、腭裂，常常伴有上颌骨的发育障碍和牙颌畸形。

（二）后天性因素

在后天因素中，从婴儿到少年的生长发育阶段，任何引起牙颌系统发育障碍的因素，如代谢障碍与内分泌失调、感染、损伤、营养不良、局部血供障碍以及不良习惯等均可导致牙颌面畸形的发生。常见的致病因素如下。

1. 代谢障碍和内分泌功能失调　在婴幼儿期，由于慢性营养不良，维生素D缺乏，致使钙、磷代谢障碍，钙不能正常沉积，影响骨骼正常而协调的生长发育，导致维生素D缺乏病，引起以下颌骨为主的牙颌面畸形。又如，在骨骼融合前出现垂体功能亢进，分泌过量的生长激素，可引起巨颌症，如因垂体功能低下，则可出现颌骨的发育不足畸形。

2. 不良习惯 儿童时期的不良习惯，如吮吸手指、咬笔杆等未能得到纠正，会影响颌骨的正常发育，可引起上前牙前突、开骀，严重者尚可引起下颌后缩伴上颌前突畸形。

3. 损伤及感染 颅面发育期，颌面部损伤和感染性疾病，如颌骨骨折，颞下颌关节损伤，特别是由之引起的颞下颌关节强直，以及因颌骨骨髓炎引起的骨质破坏或因肿瘤切除等所致的颌骨缺损，均可导致颌面部的生长发育异常，引起牙颌面畸形。

4. 其他 进行性偏面萎缩，病因尚不十分清楚。出生后，主要在个体生长发育期出现一侧颌面部软硬组织呈进行性的萎缩和生长发育障碍，最终引起严重而复杂的牙颌面畸形。病变开始出现的年龄愈小，牙颌面畸形及功能障碍愈严重，其治疗难度亦愈大而复杂。

二、牙颌面畸形的分类

牙颌面畸形主要是上下颌骨体积大小、形态发育异常，由此造成上下颌骨的相对关系的不正常、牙排列错乱、骀关系的异常、面部外形的畸形等。错骀畸形主要指牙的排列及上下牙列之间的关系错乱，而上下颌骨本身则基本正常。牙颌面畸形则主要指由于颌骨生长发育异常而引起的一系列具有特征性的牙颌系统及面部畸形与功能异常。牙颌面畸形患者必然存在错骀畸形，且常常存在着颅与颌、骀与颌及上、下颌骨之间的三维空间的关系异常。常见的颌骨发育畸形主要包括发育过度与发育不足两大类，可以单独或同时发生在上颌骨及下颌骨，可以是对称的也可以是不对称的，目前尚无公认的统一分类方法，临床上多采用以颅、颌、骀三维空间关系异常为基础的牙颌面畸形分类法。

（一）颌骨发育畸形

1. 颌骨发育过度

（1）前后向发育过度 上颌前突、下颌前突、下颌颏部发育过度、双颌前突等。

（2）上下（垂直）向发育过度 上颌发育过度（伴有开骀或不伴开骀）、下颌发育过度（常与水平向发育过度同时存在）。

（3）横向发育过度（宽面综合征） 双侧下颌角发育过度伴咬肌肥大。

2. 颌骨发育不足

（1）前后向发育不足 上颌发育不足（上颌后缩）、下颌发育不足（下颌后缩）、下颌颏部发育不足（颏后缩）。

（2）上下（垂直）向发育不足 上颌向下发育不足（面中1/3过短）、下颌向下发育不足（小下颌畸形）、下颌颏部垂直向发育不足等。

（3）横向发育不足 上颌发育不足，表现为上颌缩窄；下颌发育不足，表现为下颌缩窄。

（二）牙源性错骀畸形

牙源性错骀畸形可表现为多种类型，如反骀、开骀、上前牙前突及牙列拥挤、错位等。

（三）复合性牙颌面畸形

各类畸形在不同个体可形成相互交叉的复合类型。

1. 前后向上颌发育过度伴下颌发育不足 上颌前突伴开骀、上颌前突伴深覆骀或深覆盖。

2. 垂直向上颌发育过度伴下颌发育不足　长面综合征伴开骀或不伴开骀畸形。

3. 上颌前后向发育不足伴下颌发育过度　伴开骀或不伴开骀畸形。

4.垂直向上颌发育不足伴下颌发育不足　伴深覆骀和及深覆盖畸形（如短面综合征）。

（四）不对称牙颌面畸形

在以上各类牙颌面畸形中均可出现不对称性畸形，某些严重的不对称畸形除骨组织外，尚累及到软组织畸形，如偏面小颌畸形、偏颌前突畸形以及进行性偏面萎缩、偏面肥大。

（五）继发性牙颌面畸形

在生长发育期，因各种疾病或其治疗引起牙颌面发育畸形，如颞下颌关节强直、口腔颌面部损伤，尤其以骨折错位愈合、颞下颌关节损伤，以及因骨肿瘤或骨髓炎症等外科治疗后的颌骨缺损畸形。

第二节　牙颌面畸形的检查与诊断

牙颌面畸形是颅、颌、骀三维空间的关系异常，临床所见牙颌面畸形只是一种外部表现，临床表现相似的牙颌面畸形却可能是由于根本不同的骨结构异常引起。因此，对于牙颌面畸形患者，首先必须建立正确诊断，才有可能进行正确有效的治疗。诊断在于揭示牙颌面畸形的性质、特征、主要问题、畸形涉及的器官、部位及其类型。为此，必须全面收集病史，进行必要的检查，进而对汇集的资料进行分析，最后得出符合患者个体实际情况的诊断，指导制定正确有效的治疗计划。

一、病史

对患者的主诉、治疗要求及患者的年龄、职业、社会活动、家庭及生活状况等应有深入的了解，除了了解患者的全身健康状况外，对既往所患疾病、有无出血倾向、有无牙颌面畸形家族遗传史、有无正畸和外科治疗史等应明确询问，同时还要了解患者的心理状况、审美要求。

二、检查

（一）临床检查

除常规体格检查外，局部应着重检查以下几项：

1. 颌面部正侧位的检查　上颌骨与下颌骨、颌骨与颅基底的侧向（前后）、横向（左右）、垂直向（上下）等大小比例关系及位置关系，进行三维形态的美学评估，初步勾画出患者颅面畸形的轮廓印象。有关颅颌面的美学评估，如正面、侧貌，唇形以及牙与牙列的观测分析。

2. 牙与牙弓的检查　上下颌第一磨牙的位置关系，牙弓形状，牙列是否拥挤、排列不齐、个别牙缺失，中线是否对齐，前后向骀关系及骀曲线是否正常，牙与牙周有无病变等。

3. 颞下颌关节检查　患者开口度、开口型，开闭口过程中有无疼痛、弹响、杂音等。

（二）牙骀模型

检查时取患者的牙骀模型，获取患者的牙、牙槽骨、龈颊沟（口腔前庭皱褶，或移行皱褶），唇颊系带和腭盖等的准确情况，以便根据X线头影测量的结果，在三维牙骀模型上设计手术方案、模拟手术过程、制备手术用骀板。因此牙骀模型除作为记录模型外，还当视为治疗需要的研究模型及工作模型。

（三）X线检查

X线检查是确定诊断、治疗计划的重要步骤。

1. 根尖牙片、全颌曲面断层片及头颅正、侧位片，必要时应加拍颞下颌关节侧位片、手腕骨X线片。有条件者可拍摄颅颌三维CT片。

2. X线头影测量是指通过对头颅定位X线片的描绘、测量后，将数据进行比较、分析的过程。通过X线头影测量，评估颌面部畸形的性质、类型及程度，为正颌外科的诊断、治疗设计、疗效预测和评估提供可靠的依据。

（1）X线头影测量的方法与步骤 ①头影图的描绘，就是将头影侧位的骨性和软组织影像准确描绘在一张描图纸或透明胶片上。②在描绘图上标出测量相关的标志点，包括骨标志点和软组织标志点（图13-1）。

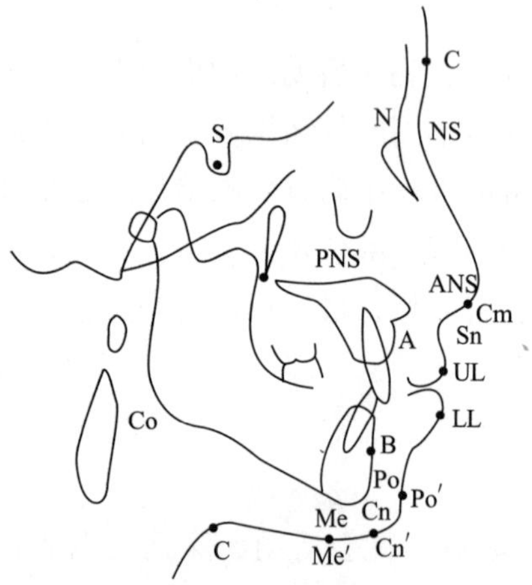

图13-1 头影测量矢状面常用标志点

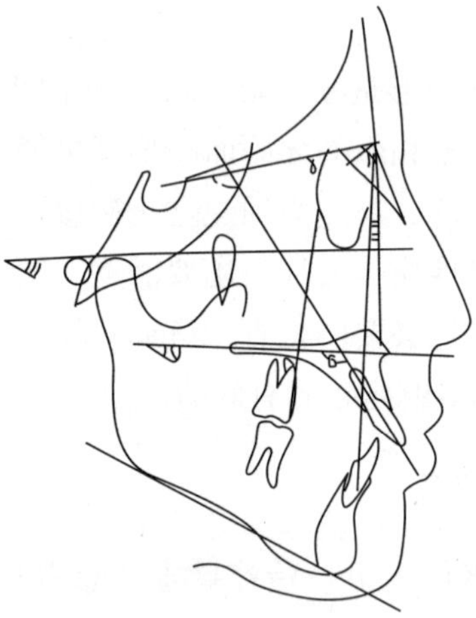
图13-2 头影测量常用的角与线距

1）骨标志点

蝶鞍点（S）：蝶鞍中心点。

眶点（O）：眶下缘最低点。

耳点（P）：外耳道最上点。

鼻根点（N）：鼻额缝最前点。

前鼻棘点（ANS）：前鼻棘的最尖端点。

上牙槽座点（A）：前鼻棘点之下，上牙槽骨最凹点。

下牙槽座点（B）：颏前点上、下牙槽缘骨最凹点。

颏前点（Po）：颏部最前点。

颏下点（Me）：颏部最低点。

颏顶点（Gn）：颏前点与颏下点之间的中点。

后鼻棘点（PNS）：硬腭后部骨棘之尖。

下颌角点（Go）：下颌角后下点。

2）软组织标志点

额前点（G）：额部最前点。

软组织鼻根点（NS）：与鼻根（N）相应的软组织点。

外眦点（Ex）：眼裂最外点。

鼻小柱点（Gm）：鼻小柱上端最前点。

鼻底点（Sn）：鼻小柱与上唇底的交界点。

上唇最突点（UL）：上唇的最突点。

下唇最突点（LL）：下唇的最突点。

软组织颏前点（Po’）：软组织颏部最前点。

软组织颏下点（Me’）：软组织颏部最下点。

颈点（C）：软组织颏下与颈前的交点。

（2）头影测量分析　包括用以揭示颅面前后及垂直向关系的头颅侧位X线片，分析和揭示颅面横向关系的头颅后前位X线片，后者对分析颅面左右侧的对称性、中线切牙关系以及面宽等特别重要。测量分析（图13-2）中最常用的标志点如下：

颅底-上牙槽座角（SNA角）：前颅底平面（SN）与鼻根点至上牙槽座点连线（NA）之间的交角，即蝶鞍中心（S）与鼻根点（N）及上牙槽座点（A）所构成的角。代表上颌与前颅底的前后向相对位置关系。成人正常为82°　±1°，SNA角增大即为上颌前突，SNA角变小则为上颌后缩。

颅底-下牙槽座角（SNB角）：前颅底平面（SN）与鼻根点至下牙槽座点连线（NB）之间的交角，即蝶鞍中心（S）与鼻根点（N）及下牙槽座点（B）所构成的角。代表下颌与前颅底的前后向相对位置关系。成人正常为79°　±1°，SNB角增大即为下颌前突，SNA角变小则为下颌后缩。

上下牙槽座角（ANB角）：为AN线与NB线之间的夹角，即上牙槽座点（A）、鼻根点（N）、下牙槽座点（B）所构成的角，又为∠SNA与∠SNB之差。代表上颌基骨与下颌基骨的前后向相对位置关系。一般成人正常为3°　±1°，角ANB增大为上颌前突或下颌后缩，角ANB变小则为上颌后缩或下颌前突。

Po-NB距离：为颏前点（Po）至鼻根点（N）和下牙槽座点（B）连线（NB）的垂直距离。表明颏部的突度。一般成人正常值为1mm左右，此值越大，说明颏部前突越严重。

GoGn-SN角：为下颌下缘线与前颅底平面的夹角，代表下颌平面的水平陡度及中下面部的高度。一般成人正常为32.5°左右，角度增大说明下颌平面陡度增加或面中下部高度增加。

另外，还可对上下中切牙的倾斜角度和突距等进行测量，通过以上测量基本可确定牙颌面畸形的性质、部位和程度，为正确诊断提供依据。

（3）X线头影软组织测量分析

1）侧面测量分析　主要将面部从发际至颏下点以鼻根点和鼻底点为标志分为上、中、下三份（图13-3），测量三部分垂直距离的比例关系。正常情况下三部分基本相等。以下唇下缘为界，又将面下1/3等分为两份；或以口裂和颏唇沟为界将面下1/3等分为三份。面下1/3的形态在人群中表现各异，人们对面下1/3美的要求也不尽相同。由于面下1/3的形态通过正颌外科进行矫正，与其他部位矫正手术比较相对容易安全些，因此是正颌外科涉及较多的部位。

2）正面测量分析　正常情况下，以面部中线为分割线，两侧的结构与形态应基本对称，包括两侧的眉眼、鼻翼、鼻唇沟、口角、下颌角等（图13-4）。

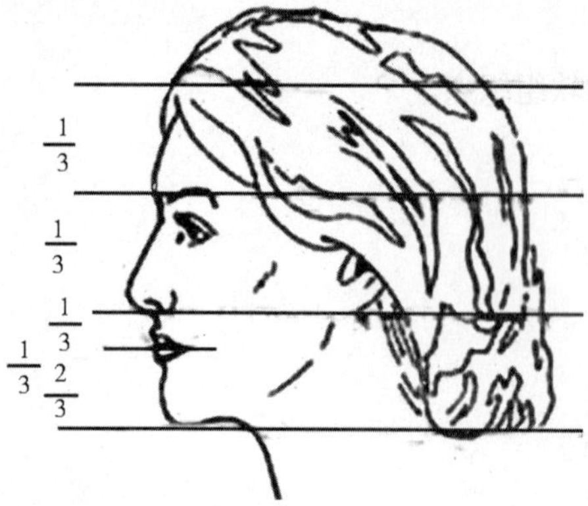

图13-3　头部侧面软组织分析测量

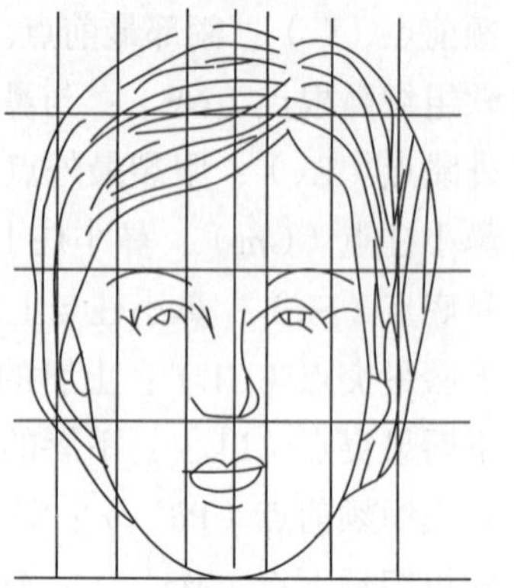
图13-4　头部正面软组织分析测量

考点提示　牙颌面畸形的检查内容。

知识链接

颜面部美学评估

在颜面部的美学分析评估及牙颌面畸形外科矫治的设计和疗效评估中，有两点十分重要：一是颜面部的中线与对称性，二是面部比例匀称。三庭五眼是中国作为五官与脸形相搭配的美学标准，“三庭”是把人的面部长度分为三等份，外鼻长度正好是其中三分之一；“五眼”是把你的面部宽度分为五等份，眼睛的宽度正好是其中五分之一。

三、诊断

根据采集的病史、临床检查结果和X线头影测量资料，与各项相应正常值进行比较分析，能够确定畸形的性质是牙源性还是骨源性，并要进一步确定畸形部位和程度。然后再明确畸形的类型。合理的治疗设计源于正确的诊断，如果诊断有误，那么治疗方案的选用就会不合理，这将会给患者带来难以挽回的严重影响。

第三节　牙颌面畸形的治疗设计

由于牙颌面畸形患者的外科治疗需按畸形情况和治疗要求，切开并移动牙-骨复合体，重建正常的牙颌面结构的三维空间关系和功能，并获得满意的颌面美容效果。因此对治疗方案、𬌗关系的调整、骨切开部位、骨块移动方向与距离、手术方案的选择，均应于术前有精确的考虑和设计，并按设计用不同的手段进行术前模拟演示，预测术后面部外形及𬌗关系能达到的整复效果。

一、治疗设计与预测

1. 头影描迹设计　按头颅X线侧位片的软硬组织影像用描图纸描绘出两张同样的描迹投影图。

2. 头影剪裁模拟手术试验　将其中一张的上下颌及牙分别剪下作为移动骨块的模板，置于另一张图上相应的位置，做上下、前后的移动至整复所需的位置，观察牙、上下颌骨及软组织的二维效果图，确定截骨的位置及去骨的量、骨块移动的方向及距离。移动后软组织轮廓的变化可按硬、软组织之间的变化规律推算。描图纸剪裁拼对预测的结果，只是二维的效果，不能反映出牙、上下颌骨及软组织的三维立体变化效果。

3. 石膏模型外科　将患者的牙殆石膏模型固定在殆架上，按术前诊断设计在模型上切开形成牙-骨复合体的石膏块，并移动石膏块至满意的位置，用蜡将其固定。该方法在三维空间及殆关系方面获得直观的效果，对手术截骨有着重要的指导作用。此外，通过模型演示，可以发现牙排列及殆关系的问题所在，并据此制订出术前、术后的牙矫正计划。

4. 计算机辅助设计与疗效预测　将X线头影测量上的标志点数字化，输入计算机中，应用软件程序在计算机上模拟手术，并观察疗效。我国开发研制的正颌外科头影测量诊断及模拟手术预测系统，已应用于临床，能快速地设计出若干种治疗方案，便于在计算机上进行讨论、比较，使诊断及手术方法的设计更快、更准确，同时易于口腔颌面外科医师、正畸医师及患者之间对治疗设计及效果进行交流，从中选出最佳方案。

二、治疗程序

牙颌面畸形的矫治不仅是颌面外形的整复，而且包括牙殆功能的重建，这些仅靠外科手术不能完成，需要术前、术后给予序列治疗，才能达到满意效果。因此制订治疗方案后，要按照以下治疗程序进行

1. 术前正畸治疗　目的在于矫正错位牙，调整不协调的牙弓与殆关系，排除殆干扰，尽量排齐牙列，消除牙的代偿性倾斜，以使术中切开的骨段顺利地移动至所设计的矫正位置，并建立良好的殆关系。

2. 确认手术计划　手术前的正畸治疗结束后再对手术计划进行调整、补充，使手术取得最佳效果。

3. 完成术前准备　除了常规的全麻和输血准备外，还需制备好殆引导板和固定移动骨块的装置。并根据手术计划、预测效果及可能出现的问题，和患者进行沟通说明，并取得患者的充分理解和同意。

4. 正颌手术　必须严格按手术设计施术，不得在术中随意改动。术中避免损伤下牙槽神经血管，术后注意保持呼吸道通畅，观察牙-骨组织块的血供及固定情况，避免骨坏死及错位愈合，预防感染的发生。

临床常用的正颌手术：①上颌前份节段性骨切开术：主要适用于上颌前份牙及牙槽骨前突畸形；②下颌前部根尖下骨切除术：适用于下颌前部牙及牙槽骨前突畸形；③全上颌骨水平向骨切开术：适用于上颌骨发育不足或发育过度；④下颌升支部骨劈开术：适用于下颌骨发育不足或发育过度；⑤颏成形术：矫正颏部前伸或后缩、过大或过小；⑥牵拉成骨术：适用于颌骨发育不全畸形和骨缺损、骨缺失畸形。

5. **术后正畸与康复治疗** 通常均需进行术后正畸治疗，旨在从功能及美观效果完善咬合关系，稳定、巩固手术矫正后的效果。术后正畸治疗可在正颌手术3个月后进行。

6. **随访观察** 术后应对患者进行随访观察，了解术后颌、骀关系可能出现的变化，评价效果。骨块在愈合过程中出现轻微的移位，可通过正畸矫正；如出现明显移位，即需要进行相应的处理，术后的随访观察至少应持续6个月以上。

本章小结

本章主要介绍了牙颌面畸形的发病原因及临床分类；牙颌面畸形的检查方法与诊断以及牙颌面畸形的治疗设计。学习时应重点掌握牙颌面畸形和正颌外科的概念；掌握牙颌面畸形的检查方法；熟悉牙颌面畸形患者的治疗程序；了解临床常用的正颌手术的方法。

习 题

扫码“练一练”

一、选择题

【A1/A2型题】

1. 以下关于牙颌面畸形发生原因的说法，正确的是

A. 受遗传基因控制

B. 与儿童时期的某些不良习惯有关

C. 与颅面发育期的颌面部损伤和感染有关

D. 与某些营养素的缺乏有关

E. 以上说法都对

2. 正颌外科手术骨切开线设计时，为避免牙髓坏死，切骨线应距根尖

A. 1mm　　B. 2mm

C. 3mm　　D. 4mm

E. 5mm

3. 牵张成骨术中适当的牵张速率非常重要，在颅颌面骨的牵张过程中，目前认为较适宜的牵张速率为

A. 0.5mm/d　　B. 1.0mm/d

C. 1.5mm/d　　D. 2.0mm/d

E. 2.5mm/d

4. 阻塞性睡眠呼吸暂停综合征的治疗方案中，选用适合的正颌外科手术可有效地解除或缓解症状，可选用

A. 全上颌骨水平向骨切开术　　B. 经口内下颌升支斜行骨切开术

C. 经口内下颌升支矢状骨劈开术　　D. 上颌前份节段性骨切开术

E. 下颌前部根尖下骨切开术

【B型题】

（5～7题共用备选答案）

A. 上颌与前颅底的前后向位置关系

B. 下颌与前颅底的前后向位置关系

C. 上、下颌基骨的前后向位置关系
D. 上、下颌基骨相对于面平面的前后向的位置关系
E. 下中切牙与下颌基骨的相对位置关系
5. X线头影测量中，∠ANB是指
6. X线头影测量中，∠SNA是指
7. X线头影测量中，∠SNB是指
（8～11题共用备选答案）
A. ∠SNB增大
B. ∠SNB减小
C. ∠SNA增大
D. ∠SNA减小
E. NA-PA增大
8. 上颌骨性前突
9. 上颌骨发育不足
10. 下颌前突
11. 下颌后缩、

二、简答题

1. 简述正颌外科的治疗原则。
2. 简述正颌外科术前与术后正畸治疗的目的。

第十四章

口腔颌面医学影像技术及诊断

学习目标

口腔医学专业：

1.掌握 口内片的摄影技术；牙及口腔颌面部正常X线影像；牙及口腔颌面部典型病变X线影像。

2.熟悉 口外片的投照方法；唾液腺造影的适应证；曲面体层的读片。

3.了解 常用的X线设备；曲面体层摄影技术以及口腔CT的投照技术。

4.能够独立用分角线技术拍摄根尖片；能够看懂常用X线摄影图像，指出其中的病理变化。

5.具有X线防护的意识。

口腔医学技术专业：

1.熟悉 口内片的摄影技术；基本读片知识。

2.了解 曲面体层摄影技术以及口腔CT的投照技术；常用的X线设备。

3.能够独立用分角线技术拍摄根尖片。

4.具有X线防护的意识。

案例讨论

【案例】

患者，男，35岁。左面部外伤，肿痛1天。1天前左面部被人用拳击打，略肿胀、疼痛，无法大张口。查体：左侧面中部肿胀发红，有触压痛，左眼睑下方淤血，开口中度受限，左侧颧弓处可扪及骨折断端，咬合关系正常，余未见异常。

【讨论】

1. 该病例可能的诊断及诊断依据是什么？

2. 建议拍摄哪种X线片来进一步确诊？

医学影像诊断学是现代医学的重要组成部分，它包括常规X线摄影、X线计算机体层成像（X-ray CT或CT）、超声成像（USG）、磁共振成像（MRI）和核素显像（RI）及介入放射等主要显像技术，虽然以上各成像技术的原理与方法不同，诊断价值与限度也各异，但都是使人体内部的结构和器官显像，从而借以了解人体的解剖与生理功能状况以及病理变化，以达到诊断疾病的目的。其中常规X线的摄影技术是医学影像诊断的基础。

伦琴1895年宣布发现X射线之后，Otto Walkhoff等学者便将X线用于拍摄牙科X线片，至今已有百余年的历史。掌握口腔颌面X线应用及投照技术，对于口腔颌面疾病的诊治尤其重要。本章重点介绍口腔颌面X线影像技术及诊断，并简单介绍其他口腔颌面影像技术及诊断。

扫码“学一学”

第一节　概述

一、X线影像技术的基本原理

X线之所以能使人体在荧光屏上或胶片上显像，是基于X线的特性，即X线的穿透性、荧光效应、感光效应及电离效应。X线穿透人体组织后，形成不同密度、不同厚度的人体组织物象，其基本原理如下：

1. X线具有一定的硬度和强度

（1）硬度即X线的质。是指X线穿透力，X线的波长是由电压来决定的。电压越高其所产生的X线波长越短，穿透力越大，电压用千伏峰值来表示，缩写为pvk，简称kV。

（2）强度即X线的量，其计算方法是以电流和时间的乘积表示，X线输出量以时间“秒”为单位，电流以“毫安”为单位，每秒输出的毫安数，即毫安秒，缩写为mAs。

X线照片过程中，要根据投照部位的厚度以及密度的差异选择合适强度的X线的量和一定硬度的X线穿透力，才能获得具有黑白对比的满意的X线照片。

2. 检查部位要有组织密度以及厚度的差异　组织的密度越高、厚度越大，吸收的X线越多，穿透组织的剩余射线也就越少。因不同密度及厚度的组织吸收X 线程度不同，从而能在荧光屏上形成有黑白对比或明暗差异的图像。如果组织没有差异，就不能形成图像。

人体大多数部位有组织密度的差异，从而能形成黑白反差，在X线诊断学上称为“对比”。因人体自身密度的差异而形成的对比称为“自然对比”。口腔颌面部、四肢及胸腹部等部位均有较好的自然对比，所以一般X平片即能成影。但人体还有一些部位及器官缺乏这种天然的对比，因而需要人为地在该部位或器官内注入一种造影剂，使之产生密度差异，从而使该组织结构得以显像，这种方法则称为“人工对比”（即造影检查）。

人体组织四类不同密度的差异如下。

（1）牙与骨骼　密度高，X线片上呈现白色致密影像。荧光屏上则呈现黑暗昏影像。

（2）软组织与液体　如软骨、骨膜、神经、血管、淋巴、内脏、皮肤、黏膜、结缔组织及体液等，密度中等，X线片上呈软性灰色昏影像。

（3）脂肪　如皮下脂肪、肌肉间隙中的脂肪、腹膜外脂肪等。成分与软组织近似但结构稀疏，密度比软组织略低。两者差异不明显，对比反差也不大，须在高质量的X线片上才能看到灰白色影像。

（4）气体　如鼻窦、鼻腔、乳突气房、呼吸道及消化道等处，密度最低，吸收X线最少，X线片上呈现黑色透明影像。荧光屏上则呈现白色明亮影像。

3. 主要的成像物质

（1）X线胶片　X线胶片一般应具有以下几个特点：高解像力；对X线具有高敏感度；药膜涂布均匀、无污点；使用方便，加工简便。

（2）荧光屏　是透视检查用的，能产生明暗对比的影像。

（3）增感屏　X线摄影时，增感屏上的钨酸钙可以产生波长较长的紫蓝色荧光，使胶片感光，效应更敏感，从而可以大幅度地减少X线量，使患者及工作场所的辐射量减少，对健康有利，也能延长X线机的使用年限。

除了以上三种常用的成像物质外，还有电子计算机扫描成像及现代的电视显像等。

4. 读片的基本知识　口腔面部各组织结构不同，因此X线的穿透程度也不相同，从而显示出的X线影像的密度也不同。读片时，应根据胶片上显示出的不同组织的密度来区分组织种类和判断病情。X线不同组织密度影像，可以分为下面三种：

（1）白色影像　表示组织密度高，含矿物质多，通过并投射于胶片上的X线较少，如牙、骨组织、唾液腺结石、金属、造影剂等。

（2）黑色影像　表示组织密度低，通过并投射于胶片上的X线较多，如腔洞、鼻窦、下颌管、牙周膜等。

（3）灰白色影像　为界于以上两者之间的影像，如软骨、窦腔内的液体等。

应当指出的是，若某一部位组织显示的X线影像密度低于或者高于该组织的正常范围时，则表示有病理改变。因此，必须熟悉各部位组织的正常X线影像，才能对有病理变化的部分做出正确判断。

二、X线在口腔医学的应用范围

X线检查技术在颌面部应用广泛，不仅用于了解牙及颌骨在生长发育过程中的正常解剖形态，而且还对其病理损害的检查有重要意义。

（一）生长发育及正常解剖形态

1. 了解乳、恒牙生长发育情况，可用于帮助正畸治疗计划的制订。
2. 了解阻生牙的位置与形态，供手术时参考。
3. 头部及颌面部摄片，了解骨的发育状况，帮助预测正畸效果及治疗步骤。
4. 义齿修复前，了解基牙的牙周、根尖周情况。
5. 根管治疗时，了解根管的形态和数目。

（二）病理损害的检查

1. 检查龋齿的龋坏部位、深度及与髓腔的关系，观察有无邻面龋、继发龋等。
2. 了解牙折的位置及折断线的方向。
3. 了解牙槽骨的吸收程度、牙周膜及牙骨质情况。
4. 判断髓腔的大小、牙髓有无钙化及髓石以及根管充填前的测量。
5. 确定根尖周病变程度、范围及性质。
6. 了解骨髓炎的破坏程度，有无死骨形成。
7. 检查上、下颌骨骨折的部位和骨折线的方向以及骨折愈合情况。
8. 了解软组织、颌骨内异物（如弹片、断针、残根等）的位置和数目。
9. 了解口腔颌面部肿瘤及囊肿的损害范围、破坏程度与性质。

10. 了解唾液腺结石、上颌窦感染、颞下颌关节强直及颞下颌关节脱位等情况。

三、口腔X线检查的防护

（一）防护的意义

由于X线的电离效应，当照射过量时会产生各种不同程度的反应，导致组织的损伤和生理功能的障碍，轻者称为放射反应，重者称为放射线病。因此，对于从事X线工作者以及受检者都应重视防护问题。尽管小剂量X线对人体的损害并未得到真正科学的证实，但由于其对人体可能引起潜在的损害，因此我们在进行X线检查时，应使患者所接受的照射剂量减少到最小。

（二）防护方法与措施

1. 对工作者的防护

（1）摄影机房　X线机房的面积不应小于24㎡，对拍摄牙片的X线机不应置于临床检查的诊室内。机房须按照规定设置防护屏蔽墙，防护屏蔽墙可由铅或钢筋混凝土或其他材料砌成，但必须有一定铅当量厚度，以保证屏蔽室内确实安全。

（2）摄片过程　X线工作者必须在屏蔽室内进行曝光，一般的铅屏风、铅围裙只可用作屏蔽二次射线，不应作为操作者的唯一屏蔽措施。

（3）时间防护　人体接受X线照射剂量与照射时间成正比，照射时间越长，吸收的X线越多。故在不影响工作的情况下，应尽量减少曝光时间和避免不必要的曝射，减少重照率。

2. 对受检者的防护　尽可能地使用有增感屏的胶片，可减少照射剂量。摄片时最有效的防护方法是缩小照射野，尽量地减少摄片的数量和次数，避免不必要的重复检查。如需要重复摄片或透视，应考虑延长两次检查的间隔时间。由于胎儿、婴幼儿和儿童对X线非常敏感，所以应尽量少做X线检查。进行对孕妇和儿童全口一次多张拍片时，最好穿戴铅橡皮围裙等防护，因为所谓安全照射剂量并不保证对遗传因子也是安全的。

总之，医务工作者在决定进行X线检查前，一定要充分权衡X线检查结果对患者治疗帮助的大小和给患者可能造成的潜在危害之间的关系。

第二节　口腔X线投照技术

扫码“学一学”

口腔颌面部X线投照技术种类较多，并有口腔颌面专用X射线机，即口腔科X射线机、曲面体层X射线机、X射线头影测量机、口腔体腔X射线机等，主要投照技术有平片投照、曲面体层摄影、唾液腺造影、口腔体腔摄影、体层摄影等。本节主要介绍口腔颌面X线投照技术。

一、X线平片

X线平片为目前口腔医学临床应用最为普遍的检查方法，包括口内片和口外片两大类。

（一）口内片

口内片是将胶片置于口腔内，X线自口腔外射向胶片。临床上常用的口内片有根尖片（牙片）、殆翼片、殆片三种。

1．根尖片 应用最广，适用于检查牙体、牙周及根尖周病变。成人用胶片规格为3cm × 4cm，儿童用胶片规格为2.5cm × 3.5cm。

根尖片分角线投照方法如下：

（1）患者位置 患者应坐在专用口腔治疗椅上，调整座椅呈水平位，背托呈垂直位，调节椅子高度，使患者口角与术者腋部平齐，以利术者操作。患者坐在椅子上呈直立姿势，头部枕靠在头托上，矢状面与地平面垂直。投照上颌后牙时，外耳道口上缘至鼻翼之连线（听鼻线）与地面平行。投照上颌前牙时，头稍低，使前牙的唇面与地面垂直。投照下颌后牙时，外耳道口上缘至口角之连线（听口线）与地面平行。投照下颌前牙时，头稍后仰，使前牙的唇面与地面垂直。

（2）胶片分配 成人一张胶片可拍摄3个相邻牙，下颌前牙可拍摄4个相邻牙。在进行全口牙X线检查时，成人需要14张胶片，儿童一般用10张胶片。

（3）胶片放置及固定 胶片置于口内应使胶片感光面紧靠受检牙的舌（腭）面。投照前牙时，胶片竖放，边缘要高出切缘7mm左右，投照11、12时，应以11的切缘为标准；投照后牙时，胶片横放，边缘高出殆面10mm左右。留有这些边缘的目的是使照片形成明显的对比度及避免牙冠影像超出胶片。胶片放好后，嘱患者用持片夹固定好胶片。

（4）X线中心线角度 由于牙根部被牙龈和牙槽骨所遮盖，胶片置入口内时，若与受检牙牙冠贴靠，就不能与牙长轴平行。用分角线技术投照时，X线的中心线需要倾斜一定的角度，使X线中心线与受检牙的牙长轴和胶片之间的分角线相垂直（图14–1）。分角线投照技术的基本原理是根据共边三角形内若有两个角相等，则这两个三角形全等这一原理。胶片平面与牙体长轴形成一夹角，在该夹角被一假想的直线或平面平分时，则可形成有一条共用边的两个相等的角。表示X线中心线的一条直线穿过牙而与分角线垂直时，便成为三角形的第三边。这两个三角形均为直角三角形，且为全等直角三角形。直角所对应的边分别为牙长轴和牙在胶片上形成图像的牙长轴，因而在投照正确时，胶片上图像牙长度应与牙实际长度一致。这对于单根牙较容易做到，但对于多根牙，由于颊舌根不在同一平面上，为精确地显示每个牙根的长度，则应对不同牙根的情况采用不同的X线中心线投照角度，这在实际工作中很难做到。表14–1中为目前在临床上最常应用的X线中心线投照角度，一般可显示比较正确的牙图像。若牙排列不齐、颌骨畸形或口内有较大肿物妨碍将胶片放在正常位置时，可根据牙长轴及胶片所处的位置改变X线中心线倾斜角度。如遇腭部较高或口底较深的患者，胶片在口内的位置则较为垂直，X线中心线倾斜的角度应减小；而全口无牙、腭部低平或口底较浅的患者，胶片在口内放置的位置则较平，X线中心线倾斜的角度应增大。儿童因牙弓尚未发育完成，腭部低平，X线中心线倾斜的角度应增加5° ~ 10° 。

X线的中心线与受检牙的牙长轴和胶片之间夹角的分角线的角度称为垂直角度，应尽量呈直角投照。X线中心线向牙近、远中方向倾斜的角度称为X线水平角度。因个体之间牙弓形态有较大区别，X线水平角须随患者牙弓形态进行调整。目的是使X线与受检牙邻面平行，避免牙影像重叠。若X线中心线与受检牙邻面不平行，向远中或近中倾斜，则照片上所显示的牙邻面影像将相互重叠，影响诊断。

（5）X线中心线的位置 投照根尖片时，X线中心线需通过被检查牙根的中部，其在体表的位置如下：①投照上颌牙时，以外耳道口上缘至鼻尖连线为假想连线，X线中心线通过的部位分别为：投照上颌中切牙通过鼻尖；投照上颌单侧中切牙及侧切牙时，通过鼻尖与投照侧鼻翼的连线中点；投照上颌单尖牙时，通过投照侧鼻翼；投照上颌前磨牙及第一磨牙时，通过投照侧自瞳孔向下的垂直线与外耳道口上缘和鼻尖连线的交点，即颧骨的前方；投照上颌第二磨牙和第三磨牙时，通过投照侧自外眦向下的垂线与外耳道口上缘和鼻尖连线的交点，即颧骨下缘；②投照下颌牙时，X线中心线均在沿下颌骨下缘上1cm的假想连线上，然后对准受检牙的部位射入。

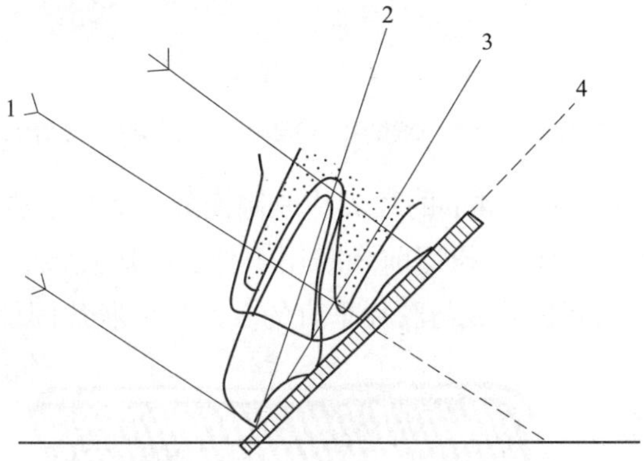

图14-1　根尖片分角线投照技术

1.X线中心线；2.牙长轴；3.牙长轴和胶片之间夹角的分角线；4.X线胶片

（6）X线投照角度和曝光时间　患者投照上颌牙时，X射线向足侧倾斜者，称为“正角度”，用（+）表示；投照下颌牙时，X射线向头侧倾斜，称为“负角度”，用（-）表示。上下颌牙各部位的X线投照角度和曝光时间见表14-1。

表14-1　投照上、下颌牙时X线倾斜平均角度

投照区	X线倾斜方向	X线管倾斜角度	曝光时间（秒）	
			成人	儿童
上颌切牙	向足侧倾斜	+42°	1.0	0.8
上颌单尖牙	向足侧倾斜	+45°	1.2	0.6
上颌双尖牙及第一磨牙	向足侧倾斜	+30°	1.5	1.2
上颌第二、三磨牙	向足侧倾斜	+28°	2.0	1.5
下颌切牙	向头侧倾斜	−15°	1.0	0.5
下颌单尖牙	向头侧倾斜	−18° ~ 20°	1.2	0.6
下颌双尖牙及第一磨牙	向头侧倾斜	−10°	1.2	1.0
下颌第二、三磨牙	向头侧倾斜	−5°	1.5	1.0

2. 𬌗翼片　此片主要用于显示上、下颌牙的牙冠部（图14-2）。常用于检查邻面龋、髓石、牙髓腔、邻面龋与髓室是否穿通及穿通程度，以及充填体边缘密合情况等，主要用于前磨牙和磨牙区的检查。此外，还可清晰地显示牙槽嵴顶，可用于确定牙槽嵴顶有无破坏性改变。儿童还可用于观察滞留乳牙牙根的部位及位置、恒牙牙胚的部位及其与乳牙牙根的关系以及乳牙牙根的吸收类型等。

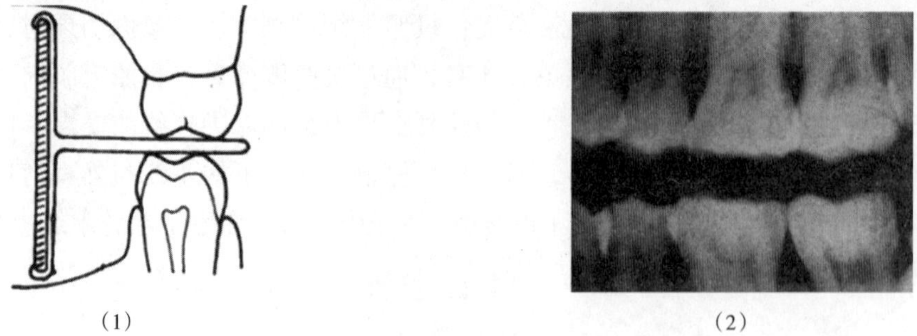

图14-2　𬌗翼片

（1）投照体位和投照角度；（2）X线影像，可同时显示上下颌多个牙的牙冠及牙槽嵴顶

投照方法：所用胶片由3cm × 4cm的根尖片改制而成，其投照方法是在根尖片的长轴中线（投照后牙时用）或短轴中线（投照前牙时用）外套一胶皮圈，然后在胶片感光面胶皮圈内穿一较硬的纸片，并将其折叠成与胶片垂直的翼片，在胶片固位时用（图14-3）。

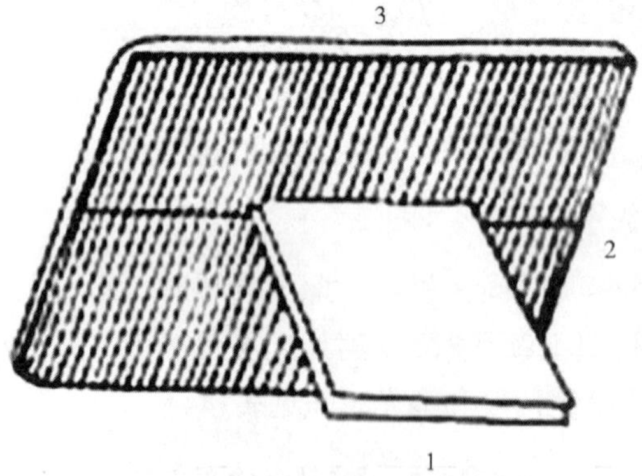

图14-3　𬌗翼片胶片

1. 翼瓣；2. 胶皮圈；3. 胶片

（1）切牙位　患者坐于牙科椅上，保持听鼻线与地面平行，头矢状面与地面垂直。嘱患者张口，使胶片长轴与切牙长轴平行，置于上下颌切牙舌侧，胶片长轴位于两中切牙之间，短轴在上颌切牙下缘。嘱患者用上下切缘咬住翼片。X线中心线以+8° 角对准两中切牙之间，通过上颌切牙切缘上方0.5cm射入，并使X线水平方向与被照牙邻面平行。

（2）磨牙位　患者坐于牙科椅上，保持头的矢状面与地面垂直，听口线与地面平行。嘱患者张口，使胶片短轴与磨牙长轴平行，置于下颌磨牙舌侧，将翼片放在被照牙面上，嘱患者于正中𬌗位轻咬住翼片，X线中心线以+8° 角对准胶片中心，从上颌磨牙𬌗面上方0.5cm射入，并使X线水平方向与被照牙邻面平行。

3. 𬌗片　适用于检查上下颌骨病变较大的区域，不仅可用于检查牙体和牙周，还可以显示部分颌骨。成人用胶片规格6cm × 8cm，儿童用胶片规格5cm × 7cm。投照方法如下：

（1）上颌前部𬌗片　常用于观察上颌前部牙及骨质的变化。拍摄时，患者坐于牙科椅上，使头矢状面与地面垂直，听鼻线与地面平行。用6cm × 8cm胶片，胶片长轴与头矢状面平行，置于上下颌牙之间，嘱患者于正中𬌗位轻咬住胶片。X线中心线向足侧倾斜65°，对准头矢状面，从鼻骨和鼻软骨交界处射入胶片中心，焦点胶片距离为30cm，曝光时间2秒，见图14-4（1）。

（2）上颌后部𬌗片　常用于观察一侧上颌后部牙以及骨质的变化。拍摄时，患者位置同上颌前部𬌗片。用6cm×8cm胶片。胶片置于上下颌牙之间，向被检查侧放置并尽量向后。其长轴与头的矢状面平行，嘱患者于正中𬌗位咬住胶片。X线中心线向足侧倾斜60°，水平角度与被检查侧前磨牙邻面平行，对准被检查侧眶下孔的外侧射入胶片中心，焦点胶片距离为30cm，曝光时间2秒，见图14-4（2）。

（3）下颌前部𬌗片　常用于观察下颌骨颏部骨折及颏部骨质的病变。拍摄时，患者头部后仰，矢状面与地面垂直，保持胶片与地面呈55°。用6cm×8cm胶片，将胶片置于上下颌牙之间，尽量向后放置，胶片长轴与头矢状面平行，并使其长轴中线位于两下中切牙之间，嘱患者于正中𬌗位咬住，X线中心线以0°角对准头矢状面，从颏部射入。焦点胶片距离为30cm，曝光时间2秒，见图14-4（3）。

（4）下颌横断𬌗片　常用于观察下颌骨体部骨质有无颊舌侧膨胀、下颌下腺导管结石与异物及阻生牙定位等。患者头后仰，𬌗面与地面垂直，将胶片置于𬌗面上，嘱患者轻轻咬住，使胶片与地面成90°，X线中心线对准患者头矢状面，以0°从舌骨上方相当于两侧下颌第一磨牙连线中点垂直胶片射入。焦点胶片距离30cm，曝光时间2秒，见图14-4（4）。

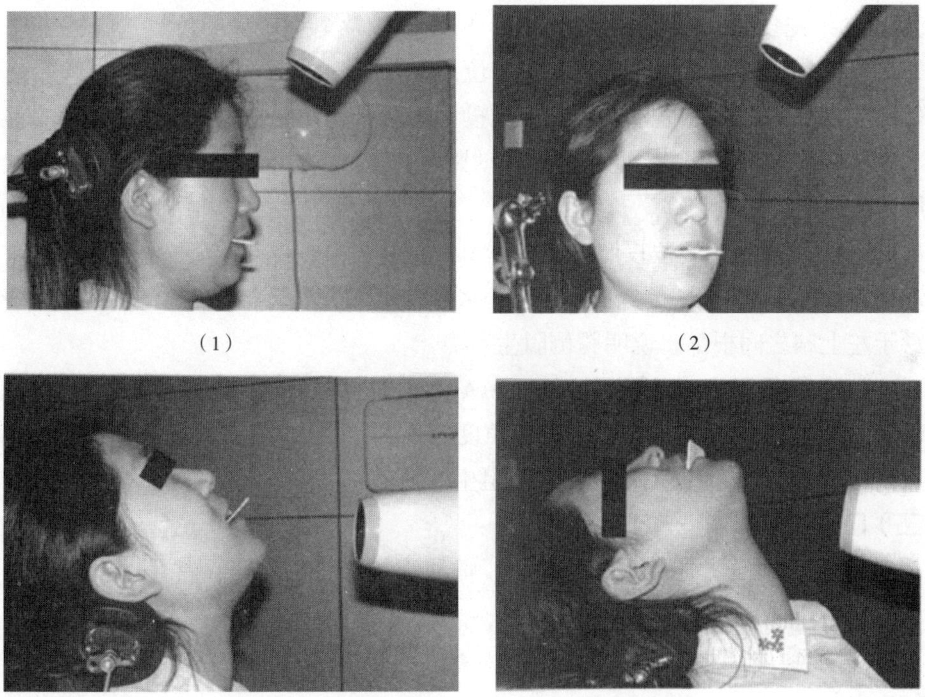

（1）　（2）

（3）　（4）

图14-4　𬌗片投照患者体位与投照角度

（1）上颌前部𬌗片投照体位；（2）左侧上颌后部𬌗片投照体位

（3）下颌前部𬌗片患者体位；（4）下颌横断𬌗片患者体位

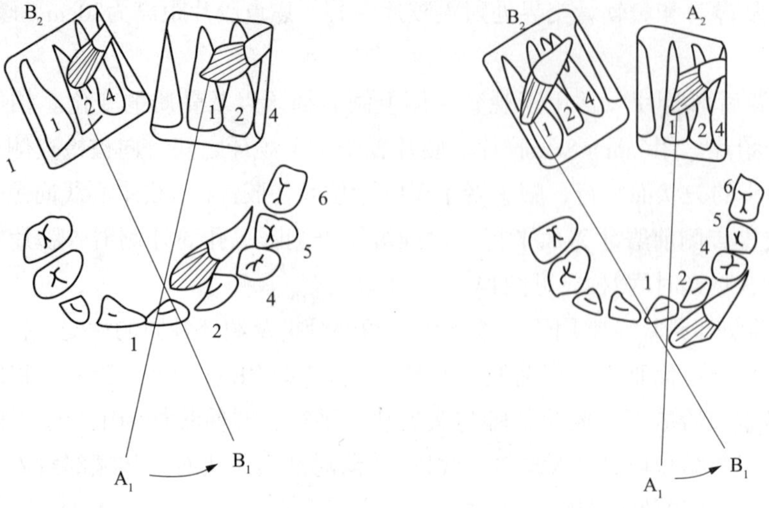

图14-5　上颌前部埋伏牙定位片投照方法

4. 上颌前部埋伏牙定位片　用于检查上颌前部埋伏牙，确定其在颌骨内的位置以及其与正常牙的关系，从而决定埋伏牙是否需要拔除及拔除时手术切口的位置及方法。X线胶片仍用根尖片投照。

投照方法：先投照一张普通的根尖片，根据该胶片上埋伏牙的位置选择一个邻牙作为标记牙，再投照一张改变“水平角度”的定位片，X线的中心线向近中或远中倾斜使其与标记牙的邻面成20°角，向标记牙射入。根据投影学原理物体距X线源近距胶片远的移动距离大，反之物体距X线源远距胶片近的物体移动则距离就小，由此来证明埋伏牙的位置是在标记牙的唇侧或腭侧（图14-5）。

（1）左上3腭侧阻生定位投照方法　A_1A_2为正常投照，结果左上3牙冠投影于左上12之间根部；确定以左上1为标记牙，B_1B_2为改变水平角度的投照，结果左上3牙冠向远中轻微移动，投影于左上24之间根部，说明腭侧阻生。

（2）左上3唇侧阻生定位投照方法　A_1A_2为正常投照，结果左上3牙冠投影于左上2的根部；确定以左上1为标志牙，B_1B_2为改变角度的投照，结果左上3牙冠明显向近中移动，投照于左上1根部，并且影像放大，说明唇侧阻生。

（二）口外片

口外片适用于颌面诸骨、颞下颌关节、唾液腺等部位的检查，常用的投照位置有以下几种：

1. 下颌骨侧斜位片　是临床上常用的检查方法之一。常用于观察下颌骨体、下颌升支及髁突的病变。

投照方法：患者侧坐椅上，头后仰，颏部尽量前伸，下颌骨体部紧贴暗盒中心，使暗盒与地面成65°~70°。X线中心线自对侧下颌角下方1cm处射入，焦点胶片距离为40cm，用遮线筒及滤线器（图14-6）。

2. 下颌骨后前位片　常用于双侧对比观察下颌升支各部病变。

投照方法：患者坐位，面向胶片，暗盒横放，头矢状面对暗盒中线，并与暗盒垂直。前额与鼻尖紧靠暗盒，上唇置于暗盒中心。使用12.5cm × 17.5cm暗盒胶片，X线中心线对准上唇并与暗盒垂直。焦点胶片距离为60cm。投照时用遮线筒及滤线器。若投照下颌升口后前位片（图14-7），患者面向胶片，两手按扶台面。头部矢状面对暗盒中线，并与暗盒垂直。前额与鼻尖紧靠暗盒，使听眦线与暗盒垂直，鼻根部放于暗盒中心。嘱患者尽量张大口。使用20cm×25cm暗盒胶片，暗盒长轴置于台面中线上。X线中心线向头侧倾斜25°角，通过鼻根部射入暗盒中心。焦点胶片距离为100cm，投照时用遮线筒及线器。

3. 下颌骨升支切线位片　此片可显示一侧下颌升支后前切线位的影像。常用于观察下颌升支外侧密质骨膨出、增生以及破坏的情况。使用12.5cm×17. 5cm胶片的1/2，置于12.5cm×17.5cm暗盒的一端。

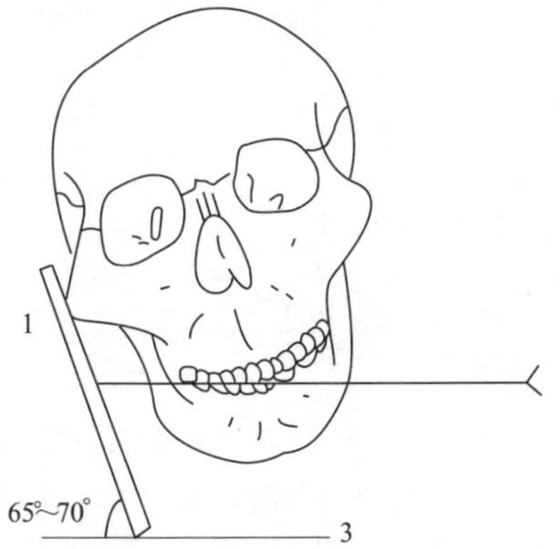

图14-6　下颌骨侧斜位投照方法

1. 胶片；2. X线中心线；3. 水平面

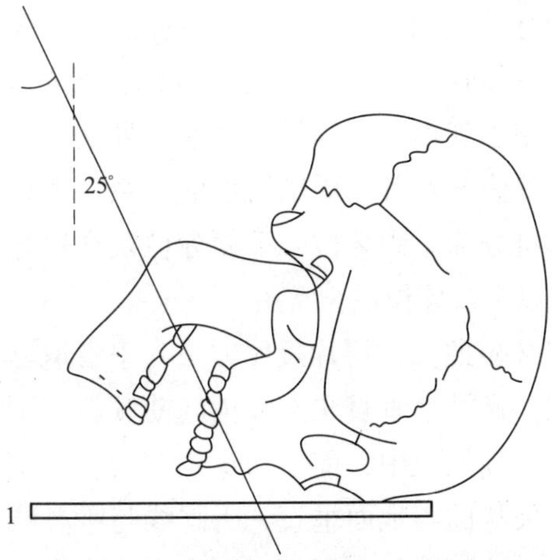

图14-7　下颌开口后前位投照方法

1. 胶片；2. X线中心线向头侧倾斜25°

投照方法：患者取坐位，前额和鼻尖紧贴暗盒，使被检测的下颌升支位于胶片中心，头矢状面向对侧倾斜与暗盒成80°，X线中心线对准被检查侧下颌升支后缘中部与暗盒垂直射入胶片中心，焦点胶片距离为60cm，用遮线筒及滤线器。

4. 华特位片又称为鼻颏位片　主要用于观察鼻窦的情况，特别是上颌窦影像显示最佳。也可用于观察眼眶、颧骨、颧弓和上颌骨的病变。

投照方法：患者头部矢状面与暗盒垂直。使颏部紧靠暗盒下缘，头后仰，使外耳道口上缘与眼外眦的连线（听眦线）与暗盒成37°，鼻尖与上唇间的中点置于暗盒中心。X线中心线对准上唇与鼻尖之间的中点，与暗盒垂直射入胶片中心，焦点胶片距离为100cm，投照时用遮线筒、滤线器。

5. 颞下颌关节经颅侧斜位片　又称许勒位片。主要用于检查髁突骨折、脱位、先天性畸形、肿瘤及颞下颌关节疾病等。

投照方法：在同一胶片上拍摄左、右两侧，张闭口位共4张，以便于两侧对比读片。为使两侧位置角度相同，并节约胶片使其能摄于一张胶片上，应用颞下颌关节摄片固定架投照；把暗盒放进换片器内，可以前后上下推移，然后每曝光一次，依一定顺序露出暗盒的1/4。患者呈俯卧位，头矢状面与暗盒平行，投照侧紧靠片盒，X线中心线向足侧倾斜25°，自对侧外耳道上方射入至投照之关节。焦点胶片距离为75cm，用遮线筒、滤线器。

6. 颧弓位片　主要用于检查颧骨及颧弓骨折，此片可清楚地显示投照侧颧骨、颧弓的影像，位于颞骨及下颌骨的外方。

投照方法：应用颅底位投照固位架，患者位置与颅底位相同，但头部后仰，使听鼻线与暗盒短轴相平行，颧骨放于胶片中心。用12.5cm×17.5cm胶片的1/2置于暗盒的一端，使胶片短轴平行于暗盒长轴。X线中心线对准颧弓中点，并与暗盒垂直射入胶片中心，焦点胶片距离为100cm。投照时用遮线筒、滤线器。

考点提示 口内片、口外片的投照技术。

二、曲面体层摄影

全口牙位曲面体层片可以在一张胶片上显示双侧上下颌骨、上颌窦、颞下颌关节及全口牙等，常用于观察上下颌骨的肿瘤、外伤、炎症、畸形等病变及其与周围组织的关系。曲面体层摄影可分为上颌牙位、下颌牙位及全口牙位三种，以全口牙位最为常用。

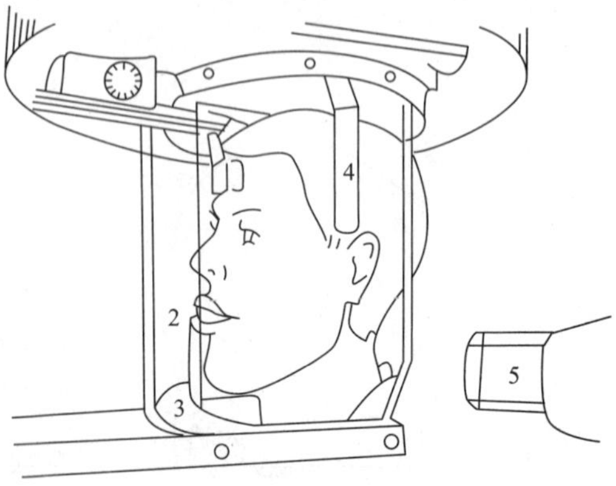

图14-8 曲面体层片投照方法

1.额托；2.咬合板；3.颏托；4.头夹；5.X线管

全口牙位曲面体层片投照方法：患者取立位或坐位，颈椎呈垂直状态或稍向前倾斜，下颌颏部放于颏托正中，前牙切缘咬在咬合板槽内，头部矢状面与地面垂直，听眶线与听鼻线的分角线与地面平行，用额托和头夹将头固定（图14-8）。用15cm×30cm的胶片，将装好胶片的暗盒固定在胶片架上。X线管向头侧倾斜5°~7°，层面选择在颏托标尺零位。

知识拓展

CR和DR

数字影像技术分为计算机X线摄影（CR）和数字X线摄影（DR）两种。CR技术用成像板替代传统X线胶片–增感系统。成像板中的荧光物质被X线照射后，荧光晶体中的微量元素铕被电离，由二价变成三价，处于离子状态，电子被导电层释放，被卤素离子空穴捕获，形成亚安定状态中心。由此可完成X线能量储存，记录下X线摄取的影像信息，形成潜影，在读取时，该亚安定中心吸收特定波长的可见光，将捕获的电子重新释放至导电层，使铕离子由三价变成二价，释放能量发光，从而完成能量的读取，发出的荧光经光电倍增管转换，转换后成电信号，完成读取。DR技术多采用CCD传感器。荧光体经X线照射后，根据射线量大小发出相应轻度的荧光，然后通过光导纤维传至CCD探测器，由CCD探测器进行光电转换后形成数字化图影传至图像图像处理系统。

三、CT检查

1972年英国工程师Godfrey N Houndfield发明了CT机，目前，CT检查已成为口腔颌面部疾病影像学诊断的常用检查方法。但因全身CT机体积大、设备昂贵且辐射剂量较大，日本学者Are在1997年开发了口腔颌面部专用的锥形束CT机（CBCT）（图14-9）。

目前所用的锥形束CT机多为坐位投照，由旋转部分（球管和探测器）、立柱和座椅构成，外观结构和曲面体层机类似。也有卧位投照者，由机架和扫描床构成，和全身CT机相似。探测器分为CCD及平板技术两种，不同机型的曝光范围、曝光时间、图像生成时间等参数有所不同。锥形束CT可显示平行于牙弓方向、垂直于牙弓方向和垂直于身体长轴方向的断层影像（图14-10），可根据临床需要显示曝光范围内任意部位、任意方向的断层影像。

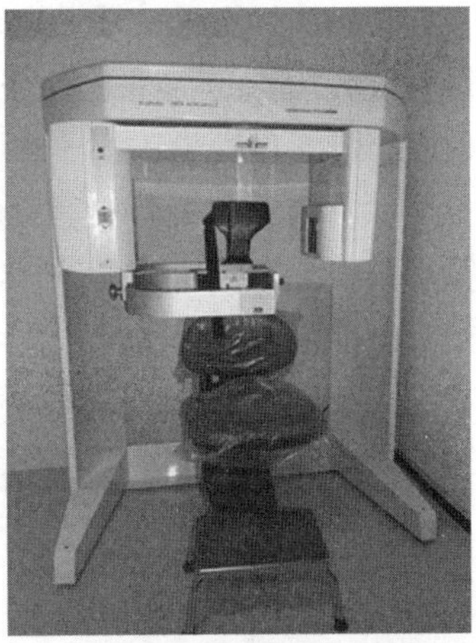

图14-9　口腔颌面部锥形束CT机（坐位）

与全身CT机相比，锥形束CT机具有很多优点：①锥形束CT机体素小，空间分辨率高，图像质量好；②锥形束CT机辐射剂量小。有研究表明，4层探测器CT单次检查的平均皮肤剂量是458mSv，而锥形束CT的平均剂量是1.19mSv，为多层探测器CT的1/400。

锥形束CT适于口腔颌面部硬组织的检查，目前多用于埋伏牙、根尖周病变、牙周病、颞下颌关节病和口腔牙种植术的检查，曝光范围较大的机型可用于颌骨肿瘤、创伤、畸形等疾病的诊断。

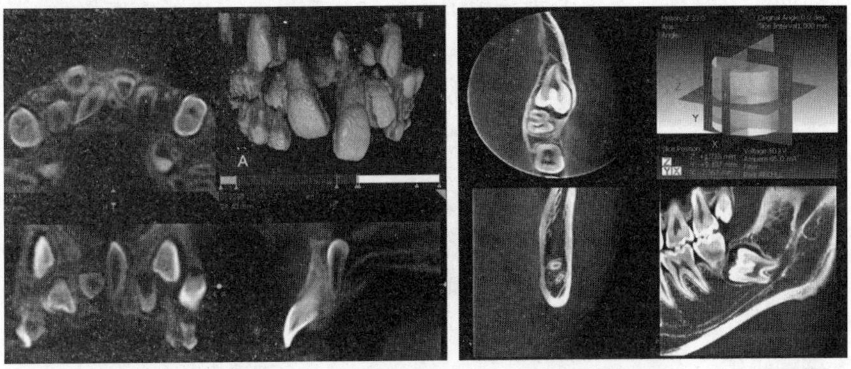

（1）　（2）

图14-10　口腔颌面锥形束CT断层影像

（1）多生牙图像；（2）阻生图像

四、唾液腺造影

因唾液腺是软组织，为检查唾液腺组织内的病变或唾液腺附近病变是否侵及唾液腺，将能吸收X线的造影剂注入唾液腺中以显示腺体及导管的方法称为唾液腺造影。唾液腺造影一般只限于腮腺和颌下腺，因为腮腺和颌下腺有较大的导管开口可供注射造影剂。常用的造影剂为60%泛影葡胺（水剂）或40%碘化油（油剂）。唾液腺造影适用于唾液腺的慢性炎症、肿瘤和为确定唾液腺周围组织病变是否已侵及腺体及导管。碘过敏者、唾液腺为急性炎症期和唾液腺导管结石者则禁用唾液腺造影。

造影技术：注射造影剂时应将唾液腺腺体导管开口处用1%碘酊消毒。用一特制针头经一充满造影剂的细软塑料导管与装有造影剂的注射器相连接。用圆头探针扩张导管口后，将上述针头插入导管口。嘱患者咬住针头殆翼片以固定针头。为便于咬合固定，常在殆翼片下方置一小纱布卷，缓慢推注60%泛影葡胺，成人腮腺注入量一般为1.5ml，下颌下腺注入量一般为1ml，但需根据病变性质及患者年龄和反应情况加以调整。如使用油剂造影，在注射完毕后，用纱卷压住导管口，即可投照。如使用水剂造影，注射造影剂后则需保留针头投照。临床上诊断为腮腺炎症者，可只拍侧位片，如临床上诊断为占位性病变时，则需拍摄后前位片及侧位片两种，进行对照分析。颌下腺造影一般只需拍侧位片。投照方法见下颌骨侧位片和下颌骨后前位片。

扫码“学一学”

第三节　口腔颌面正常X线影像

一、牙体与牙周组织

（一）牙体组织

牙体组织由釉质、牙本质、牙骨质及牙髓4种组织构成。牙周组织由牙周膜、牙槽骨和牙龈组成。

1. 牙釉质　人体中钙化程度最高的组织，X线片上影像密度也最高，呈帽状被覆在冠部牙本质表面。其在后牙咬合面及前牙切缘最厚，由咬合面或切缘向侧方至牙颈部逐渐变薄，止于牙颈部。有时牙颈部近中或远中因投照技术问题会形成低密度影像，位于牙釉质和牙槽嵴顶之间，称为牙颈部征象，是正常表现，勿与根面龋混淆。

2. 牙本质　矿物质成分含量较牙釉质少，围绕牙髓构成牙的主体，X线影像密度较牙釉质稍低。

3. 牙骨质　覆盖于牙根表面牙本质上，很薄，在X线片上显示影像与牙本质相似。

4. 牙髓腔　在X线片上显示为低密度影像。下颌磨牙髓腔似“H”形，上颌磨牙髓腔呈卵圆形或圆形。年轻人髓腔宽大，老年人髓腔较年轻人小，根管亦细，这是随着年龄增长继发性牙本质形成所致。

（二）牙周组织

1. 牙周膜　X线片上显示为包绕牙根周围的连续不断的低密度线条状影像，厚度约为0.15mm～0.38mm，宽度均匀一致。

2. 牙槽骨　为松质骨，其牙间骨小梁多呈水平方向排列，根尖部有时见放射状排列，牙槽骨的正常高度应达到牙颈部。

3. 骨硬板　即固有牙槽骨，构成牙槽窝的内壁，包绕开根，X线片上显示为包绕牙根的连续不断的高密度线条状影像。

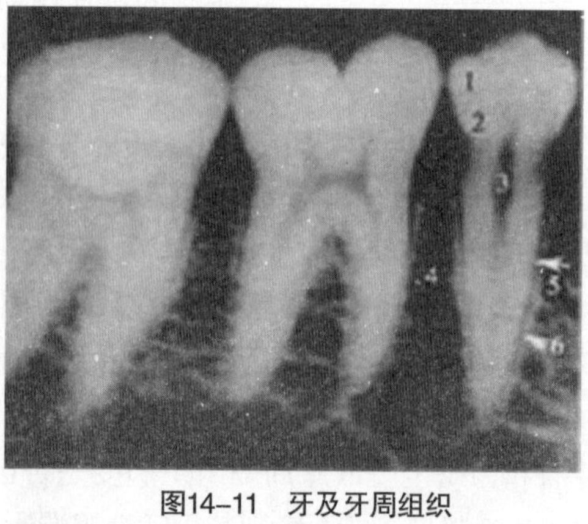

图14-11　牙及牙周组织

1. 牙釉质；2. 牙本质；3. 牙髓腔；4. 牙槽骨；5.牙周膜；6. 骨硬板

二、牙的发育与萌出

颌骨内的牙胚在其发育的不同时期有不同的X线影像。牙胚早期在颌骨内显示为一边缘清晰的圆形低密度的影像，外围有一条致密线影，为其周围的密质骨边缘。随着牙胚的发育，可见圆形的透影区内有小三角形高密度的影像出现，此为开始钙化的牙尖，以后逐渐形成牙冠及牙根。未发育完全的牙，根管粗大，根尖孔呈喇叭口状。牙萌出时，牙胚的牙槽突顶侧骨质开始逐渐吸收。牙萌出至牙槽突表面时，包绕牙胚周围的致密白线由咬合面或切缘至整个冠部逐渐消失，包绕牙根部分仍连续不断并形成牙周膜和骨硬板。正常牙胚完全位于颌骨内时，周围的致密白线应连续不断。如有缺损中断，则表示牙胚有破坏。混合牙列的X线片，应注意识别乳牙与恒牙及其相互关系。

三、颌面骨区

1. 上颌骨区

（1）切牙孔　位于两中切牙之间稍上方或在两个中切牙根尖中间，X线片显示呈圆形或椭圆形黑色影像。有时因投射角度的改变，可在一侧切牙根尖部显示黑色影像，注意误认为根尖周病变。

（2）鼻中隔　位于鼻腔中央，X线片显示为一白色线条状影像，将鼻腔分为左右两部分。

（3）鼻腔　X线影像呈现一较大的黑色区域，位于上颌切牙根部上方，被高密度的鼻中隔分成两部分。

（4）上颌窦　X线影像呈现一较大的黑色区域，位于上颌前磨牙和磨牙上方，周围绕以高密度的白色线条，为上颌窦的致密骨壁，正常情况下，牙根不突入上颌窦中，X线片显示连续不断的牙周膜及骨硬板影像，这是区别于牙根是否突入上颌窦的鉴别要点。

（5）腭大孔　X线片显示为圆形黑色影像，位于上颌第二、第三磨牙腭侧根尖上方。

（6）腭中缝　X线片显示为两中切牙之间呈线状的灰色阴影，自前向后延伸，两侧是高密度的黑白色影像，为两侧上颌骨的致密骨质。儿童时期因上颌骨未发育完成，呈现为较宽的黑色条状阴影（图14–12）。

（7）上颌结节　X线片呈现灰白色影像，位于上颌第三磨牙远中。

2. 下颌骨区

（1）营养管　为容纳进入牙槽骨的小血管，常见于下颌中切牙和侧切牙之间的牙槽骨上。X线片显示为与牙体长轴平行的黑色线条影像。

（2）颏棘　位于下颌骨两中切牙下方舌侧，下颌正中联合处。X线片显示为小圆形高密度的白色影像，其周围骨小梁稀少，为正常松质骨区。

（3）颏嵴　位于下颌中切牙的下方，向后延伸至前磨牙区之条状白色阴影（图14–13）。

（4）外斜线　位于下颌升支前线下部向下前方倾斜，X线片显示为高密度的白色带状影像，常重叠在第二、第三磨牙冠部、颈部或根部，此重叠和投照时的垂直角度大小有关。

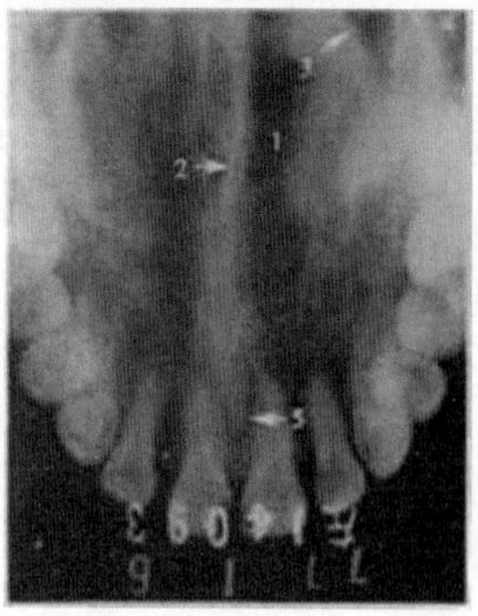

图14-12　正常上颌前部殆片X线影像

1.鼻腔；2.鼻中隔；3.鼻泪管；4.上颌窦；5.腭中缝

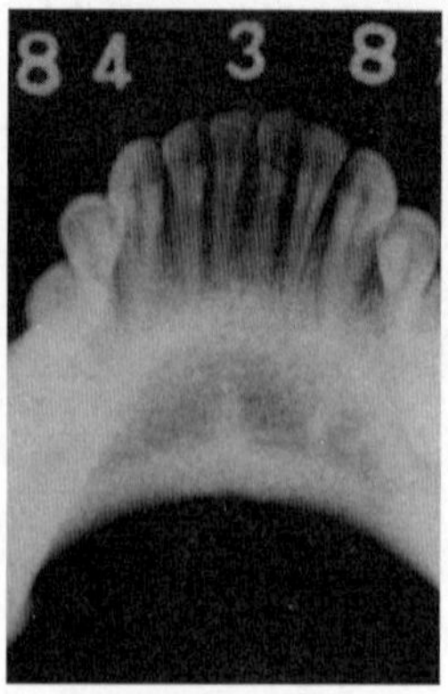

图14-13　下颌前部殆片X线影像

（5）下颌管　位于下颌磨牙根尖下方。X线片显示为横行带状低密度的黑色影像，宽约0.3cm，其两侧有高密度的灰白色线条状影像，为下颌管的致密骨层。由于投照垂直角度的影响，下颌管可与磨牙牙根互相重叠，由此可观察牙周膜及其骨硬板连续不中断来判断根尖并未突入下颌管中。

（6）颏孔　位于下颌前磨牙根尖区下方，X线片显示为一清晰圆形的黑色影像。若位于下颌前磨牙根尖部，则应注意与根尖肉芽肿相鉴别，其要点是观察牙周膜及骨硬板是否连续（图14-14）。

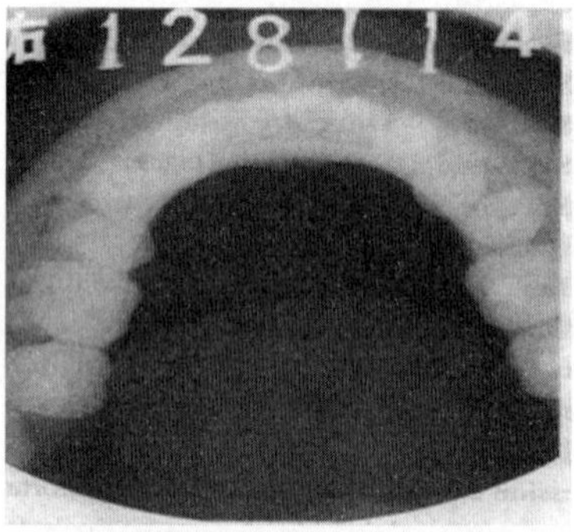

图14-14　下颌横断殆片X线影像

（7）下颌骨下缘　骨质致密，X线片呈现密度均匀增高的白色带状影像。

四、颞下颌关节

颞下颌关节的张闭口侧位片上可显示髁突、关节结节、关节窝、关节间隙、乳突蜂窝及内、外耳道，读片时通过两侧对比观察髁突形态是否对称、有无肿瘤、畸形等。闭口位时，髁突位于关节窝中间，两者之间有一半圆形条状黑色影像，为关节间隙，两侧是基本对称；张口位时，髁突向前下方移动，位于关节结节下方，两侧移动距离相等。X线片显示髁突骨质表面有整齐光滑的边缘，关节结节和关节窝骨质结构完整，表面有均匀整齐密度增高的白色条状影像。

五、唾液腺

1. 正常腮腺影像　X线片显示可见导管口位于和上颌第二磨牙相对的颊黏膜上。主导管长5～8cm，直径0.1～0.3cm，在腺体内呈多级分支状如树枝。腺泡充盈时，腺管细小，分支将不显示（图14-15）。

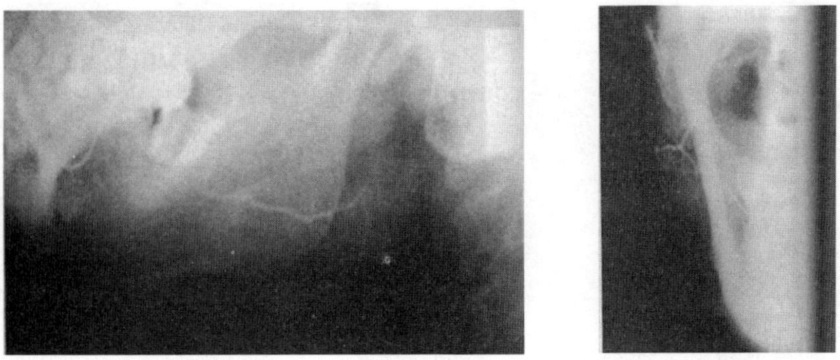

（1）　　　　　　　　　　　　（2）

图14-15　正常腮腺造影图像

（1）侧位片；（2）后前位片

考点提示　牙体、牙周组织、颞下颌关节的正常X线影像。

2. 正常颌下腺造影影像　X线片显示导管口位于舌下区前部，主导管长5～7cm，管径0.2～0.4cm。腺体位于下颌下三角内，主导管分支呈树枝状，腺泡充盈时，细小分支同样不显示（图14-16）。

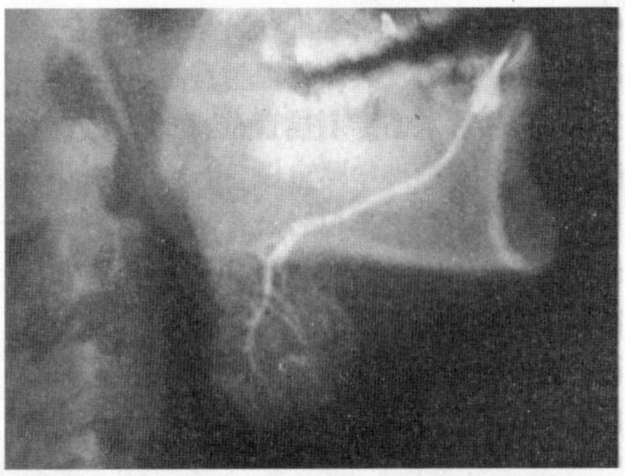

图14-16　下颌下腺造影侧位片

第四节　口腔常见典型病变的X线影像

扫码“学一学”

一、牙病变

1. 龋病　X线影像显示为龋坏区密度减低，为大小不同、深浅不同的牙体硬组织缺损，形成凹陷性洞状破坏，中心密度低，边缘密度逐渐增高，洞缘不清晰（图14-17）。

2. 牙外伤　牙外伤是临床上常见的疾病之一，多发生于前牙。常伴发于口腔颌面部的损伤，也可单独发生。外伤包括牙脱位以及牙折。

（1）牙脱位　轻度殆向脱位者，牙周膜间隙增宽，切缘超出正常邻牙切缘。重者牙从牙槽窝内脱出，造成牙缺失。嵌入性牙脱位，则牙周膜间隙消失，切缘低于正常邻牙的切缘，有时还可伴牙槽骨骨折（图14-18）。

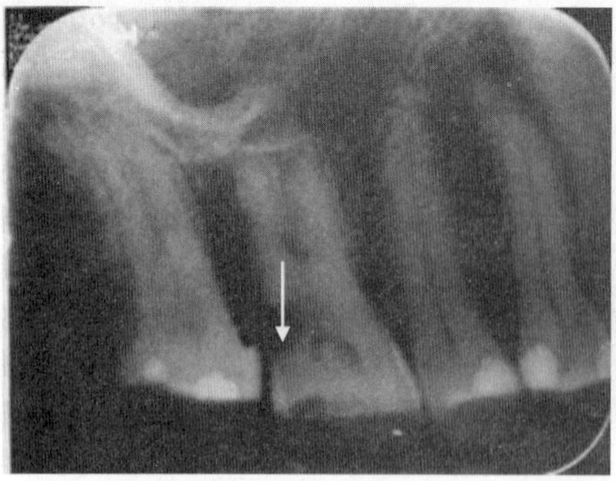

图14-17　中龋

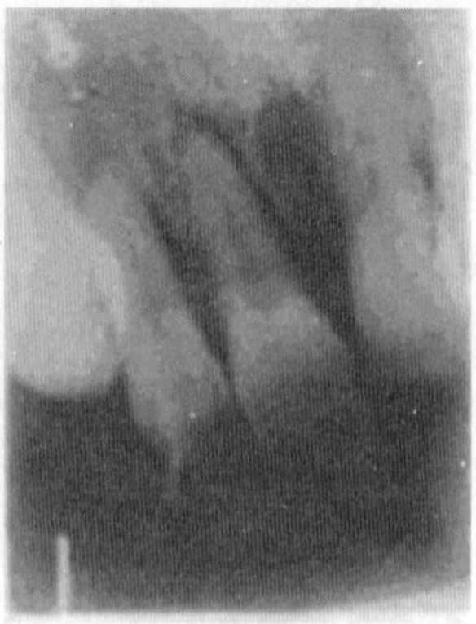

14-18　牙脱位

（2）牙折　X线片显示为不整齐的线状或锯齿状透射影像，牙体的连续性中断。陈旧性牙折，两断面吸收变平滑，X线片显示为明显、整齐、较宽的线状透射影像（图14-19）。

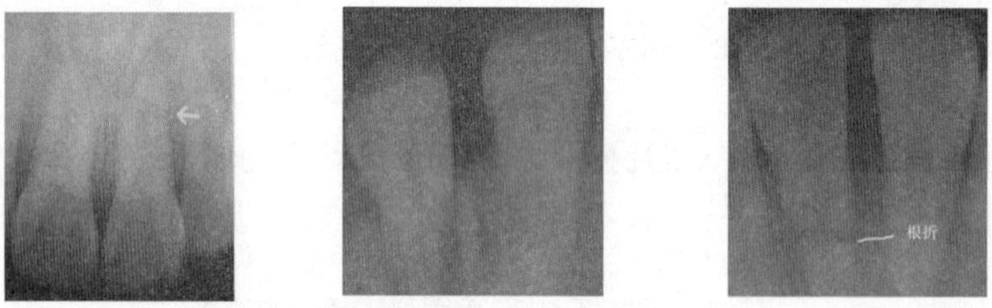

（1）　　　　（2）　　　　（3）

图14-9　牙折

（1）前牙根尖部折断；（2）后牙根部折断；（3）前牙陈旧性牙折

3. 牙发育异常

（1）畸形中央尖　常见于下颌前磨牙或上颌前磨牙，尤以下颌第二前磨牙多见。X线片显示为髓室高，根管粗大，根尖常有吸收，常合并根尖病变（图14-20）。

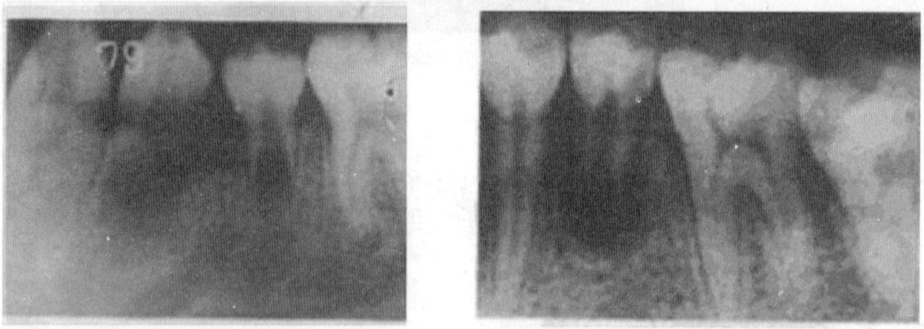

（1）　　　　（2）

图14-20　畸形中央尖

（1）35根尖呈喇叭口状，𬌗面可见突起的小牙尖，根尖无感染征象；（2）35牙根未形成，呈喇叭状，根尖有圆形低密度病变区

（2）额外牙　临床上多见于上颌切牙区及下颌前磨牙区，X线片显示为额外牙比正常牙体积小，如为埋伏的额外牙，还需通过定位摄片法，确定额外牙是位于唇侧或腭侧，以确定手术的进路（图14-21）。

（3）牙根异常　常见于下颌第一、二前磨牙，尤以下颌第三磨牙牙根的形态和数目多变。X线片显示牙根的数目及形态的异常。

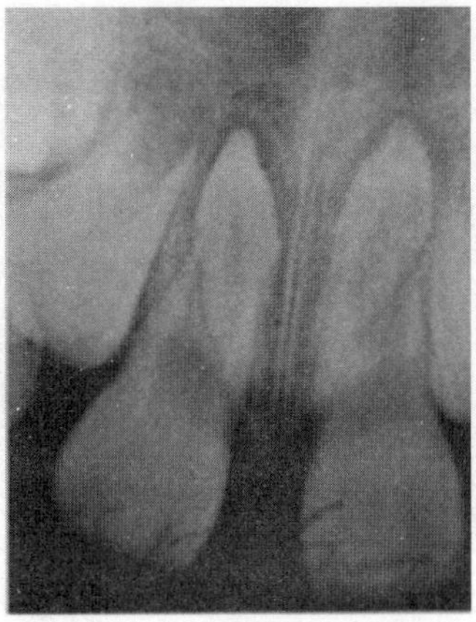

图14-21　两侧中切牙附近额外牙

（4）阻生牙　以下颌第三磨牙阻生最常见。通过X线检查，可以确定阻生牙的位置、方向、形态、牙根数目和弯曲分叉情况以及与邻牙与周围组织的关系，有利于对阻生牙的拔除，但应注意，因摄片角度及胶片安放位置不准确，所投照的阻生牙位置可有改变，因此需要结合临床检查作全面的分析，以制订正确的手术方法（图14-22）。

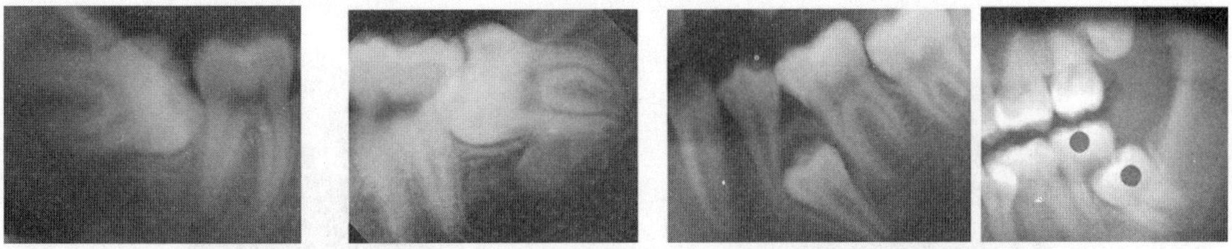

（1）　（2）　（3）　（4）

图14-22　阻生牙

（1）近中阻生；（2）水平阻生；（3）埋伏阻生；（4）低位阻生

二、根尖周病变

根尖周病变是指根尖及其周围组织所发生的病变，包括根尖周脓肿、根尖周肉芽肿和根尖周囊肿。根尖周病X线检查十分必要，能帮助确定病变的性质、程度及范围，有助于治疗方案的制订。

1. 根尖周脓肿　在X线片上显示根尖的骨组织被破坏，根尖周区有边缘不齐近似圆形密度减低的影像。病变急性期早期，X线片常不显示根尖周骨质有明显改变（图14-23）。

2. 根尖周肉芽肿　患牙根尖周为肉芽肿性病变，X线片显示为圆形或卵圆形的密度减低区，病变形状较规则，边界清晰，无致密线条围绕，但边缘密度较中心稍高。一般范围较小，直径多不超过1cm（图14-24）。

3. 根尖周囊肿　X线片显示囊腔呈均匀黑色影像，囊肿周围有密度较高的白色线条包绕，称为骨化环。囊肿若合并感染，则密度增高，呈灰色影像，骨化环可能消失（图14-25）。

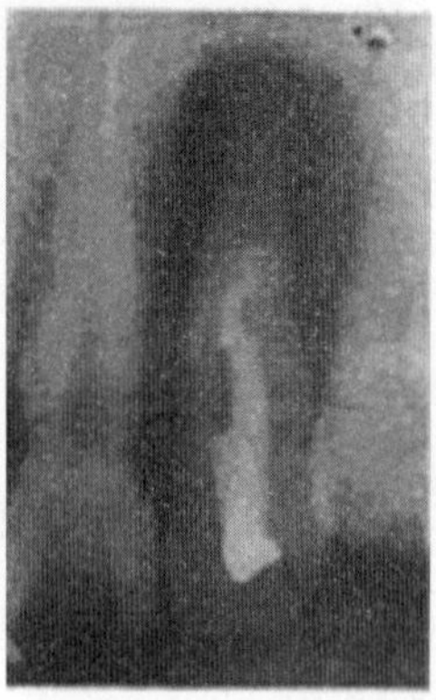

图14-23 根尖脓肿

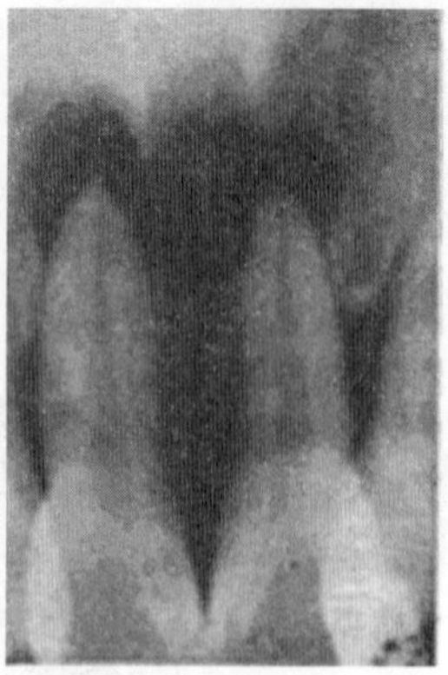

图14-24 根尖周肉芽肿

三、牙周疾病

牙周疾病常用的检查方法有根尖片、殆翼片和曲面体层片。

1. 水平型牙槽骨吸收 常见于成人牙周炎和青少年牙周炎。X线片显示牙槽嵴顶吸收，牙间隙增宽，硬板消失，骨纹排列紊乱，牙松动移位，特别是上颌前牙，多向前呈扇形突出（图14-26）。

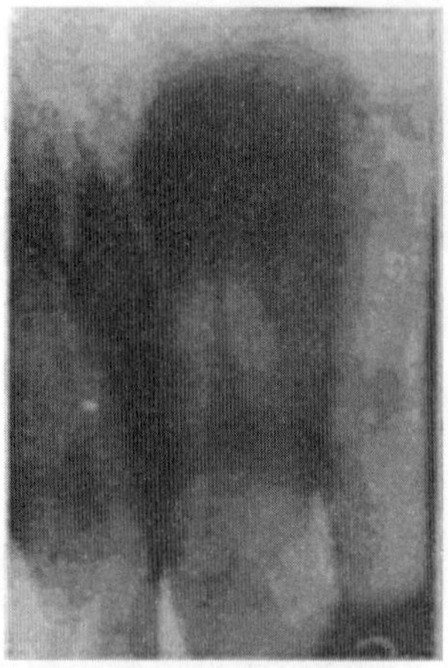

图14-25 根尖周囊肿

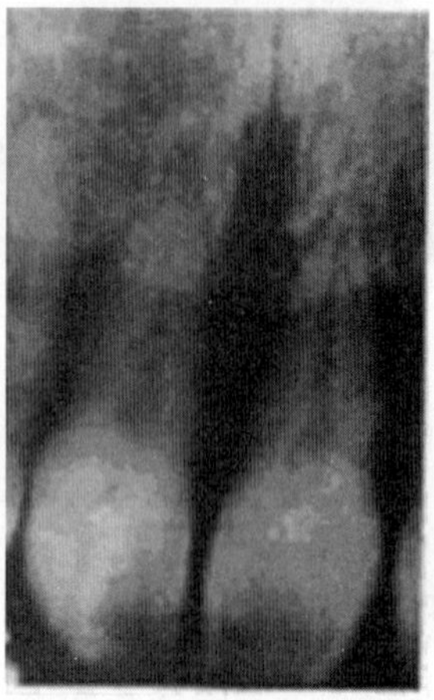

图14-26 牙槽骨水平吸收

2. 垂直型牙槽骨吸收 多见于成人复合型牙周炎。X线片显示患牙一侧的牙槽骨顺牙纵轴方向向根尖吸收成楔形骨质缺损，牙周膜间隙增宽，骨硬板消失或不连续，根尖也可见吸收。严重的创伤，牙槽骨吸收成杯状，称杯状吸收（图14-27）。

3. 混合型牙槽骨吸收 X线片显示为牙槽嵴呈广泛水平吸收，同时伴有个别或多数牙槽嵴的垂直吸收。这常是牙周病的晚期表现，牙槽嵴水平吸收严重者牙多松动明显，松动牙会给牙槽骨带来侧方创伤（图14-28）。

（1）22根管内不规则充填物，根尖区圆形低密度病变区，边缘不整齐。

（2）11根尖低密度病变区，边界较清楚，病变区密度稍高。

（3）11根尖低密度病变区，密度均匀，边界清楚，可见致密白线。

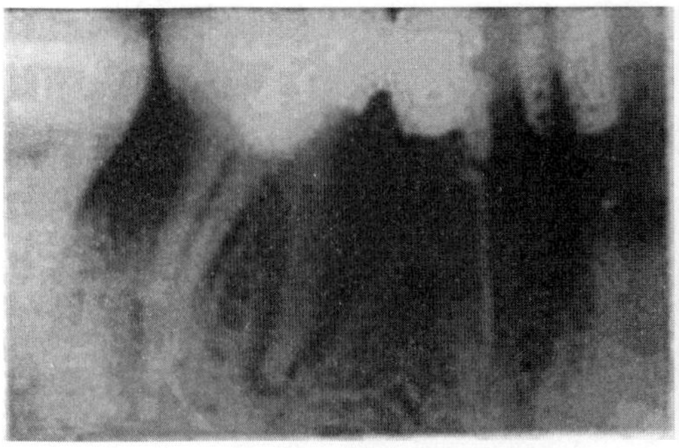

图14-27　牙槽骨垂直吸收

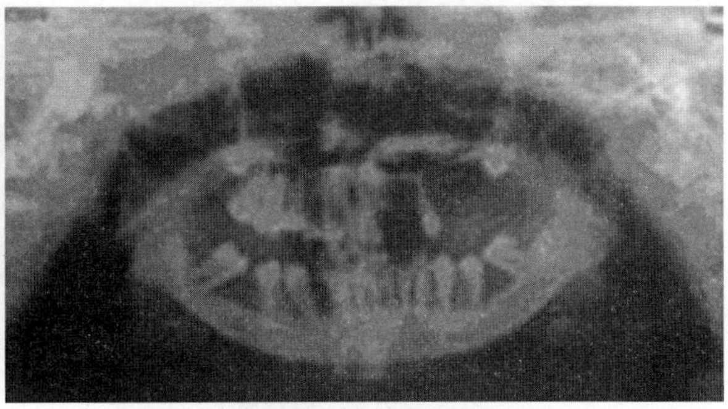

图14-28　牙槽骨混合性吸收（曲面体层片）

四、颌面骨常见疾病

（一）颌骨骨髓炎

1. 中央性颌骨骨髓炎

（1）弥散型　X线片呈现为点状阴影，骨小梁破坏增多、骨髓腔融合时，则呈现为斑片状阴影，这种破坏的特点是以病源牙为中心，逐渐移行于正常骨组织（图14-29）。

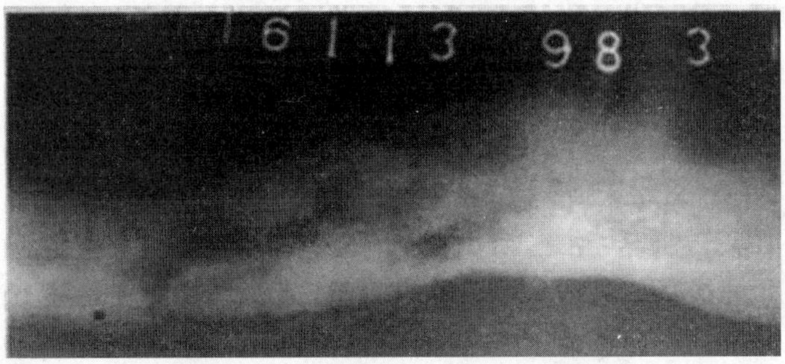

图14-29　牙源性中央性颌骨骨髓炎

下颌体腔片显示骨质弥散性破坏区边界不清，下颌骨下缘密质骨外可见骨膜反应。

（2）局限型　有大量骨质破坏以及死骨形成，病灶边缘较整齐。死骨的密度一般较高，这是因为死骨周围的肉芽组织密度较低，两者相对比而言。

2. 边缘性颌骨骨髓炎

（1）溶解型　X线片显示为骨膜增厚，骨密质粗糙，骨小梁稀疏不均，颌骨有局限的密度减低区，无明显死骨形成。常见于下颌升支部（图14-30）。

（2）增生型　常见于青年人，病变特点以骨质增生为主，而溶解破坏少。X线片显示骨密质增生，骨质呈致密影像。

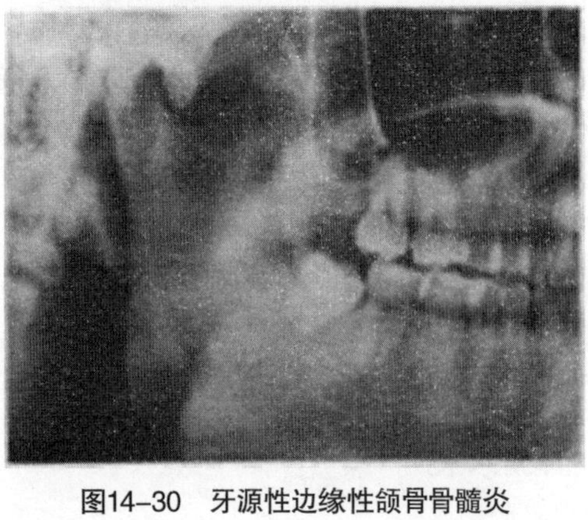

图14-30　牙源性边缘性颌骨骨髓炎

曲面体层片（局部）显示右下颌第三磨牙近中倾斜阻生，喙突下方升支骨质局限性破坏。

（二）颌骨骨折

骨折线在X线片中主要显示为低密度的裂隙状影像；骨折线宽窄的清晰度与断骨的裂开程度有关；骨折线的边界一般都清晰且锐利，

可呈直线状、锯齿状或不规则状影像。

1. 牙槽突骨折 牙槽突骨折以根尖片及𬌗片最常用。骨折线为横行、斜行或纵行，其表现为不规则、不整齐的低密度线条状影像。常伴有牙损伤（图14-31）。

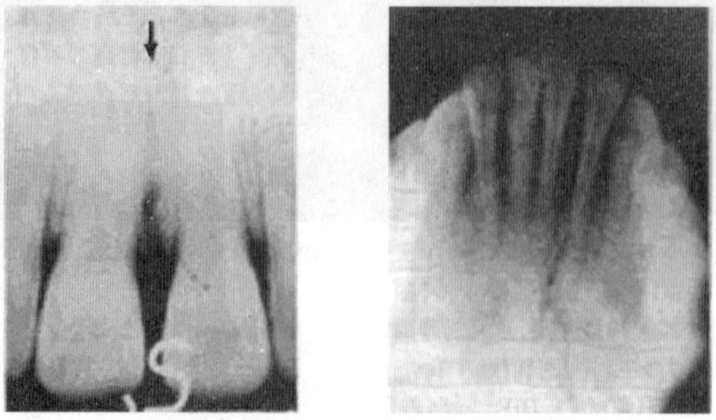

（1）　　（2）

图14-31　牙槽突骨折

（1）上切牙根尖片显示上中切牙间牙槽骨呈纵行骨折（箭头）；（2）下颌前部𬌗片显示左下切牙间牙槽骨纵行骨折

2. 下颌骨骨折 X线检查可选择下颌骨后前位、下颌骨侧斜位、下颌开口后前位、下颌前部𬌗片及曲面体层片等。髁突骨折还可选用颞下颌关节位及侧位体层片。曲面体层片对显示多发骨折比较理想。此外，也可选择CT检查。

颌骨骨折可单发、多发或粉碎性骨折。下颌骨骨折好发生于颏部正中联合、颏孔、下颌角、髁突颈部等生理薄弱部位（图14-32）。

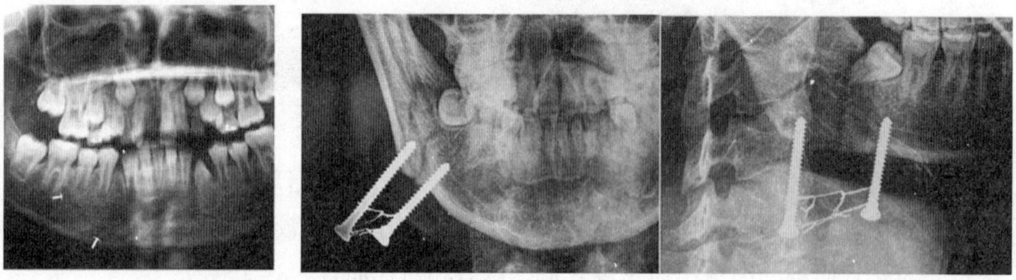

图14-32　下颌骨骨折

（1）下颌颏孔区骨折；（2）下颌角部骨折（下颌骨正、侧位片）

3. 上颌骨骨折 上颌骨骨折X线检查常首选华特位片，腭骨骨折则可以于上颌𬌗片显示。怀疑有颅底骨折时，视病情轻重，选择适当的时间或待伤情稳定后再行X线检查。对于上颌骨复杂骨折，最好选用CT检查。

上颌骨骨折按其好发部位，X线分为3型。即Le Fort Ⅰ型骨折、Le Fort Ⅱ型骨折和Le Fort Ⅲ型骨折。上颌骨骨折易发生于骨缝连接处，故应与正常骨缝进行区别。

4. 颧骨、颧弓骨折 华特位是颧骨骨折X线检查的首选方法。颧弓位可清楚显示颧弓骨折（图14-33）；CT检查尤其是三维CT成像能立体地显示骨折类型、移位程度及颧弓与喙突的关系（图14-34）。

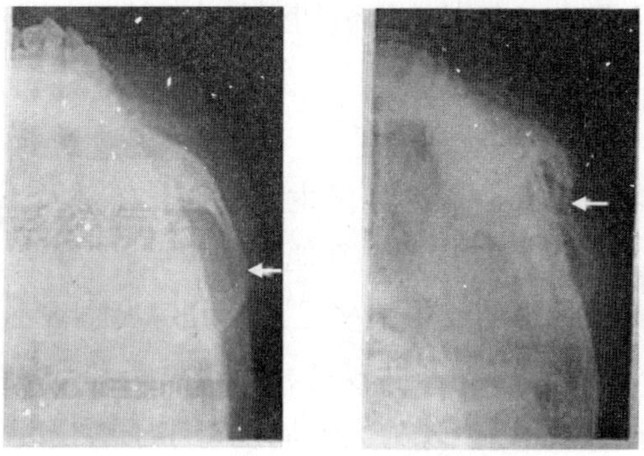

图14-33　颧弓位片示颧弓骨折

（1）左颧弓 单发线状骨折（箭头）；（2）左颧弓 三线骨折，呈M型（箭头）

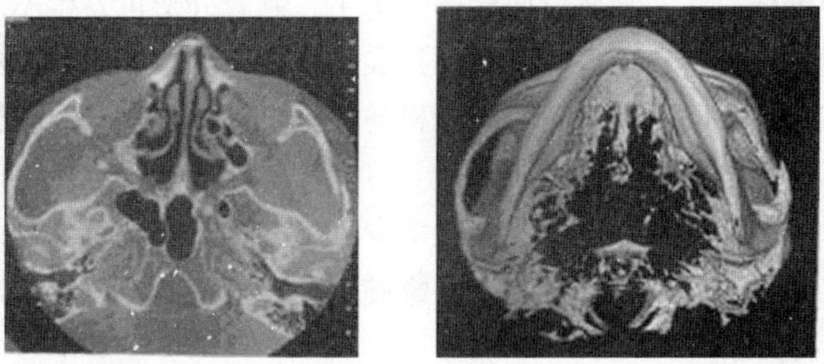

（1）　　（2）

图14-34　左颧骨、颧弓骨折

（1）口腔颌面横断CT图像显示左颧骨、颧弓骨折；（2）同一患者颅底外面观三维CT图像

（三）口腔颌面部囊肿、肿瘤和瘤样病变

1. 颌骨囊肿　各类颌骨囊肿X线片显示它们既有相同之处，又有各自特点，如单囊型，在颌骨内呈圆形或卵圆形、大小不等的黑色影像，周围绕以致密的骨化环；多囊型，形状不规则，囊腔内可见分隔，边缘清晰，轮廓鲜明，周围有致密完整的骨化环包绕。含牙囊肿内可见牙冠，囊壁多连于冠根交界处，上颌者易侵及上颌窦及鼻腔，下颌则常使下牙槽神经因受压而移位（图14-35）。

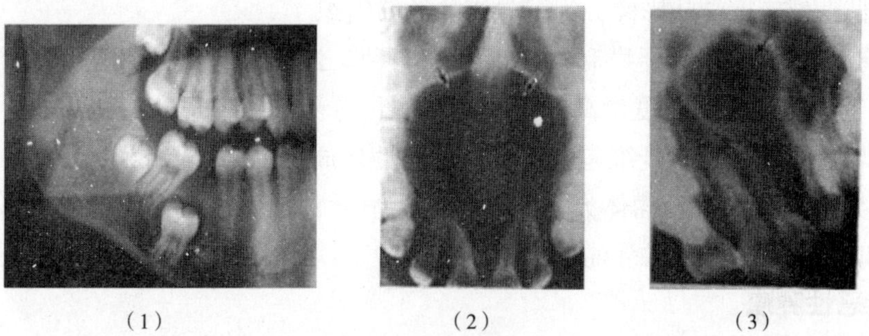

（1）　　（2）　　（3）

图14-35　颌骨囊肿

（1）颌骨含牙囊肿；（2）鼻腭管囊肿；（3）球上颌囊肿

（1）颌骨含牙囊肿　下颌骨侧斜位片显示右下颌角和升支区有单囊圆形低密度病变，内含牙，牙冠朝向囊腔。

（2）鼻腭管囊肿　上颌前部殆片显示鼻腭管区囊肿呈“心”形（箭头），两中切牙被挤压移位。

（3）球上颌囊肿　上颌殆片显示上颌侧切牙与尖牙之间有囊状阴影（箭头），两牙牙根被推分开。

2. 颌骨良性肿瘤

（1）成釉细胞瘤　常发生于下颌，多发生于下颌骨体部及下颌角部。X线片上成釉细胞瘤表现多样，主要分为多房型和单房型，其他类型少见。

1）多房型　多房型在成釉细胞瘤中最多见，其分房大小常不等，且成群排列，相互重叠。各房一般呈圆形或卵圆形。房隔密度较高，可以是锐利光滑的高密度骨嵴，也可以是密度略淡的纤维条隔。有的病灶还表现为大囊周围有小子囊出现。整个病变边缘清晰，多为密度增高的白线所包绕。如有继发感染，该白线可呈模糊状，周围骨质可有局部硬化。多数成釉细胞瘤可使受侵颌骨呈程度不等的膨胀改变，严重者可使颌骨边缘的密质骨膨出，表现为一层薄纸样白线。膨胀以向唇颊侧为主，颌骨外形可发生不对称改变。肿瘤内可含不同发育阶段的埋伏牙，两者的关系往往表现多样化。被肿瘤包绕的牙根可因肿瘤侵蚀而呈锯齿状或截断状吸收。肿瘤还可向牙根与牙根之间的牙槽骨内生长并造成牙槽骨吸收，两相邻牙根也可被推分开（图14–36）。

2）单房型　单房型成釉细胞瘤较多房型少见，其X线表现特点为一个单房状低度影像，边缘呈分叶状，有切迹。与颌骨牙源性囊肿相比，切迹一般多见于该肿瘤。肿瘤内可含牙，多有牙根锯齿状吸收。

3）蜂窝型　蜂窝型成釉细胞瘤也较多房型少见。所谓蜂窝是指大小基本相等的小分房，房隔厚且粗糙不规则，多为真性骨嵴。肿癌边缘清晰。完全呈蜂窝状改变的成釉细胞瘤并不多见，其多与成釉细胞瘤的多房型或单房型的大房同时存在。肿瘤内可以含牙。

4）局部恶性征型　该型成釉细胞瘤最为少见。X线片显示受侵颌骨无膨胀改变，但颌骨骨小梁和密质骨溶解消失，颌骨外形轮廓也随之消失，这种X线表现颇似颌骨恶性肿瘤，唯肿瘤内或边缘残留的不全房隔可以与恶性肿瘤鉴别。临床上这类肿瘤生长较快，有反复出血史。

（2）牙骨质瘤　X线片显示与牙根相连续、界限清楚，呈密度增高不均匀的团块状影像，周围可见一低密度带状影像，为其包绕的结缔组织。

（3）牙瘤　有混合性牙瘤和组合性牙瘤两种。混合性牙瘤X线摄片显示颌骨骨质膨胀，有相当于牙体硬组织密度增高的团块状影像，分不出牙的形态，团块边界清晰，周缘常有一条清晰的低密度带状纤维包膜围绕；组合性牙瘤X线摄片显示为颌骨内有许多大小不等、形态各异的小牙堆积。瘤体大小变异很大，恒牙常被肿瘤阻挡而不能萌出。有时牙瘤可与囊肿同时存在，故有囊性牙瘤的诊断。

3. 颌骨恶性肿瘤

（1）下颌骨癌　X线摄片显示，原发性颌骨内鳞状细胞癌主要表现为低密度溶骨状破坏，边缘凹凸不平呈虫蚀状。病变一般局限于颌骨内，进一步发展后可侵犯密质骨和周围软组织，并可引起病理性骨折（图14–37）。

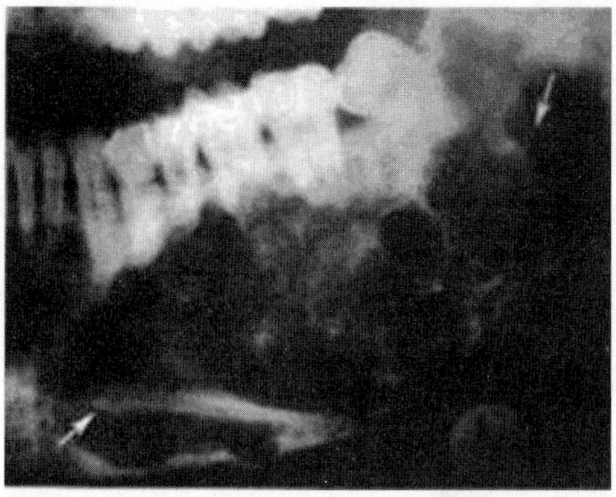

图14-36　颌骨成釉细胞瘤

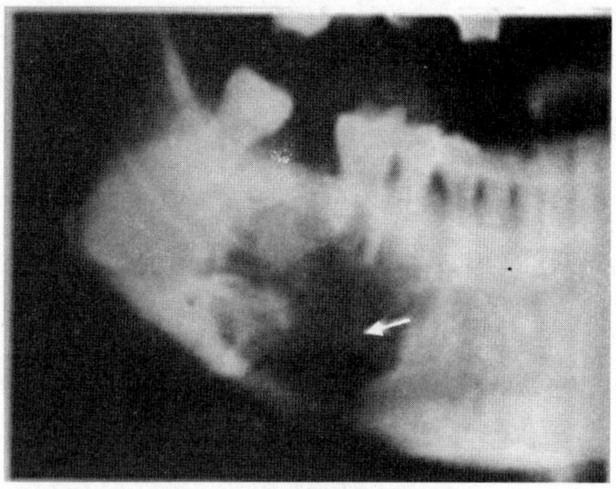

图14-37　颌骨原发性颌骨内鳞状细胞癌

下颌曲面体层（局部）示右下颌骨体部低密度溶骨病灶（箭头），边界模糊，本病局限于颌骨内。

（2）颌骨肉瘤　X线片显示肿瘤无明显界限，骨结构紊乱，有明显的骨质破坏区同时还有骨质增生。病变区瘤骨可呈日光放射状影像，边缘不规则，呈侵蚀性破坏。

五、颞下颌关节常见疾病

可用许勒位、下颌升支侧斜位、曲面体层及关节正、侧位体层片检查。必要时应行CT检查。

1. 纤维性强直　X线片显示为关节骨性结构有不同程度破坏，形态不规则，关节间隙模糊不清且密度增高。

2. 骨性关节强直　X线片显示为关节正常骨结构形态完全消失，无法分清髁突、关节窝和颧弓根部的形态及其之间的界限，而被一个致密的骨性团块所代替。病变广泛者尚可累及乙状切迹、喙突和颧弓，而于下颌升支侧斜位片上显示为T形骨性融合（图14-38）。

若儿童时期患本病，可影响颌骨的发育而形成颌骨畸形，X线检查可见有升支短小、下颌角成直角状、角前切迹加深、牙萌出于下颌升支高处等。不少患者喙突可有明显伸长。

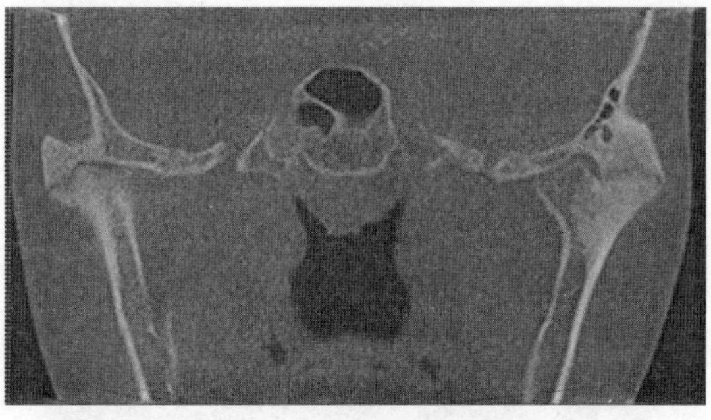

图14-38　髁状突骨性强直

六、唾液腺常见疾病

影像学检查对于唾液腺疾病的诊断有重要意义。唾液腺造影术是最早的影像学检查方法之一，在CT、超声及核医学检查技术出现之前，唾液腺造影术是能够较好地显示唾液腺导管及腺实质的唯一的影像学检查手段。随着影像学检查技术的不断发展，CT、超声及核磁共振成像等新型检查方法在唾液腺肿瘤诊断方面已逐渐取代了传统的唾液腺造影术。

1. 唾液腺结石病 唾液腺导管或腺体内形成钙化团块而引起的一系列病症称为唾液腺结石病。阳性结石用X线平片即可检查。怀疑下颌下腺结石在导管前段者，可用下颌横断殆片检查（图14-39），有10%～20%的导管结石是不阻射X线的，称阴性结石。阴性结石在X线平片上不能显示，需用唾液腺造影术进行检查。

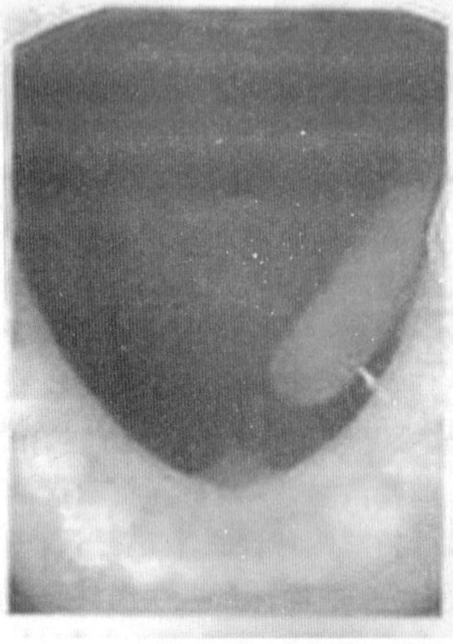

图14-39 左侧颌下腺导管结石

下颌横断殆片显示左侧下颌下腺导管前段结石，呈柱状高密度影，沿下颌下腺导管走行方向排列（箭头）。

2. 唾液腺炎症 慢性唾液腺炎症通过唾液腺造影X线摄片检查诊断。而急性唾液腺炎症禁忌唾液腺造影检查。

（1）慢性复发性腮腺炎 主导管一般无异常改变或轻度扩张不整；分支导管因尚未发育成熟，显示稀少；末梢导管扩张呈点状、球状，少数甚至可呈腔状（图14-40），副腺体也可受累；排空功能迟缓。

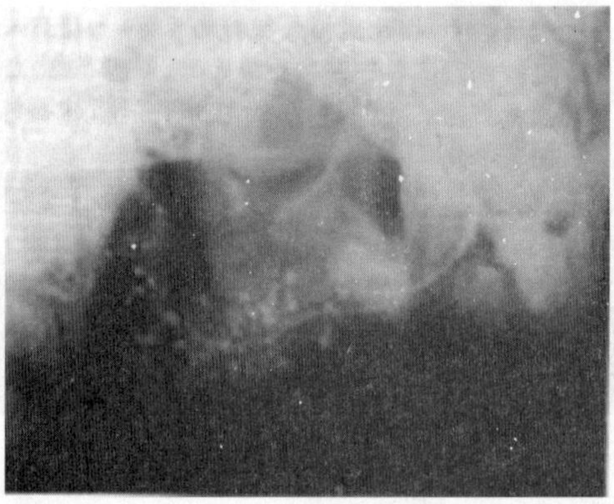

图14-40 儿童复发性腮腺炎

唾液腺造影检查见左腮腺末梢导管扩张呈点、球状和腔状

（2）慢性阻塞性唾液腺炎 唾液腺造影术是阻塞性唾液腺炎的主要检查方法，其表现为导管系统的扩张不整，首先表现为主导管扩张，或导管扩张与狭窄互相交替呈腊肠状；逐渐波及分支导管，甚至出现末梢导管扩张征象。

3. 唾液腺肿瘤

（1）良性肿瘤　唾液腺造影X线片显示主导管移位、拉长或被推成屈曲状；分支导管移位而包绕肿瘤，但边缘整齐，无中断现象，呈抱球状或被肿瘤压迫至一侧呈线束状；腺泡充盈缺损处，系肿瘤所在位置，即占位性病变（图14–41）。

（2）恶性肿瘤　唾液腺造影X线片显示导管系统可有缺损中断，腺体被破坏时，碘油外溢，呈点状、片状，甚至呈不规则的团块状阻射区（碘油池）。

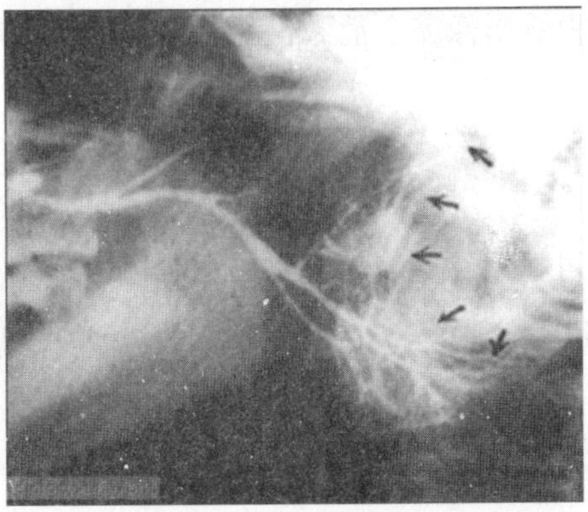

图14–41　腮腺多形性腺瘤

本章小结

本章讲述了口腔颌面医学影像技术的基本情况；口腔颌面X线投照技术的各个种类；介绍了口腔X线影像及口腔常见典型病变的X线影像。

习　题

扫码"练一练"

一、选择题

【A1/A2型题】

1. 显示双侧下颌升支后前位影像最好的是

A. 上颌骨失牙位片　　B. 下颌骨升支侧位片

C. 下颌骨后前位片　　D. 下颌骨开口后前位片

E. 下颌骨升支切线位片

2. 投照前牙时胶片边缘要离出切缘

A. 3mm　　B. 4mm

C. 6mm　　D. 7mm

E. 8mm

3. X线片上见到在上颌侧切牙和尖牙之间有倒梨形囊状透射区，两牙根被推分开，提示

A. 牙源性角化囊肿　　B. 含牙囊肿

C. 鼻腭管囊肿　　D. 球上颌囊肿

E. 正中囊肿

4. 成釉细胞瘤的主要X线表现为

A. 骨质破坏呈蜂房状透射阴影

B. 有骨膜反应

C. 多房性囊肿样阴影，边缘不齐呈半月形切迹

D. 有虫蚀样破坏

E. 在囊内的牙根失无吸收现象

5. 在X线片上，髓室及根管影像完全消失，不能分辨出髓腔界限表示有

A. 牙髓充血　　B. 牙髓炎

C. 弥散性牙髓钙化　　D. 牙髓坏死

E. 牙内吸收

6. 继发龋是指X线片上可显示在金属填充物的窝洞边缘，牙硬组织破坏形成密度____的不规则的窄缝，边缘常不光滑。

A. 增高　　B. 减低

C. 不均匀　　D. 均匀

E. 无改变

7. 颧骨、颧弓复合体骨折最佳的检查片位为

A. 华氏位和曲面体层　　B. 曲面体层和颧弓位

C. 华氏位和经咽侧位　　D. 华氏位和颧弓位

E. 曲面体层和经咽侧位

8. 阳性结石应当采用方法检查

A. 唾液腺造影　　B. 核素显像

C. X线平片　　D. CT

E. 磁共振

9. 欲观察颞下颌关节间隙变化，应选择何种片位

A. 髁突经咽侧位片　　B. 曲面体层片

C. 许勒位片　　D.头颅侧位

E. 华氏位

10. 颞下颌关节紊乱病常规X线检查方法中，下述哪一种是不需要的

A. 许勒位　　B.曲面体层

C. 华氏位　　D. 髁突经咽侧位片

E. 头颅侧位

11. X线检查对下列哪种牙髓病具有诊断价值

A. 牙髓炎　　B. 牙内吸收

C. 牙髓钙化　　D. 牙内吸收和牙髓钙化

E. 牙髓坏死

12. 患者，男，25岁。颏部外伤5小时，已拍摄全口曲面体层片显示下颌正中及双侧髁状突骨折。欲观察下颌骨断端移位应投照

A. 下颌前部𬌗片　　B. 下颌横断𬌗片

C. 下颌开口后前位片　　D. 下颌骨侧位片

E. 下颌骨正位片

13. 欲观察髁状突骨折内外移位情况，应投照

A. 下颌骨侧位片　　B. 经咽侧位

C. 许勒位　　D. 下颌开口后前位片

E. 颞下关节侧位体层片

14. 患者，男，26岁。因车祸面部外伤3天，检查见两侧面部不对称，右侧下睑肿胀，淤血。口内检查右侧后牙早接触，应先拍哪个片位的X线片

A. 全口曲面体层片　　B. 上颌前部殆片

C. 上颌正位体层片　　D. 华特位片

E. 颧骨后前位

二、简答题

骨折的基本X线表现有哪些？

实训指导

实训一　口腔颌面外科临床检查

【目的和要求】

能够对口腔、颌面部、颈部、颞下颌关节及唾液腺进行正确检查和正确描述。

【实训内容】

1. 口腔检查。
2. 颌面部检查。
3. 颈部检查。
4. 颞下颌关节检查。
5. 唾液腺检查。

【实训器材】

器械盘、口镜、镊子、探针、直尺、橡皮手套或指套等。

【方法与步骤】

1. 口腔检查

（1）口腔前庭检查　依次检查唇、颊、牙龈黏膜、唇颊沟以及唇颊系带情况。观察有无颜色异常、瘘管、溃疡或新生物，腮腺导管乳头有无异常（红肿、溢脓等），例如：重金属中毒者牙龈边缘可有色素沉着（铅、汞中毒时出现蓝黑色线状色素）；慢性骨髓炎或根尖周炎症可见瘘管；溃疡性龈炎可致龈乳头消失；化脓性腮腺炎可有腮腺导管口红肿、溢脓。

（2）牙及咬合检查　检查时常需结合探诊和叩诊以检查牙体硬组织、牙周和根尖周等情况，如有无龋坏、缺损、探痛、叩痛及牙松动等。

检查咬合关系时，应观察咬合关系是否正常，以确定有无骨折、颌骨畸形、颌骨肿瘤和颞下颌关节病等病变。

检查张口度情况，以确定其是否张口受限，并分析影响张口运动的因素。张口受限常表示咀嚼肌群（升颌肌）或颞下颌关节受累，也可因骨折移位阻挡（如颧弓骨折移位阻挡下颌喙突运动）或瘢痕挛缩等原因所致。检查张口度时以上下中切牙的切缘间之距离为标准，正常人的张口度大小约相当于自身的示、中、无名三指合拢时三指末节的宽度。

（3）固有口腔及口咽检查　依次检查舌、腭、口咽、口底等部位的颜色、质地、形态和大小。注意有无溃疡、新生物和缺损畸形。注意观察舌质和舌苔变化。舌、软腭、腭垂（悬雍垂）、舌腭弓、咽腭弓的运动更具临床意义；必要时还应检查舌的味觉功能，咽侧壁、咽后壁以及腭咽闭合情况是否异常。检查口底时应注意舌系带和下颌下腺导管开口等情况。

对唇、颊、舌、口底、下颌下区的病变，可行双手口内外合诊进行检查，以便准确地了解病变的范围和性质。双合诊可用一手的拇、示指，或双手置于病变部位的上下或两侧进行。前者适用于唇、舌部的检查，后者则在口底、下颌下检查时常用。双合诊应按“由后往前”的顺序进行。

2. 颌面部检查

（1）表情与意识神态检查　根据面部表情变化，判断是口腔颌面外科疾病的表现，还是全身疾病的反映。同时可了解意识状态、体质和病情轻重。

（2）颌面部外形与色泽检查　观察与比较颌面部的外形、左右是否对称、比例是否协调、有无突出和凹陷。皮肤的色泽、质地和弹性变化等。

（3）面部器官检查　观察眼、耳和鼻等情况。如用尺或目测瞳孔大小、用尺测量瞳孔是否位于同一平面，用电筒测对光反射是否存在等，观察眼球的上下左右运动、视力及有无复视等；检查耳、鼻有否液体渗出、畸形及缺损等。

（4）病变的部位和性质　病变的部位、大小、范围、深度、形态及有无移动度、触痛、波动感、捻发音等体征，另外还需进行面部左右对称部位的棉丝拂诊试验及“扳机点”检查。

（5）语音及听诊检查　检查有无病理语音、舌根部肿块的含橄榄语音、动静脉畸形的吹风样杂音、颞下颌关节的弹响等。

3. 颈部检查

（1）一般检查　注意观察颈部的外形、色泽、轮廓、活动度，有否肿胀、畸形、斜颈、溃疡及瘘管。

（2）淋巴结检查　①明确淋巴结扪诊的重要性，了解淋巴结的引流解剖区。②扪诊手法应注意轻柔，医师可站在患者的右前方或右后方。③扪诊顺序：环行链淋巴结——枕部、耳后、耳前、腮腺、面颊部、下颌下、颏下。纵行链淋巴结——颈深上、中、下淋巴结以及锁骨上淋巴结。④扪诊时注意使患者肌肉放松，如检查下颌下三角时嘱患者低头偏向患侧，以示指、中指轻扪下颌下区，如检查颈深淋巴结群时应请患者头偏转向患侧，以示指、中指及无名指置于胸锁乳突肌前缘，向后及深部触摸，自上而下仔细检查。⑤记录各区淋巴结的数目、大小、性质、硬度、活动度等情况。

4. 颞下颌关节检查　以两手小指伸入外耳道内，向前方触诊。以两手拇指分别置于两侧耳屏前关节外侧，嘱患者作张闭口运动，检查髁状突的动度及有无弹响、摩擦音等；各关节区及咀嚼肌群有否压痛；张口度及侧向运动度；另外还需检查面部左右是否对称、下颌骨各部位有否畸形，上、下颌中线及切牙中线是否居中，下颌运动是否偏斜及咬合关系是否良好。

5. 唾液腺检查　腮腺触诊一般以示、中、无名三指平触为宜，忌用手指提拉触摸；下颌下腺及舌下腺的触诊则常用双手合诊法检查。另外还需检查各腺体的大小、形态、有否肿块，口内的导管有否充血、肿块、变硬、有无结石，以示、中、无名三指平触并由后向前检查腮腺及下颌下腺的分泌液情况等。

【反馈及测评】

评定学生对口腔颌面外科临床检查方法和描述的掌握程度。

口腔颌面外科临床检查评分表

内容	分值	得分
口腔检查	30分	
颌面部检查	30分	
颈部检查	10分	
颞下颌关节检查	20分	
唾液腺检查	10分	

评分：

教师签名：

日期：

实训二　口腔颌面外科门诊病历书写

【目的和要求】

1. 能够独立书写口腔颌面外科门诊病历。
2. 学会树立整体观点，全面看待问题。

【实训内容】

1. 学习门诊病历的必需项目。
2. 学习门诊病历撰写的基本要求。
3. 学习门诊会诊申请撰写的基本要求。
4. 写一份门诊病历。

【实训器材】

器械盘、口镜、镊子、探针、直尺、橡皮手套或指套等。

【方法与步骤】

学生相互询问和检查，并写一份门诊病历。力求内容完整、简明扼要、重点突出、文字清晰易辨、撰写。门诊病案记录应注意以下各点：

（一）门诊病历项目要求

姓名、性别、年龄、婚姻、职业、出生地、民族（国籍）、户口／居住地址、电话、工作单位与电话、过敏药物名称及就诊日期与诊断。

1. 门诊病历一般项目必须逐项填写。

2. 每次应诊必须完整填写就诊日期（危急症患者更须加注时、分）和就诊科室，若患者先后 就诊两个以上科室，则各科分别填写就诊日期和科别。

3. 完整的门诊病史均应包括以下各项内容：①主诉；②病史；③体格检查；④实验室

检查；⑤初步诊断；⑥治疗计划；⑦当日处理；⑧医师完整签名等部分。

（二）撰写基本要求

1. 初诊病史

（1）主诉　为患者就诊要求解决的主要问题。字数应精简，但应包括时间、性质、部位及程度，但对某些疾病，例如要求行整复术者则不一定强求以上形式，直述其要求即可。患者如有两种以上的主诉，应记录其最主要者，其他次要的主诉，可以选择性地简单记述。

（2）病史　要突出主诉、发病过程、相关阳性症状及有鉴别诊断价值的症状表现。同住院病史要求。

（3）体格检查　以口腔颌面部检查为主。如有全身性疾病，应做必要的体检，如心脏听诊、血压测量等，并记录检查结果。基本同住院病史中的专科检查。

（4）实验室检查　要详细摘录以往及近期的实验室检查或特殊检查结果，用于比较或引用。

（5）诊断　应按主次排列，力求完整全面，要严格区分确定的、不确定的或尚待证实的诊断。

（6）治疗计划　包括下列内容之一或数项。①提出进一步检查的项目（及其理由）；②治疗用药（药名、剂型、剂量规格、总量、给药方法、给药途径）；③随即（立即）会诊或约定会诊申请或建议；④其他医疗性嘱咐；⑤病休医嘱。

（7）当日处理　某些疾病不能一次治疗完毕，需写明当日的处理，作为下次处理时的依据。

（8）医师签名　要求签署与处方权留迹相一致的全名。实习医师应有上级医师签名，以示负责。

2. 复诊病史

（1）复诊病史的必需项目与撰写要求原则上与初诊病史一致。

（2）同一疾病相隔3个月以上复诊者原则上按初诊患者处理，但可适当简化（例如：可在一开始即提明原先确定的诊断）。

（3）一般复诊病史须写明：①经上次处理后，患者的症状、体征和病情变化情况及疗效；②初诊时各种实验室或特殊检查结果的反馈（转录）；③记载新出现的症状或体征（包括治疗后的不良反应）；④根据新近情况提出进一步的诊疗步骤和处理意见；⑤补充诊断、修正诊断或维持原有的诊断；⑥医师签名。

（4）对于诊断已十分明确、治疗已相对固定、病情已基本稳定的慢性病患者，门诊复诊病史内容包括：①目前已明确的主要诊断；②本次就诊的主要临床情况（症状、体征、治疗不良反应等），简述重要实验室检查结果；③处方记录及医师签名。

（三）门诊会诊的撰写要求

提出会诊申请一方应在处理意见项内写明请求会诊的科室及会诊目的、接受会诊一方应在会诊结果前以明显地位冠以“科会诊意见”的标题，会诊建议或处理意见应明确。撰写规格同门诊病案要求。

【反馈及测评】

评定学生书写口腔颌面外科门诊病历的质量。

选择口腔颌面外科常见病的门诊患者一名，由带教老师询问和体检，学生记录并写一份门诊病案。

口腔颌面外科门诊病历书写评分表

内容	分值	得分
主诉	20 分	
病史	20 分	
检查	20 分	
简述实验室检查和特殊检查	5 分	
初步诊断	10 分	
治疗计划	10 分	
当日处理	10 分	
签名	5 分	

评分：

教师签名：

日期：

实训三　口腔颌面外科基本操作技术

【目的和要求】

1. 初步掌握常用手术器械的识别以及切开、缝合、打结、拆线、包扎操作的要点。
2. 能够实施切开、缝合、打结、拆线及包扎等基本操作。
3. 初步具有无菌操作观念。

【实训内容】

示教及指导学生练习口腔颌面外科基本操作技术。

【实训器材】

缝针、缝线、持针器、血管钳、有齿镊、无齿镊、组织剪、线剪、绷带等。

【方法与步骤】

1. 辨认常用的手术器械，讲授正确的器械使用方法，注意手术刀片的拆、装及器械握持方法。

2. 指导同学在海绵上练习切开、缝合、打结、拆线及同学间互相练习头部包扎方法。

（1）切开　切开时，沿切口两侧将组织绷紧或固定，注意手术刀与组织面垂直刺入，将组织准确、整齐、深度一致的一次切开。可进行垂直和“Z”型两种切开方法练习。

（2）缝合　垂直切口缝合两侧组织应等量、等宽。进针时针尖与皮肤组织垂直，深度两侧相同，或海绵上间距略小于海绵下间距，才能使创面轻度外翻，达到满意效果。

（3）打结　示教单手打结法和钳式打结法，要求外科结，注意打结方向，每个结均应为顺结。

（4）拆线　拆线前应用碘酊或酒精消毒，拆线时一手以平镊将线头提起，在一端紧贴皮肤处剪断，然后向被剪断侧拉出，拆线完毕。注意：①如伤口有张力，可延缓几天拆线，或间隔拆线，拆线后可用蝶形胶布牵拉减张，示教蝶形胶布制作法和使用要点。②拆线时不应在非贴近皮肤处剪断，有使皮肤外缝线上附着的细菌或异物带入深层组织的可能。另外，如向非剪断侧拉出线头，则有使创口裂开的危险。

（5）十字交叉包扎法　用绷带先由额至枕部环绕一周，继而反折经一侧耳前腮腺区向下，经颌下、颏部至对侧耳后向上，复至同侧耳前；绕下颌下及颏部至对侧耳前，向上经顶部，向下至同侧耳后，再绕下颌下、颏部至对侧耳后。如此反复缠绕，最后再如前作额枕部环绕，以防止绷带滑脱，终端或打结，或以胶布固定。

（6）单眼包扎法　于鼻根健侧先置一上下斜行的短绷带或纱布条，并在患侧耳周垫以棉垫或纱布，以免包扎时压迫耳廓。绷带自额部开始，先绕额周两圈，继而斜经头后绕全患侧耳下并斜行向上经同侧颊部，眶下至鼻背、健侧眶上，如此环绕数周，每周必须覆盖前一层绷带的1/3～1/2，直至包妥为止，止端以胶布固定，将留置的短绷带或纱布条打结收紧，以暴露健眼。

【反馈及测评】

评定学生对口腔颌面外科基本操作技术的掌握程度。

口腔颌面外科基本操作评分表

内容	分值	得分
器械辨识与使用	15	
切开	15	
缝合	15	
打结	15	
拆线	10	
十字交叉包扎法	15	
单眼包扎法	15	

评分：

教师签名：

日期：

实训四　口腔颌面部局部麻醉

【目的和要求】

1. 熟悉口腔颌面外科常用的局麻药物和消毒药物。
2. 能在教师的指导下实施局部麻醉操作。
3. 了解局部麻醉出现意外情况的急救方法。

【实训内容】

1. 教师结合头颅标本讲授各种常用局部麻醉方法。
2. 教师示教各种常用局部麻醉的方法和步骤。
3. 学生在麻醉实训模型上进行模拟练习。

【实训器材】

头颅标本、一次性注射器、碘伏、一次性器械盘、麻醉拔牙实训模型。

【方法与步骤】

1. 上颌神经解剖

（1）外神经环　由上牙槽前、中、后三神经组成。

（2）内神经环和蝶腭节　蝶腭节位于翼腭凹内，由蝶腭节分出腭前神经和鼻腭神经在腭部于尖牙腭侧，彼此吻合，形成内神经环，分布到上牙槽突、硬腭骨膜和黏膜。

2. 下颌神经解剖　由卵圆孔出颅分为运动支和感觉支。

（1）运动支　较小，由卵圆孔处与感觉支合并，随即又分开，支配咀嚼肌，其中嚼肌神经与伴行血管越过乙状切迹，分布到嚼肌的深面，可以在乙状切迹中麻醉此神经，可以使嚼肌的反射痉挛减轻。

（2）感觉支

1）颊神经　向前穿过翼外肌两头之间往前下行，沿颞肌腱筋膜向下直到下颌磨牙咬合平面的高度穿出筋膜，越过下颌支前缘穿过颊肌，分布到颊黏膜和下颌磨牙区颊侧牙龈黏膜，同时也分支到颊侧皮肤。

2）舌神经　在翼外肌深面下分出，位于下牙槽神经之前，下行于翼内肌与下颌支之间，当其达到下颌舌骨嵴后端，才离开翼颌间隙，向前越过翼内肌前缘，沿舌肌和口底肌肉之外侧，分布于下颌牙舌侧牙龈，舌前2/3的黏膜和口底黏膜。当舌神经行至翼外肌下缘时，有面神经鼓索支参加，后者支配舌下腺和颌下腺的分泌、支配舌前2/3味觉。

3）下牙槽神经　和舌神经一起由翼外肌下缘下降，有牙槽动静脉与其伴行，神经在翼内肌之外侧。下牙槽神经在翼颌间隙内下行，经过下牙槽神经沟，由下颌孔入下颌管。往前行沿途分支到牙髓、牙周膜和牙槽突，到颏孔处分出颏神经，分布到颏部、下唇、下前牙至前磨牙唇侧牙龈和相对的唇颊黏膜。下牙槽神经末支在骨髓腔内继续前行，分支到下切牙牙髓、牙周膜、牙槽突。在中线与对侧同名神经交叉吻合。

3. 示教局部麻醉方法和步骤。

（1）局部麻醉前的准备工作 ①接待患者。②查看病历及核对姓名、年龄和麻醉的牙位，核对有无全身禁忌证，有无过敏史。③调节头位、椅位、灯光，麻醉上颌牙时，一般上颌平面与地平面成45°，麻醉下颌牙时，患者大张口，下颌平面与地平面平行。椅位高度调节至术者的肘关节水平。④请患者漱口。⑤铺小方巾。⑥请护士准备好麻醉药物及器械，将器械放在无菌托盘内。⑦洗手、戴无菌手套。

（2）局部麻醉的操作步骤 ①请护士协助打开灯光。②请患者张口，再次核对需麻醉的牙位。③核对麻醉药物，确定麻醉方法，检查注射针头质量及麻醉药物是否含有杂质，或变色。④用干纱布揩干注射部位，然后用1%碘酊消毒进针部位。⑤按正确的麻醉方法注射麻醉药物，注射前应排除针筒内的气泡。进针后在回抽无血的情况下边注射边观察患者面色，注射速度应缓慢，不宜太快。⑥注射完毕，请护士关掉灯关，并立即询问患者是否有不适。等待麻醉显效，并应随时注意观察患者有无晕厥等麻醉并发症，如出现晕厥反应立即放平椅位，松解衣领，并作其他的抢救措施。⑦麻醉显效检查：刺激患者的牙龈无疼痛感或下唇、舌体有麻木感。

4. 在麻醉实习模型上进行模拟练习（模拟下牙槽神经阻滞麻醉）。

（1）要求同学按照老师示教局麻的方法和步骤进行操作。

（2）在操作过程中，强调操作要领及无菌观念。

（3）检查麻醉效果，如有麻醉失败者，应分析麻醉失败的原因，如进针点，进针方向、进针角度、进针深度等方面是否有错误。

【反馈及测评】

测评学生对下牙槽神经阻滞麻醉操作的掌握程度。

下颌神经阻滞麻醉操作步骤及麻醉效果评分表

内容	分值	得分
洗手和戴手套	10	
消毒	10	
排空针筒内气泡	5	
进针点	20	
进针角度	10	
进针深度	20	
回抽	10	
注射	5	
麻醉效果	10	

评分：

教师签名：

日期：

实训五　口腔常用拔牙器械识别与使用

【目的和要求】

1. 掌握　牙钳、牙挺的正确握持方式与操作方法。

2. 熟悉　拔牙手术中的常用器械、构造特点。

【实训内容】

1. 识别有关拔牙及牙槽外科手术器械。

2. 仿头模上进行练习器械握持与操作方法 。

【实训器材】

口腔器械盘、各种牙钳、牙挺、牙龈分离器、刮匙、咬骨钳、骨锉、骨膜剥离器、手术刀和柄、缝针、缝线、持针器、手术剪等。

【方法与步骤】

1. 识别有关拔牙术及牙槽外科手术器械

（1）在带教老师的指导下，从提供的器械盘内逐一识别出拔牙术的基本器械（牙钳和牙挺）及辅助器械（牙龈分离器、刮匙、咬骨钳、骨锉、骨膜剥离器）。

（2）观察牙钳的结构形态，识别出直钳、反角式钳及刺枪式钳。

（3）观察牙钳的形态类型，鉴别出上颌牙钳、下颌牙钳及特殊牙钳，总结出上、下颌牙钳的区别要点。通过仔细观察，应能自器械盘内分别识别出上前牙钳，上前磨牙钳(又称上万用钳)，左、右上颌第一、二磨牙钳，上颌第三磨牙钳；下前牙钳，下前磨牙钳(又称下万用钳)，下颌第一、二磨牙钳，下颌第三磨牙钳；上颌根钳，下颌根钳，上颌牛角钳，下颌牛角钳。

（4）观察牙挺的结构形态，识别出直挺、弯挺（分左、右）、横柄挺(又称三角挺)。

（5）观察牙挺的形态类型，鉴别出牙挺、根挺、根尖挺。

（6）观察常用的牙龈分离器、刮匙、骨膜分离器、骨凿和骨锤、骨钳以及骨锉的形态结构。

2. 示教牙钳、牙挺的正确握持方式与操作方法

（1）牙钳的握持手法　右手握钳，掌心向上，紧握钳柄，拇指按在钳关节处，示指和中指把握钳柄，靠在大鱼肌上，无名指及小指深入两柄之间。根据带教老师示教，正确掌握规范的握钳方式及操作要点。

（2）牙挺使用方法　右手掌心握住牙挺之柄，示指固定在挺杆上，拇指伸平。应用牙挺时，牙挺置入部位、方向要正确，支点着实可靠，挺刃用力合理。挺刃在牙根与骨之间楔入，并与牙根长轴平行，绝勿以邻牙及舌侧牙槽嵴作支点。控制用力，手指保护，以防牙挺滑脱。根据带教老师示教，掌握规范的握挺方式及操作要点。

3. 根据带教老师的讲解和示教，学生独自识别每个器械，并在仿头模牙颌型上练习拔牙器械的使用方法。

【反馈及测评】

1. 提问学生对每一种拔牙器械的认识程度，同时检查学生是否掌握常用拔牙器械的正确使用方法。

2. 书写实训报告。

口腔常用拔牙器械识别与使用评分表

内容	分值	得分
识别各种拔牙钳及牙槽外科手术器械	60 分	
牙钳的握持及使用方法	20 分	
牙挺的握持及使用方法	20 分	

评分：

教师签名：

日期：

实训六　牙拔除术的步骤和方法演练

【目的和要求】

1. 掌握牙拔除术的步骤和方法。

2. 熟悉规范拔牙手术的操作要点。

【实训内容】

在仿头模上模拟牙拔除术的步骤和方法。

【实训器材】

口腔器械盘、各种牙钳、牙挺、牙龈分离器、刮匙、咬骨钳、骨锉、骨膜剥离器等。

【方法与步骤】

1. 教师在仿头模上示教牙拔除术的步骤和方法。

（1）调整患者椅位　拔上颌牙时，上颌牙的殆平面约与地面成45°，患者的上颌与术者肩部的高度在同一水平。拔下颌牙时，应使患者大张口时下颌殆平面与地面平行，患者的下颌与术者的肘关节在同一高度。术者一般位于患者的右前方，拔下前牙时，应立于患者的右后方。

（2）器械准备　根据所拔牙位的不同，选择合适的拔牙器械。

（3）拔牙术区的消毒处理　在准备手术以前应嘱患者取下口内的活动义齿及眼镜。口周皮肤用75%酒精消毒。口内麻醉药物注射区及手术区黏膜应以1%碘酊消毒。术者在拔牙前常规洗手，戴无菌手套。

（4）局部麻醉。

（5）用牙龈分离器分离牙龈。

（6）挺松病牙。

（7）安放牙钳。

（8）患牙脱位。

（9）拔牙后的检查及拔牙创处理。①牙拔除后常规检查所拔牙是否完整，有无断根，同时检查拔牙创有无龈撕裂或牙槽嵴及牙槽中隔过高。突出的牙槽中隔以及锐利的牙槽嵴边缘，应立即做修整。②如所拔的是病灶牙，用刮匙搔刮牙槽窝，以清除可能遗留的牙碎片、骨片、牙石以及肉芽组织等，以免异物遗留拔牙窝内引起感染，影响伤口的愈合。③常规用示指和拇指垫一小块纱布挤压牙槽窝的颊舌侧窝壁，缩小已被扩大的牙槽窝。④用小块纱布或棉卷放置在拔牙创上，嘱患者轻轻咬紧，如有出血倾向，牙槽窝内可放止血剂或将牙龈缘做相对压迫缝合。

（10）嘱咐患者拔牙后注意事项：嘱患者所咬的棉卷应在30分钟后弃除，拔牙后24小时内不可刷牙或漱口。拔牙当日应进食温、软的食物，避免患者咀嚼；勿用舌舔创口，更不可反复吸吮。并根据患者具体情况开处方，给予抗菌、消炎、消肿等药物。

（11）书写病历，签名，交代复诊事宜。

2. 学生在仿头模上进行牙拔除术的步骤和方法的练习。

【反馈及测评】

1. 检查学生是否掌握牙拔除术的步骤和方法。
2. 书写实验报告。

牙拔除术的步骤和方法演练评分表

内容	分值	得分
拔牙术前准备工作	15 分	
拔牙的具体步骤：消毒术区	5 分	
分离牙龈	10 分	
挺松患牙、安放牙钳、拔出患牙	25 分	
检查牙根完整性及拔牙创	10 分	
搔刮牙槽窝	10 分	
复位牙槽窝	5 分	
安放棉卷	5 分	
术后医嘱	15 分	

评分：

教师签名：

日期：

实训七　各类牙拔除术演示

【目的和要求】

1. 掌握牙拔除的基本原理。

2. 熟悉各种牙拔除的手术方法。

【实训内容】

1. 术前检查　牙拔除前应简要询问有关病史：过去有无拔牙史及有无麻醉过敏史，有无拔牙后出血史。了解患者病情及局部软组织有无红肿、邻牙是否松动、有无龋坏及龋坏程度。

2. 手术野的准备及消毒　术者洗手后戴无菌手套，在准备手术野之前，应嘱患者取下眼镜及口内的活动义齿。口内黏膜麻醉注射区和手术区应以1%碘酊消毒。

3. 麻醉剂的注射　一般用含有肾上腺素的2%利多卡因；对患有糖尿病、甲状腺功能亢进者，可用不含肾上腺素的2%利多卡因。麻醉显效后即可开始拔牙。

4. 各类牙拔除的基本步骤　见本教材第四章。

5. 拔牙的创口处理及术后护理

（1）创口处理　①检查脱位的牙是否完整，如有断根，应按断根处理。②用刮匙深入牙槽窝内，刮除可能遗留的碎牙片、碎骨片、牙石及肉芽组织，以免引起感染影响创口愈合。③检查有无过高的牙槽中隔、锐利的牙槽嵴缘，应同时做修正。④用示指和拇指按压牙槽边缘，使扩大的牙槽窝口复位。⑤对有出血倾向者、牙龈撕裂和行翻瓣术后，均应缝合创口。感染创口或做牙槽窝刮除术，经冲洗后，可在牙槽窝内放置碘仿纱条引流。

（2）术后护理　嘱患者在拔牙创口处所咬的敷料应于30分钟至1小时后取出。拔牙当天不要漱口刷牙，术后2小时可进温热软食，不要用患侧咀嚼。术后不要用手触摸或舌舔吮伤口，或不断吐唾液，24小时之内唾液中带有淡红色血丝属正常，若有大量血液或吐血块应立即来医院复诊。术后1～2天内不要强烈运动或过于疲劳，如缝合创口应7天后拆线。

【实训器材】

口腔检查器械、各类拔牙钳、牙挺、局麻药、注射器、消毒药品等。

【方法与步骤】

由教师边示教、边讲解各类牙拔除的手术方法。

【反馈及测评】

1. 评定学生对各类牙拔除术的麻醉方法及各类牙拔除术手术方法的掌握情况。

2. 实训完成后书写实训报告。

牙拔除术评分表

内容	分值	得分
核对牙位	20分	
分析牙根解剖	20分	
选择牙钳	20分	
放置牙钳	20分	
使用牙钳	20分	

评分：

教师签名：

日期：

实训八　牙根拔除术演示

【目的和要求】

1. 掌握断根与残根的区别及牙根拔除的基本原理。

2. 熟悉各种残根、断根拔除的手术方法。

【实训内容】

1. 单根牙断根拔除方法

（1）牙颈部的断根原则上尽可能利用牙钳拔除。使用牙挺主要是为了将残根颊腭侧或唇腭侧的牙槽骨缘挺开，为安插牙钳创造条件。

（2）牙颈部以下的断根，包括单根牙及多根牙根分叉以下折断者，断端位于牙槽窝以内，只能使用牙挺或根尖挺将其拔除。

（3）根尖部断根的拔除，原则上与牙颈部以下断根相同。但因其位置更深一些，必须有很好的照明和聚光，光线才能射入牙槽窝；此外还必须有良好的止血，可用肾上腺素小棉球，用根尖挺将小棉球塞入牙槽窝直达根的断端止血。

2. 多根牙断根拔除方法

（1）上颌多根牙断根于牙颈部，原则上必须将牙根分开，用骨凿或钻针先将颊腭侧根分开，以取腭根；再将颊侧近中及颊侧远中根分开，以取近中及远中颊根。

（2）下颌多根牙断根于牙颈部，拔除时原则上与上颌多根牙相同。先用骨凿或钻针将近、远中根分开，也可用根挺插于颊侧牙槽嵴根分叉处，左右转动后即可将根分开。

3. 下颌根分叉以下的断根　如两断根长短不一，取根比较简单。如两断根长短相齐，可先用三角挺挺出断根平面以上的牙槽中隔，再以直根挺插入断根平面下方的牙槽中隔处，为插三角挺制备插入位置。

4. 下颌根尖部的断根　比较松动的可用弯根尖挺分别将断根取出。较牢固的断根，必须先将中隔去除。如仅一个根尖折断可用三角挺插入无断根的牙槽窝内，如两个断根同时折断时，则须将断根以上的中隔全部去除，再用弯根尖挺分别挺出。必要时，可借助X线定位。

5.下颌远中舌根的断根 可用三角挺插入近中牙槽窝，将近远中颊根间的牙槽中隔去除。再将三角挺插于已去除的中隔的位置上，以颊侧骨板为支点去除颊根之间牙槽中隔，连同远中舌根一起取出。

【实训器材】

口外治疗室，常用的拔牙器械、根尖挺、三角挺等。

【方法与步骤】

由教师边示教、边讲解牙根拔除的基本原理及各种牙根拔除的手术方法。

【反馈及测评】

1.教师评定学生对断根与残根拔除术的理解、掌握情况。

2.实训完成后书写实训报告。

牙根拔除术评分表

内容	分值	得分
核对牙位	20分	
分析牙根解剖	20分	
选择根尖钳、根尖挺	20分	
放置根尖钳、根尖挺	20分	
使用根尖钳、根尖挺	20分	

评分：

教师签名：

日期：

实训九 下颌阻生第三磨牙拔除术

【目的和要求】

1. 能够对下颌阻生第三磨牙的翻瓣拔牙进行正确的切口设计。
2. 能够根据不同情况设计去骨方法、劈开或分割阻生牙及拔除的方法。
3. 能够掌握手术中和手术后的注意事项。

【实训内容】

选择近中斜位、水平及垂直阻生的阻生牙，依次示教拔牙方法。

【实训器材】

常规拔牙手术器械及口内外消毒铺巾用品，尖刀、刀柄、骨膜剥离器、骨凿和（或）高速涡轮机、劈凿、缝合器械、剪刀、吸引器等。

【方法和步骤】

1. 拔牙术前准备工作

（1）经病史询问及局部检查确定适应证后，常规摄X线片，必要时拍下颌骨全景片。

（2）结合临床及X线片所见，分析阻生牙的阻生类型，牙根数目、弯曲结构，与下颌骨及下牙槽神经管的关系，邻牙状况及拔除阻力。

（3）根据分析结果，拟定手术方案（切口设计、方法、去骨量和估计牙脱位方向）。

（4）依据手术方案，准备一套拔除阻生牙的器械，重点选择合适的牙挺、骨凿和或高速涡轮钻。

（5）与患者做好有效术前沟通，根据病牙状况，重点交代手术时间、创伤程度、手术反应及术中、术后可能出现的并发症，以取得患者的理解与配合。

（6）调节患者椅位。

（7）口腔消毒液含漱后，用碘伏做口、内外局部消毒。

（8）铺无菌消毒巾，调节好灯光照明。

2. 拔除步骤及方法

（1）麻醉：采用一侧下牙槽神经、舌神经及颊长神经阻滞麻醉法。

（2）切开翻瓣：用11号手术刀切开并用骨膜剥离器掀起软组织瓣，显露术野。

（3）去骨：通过骨凿和（或）高速涡轮钻的应用，去除冠周足够骨质，显露牙冠最大周径。根据阻生类型，选择劈开或分割方法。

（4）拔牙：挺出和（或）拔除阻生牙或被分割开的牙碎片。拔除后应仔细检查牙根是否完整，避免残留牙根或牙片于牙槽窝内。

（5）处理拔牙创：搔刮牙槽窝，清除残留碎骨、炎性组织或残余囊肿；复位牙槽骨，缩小拔牙创。

（6）缝合切开的龈瓣并局部垫无菌纱布或棉卷压迫止血。

（7）交代术后注意事项，对创伤较大、时间较久的拔牙术创，应在术后立即给予局部冷敷，并给予抗菌消炎、消肿、镇痛等药物。

【反馈及评定】

评定学生对下颌阻生第三磨牙拔除术有关知识的了解。

下颌阻生第三磨牙拔除术评分表

内容	分值	得分
下颌阻生第三磨牙阻力分析	20 分	
手术方案	20 分	
标准的手术步骤	20 分	
常用的方法	20 分	
劈开阻生牙时，凿位置方向	20 分	

评分：

教师签名：

日期：

实训十　牙槽外科手术示教

【目的和要求】

1. 能够掌握牙槽骨修整术的目的。
2. 能够正确说出手术步骤。

【实训内容】

1. 牙槽骨修整术的适应证。
2. 手术步骤。

【实训器材】

口镜、镊子、口腔内外消毒用品、无菌巾、麻药及注射用品、手术刀及刀柄、骨膜剥离器、咬骨钳、骨凿、骨锉、手术剪、止血钳、缝合器具、纱布若干。

【方法与步骤】

1. 术前准备

（1）学习牙槽骨修整术的适应证。

（2）根据牙槽骨隆突畸形的部位、大小及形态，准备相应的手术器械，重点选择合适的骨凿、骨锉及咬骨钳。

（3）当修整范围较大时，应向患者解释手术的创伤程度及术后可能的反应及并发症。

（4）椅位调节。

（5）口腔消毒液含漱后，做口内外局部消毒。

（6）铺无菌消毒巾及调节好灯光照明。

2. 手术步骤及方法

（1）麻醉：多采用局部黏膜下浸润麻醉，必要时可用阻滞麻醉法。

（2）切口：根据牙槽骨畸形部位、大小及类型选择弧形、“L”形或梯形切口，蒂在牙槽底部。

（3）翻瓣：翻起黏骨膜瓣时应仔细、轻柔，显露骨尖或骨突及周围少许骨面即可，切勿越过唇颊沟，避免术后广泛血肿及水肿。

（4）去骨：用咬骨钳或骨凿去骨。注意骨凿斜面应贴骨面，逐量去骨，避免去骨过多或造成新的骨尖畸形。

（5）修整缝合：锉平骨面，冲洗清除骨屑，黏膜瓣复位后用手指触摸检查，发现骨尖即可锉平。黏膜瓣过多时应作黏膜瓣切缘修剪，最后间断或连续缝合创口。

（6）置无菌纱布于手术区，轻咬加压止血。

（7）嘱术后注意事项，对手术创伤广泛者宜立即给予冷敷，术后酌情给予抗菌消炎、消肿及镇痛药物。

【反馈及评定】

评定学生对牙槽修整术有关事项的熟悉程度。

牙槽嵴修整术评分表

内容	分值	得分
适应证	20	
术前准备	10	
手术步骤	20	
切口类型，蒂的位置	20	
切口注意事项	10	
去骨注意事项	10	
术后注意事项	10	

评分：

教师签名：

日期：

实训十一　种植外科手术演示

【目的和要求】

1. 能够认识种植体类型、种植外科手术常用器械。
2. 熟悉种植手术基本步骤。
3. 了解手术基本操作技术。

【实训内容】

1. 观看种植体分类、种植手术视频。

2. 在教师的指导下，学生观察并辨认种植手术的器械。

3. 在教师的指导下，学生观看种植外科手术演示。

【实训器材】

种植手术模型、种植机、各类种植体、种植工具、各类钻头、连接基桩器械、视频等。

【方法与步骤】

1. 观看视频，并在教师的指导下认识种植外科手术器械、种植体种类。

（1）认识骨内种植体：①螺旋形种植体；②柱状种植体；③叶状种植体；④错植体；⑤下颌支种植体。

（2）认识骨膜下种植体、牙内骨内种植体。

（3）观察、认识种植机、各种种植外科手术器械。

（4）两人一组相互辨认常用种植外科器械。

2. 教师以单颗牙潜入式种植为例，演示口腔种植手术操作全过程，学生认真观看。

（1）一期手术　种植体植入术。

1）切开黏膜。

2）预备种植窝。

3）植入种植体。

4）安装覆盖螺丝。

5）缝合创口。

（2）二期手术　种植体基桩连接术。

1）切开黏膜。

2）安装基桩。

3）上愈合帽。

4）缝合创口。

【反馈与测评】

1. 评定学生对本实训目标的达成情况。

2. 学生书写、完成实训报告。

种植外科手术相关事项评分表

内容	分值	得分
认识种植体类型	15 分	
认识种植外科手术常用器械	40 分	
种植手术基本步骤	30 分	
实训报告	15 分	

评分：

教师签名：

日期：

实训十二　急性下颌第三磨牙冠周炎诊治及口内脓肿切开引流术演示

【目的和要求】

1. 能够根据病史、症状、体征，做出急性下颌第三磨牙冠周炎的正确诊断。

2. 学会急性下颌第三磨牙冠周炎的局部治疗方法。

3. 熟悉口内脓肿切开引流术的基本操作步骤。

【实训内容】

1. 教师示教急性下颌第三磨牙冠周炎病例诊治，学生仔细观察

2. 学生相互练习第三磨牙冠周炎局部冲洗治疗。

3. 教师演示口内脓肿切开引流术，学生认真观看。

【实训器材】

消毒盘、口镜、镊子、探针、5ml注射器、冲洗针头、生理盐水、3%过氧化氢溶液、1∶5000高锰酸钾溶液、1%碘酊、碘甘油、75%酒精、11号尖刀片、刀柄、消毒棉签棉球、2%利多卡因、2%地卡因、血管钳、碘仿纱条等。

【方法与步骤】

1. 急性下颌第三磨牙冠周炎病例诊治示教

（1）病史采集　患者就诊的主要原因、有无诱发因素、主要症状、演变过程、伴随症状、诊疗经过等。

（2）一般检查

1）面部检查　面部是否对称；有无肿胀、压痛，若有则记录其部位及范围；有无波动感，并酌情行穿刺抽脓检查；表面皮肤有无充血，皮温有无升高；头颈部淋巴结有无肿大，并检查其大小、质地、活动度、压痛情况等。

2）口内检查　①记录张口度，轻度受限：上下切牙切缘间距仅可置入两指，为2～3cm；中度受限：上下切牙切缘间距仅可置入一指，为1～2cm；重度受限：下切牙切缘间距小于一指，约1cm。②下颌第三磨牙萌出情况及排列方向，第三磨牙和邻牙有无龋坏。③第三磨牙冠周软组织及牙龈充血、肿胀及糜烂程度，局部压痛，龈袋有无溢脓。④相当于下颌第一磨牙颊侧黏膜处有无充血、肿胀及波动感。

（3）辅助检查

1）X线检查　了解阻生牙的萌出方向、位置、牙根形态、牙周和颌骨情况，有助于了解病情和制订日后的拔牙方法。另外，还可了解下颌第二磨牙颈部有无龋坏及决定该牙是否可保留。

2）酌情行血常规等检查。

（4）诊断　根据病史、症状、检查表现，正确诊断第三磨牙冠周炎及其并发症。

（5）治疗

1）全身药物治疗　根据局部炎症程度（是否伴有骨髓炎和间隙感染）及全身情况（体温及血常规等情况），选择抗菌药物并及全身支持治疗。

2）局部治疗　①龈袋冲洗上药：用生理盐水、3%过氧化氢溶液、1：5000高锰酸钾，反复冲洗龈袋，至溢出液清亮为止。注意冲洗时用弯形平头针，并将针头置入龈袋内。冲洗完毕后擦干患部，隔湿后用镊子或探针蘸适量碘甘油入龈袋内。嘱患者30分钟内勿漱口勿进食，以免局部药物浓度下降。②如龈瓣处已有脓肿形成，应及时行切开引流术。若伴有间隙感染和（或）骨髓炎，需进行相应治疗。③保持口腔清洁：嘱患者用含漱剂或温热生理盐水，每日进食前后含漱。

2. 学生两人一组，相互叙述下颌急性第三磨牙冠周炎的诊断要点及治疗方法；相互练习第三磨牙冠周局部冲洗上药治疗。

2. 口内脓肿切开引流术示教

（1）灯光、椅位和头位调节同拔牙术准备。

（2）准备器械，戴帽子、口罩、手术手套等。

（3）消毒：用2%碘酊棉球口内病灶区消毒3次，再用75%酒精棉球口外消毒3次。

（4）麻醉：表面麻醉（黏膜下脓肿）：以干纱布擦干麻醉区，2%地卡因局部涂布1分钟左右；浸润麻醉（骨膜下脓肿）：将2%利多卡因0.5～1.0ml注射于黏膜下组织，注意不要进入脓腔。

（5）切开排脓：在脓肿最低处和（或）最膨隆处，用11号尖刀片切开脓肿区黏膜（黏膜下脓肿）或黏骨膜（骨膜下脓肿），用血管钳探入脓腔，扩大引流口以利于引流。动作要准确、迅速、轻柔。

（6）置引流条：脓液引流后，向脓腔内置入碘仿纱条引流，留置引流条末端约0.5cm长在引流口外。引流条通常每日或隔日更换，直至肿胀消退、无脓液渗出为止。

（7）嘱咐患者术后注意事项。

【反馈与测评】

1. 通过急性下颌第三磨牙冠周炎病例分析评定学生对急性下颌第三磨牙冠周炎诊治有关知识的掌握情况。

2. 简述口内脓肿切开引流术的操作步骤。

3. 实训结束后完成实训报告。

急性下颌第三磨牙诊治及口内脓肿切开引流术相关事项评分

内容	分值	得分
急性第三磨牙冠周炎的诊断要点	20 分	
第三磨牙冠周局部冲洗上药	50 分	
口内脓肿切开引流术的操作步骤	15 分	
实训报告	15 分	

评分：

教师签名：

日期：

实训十三　口腔颌面部间隙感染诊治及口外脓肿切开引流术演示

【目的和要求】

1. 掌握口腔颌面部间隙感染的病史、临床表现、诊断及鉴别诊断和病历书写。

2. 掌握口外脓肿切开引流术。

【实训内容】

1. 复习口腔颌面部间隙感染的病史采集、检查、读片方法和治疗原则。

2. 复习口腔颌面部间歇感染手术治疗的目的、切开引流的目的、指征和要求。

3. 口腔颌面部脓肿的诊断方法及口外切开引流术演示。

【实训器材】

消毒盘、口镜、镊子、生理盐水、3%过氧化氢、1∶5000高锰酸钾、2%碘酒、碘甘油或碘酊、5ml注射针筒、冲洗针头、2%利多卡因、11号尖刀、刀柄、口内外消毒用具、血管钳、橡皮引流条等。

【方法与步骤】

1. 颌面部间隙感染的病史采集、检查、读片及治疗方法。

（1）病史采集要点　① 主诉要点：局部红、肿、热、痛，牙关紧闭、发热、寒战、呼吸、吞咽困难等，及其发病时间。② 病史：疾病发生的时间及其经过，病程为缓慢进行或急剧发展，注意发病原因（牙源性、血源性、腺源性等），发病之前有无牙痛、上呼吸道感染、外伤等。发病以后有无发热、寒战、局部肿痛、张口受限、口底抬高、吞咽及语言障碍、呼吸困难等症状，以及这些症状的部位、程度及性质，分析目前患者的主要症状及健康状态。曾进行过何种治疗，疗效如何。③ 既往史：过去是否曾患感染性疾病，有无牙痛、残根、龋病、牙周病、第三磨牙冠周炎、扁桃体炎、颌骨骨髓炎、上呼吸道感染、淋巴结炎等病史，有无外伤史。

（2）检查要点　①全身状况：体温、脉搏、呼吸、血压，营养发育、神志、面容，有无中毒、脱水、贫血、昏迷及严重呼吸障碍的现象。②一般检查：全身皮肤状态有无感染灶、出血点、脱水等。必要时作心、肺、肝、脾等内脏器官及神经系统的检查。③局部检查：口腔颌面部系统检查。明确肿胀所在的解剖部位及范围，检查肿胀部位的皮肤色泽及弹性、有无凹陷性水肿、有无浸润、有无压痛点及波动感、有无口腔及颌骨功能障碍，咬合关系、张口度及颞下颌关节运动的状态。④实验室检查：血常规检查、细菌培养等。尿常规检查所见，如红细胞、脓细胞、管型等。脓肿穿刺液或分泌物检查，如涂片镜检、细菌培养、细菌鉴定及其对各种抗生素的敏感度。

（3）X线片　了解是否伴有骨质破坏，是否合并骨髓炎。读片时，应注意骨质有无炎症改变，如骨质脱钙、破坏、病理骨折、死骨形成、病变所在的部位及范围等。

（4）诊断　结合以上所得的资料，分析感染来源是牙源性或血源性或腺源性等，根据局部检查的结果，结合筋膜间隙的应用解剖，确定间隙感染所在部位，是单个间隙感染或是多个间隙感染。

如果考虑到全身其他脏器已出现并发症，如肺炎、毒血症、脑脓肿、化脓性脑膜、海绵窦血栓等，应提出相应的诊断依据。

（5）治疗　制订治疗计划必须考虑到全身情况，若欠佳，应及时给予全身支持治疗，如给予营养、药物等。在局部治疗中，判断是否符合切开引流手术指征；在颌面部深层间隙感染中，单纯依赖脓肿波动感检查来确定是否进行切开引流是不准确的，还应从患者的体温、粒细胞计数、局部肿胀程度及时间、触痛点、有无凹陷性水肿、穿刺是否有脓、口底咽喉压迫程度及中毒状况等多因素来考虑。不同的间隙感染，需不同手术切口，应考虑是从口内还是口外引流；是作单一切口，还是多个切口。除注重引流的彻底性外，还应重视面部的重要解剖结构（如神经、血管、唾液腺等）和美观（按皮纹和自然沟纹作切口）。

（6）讨论　联系实际病例分析病因、临床症状、诊断、鉴别诊断、治疗方法。

2. 复习口腔颌面部感染手术治疗的目的、切开引流的目的、指征和切开引流的要求。

3. 口外切开引流术演示

（1）口外切开引流术前准备　基本同拔牙术前准备。

（2）口外切开引流手术步骤　①调节椅位、灯光。②戴手套后自切口区由内向外消毒三次，将镊子弃置于器械盘外。③2%利多卡因行局部浸润麻醉。④用11号刀片切开脓肿区皮肤及皮下组织，长度以充分达到引流目的又不超过脓肿边缘为佳。切口部位应选择在脓肿最低位、隐蔽处，与皮纹方向一致，避免损伤重要的血管、神经。⑤用血管钳钝性分离至脓腔，充分引流。引流的脓液应做细菌培养及药敏试验。⑥脓液引流后，置橡皮引流条，敷料覆盖创面。要求将引流条一次性置入脓腔底部，不宜过紧填塞，不要折叠，保持伸展。敷料应根据脓液的量来确定，以脓液不能渗透表层敷料为好。⑦交代患者术后注意事项。

【反馈及测评】

评定学生完成的颌面部间隙感染门诊病历；评定对口外脓肿切开引流术相关事项的了解。

口腔颌面部间隙感染病历及口外脓肿切开术相关事项评分表

内容	分值	得分
主诉	10	
现病史（含有意义的既往史）	20	
检查（含有意义的实验室检查和影像学检查）	20	
诊断	10	
治疗方案	10	
切开引流的目的	10	
口外脓肿切开引流术的手术原则	20	

评分：

教师签名：

日期：

实训十四　牙及牙槽骨损伤的诊断与处理

【目的和要求】

1. 能够正确描述牙损伤后松动、脱位及牙槽骨骨折的X线表现，做出正确的诊断。
2. 熟悉处理原则并能独自进行固定操作。

【实训内容】

1. 牙及牙槽骨损伤的检查方法及X线表现。
2. 学习牙及牙槽骨损伤后的结扎方法。

【实训器材】

头颅标本、典型牙及牙槽骨损伤的X线片、持针器、钢丝剪、结扎丝、牙弓夹板、牙颌模型。

【方法与步骤】

1. 复习牙及牙槽骨损伤的情况，如牙脱位、牙槽骨骨折等；复习离体牙的处理原则，脱位牙及牙槽骨骨折后的复位固定方法及适应证。

2. 读片：牙脱位及牙槽骨骨折的X片。

3. 在牙颌模型上练习各种结扎方法。

（1）金属丝结扎法　用一根长的结扎丝围绕损伤牙及其两侧2～3个健康牙的唇（颊）舌（腭）侧，作一总的环绕结扎；再用短的结扎丝在每个牙间作垂直向补充结扎，收紧长结扎丝圈。

（2）“8”字结扎法　用一根长结扎丝对折，一根由唇（颊）侧穿过牙间隙，围绕损伤牙舌侧自相邻牙间隙穿出；另一根围绕损伤牙唇侧后穿入牙间隙，环绕邻牙舌侧自牙间隙穿出，最后将两结扎丝扎紧。

（3）牙弓夹板固定法　首先，脱位的牙或牙槽骨复位后，将牙弓夹板弯制成与局部牙弓一致的弧度，与每个牙至少有一点接触，夹板应为脱位牙或牙槽骨加上相邻两侧至少二个牙以上的长度，然后用0.25～0.5mm的不锈钢丝结扎，将每个牙与夹板紧密固定在一起，先结扎健康牙，再结扎脱位牙，所有结扎丝的头扭紧后剪短，推压至牙间隙处，以免刺激口腔黏膜。

【反馈及测评】

评定学生对三种常用结扎方式的熟悉程度。

常用结扎方法结果评分表

内容	分值	得分
金属丝结扎法	30	
“8”字结扎法	30	
牙弓夹板结扎法	40	

评分：

教师签名：

日期：

实验十五　颌骨骨折诊断与处理

【目的和要求】

1. 能够对上下颌骨、颧骨、颧弓等骨折的临床表现及X线表现进行判断。
2. 能够掌握颌间牵引固定方法。

【实训内容】

1. 阅读上下颌骨、颧骨、颧弓等骨折的X线片。
2. 带钩铝丝板夹板制作。
3. 带钩铝丝夹板的外形弯制、结扎和橡皮圈牵引。

【实训器材】

头颅标本、上下颌骨骨折的X线片、持针器、结扎丝、金冠剪、钢丝钳、牙弓夹板、20cm长的铝丝、橡皮圈、牙颌模型

【方法与步骤】

1. 复习颌骨骨折的X表现　华特位、上下颌骨正侧位片、全景片、颧弓切线位片，讲授

正确的读片方法。上颌骨Le Fort Ⅰ、Ⅱ、Ⅲ型骨折，下颌骨正中联合、颏孔、下颌角、髁突颈部骨折，颧骨、颧弓骨折的位置。

2. 带钩铝丝板夹板制作

（1）金属丝的选择：常用2.0mm直径的铝丝和用0.25mm的结扎丝。

（2）在铝丝上弯制挂钩　取20cm长的铝丝，由一端向另一端弯制几个挂钩，两钩间的距离为1～1.5cm，每个钩高3.5～4mm。提前标记挂钩在铝丝上的位置，且应放在牙间隙处。方法如下：将铝丝180° 对折，然后用钢丝钳夹住对折处2mm，用左手拇指将两股铝丝扳直，便形成了一个挂钩。依照此法分别制作好上颌和下颌带钩铝丝夹板。

3.带钩铝丝夹板的外形弯制、结扎和橡皮牵引

（1）沿石膏模型的牙弓外形弯制夹板　将上颌夹板挂钩向上安放于上颌牙弓的颊侧牙颈部，并使挂钩与牙长轴成35～45°，挂钩的末端远离牙龈2～3mm，以免压伤牙龈，使夹板与每个牙至少有一点接触。将下颌夹板挂钩方向向下，同法制作下颌牙弓夹板。

（2）栓结夹板　将结扎丝由每个牙的近或远中牙间隙处从唇（颊）侧和腭侧穿入，再从另一侧牙间隙处穿出，尽量拉紧结扎丝，避免刺破牙龈乳头。穿好所有需要结扎的牙，将每个牙的两股金属丝分别置于铝丝夹板的上下，并依次将每个结扎丝拧紧。在拧紧结扎丝时应顺时针方向扭转，扭时稍加拉力扭结紧密而均匀，留下3mm末端，剪断多余结扎丝，并将尖锐末端推压至牙间隙处，避免损伤口腔黏膜。

（3）安置橡皮圈　将上下颌模型合拢，用内径4～6mm、厚度1.5～2mm的橡皮圈，从合适的方向连接上下颌夹板的挂钩，使其产生与骨折错位方向相反的牵引力。

【反馈及测评】

1. 上下颌骨、颧骨、颧弓等骨折的X线片判读的准确性。

2. 评定带钩铝丝夹板的外形弯制和橡皮圈牵引颌间固定的方法。

牙弓夹板外形弯制和橡皮圈牵引结果评分表

内容	分值	得分
外形弯制	10分	
夹板结扎	10分	
挂钩的方向	10分	
夹板的长度	10分	
结扎位置和整体外形	20分	
结扎牢固程度	20分	
垂直结扎丝的断端处理	10分	
安放橡皮圈的方向和牵引力量	10分	

评分：

教师签名：

日期：

实验十六 口腔颌面部肿瘤检查与诊断

【目的和要求】

1. 掌握肿瘤专科病史的采集及病历书写。
2. 熟悉口腔颌面部肿物的检查及淋巴结检查。

【实训内容】

1. 肿瘤专科病历的写法及要求。
2. 复习淋巴结检查方法。
3. 示教口腔颌面颈部的检查方法及影像学检查。
4.以良性肿瘤为例写一份门诊专科病历。
5. 以舌癌为例写份恶性肿瘤门诊专科病历。

【实训器材】

典型的良恶性肿瘤病例及舌癌病例各一份及全面体层片、CT、MRI等影像资料。

【方法与步骤】

1. 专科（门诊）病历的写法及要求。

（1）主诉 患者自诉的主要症状，包括时间、性质、部位，描述应简明扼要，与诊断相呼应，原则上不使用诊断性名词。

（2）病史 以现病史为主，既往史中有阳性史者应记录。现病史应围绕主诉伴随症状、与本病有鉴别意义的阳性症状、诊治经过以及目前的全身情况。

（3）检查 以口腔颌面部检查为主，如有全身性疾病时应做必要的体检，如胸部X线片、心脏听诊、血压等。

（4）专科检查 先口外再口内。

1）口外检查 面部对称情况，如肿瘤累及面部，则应记录周界、直径大小、色泽、性质、活动度以及是否有功能障碍（包括感觉及运动）。必要时图示。淋巴结有无肿大，如肿大应记录部位、数目、性质、活动度及有无压痛等。另外如张口受限或唾液腺疾病时应对颞下颌关节、唾液腺等作相应的检查。

2）口内检查 张口度、病变部位边界、大小、性质等，溃疡型者应注意深部浸润的深度及活动度。对于黏膜、牙列以及牙体、牙周情况一并记录。

（5）记录特殊检查的结果 如穿刺、X线片、超声检查等。

（6）诊断 根据病史及检查分析结果做出诊断，应包括肿瘤部位，良、恶性组织来源还应做出TNM分类。

（7）处理 制订治疗计划或进一步检查意见。

（8）签名 实习医师应有上级医师签名。

2. 复习淋巴检查方法。

（1）扪诊手法应注意轻柔，医师可站在患者的右前方或右后方。

（2）扪诊顺序：环行链淋巴结——枕部、耳后、耳前、腮腺、面颊部、下颌下、颏下。纵行链淋巴结——颈深上、中、下淋巴结以及锁骨上淋巴结。

（3）扪诊时嘱患者肌肉放松，如检查下颌下三角时嘱患者低头偏向患侧，以示指、中指轻扪下颌下区，如检查颈深淋巴结群时应请患者头偏转向患侧，以示指、中指及无名指置于胸锁乳突肌前缘，向后及深部平触，自上而下仔细检查。

（4）记录淋巴结的数目、大小、性质、硬度、活动度等情况。

3. 示教口腔颌面颈部的检查方法及影像学结果判读。

4. 以良性肿瘤为例写一份门诊病历。

5. 写一份口腔恶性肿瘤专科病历。

【反馈及测评】

1. 以良性肿瘤为例写一份门诊病历。

2. 以舌癌为例写一份恶性肿瘤病历。

良、恶性肿瘤病历评分表

内容	分值	得分
主诉	10 分	
现病史（含有意义的既往史）	20 分	
专科检查	10 分	
口内检查	10 分	
诊断	10 分	
治疗计划	10 分	
穿吸活检适应证	5 分	
切取活检适应证	5 分	
切取活检的要求	20 分	

评分：

教师签名：

日期：

实验十七　唾液腺疾病

【目的和要求】

1. 能进行正确的唾液腺疾病专科病史采集、临床检查及影像学结果的判读。

2. 能进行正规的病历书写。

【实训内容】

1. 示教病例，包括问诊、专科检查、各种唾液腺常见疾病，同学互相检查专科情况。

2. 示教腮腺肿瘤专科病历书写。

3. 分组讨论典型病例，每人写一份专科病历。

【实训器材】

一次性口腔检查器械、手套、相关影像学资料、门诊病历资料。

【方法与步骤】

1. 唾液腺疾病问诊、专科检查、相互检查

（1）问病史　发病时间、过程、症状及治疗情况。

（2）一般检查　①望诊：观察正常唾液腺的形态和大小，腮腺、下颌下腺导管口的位置和分泌物特点，有无脓液或“雪花样”分泌物。②触诊：触诊一般以示、中、无名三指平触为宜，忌用手指提拉触摸；下颌下腺及舌下腺的触诊则常用双手合诊法检查。唾液腺检查应采用两侧对比的方法，对两侧均有病变者，应与正常解剖形态、大小相比较。③同学互相做专科检查。

（3）分泌功能检查　①四碘四氯荧光素染色试验；②泪腺滤纸试验或称施墨试验。

2. 腮腺肿瘤的病史采集和临床检查

（1）询问病史。

（2）专科检查：阳性体征及有鉴别意义的阴性体征。

3. 分组讨论，每人写一份专科唾液腺疾病病历。

【反馈及测评】

以腮腺疾病为例写一份专科病历。

唾液腺疾病专科病历评分表

内容	分值	得分
主诉	10分	
现病史	20分	
专科检查	30分	
特殊检查	10分	
诊断	10分	
治疗计划	20分	

评分：

教师签名：

日期：

实训十八　颞下颌关节疾病

【目的和要求】

1. **掌握**　正确的颞下颌关节疾病的专科病史采集、临床检查及病历书写方法。

2. **熟悉**　各种关节常见疾病的影像学特点。

【实训内容】

1. 教师示教颞下颌关节专科病例，包括问诊、专科检查。同学互相检查专科情况。

2. 教师示教阅读各种用于颞下颌关节疾病诊断的常见影像学图片的正确方法及常见病的影像学特点。

3. 教师示教专科病历书写。

4. 以颞下颌关节病翼外肌功能亢进为例写一份专科病历。

【实训器材】

口镜、镊子、指套或手套、直尺、各种常见关节疾病的影像或图片、专科病历。

【方法与步骤】

1. 颞下颌关节疾病问诊及专科检查方法示教，同学相互检查。

（1）病史采集。

（2）检查内容　①关节；②关节周围肌、骨；③殆。

（3）关节检查（包括关节区张力或压痛点、运动度、关节杂音）

1）关节区张力或压痛点　双侧关节同时进行，通过触诊外耳道前壁、关节盘后区、关节髁突外侧，评判闭口时的关节区张力或压痛点。外耳道前壁触诊可用小指，关节髁突外侧可用中指或示指。如关节盘移位患者，可有关节盘后区及关节髁突外侧压痛；骨关节病可有髁突、关节结节区压痛；化脓性关节炎各区均有压痛。

2）关节运动度　垂直中切牙张口度、侧方运动度、关节髁突运动度及运动轨迹。其中，垂直中切牙张口度及侧方运动度均以上下中切牙中线及切缘为参照进行测量；关节髁突运动度以触诊髁突外侧做出初步判断；运动轨迹通过观察张闭口运动时的下切牙中线轨迹进行评判。

3）杂音　杂音分弹响、摩擦音及破碎音。可由触诊关节外侧判断。①弹响分张闭口初、中、末期，通常由关节盘突发性地撞击关节结节及髁突而引起，常发生于可复性盘前移位患者。②摩擦音由骨面与骨面的直接接触或粗糙的关节面之间的接触而产生，常见于关节盘穿孔时的髁突与关节结节直接接触或较严重的骨关节病中。③破碎音由关节盘破裂或软骨性游离体互相撞击和挤压时产生。

（4）肌、骨检查　①对称性：上、下颌骨左右对称性，结合咀嚼或其他习惯进行评判。②肌张力：肌张力高低、肌痉挛及肌震颤等情况。③压痛点。

（5）𬌗关系检查　①排除牙源性疾病所引起的疼痛。②𬌗分类：Angle分类、缺牙情况、错位牙、𬌗面磨耗情况等。

2. 复习颞下颌关节影像学种类及读片方法。

3. 病例示教

（1）关节紊乱病（可复或不可复盘移位）。

（2）颞下颌关节强直（真性关节强直）。

（3）同学互相模拟颞下颌关节脱位的手法复位方法。

【反馈及测评】

1. 学生对颞下颌关节专科检查操作情况。

2. 学生完成的以颞下颌关节紊乱病翼外肌功能亢进为例写一份病颞下颌关节专科病历。

表　颞下颌关节专科病历书写评分

内容	分值	得分
主诉	10	
现病史	20	
专科检查	30	
特殊检查	10	
诊断	10	
治疗计划	20	

评分：

教师签名：

日期：

实训十九　口腔颌面部神经疾病

【目的和要求】

掌握神经疾病患者的专科病史采集方法、检查方法及病例书写。

【实训内容】

1. 示教三叉神经痛专科病例，包括问诊、专科检查。同学互相检查专科情况。

2. 示教周围性面瘫的典型病例。

3. 示教三叉神经痛专科病历书写。

4. 写一份三叉神经痛专科病历。

【实训器材】

颌面部三叉神经及面神经分布挂图或标本、口镜、手套或指套、棉签等。

【方法与步骤】

1. 复习三叉神经及面神经分布。

2. 典型原发性三叉神经痛病例示教

（1）详细询问病史　①起病时间；②初发时的症状，包括发作时间的长短，每次发作间隔时间，疼痛的程度，扳机点的位置，在什么情况下可诱发疼痛发作等；③曾用什么方法治疗，包括药物治疗、封闭治疗、手术治疗等。经治疗后效果如何，有什么不良反应或并发症。

（2）专科检查

1）疼痛的区域（三叉神经痛 Ⅰ/Ⅱ/Ⅲ分支）。

2）扳机点的位置：用揉诊、拂诊、触诊、压诊方法检查。

3）疼痛发作时的临床表现，包括各种动作。

4）疼痛发作时是否伴有面肌抽搐（痛性痉挛）。

5）三叉神经功能检查：三叉神经痛缓解后检查面部感觉、腭反射、角膜反射、咀嚼肌功能。

（3）诊断与鉴别诊断。

（4）治疗　①介绍药物治疗，尤其是卡马西平的药理性质、用法及其不良反应；②封闭治疗的方法及药物（包括硫酸镁、无水酒精及无水甘油）；③手术治疗有神经撕脱、病灶清除术和颅内手术等；④射频温控热凝治疗，介绍原理、治疗特点、治疗过程中可能出现的并发症。

对每一类治疗方法进行疗效及其适应证评估。

（5）示教封闭治疗　其过程与局部麻醉类似。

3. 周围性面瘫的典型病例示教

（1）详细询问病史

1）发病前是否有风寒史、病毒感染史、外伤史或卒中史。

2）发病后的治疗情况包括药物及理疗等。

3）治疗后的效果如何。

（2）临床表现

1）静态时的睑裂大小（与正常侧对比）、鼻唇沟丰满度和口角下垂程度。

2）动态时额纹存在与否、眼睑闭合程度、鼓腮或吹口哨是否漏气。

3）舌味觉及运动度检查。

4）听力检查。

5）泪腺分泌检查。

（3）诊断与鉴别诊断　对面神经损害的部位进行定位。着重指出周围性与中枢性面瘫临床表现不同点及其重要意义。

（4）简述面瘫的治疗方法，尤其是急性期、恢复期的治疗应以药物、理疗为主；同时对可能的病因进行治疗。简单介绍陈旧性面瘫的治疗方法及目前存在的问题。

4. 写一份三叉神经痛病历

【反馈及测评】

1. 学生对三叉神经及面神经检查操作情况。

2. 评定学生完成的三叉神经痛病历。

三叉神经痛专科病历评分表

内容	分值	得分
主诉	10	
现病史	20	
专科检查	30	
特殊检查	10	
诊断	10	
治疗计划	20	

评分：

教师签名：

日期：

实训二十　先天性唇腭裂

【目的和要求】

1. 掌握　唇腭裂专科病史采集方法、检查方法及病历书写。

2. 掌握　唇腭裂患者的分类及诊断方法。

【实训内容】

1. 示教唇腭裂专科病例，包括问诊、专科检查。

2. 示教阅读各种唇腭裂的图像及进行分类诊断。

3. 示教专科病历书写。

【实训器材】

口镜、压舌板、电筒、专科病历。

【方法与步骤】

1. 复习胚胎发育时期，面部发育过程，包括面突的分化和面突的融合，熟悉唇、面裂和腭裂的形成。

2. 复习唇腭裂的发病因素。从生活上分析找到有效的预防措施。

3. 唇腭裂患者的病史采集和临床检查

（1）问病史：主诉；现病史，了解是否伴发其他疾病和其他畸形；既往史，是否经过治疗，以及具体方法和效果。

（2）临床检查

1）口外检查：唇裂的类型（是否伴有隐裂）；裂隙的宽度；鼻翼及鼻小柱的畸形；颌面部是否伴有其他畸形；面部皮肤是否有湿疹等疾病。

2）口内检查：腭裂、牙槽裂的类型；裂隙的宽度；牙列及咬合情况；扁桃体是否肿大、充血；口腔黏膜是否正常及口腔内其他疾病和畸形。

3）全身检查：有无伴发全身其他部位畸形。

4. 结合病例，简述治疗原则和方法。

（1）复习手术的目的和手术年龄。

（2）复习常用唇裂手术方法的定点设计。

（3）简述手术的操作过程。

3. 示教各种类型唇裂及腭裂的图片，示教腭裂伴颌骨畸形、牙槽裂的图像及X线片。

【反馈及测评】

评定学生完成的唇腭裂专科病历。

先天性唇裂专科病历评分表

内容	分值	得分
主诉	10	
现病史	20	
专科检查	30	
特殊检查	10	
诊断	10	
治疗计划	20	

评分：

教师签名：

日期：

实训二十一　口腔颌面部X线技术特点

【目的和要求】

1. 了解口腔颌面放射技术特点。

2. 熟悉口腔常用X线设备。

【实训内容】

1. 教师讲述口腔专用X线机（口内片X射线机、曲面体层X射线机、体腔X射线机、投影测量X射线机、口腔专用CT机）的原理及性能。

2. 教师示教头颅侧位及曲面体层投照方法。

【实训器材】

口内片X线机、曲面体层X线机、口外片X线影像室。

【方法与步骤】

1. 学生分组参观口腔颌面X线影像室，对口内片X线机及曲面体层X线机的投照技术及步骤进行了解。

2. 在教师指导下，见习口外片X线影像室。

【反馈及测评】

1. 提问学生对口内片 X线机的认识程度。

2. 书写实验报告。

口腔颌面部X线技术评分表

内容	分值	得分
口内片 X 线机	20	
曲面体层 X 线机	20	
口腔专用 CT 机	20	
头颅侧位片	20	
实训报告	20	

评分：

教师签名：

日期：

实训二十二　根尖片、䯝翼片、䯝片摄影及口外片、曲面体层摄影技术演示

【目的和要求】

1. 掌握根尖片的投照方法。

2. 熟悉䯝翼片、䯝片、埋伏牙定位片的投照方法。

3. 了解口外片，曲面体层摄影技术的投照方法。

【实训内容】

1. 教师指导下学生分组互相拍摄根尖片。

2. 教师示教䯝翼片、䯝片拍摄方法。

3. 教师示教口外片、曲面体层摄影投照方法。

【实训器材】

口内片X线机、X线胶片、暗盒、观片灯；口外片X线机；曲面体层摄影机。

【方法与步骤】

1. 根尖片分角线投照方法

（1）患者位置　患者坐在椅子上呈直立姿势，头部枕靠在头托上，矢状面与地平面垂直。投照上颌后牙时，外耳道至鼻尖连线（听鼻线）与地面平行。投照上颌前牙时，头稍低，使前牙的唇面与地面垂直。投照下颌后牙时，外耳道至口角连线（听口线）与地面平行。投照下颌前牙时，头稍后仰，使前牙的唇面与地面垂直。

（2）胶片放置及固定　胶片置于口内应使胶片感光面紧靠受检牙的舌（腭）面。投照前牙时，胶片竖放，边缘应高出切缘7mm左右，投照11、12时，应以11的切缘为标准；投照后牙时，胶片横放，边缘应高出𬌗面10mm左右。留有这些边缘，目的是使照片形成明显的对比度及避免牙冠影像超出胶片。胶片放好后，嘱患者用持片夹固定好胶片。

（3）X线的角度　①垂直角：X线的中心线须与牙长轴和胶片所形成角度的分角线垂直。②水平角：X线的中心线须与被照牙的邻面平行。

2. 𬌗翼片、𬌗片拍摄方法

3. 口外片、曲面体层摄影投照方法

【反馈及测评】

1. 评定学生对根尖片分角线投照技术的掌握程度。

2. 书写实训报告。

根尖片投照技术评分表

内容	分值	得分
调整头部位置	10 分	
胶片分配	20 分	
放置胶片	20 分	
固定胶片	20 分	
放置球管	30 分	

评分：

教师签名：

日期：

实训二十三　口腔颌面部正常、异常X线影像表现展示

【目的和要求】

1. 掌握根尖片、殆翼片的正常及异常的X线影像。
2. 掌握牙体组织及牙周组织的正常及异常X线影像。
3. 熟悉口外片、曲面体层X线片的正常及异常影像。

【实训内容】

1. 学生在教师指导下观察口腔颌面部正常及异常X线影像。
2. 教师利用放大幻灯、录像，指导学生观看口腔颌面部正常及异常的X线影像。

【实训器材】

口腔颌面部X线实验室、观片灯、幻灯片、录像，各种正常及异常的口内片、口外片、曲面体层片及唾液腺造影片。

【方法与步骤】

1. 观察牙体及牙周组织正常X线影像。

（1）牙釉质　人体中钙化程度最高的组织。X线片上影像密度也最高，呈帽状被覆在冠部牙本质表面。有时牙颈部近中或远中因投照技术问题会形成低密度影像，位于牙釉质和牙槽嵴顶之间，称为“牙颈部征象”，是正常表现，勿与根面龋混淆。

（2）牙本质　矿物质成分含量较牙釉质少，围绕牙髓构成牙的主体，X线影像密度较牙釉质稍低。

（3）牙骨质　覆盖于牙根表面牙本质上，很薄，在X线片上显示影像与牙本质相似。

（4）牙髓腔　在X线片上显示为低密度影像。下颌磨牙髓腔似H形，上颌磨牙髓腔呈卵圆形或圆形。年轻人髓腔宽大，老年人髓腔较年轻人小，根管亦细，这是随着年龄增长继发性牙本质形成所致。

（5）牙周膜　X线片上显示为包绕牙根周围的连续不断的低密度线条状影像，厚度为0.15～0.38mm，宽度均匀一致。

（6）牙槽骨　为松质骨，其牙间骨小梁多呈水平方向排列，根尖部有时见放射状排列，牙槽骨的正常高度应达到牙颈部。

（7）骨硬板　即固有牙槽骨，构成牙槽窝的内壁，包绕开根，X线片上显示为包绕牙根的连续不断的高密度线条状影像。

2. 观察牙体病、牙周病及根尖周病、阻生牙、埋伏牙的典型病变的X线表现。

3. 观察上下颌殆片的正常及异常X线影像。

4. 观察口外片及曲面体层摄影的正常及异常X线影像。

5. 观察唾液腺造影片正常的X线影像　主要包括下颌下腺及腮腺的正常X线影像。

【反馈及测评】

1. 评定学生对口腔颌面部正常及异常X线影像读片知识的掌握程度。

2. 学生在教师的指导下进行观察，结合X线片提问，最后归纳小结。

口腔颌面部正常及异常X线影像读片评分表

内容	分值	得分
正常牙体组织的影像	20 分	
正常牙周组织的影像	20 分	
龋病 X 线影像	20 分	
根尖病 X 线影像	20 分	
牙周炎 X 线影像	20 分	

评分：

教师签名：

日期：

参考答案

第一章

1. C　2. B　3. A　4. D

第二章

1. C　2. B　3. B　4. E　5. C　6. ABCD　7. ABCE
8. AC　9. BC　10. ABCDE

第三章

1. C　2. C　3. A　4. C　5. D　6. C　7. D　8. E　9. B　10. B
11. C　12. E　13. C　14. D　15. D　16. B　17. B　18.E　19. E

第四章

1. D　2. C　3. C　4. D　5. D　6. A　7. E　8. C　9. D　10. E
11. E　12. A　13. A　14. B　15. E　16. B　17. B　18. B　19. D　20. E

第五章

1. D　2. E　3. C　4. C　5. D　6. D　7. C　8. B　9. B　10. D
11. C　12. E　13. C　14. D

第六章

1. A　2. B　3. E　4. B　5. E　6. A　7. C　8. C　9. C　10. A
11. C　12. D　13. C　14. C　15. B　16. E　17. E　18. C　19. B　20. D

第七章

1. D　2. D　3. D　4. D　5. E　6. D　7. E　8. A　9. A　10. B
11. B　12. D　13. D　14. C　15. C　16. A　17. C　18. D　19. B　20. E
21. B　22. A　23. C　24. D　25. E　31.A　32. C　33. B

第八章

1. C　2. B　3. C　4. B　5. C　6.C　7. D　8. D　9. D　10. C
11. B　12. B　13. C　14. C　15. B　16.E　17. C　18. D

第九章

1. B　2. C　3. B　4. B　5. A　6. B　7. D　8. D　9. B　10. B
11. B　12. E　13. A

第十章

1. B　2. D　3. D　4. D　5. A　6. B　7. C　8. D　9. D　10. D

第十一章

1. C　2. D　3. A　4. C　5. A　6. C　7. D　8. A　9. B　10. D
11. B　12. C　13.A　14. C　15. E　16. A　17. D　18. A　19. C

第十二章

1. A　2. C　3. C　4. B　5. E　6. D　7. B　8. A　9. E　10. AB
11. CD　12. ABCDE　13. BCE

第十三章

1. E　2. E　3.B　4. C　5. C　6. A　7. B　8. C　9. D　10. A
11. B

第十四章

1. C　2. D　3.D　4. C　5. C　6. B　7. C　8. C　9. C　10. C
11. D　12. B　13. D　14. D

参考文献

[1] 张志愿.口腔颌面外科学.第七版.北京：人民卫生出版社，2012.
[2] 刘俊红，马涛，李德业.口腔颌面外科学.北京：中国医药科技出版社，2015.
[3] 符起亚.口腔医学专业实验指导.北京：中国医药科技出版社，2012.
[4] 郑根建.口腔医学实验教程.北京：人民卫生出版社，2015.
[5] 张志愿，俞光岩.口腔颌面外科学.北京：人民卫生出版社，2012.
[6] 邱蔚六，张志愿，俞光岩.口腔颌面-头颈肿瘤学.北京：人民卫生出版社，2011.
[7] 邱蔚六.邱蔚六口腔颌面外科学.上海：上海科学技术出版社，2008.
[8] 张震康，俞光岩.口腔颌面外科学.北京：北京大学医学出版社，2007.
[9] 张志愿.口腔颌面肿瘤学.济南：山东科学技术出版社，2004.